医药卫生类高职高专规划教材

药物化学

主编　张红东　樊轻亚

YAOWU HUAXUE

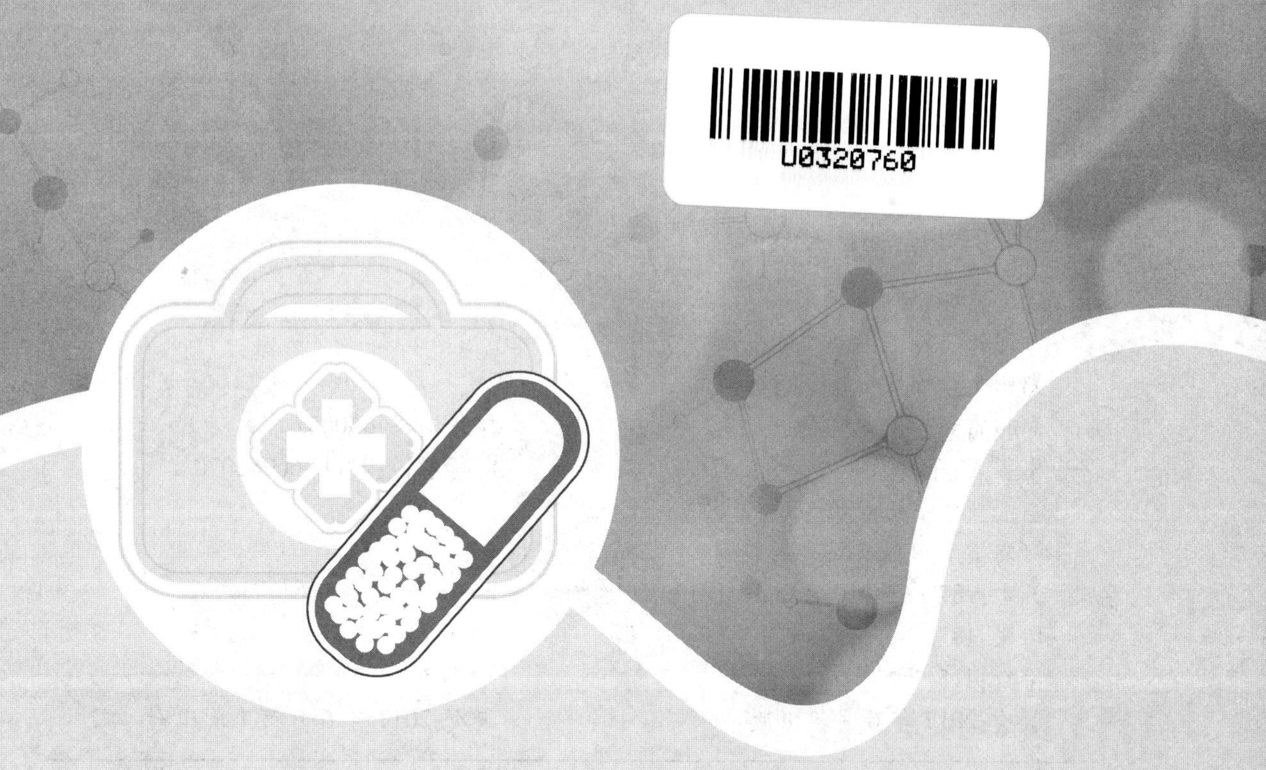

郑州大学出版社

郑州

图书在版编目(CIP)数据

药物化学/张红东,樊轻亚主编. —郑州:郑州大学出版社,2017.6

ISBN 978-7-5645-3498-1

Ⅰ.①药… Ⅱ.①张…②樊… Ⅲ.①药物化学-高等职业教育-教材 Ⅳ.①R914

中国版本图书馆 CIP 数据核字(2016)第 235058 号

郑州大学出版社出版发行

郑州市大学路 40 号　　邮政编码:450052

出版人:张功员　　发行电话:0371-66966070

全国新华书店经销

河南文华印务有限公司印制

开本:787 mm×1 092 mm　1/16

印张:18

字数:415 千字

版次:2017 年 6 月第 1 版　　印次:2017 年 6 月第 1 次印刷

书号:ISBN 978-7-5645-3498-1　　定价:39.00 元

作者名单

主　　编　张红东　樊轻亚

副 主 编　吴　巍　崔晓鸽

编　　委　（以姓氏笔画为序）

李光霞（信阳职业技术学院）
李　丽（河南医药技师学院）
李晓静（漯青医学高等专科学校）
吴　巍（信阳职业技术学院）
邹　君（河南医药技师学院）
张红东（河南医药技师学院）
张雪晓（漯青医学高等专科学校）
尚慧杰（漯青医学高等专科学校）
钟力群（信阳职业技术学院）
段昉伟（河南医药技师学院）
曹伶俐（漯青医学高等专科学校）
崔晓鸽（漯青医学高等专科学校）
程旭芳（漯青医学高等专科学校）
樊轻亚（信阳职业技术学院）

前 言

药物化学是药学专业必修的专业课程，主要讲授药物的化学结构、理化性质、鉴别方法、构效关系等内容，为后续其他专业课程的学习打下基础。本教材针对高职高专教育的培养目标和对象，适应高职高专教育教学改革和发展的要求，体现高职高专教育的特色。在编写的过程中，从培养药学专业应用型人才的目标出发，教学内容以“必需”“够用”为原则，以基础知识、基本理论、基本实践技能为主，注重理论联系实际。

本书编写的特点为：①体现“以就业为导向，以能力为本位，以发展技能为核心”的职教理念，充分体现了思想性、科学性、先进性、启发性和实用性。②体现统一性与灵活性的结合，各学校可以根据实际情况选择和组合教学模块，优化课程结构，精选教学内容。③体现优良传统与改革思想的融合，在传统教材的基础上，保持课程体系和内容的连贯性，修改不适应教学环节的内容，体现改革思路清晰、方向明确的专业教学理念。④体现教材规划的权威性、科学性、先进性、适用性、规范性。

本书由张红东、樊轻亚担任主编，吴巍、崔晓鸽担任副主编，各编写老师的具体编写分工如下：张红东、吴巍、李光霞编写第一章绪论；邹君编写第二章麻醉药、第六章镇痛药；李丽编写第三章镇静催眠药、抗癫痫药和抗精神失常药，第四章非甾体抗炎药；张雪晓编写第五章中枢兴奋药和利尿药；尚慧杰编写第七章拟胆碱药和抗胆碱药；樊轻亚编写第八章拟肾上腺素能药，第十章心血管药物，第十一章抗感染药的第一节和第二节，第十三章激素类药，第十四章抗肿瘤药，以及技能训练部分的内容；崔晓鸽编写第九章抗过敏药和抗溃疡药，第十一章抗感染药的第三节至第六节内容；段昉伟编写第十三章抗生素；李晓静编写第十五章维生素类药；曹伶俐、程旭芳编写第十六章药物构效关系及药物的变质反应；钟立群编写第十七章新药研究概论。

各位老师始终以严谨、求实、科学的态度认真编写，查阅了最新文献，吸收了同类书籍的优点，使教材内容科学、语言规范、易教易学，在此表示衷心感谢。但由于撰写水平有限，全书在编排、组织和内容等方面难免存在不足，恳请各院校老师和同学提出宝贵意见，以便我们对教材不断修改、提高。

编者

2017 年 3 月

前言

目　录

第一章　绪论 …… 1

第二章　麻醉药 …… 5

第一节　全身麻醉药 …… 5

一、吸入性全身麻醉药 …… 6

二、静脉麻醉药 …… 8

第二节　局部麻醉药 …… 10

一、局部麻醉药的发展 …… 10

二、局部麻醉药的结构类型 …… 11

三、局部麻醉药的典型药物 …… 14

四、局部麻醉药的构效关系 …… 19

第三章　镇静催眠药、抗癫痫药和抗精神失常药 …… 21

第一节　镇静催眠药 …… 21

一、巴比妥类药物 …… 22

二、苯二氮䓬类药物 …… 26

三、其他类药物 …… 31

第二节　抗癫痫药 …… 33

一、巴比妥类及其同型物 …… 33

二、内酰脲类及其同型物 …… 34

三、噁唑烷酮类 …… 34

四、丁二酰亚胺类 …… 34

五、苯二氮䓬类 …… 34

六、二苯并氮杂䓬类 …… 35

七、脂肪酸类 …… 35

八、典型药物 …… 35

第三节　抗精神失常药 …… 37

一、抗精神病药 …… 37

二、抗焦虑药 …… 44

三、抗抑郁药 …… 44

第四章　非甾体抗炎药 …… 48
第一节　非甾体抗炎药的作用机制 …… 48
一、花生四烯酸的代谢途径与炎症 …… 48
二、作用机制 …… 49
第二节　解热镇痛药 …… 49
一、水杨酸类 …… 50
二、苯胺类 …… 52
三、吡唑酮类 …… 54
第三节　非甾体抗炎药 …… 55
一、3,5-吡唑烷二酮类 …… 55
二、邻氨基苯甲酸类 …… 55
三、芳基烷酸类 …… 56
四、1,2-苯并噻嗪类 …… 59
第四节　抗痛风药 …… 60
一、概述 …… 60
二、典型药物 …… 61
第五章　中枢兴奋药和利尿药 …… 63
第一节　中枢兴奋药 …… 63
一、生物碱类 …… 63
二、酰胺类 …… 65
三、其他类 …… 66
第二节　利尿药 …… 66
一、碳酸酐酶抑制剂 …… 66
二、Na^+-Cl^-协转运抑制剂 …… 68
三、Na^+-K^+-$2Cl^-$协转运抑制剂 …… 70
四、阻断肾小管上皮 Na^+通道药物 …… 73
五、盐皮质激素受体阻断剂 …… 73
第六章　镇痛药 …… 76
第一节　吗啡及其半合成衍生物 …… 76
一、吗啡的来源、结构特点及结构修饰 …… 76
二、典型药物 …… 77
三、吗啡的其他半合成衍生物 …… 78
第二节　合成镇痛药 …… 79
一、合成镇痛药的结构类型及其典型药物 …… 79
二、其他合成镇痛药 …… 82

三、镇痛药的构效关系 …… 82
第七章　拟胆碱药和抗胆碱药 …… 84
第一节　拟胆碱药 …… 84
一、胆碱受体激动剂 …… 84
二、抗胆碱酯酶药及胆碱酯酶复活剂 …… 85
第二节　抗胆碱药 …… 86
一、M 受体阻断剂 …… 87
二、N_2受体阻断剂 …… 89
第八章　拟肾上腺素能药 …… 90
一、药物概述 …… 90
二、肾上腺素能激动剂的构效关系 …… 91
三、典型药物 …… 91
第九章　抗过敏药和抗消化性溃疡药 …… 97
第一节　抗过敏药 …… 97
一、H_1受体拮抗剂的类型 …… 98
二、H_1受体拮抗剂的典型药物 …… 100
三、经典 H_1受体拮抗剂的构效关系 …… 101
第二节　抗消化性溃疡药 …… 102
一、抗消化性溃疡药物的类型 …… 102
二、H_2受体拮抗剂 …… 103
三、质子泵抑制剂 …… 104
第十章　心血管药物 …… 106
第一节　降血脂药 …… 106
一、烟酸及其衍生物 …… 106
二、苯氧乙酸类药物 …… 107
三、羟甲戊二酰辅酶 A 还原酶抑制剂 …… 111
四、其他降血脂药物 …… 115
第二节　抗心绞痛药物 …… 116
一、硝酸酯及亚硝酸酯类 …… 116
二、钙通道阻滞剂 …… 119
三、β 受体阻断剂 …… 127
第三节　抗心律失常药物 …… 133
一、抗心律失常药物的作用机制 …… 133
二、抗心律失常药的分类 …… 134

第四节　抗高血压药物 …… 141
一、交感神经药物 …… 141
二、血管扩张药物 …… 144
三、血管紧张素转换酶抑制剂和血管紧张素Ⅱ受体拮抗剂 …… 146
第五节　强心药物 …… 156
一、强心苷类 …… 157
二、β 受体激动剂类 …… 160
三、磷酸二酯酶抑制剂 …… 161
第十一章　抗感染药 …… 163
第一节　磺胺类抗菌药及抗菌增效剂 …… 163
一、磺胺类药物的基本结构通式与类型 …… 163
二、磺胺类药物的理化性质 …… 163
三、抗菌增效剂 …… 165
第二节　喹诺酮类抗菌药 …… 166
一、结构类型、结构特点和理化性质 …… 166
二、典型药物 …… 167
三、喹诺酮类抗菌药的构效关系 …… 168
第三节　抗结核病药 …… 168
一、抗生素类抗结核病药物 …… 169
二、合成抗结核药物 …… 170
第四节　抗真菌药 …… 172
一、概述 …… 172
二、典型药物 …… 173
第五节　抗病毒药 …… 173
一、概述 …… 174
二、典型药物 …… 174
第六节　其他类型抗菌药 …… 175
一、异喹啉类抗菌药 …… 175
二、硝基呋喃类抗菌药 …… 176
第十二章　抗生素 …… 177
第一节　β-内酰胺类抗生素 …… 177
一、基本结构特点和作用机制 …… 177
二、青霉素及半合成类青霉素类抗生素 …… 178
三、头孢菌素类抗生素 …… 182
第二节　四环素类抗生素 …… 186
一、概述 …… 186

二、典型药物 …… 188
第三节　氨基糖苷类抗生素 …… 188
一、概述 …… 188
二、典型药物 …… 190
第四节　大环内酯类抗生素 …… 191
一、红霉素及其衍生物 …… 192
二、十六元大环内酯类抗生素 …… 194
第五节　其他类抗生素 …… 195
第十三章　激素类药 …… 197
第一节　甾体激素药物概述 …… 197
一、甾体激素药物的类型和基本结构 …… 197
二、甾体激素药物的一般性质 …… 198
第二节　雄激素和蛋白同化激素 …… 199
一、雄激素 …… 199
二、蛋白同化激素 …… 200
第三节　雌激素 …… 201
一、雌激素的结构特征 …… 201
二、雌激素的稳定性及增加稳定性的结构改造方法 …… 201
三、典型药物 …… 201
第四节　孕激素 …… 202
一、孕激素的结构特征 …… 202
二、典型药物 …… 202
第五节　肾上腺皮质激素 …… 203
一、肾上腺皮质激素的结构特征 …… 203
二、典型药物 …… 204
第十四章　抗肿瘤药 …… 206
第一节　肿瘤概述 …… 206
第二节　生物烷化剂 …… 207
一、氮芥类 …… 207
二、乙撑亚胺类 …… 213
三、磺酸酯及卤代多元醇类 …… 213
四、亚硝基脲类 …… 214
五、金属配合物类 …… 215
第三节　抗代谢药物 …… 217
一、嘧啶类抗代谢物 …… 217
二、嘌呤类抗代谢物 …… 221

三、叶酸类抗代谢物 …… 223
第四节　抗肿瘤抗生素 …… 225
一、多肽类抗生素 …… 225
二、醌类抗生素及其衍生物 …… 226
第五节　抗肿瘤植物有效成分及其衍生物 …… 230
一、喜树碱及其衍生物 …… 230
二、鬼臼毒素及其衍生物 …… 231
三、紫杉烷类 …… 232
四、长春碱类 …… 234
五、三尖杉碱类 …… 235

第十五章　维生素类药 …… 236

第一节　脂溶性维生素 …… 236
一、维生素 A 类 …… 236
二、维生素 D 类 …… 237
三、维生素 E 类 …… 238
四、维生素 K 类 …… 239
第二节　水溶性维生素 …… 239

第十六章　药物的构效关系及药物的变质反应 …… 242

第一节　药物的构效关系概述 …… 242
一、构效关系的概念 …… 242
二、结构特异性药物和结构非特异性药物 …… 242
三、决定药效的主要因素 …… 242
第二节　药物的理化性质对药效的影响 …… 243
一、溶解度和脂/水分配系数对药效的影响 …… 244
二、解离度对药效的影响 …… 244
第三节　药物的结构因素对药效的影响 …… 244
一、药物的电子云密度对药效的影响 …… 244
二、官能团对药效的影响 …… 245
三、键合特性对药效的影响 …… 245
四、药物的分子容积和原子间距离对药效的影响 …… 246
五、药物的立体异构对药效的影响 …… 246
第四节　药物的变质反应 …… 247
一、药物的水解反应 …… 248
二、药物的自动氧化反应 …… 250
三、药物的其他变质反应 …… 252

第十七章　新药研究概论 ······ 253

第一节　先导化合物的产生途径和方法 ······ 253

第二节　先导化合物的优化 ······ 254

一、生物电子等排 ······ 254

二、前体药物 ······ 255

三、软药 ······ 257

技能训练 ······ 259

实验室规则 ······ 259

一、实验工作规则 ······ 259

二、实验室安全规则 ······ 259

三、实验室意外事故的处理 ······ 260

基本知识 ······ 261

一、玻璃仪器的洗涤 ······ 261

二、药品的取用和称量 ······ 262

三、常用装置 ······ 262

四、实验产率的计算 ······ 263

实验一　阿司匹林的合成 ······ 263

实验二　对乙酰氨基酚的制备 ······ 265

实验三　贝诺酯的制备 ······ 266

实验四　磺胺醋酰钠的制备 ······ 268

参考文献 ······ 271

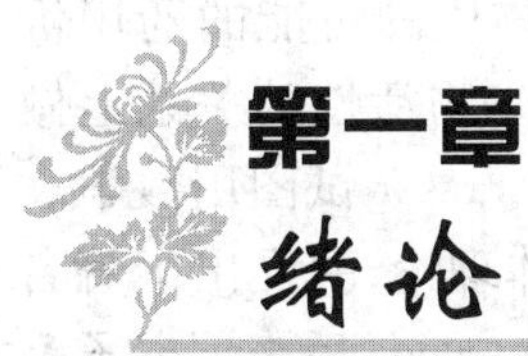

第一章 绪论

(一)药物化学的研究内容和任务

药物化学(Medicinal Chemistry)是研究化学药物的化学结构、理化性质、合成工艺、构效关系、体内代谢以及寻找新药的合成途径与方法的综合性应用基础学科;药物化学是一门建立在多种化学和生物学科基础上,应用化学和生物学原理研究药物和发展新药的一门学科,是药学领域中重要的带头学科。

药物化学的研究任务包括通过药物分子设计或对具有一定生物活性的化合物分离、鉴定或结构改造,总结构效关系,创制可用于临床的药物,发展新药;通过研究药物化学结构与理化性质的关系,阐明药物的理化性质及化学稳定性,为药物的剂型设计、鉴别方法、杂质检查、含量测定及储存保管提供理论基础;通过研究药物化学结构与生物活性间的关系(构效关系),在分子水平上讨论构效关系,能更深入地阐明药物的作用机制、药物在体内代谢过程中产生毒副作用的本质,为指导临床合理用药提供理论基础;通过对药物合成路线的设计和改进,为药物生产提供先进、合理的方法及工艺。

药物化学早期的英文名为 Pharmaceutical Chemistry,反映了 19 世纪药物化学家从民间药用植物中分离、鉴定其中的有效成分,并且合成其结构类似物,通过药理筛选寻找活性更高的化合物,导致发现新的先导化合物,通过结构修饰、改造,对先导物进行优化,可能得到比天然产物活性更强、毒性更小的可用于临床的药物。例如,镇痛药吗啡、抗疟药奎宁、解痉药阿托品、局部麻醉药可卡因等均是这一时期发现的,按照这一方式研究发展新药的药物化学主要建立在化学学科的基础上。

随着对化学结构与生物活性关系研究的深入,在 20 世纪后,提出了药物作用机制假说,特别是近 30 年以来,随着有关生命科学、基础学科研究的发展出现了许多新的理论,例如,受体学说从分子水平上阐明药物作用机制,应用受体理论指导药物分子设计,即可寻找特异性高而毒副作用小的受体激动剂或受体拮抗剂来发展新药。再如,H_2 受体阻断剂西咪替丁的发现,发展了一类新的抗消化道溃疡药。以上说明当代药物化学是建立在多种化学和生物学科基础上的一门学科。

(二)药物化学的发展历史

药物学作为一门学科,经过 100 多年的发展,逐渐细分出药物化学、药理学、药剂学、药物分析学等多个相对独立的有特定研究范围的基础应用学科。而药物化学的发展,也经历了一个由粗到精、由盲目到自觉、由经验性的实验到科学性的合理设计的过程。大致可分为3个阶段。

1.发现阶段(19世纪末至20世纪30年代)　这一阶段的特征是从动植物体内分离、纯制和测定许多具有某种生理或药理活性的天然产物,以及合成某些具有化学治疗作用的有机染料和中间体。然而,这个阶段只局限于寻找和发现已有物质的可能的药用价值,是一种孤立的研究方式,未能在天然或合成物质的化学结构和生物活性的关系上做深入的研究。在理论上,提出了一些思想和学说,如Crum-Brown和Fraser试图用数学表达式来反映一族化合物的结构和活性之间的关系。Ehrlich提出受体理论,并提出了著名的corpora non agunt nisi fixata(药物只有结合后才起效)的论断。Langmiur后来用电子等排概念解释有机化学和药物化学中的构性和构效关系。但由于当时的客观条件所限,未能充分地展开和获得有成效的应用。

2.发展阶段(20世纪30年代至20世纪60年代)　这一阶段的特征是合成药物的大量涌现,内源性生物活性物质的分离、测定和活性的确定,酶抑制剂的临床应用等,是药物发展的黄金时期。Domagk首次将百浪多息用于临床治疗细菌感染,开创了现代化学治疗的新纪元。甾体激素类药物如肾上腺皮质激素和性激素的广泛研究和应用,对调整内分泌失调起重要作用。以青霉素为代表的抗生素的出现和半合成抗生素的研究,神经系统药物、心脑血管治疗药以及恶性肿瘤的化学治疗等都显示出很大的进步。从药物化学的角度看,这一阶段的成就同有机化学的理论和实验技术的发展有密切的关系。

3.设计阶段(20世纪60年代至今)　在这期间,恶性肿瘤、心脑血管疾病等疾病的药物研究与开发遇到了困难。按以前的方法与途径研究开发,成效并不令人满意。因此,客观上要求改进研究方法,将药物的研究和开发过程,建立在科学合理的基础上,即药物设计。同时,物理化学和物理有机化学、生物化学和分子生物化学的发展,精密的分析测试技术如色谱法、放射免疫测定、质谱、核磁共振和X射线结晶学的进步,以及电子计算机的广泛应用,为阐明作用机制和深入解析构效关系提供了坚实的理论和强有力的实验技术,使药物化学的理论与药物设计的方法和技术不断地升华和完善。1964年Hansch和藤田以及Free Wilson同时提出了定量构效关系的研究方法,成为药物化学发展的新的里程碑。此外,用计算机辅助研究药物在体内变化的过程,从整体水平上为研究设计新药提供了新的方法和参数。体内微量内源性物质如花生四烯酸及其代谢物,以及受体激动剂和拮抗剂的设计与合成,离子通道的激动剂和阻滞剂的发现,前药原理和软药原理的广泛应用等,都在一定程度上把药物化学的发展推动到新的水平。

(三)药物化学与其他学科的关系及药物化学的课程内容

1.药物化学与其他学科的关系　药物化学的建立以近代化学和化学工业的建立为基础,而其发展则受益于生物化学、生物物理、理论有机化学及药理学的发展,特别是近年来分子生物学、分子药理学、量子生物化学取得的一系列成果,使人们对机体的认识从宏观进入到微观的“分子水平”,在药物化学的发展史上,相关学科的影响是多方面的。

(1)化学。化学药物的出现是药物化学发展史上的一大进步,而化学药物之所以出现,又是由于染料化学和其他化学工业的发展。通过借鉴或直接应用有机化学结构理论和反应机制,可以很好地解释药物分子同体内生物大分子间的相互作用以及分析其构效关系,用量子化学的方法计算药物分子的轨道参数、能量和电荷密度,用物理化学和物理有机化学的方法分析能量过程和分子的轨道参数,而这些都已成为药物分子的化学结构的重要表达方式 。

(2)医学研究的基础科学。药理学、毒理学和药物代谢动力学对评价药物的活性、安全性和在体内的处置过程,提供了动物模型。分子药理学和分子生物化学,则从分子水平上研究药物的作用与过程,解析药物与受体部位的相互作用。生理学和病理学的研究提示了正常组织与器官同病态的组织器官之间的结构与功能的变化和差异,这种差异为合理地设计新药,尤其是研制具有特异性选择作用的新药提供了依据。

(3)计算机技术。应用各种理论计算方法和分子图形模拟技术进行计算机辅助药物设计,可将构效关系的研究和药物设计提高到新的水平。X 射线结晶学、计算化学和计算机图形学相结合,可以反映药物分子与受体分子在三维空间中的相互位置和作用,为研究药物分子的药效构象、诱导契合、与受体作用的动态过程,提供了方便而直观的手段。

(4)现代生物学技术。建立在分子生物学基础上的现代生物学技术在医药领域中的应用,帮助人们从整体水平到从分子水平的各个层次上认识机体的生理和病理本质,研究药物分子怎样与机体内的生物大分子相互作用。随着受体学说的证实,药物作用的确切靶位日益明确,由此来指导药物的结构和功能研究,不仅帮助克服了化学模式的缺陷,而且为化学理论和技术在药学领域中的应用开辟了广阔的天地。

2. 药物化学的课程内容 药物化学是药学专业课程设置中的一门必修课,本课程是在学习无机化学、有机化学、生物化学等课程的基础上开设的,本课程的教学内容将为学生学习后续课如药剂学、药物分析化学提供必要的化学知识和理论基础,并与药理学课程相互联系,为从事药学方面的工作提供必要的理论知识和技能。根据药学专业培养目标,本课程主要讨论以下内容:①各类药物的发展;②讨论药物分类或化学结构类型;③药物化学结构与理化性质的关系;④药物化学结构与生物活性的关系;⑤在各类药物中选择典型药物,并讨论其化学结构、化学名、合成路线、理化性质及应用特点;⑥药物研究与开发的途径和方法。

(四)化学药物的质量和药品标准

化学药物的质量至关重要,关系到人的生命与健康。药物在发挥药效的同时,应不产生或较少产生副作用,药物产生副作用是由于药物本身具有多种生理活性,或药物在体内代谢产物所致,也可能来自药物中存在的杂质。

在生产过程中引进和产生的药物以外的其他化学物质,若药物是光学活性物质,则其消旋物和手征性对映体均是杂质。杂质的存在,使药物产生毒副作用,对制剂的质量和储存也有不利的影响,必须经精制除去,但是在不影响疗效和在不产生毒性的原则下,对某些杂质允许有一定的限量。

药物的纯度应遵守国家颁布的药品标准,我国的药品标准有《中华人民共和国药典》(简称《中国药典》)、药品注册标准和其他药品标准。

(五)药物的名称

药物的名称包括药物的通用名、化学名、商品名。

1. 药物的通用名　国家药典委员会编写的《中国药品通用名称》是中国药品命名的依据，是以世界卫生组织推荐使用的"国际非专利药名"为基础，结合我国情况制定的。《中国药典》收载的中文药品名称即按照《中国药品通用名称》及其命名原则命名，英文名采用国际非专利药名。

2. 药物的化学名　药物的化学名准确地反映出药物的化学结构，作为药师应掌握药品的化学命名方法。中文的药品化学名根据中国化学会公布的《有机化学命名原则》命名，母体的选定与美国《化学文摘》(Chemical Abstracts，CA)系统一致，然后将其他的取代基的位置和名称标出。

例如：

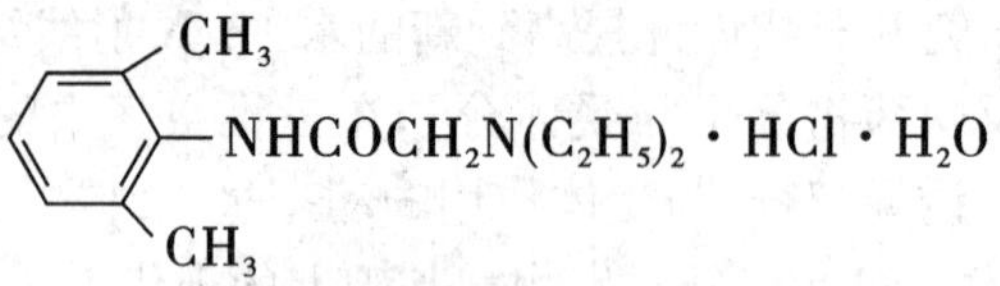

$$\text{2,6-}(CH_3)_2C_6H_3\text{-}NHCOCH_2N(C_2H_5)_2 \cdot HCl \cdot H_2O$$

盐酸利多卡因

选定乙酰胺为母体，在乙酰胺的氮原子上有 2，6-二甲基苯基取代，在乙酰胺的 2 位有二乙氨基取代。

中文化学名：N-(2，6-二甲基苯基)-2-(二乙氨基)乙酰胺盐酸盐一水合物。

3. 药物的商品名　药物的商品名可以得到注册保护，是生产厂家为保护其产品的生产权和市场占有权使用的名称。例如：辉瑞制药有限公司注册的络活喜，为苯磺酸氨氯地平的商品名。

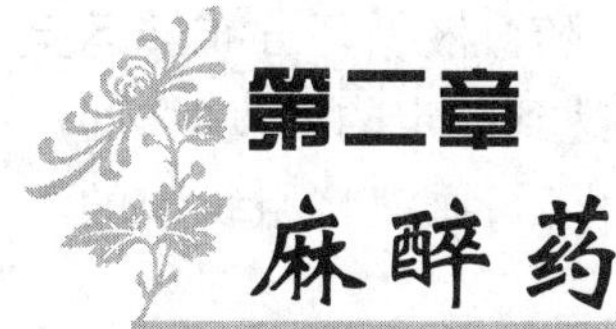

第二章 麻醉药

麻醉药是作用于神经系统，选择性抑制神经传导的一类药物，分为全身麻醉药和局部麻醉药。

第一节 全身麻醉药

全身麻醉药（简称全麻药）是指能使人或动物暂时失去意识、感觉和大部分反射，同时肌肉松弛，但能保持重要生命活动（心跳、呼吸）的药物。麻醉的目的是为了能安全顺利地进行复杂的外科手术。比较理想的全身麻醉药应该满足：①安全范围大；②停药后，能迅速恢复原状；③在麻醉中枢神经系统的同时，尽可能对延脑的重要中枢影响轻微。

全麻药对中枢神经系统各部位的麻醉作用有先后次序之分，其顺序是：大脑皮层、间脑、中脑、脑桥和脊髓，最后为延脑生命中枢。麻醉的苏醒则按相反的顺序进行。这种顺序使全麻药的麻醉作用成为一个由浅入深的连续过程。

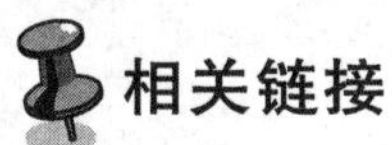

相关链接

全身麻醉过程分期

为了便于掌握麻醉的深度，达到满意的麻醉效果，防止意外事故的发生，我们人为地将全身麻醉过程分为 4 期：镇痛期、兴奋期、外科麻醉期和恢复期（或延脑麻醉期）。其中，镇痛期和兴奋期合称为诱导期，其后进入外科麻醉期，此期分浅麻醉和深麻醉 2 个阶段，兽医临床上一般在浅麻醉期进行手术。如停止给药，则转入恢复期；如继续给药，则进入中毒期。事实上，除乙醚的麻醉分期比较典型外，其他全麻药多不典型，况且临床上常采用复合麻醉，更是很难看到上述典型的分期。目前应用的各种全麻药，都各有其优缺点。为了增加麻醉的安全度，扩大手术范围，减少全麻药用量，缩短诱导期，使镇痛和肌肉松弛完全，临床上常常应用几种全麻药或加辅助药物的麻醉综合用药（或称复合麻醉），来达到预期效果。

一、吸入性全身麻醉药

(一)概述

吸入性全身麻醉药为一类化学性质不活泼的气体或易挥发、脂溶性较大的液体,与一定比例的空气或氧气混合后,经呼吸进入肺部,扩散进入血液,随血液循环分布转运至神经组织而发挥全身麻醉作用。中枢神经系统的吸入性麻醉药达到一定的浓度时,即产生全身麻醉作用。其浓度越高,全身麻醉状态越深。当给药停止后,血液将组织中的药物带到肺部并主要以原型从肺泡排出。

最早应用于外科手术的全身麻醉药有乙醚、氧化亚氮和三氯甲烷。

乙醚具有优良的全身麻醉作用,并能产生良好的镇痛及肌肉松弛(肌松)作用。但由于其具有易燃易爆、对呼吸道黏膜刺激较大和诱导期较长、苏醒缓慢等缺点,现已少用。氧化亚氮的化学性质稳定,不易燃不易爆,毒性较低,但麻醉作用较弱,需要肺泡气中达到80% ~85%的浓度时才能产生麻醉作用。因其具有良好的镇痛作用,临床常与其他麻醉药配伍使用,可达满意的麻醉效果。三氯甲烷具有较好的全身麻醉作用和肌肉松弛作用,但安全范围较窄,对心脏、肝脏、肾脏的毒性较大,因此临床上已被淘汰,只作为溶剂或防腐剂使用。由于乙醚、氧化亚氮和三氯甲烷具有各自不同的缺点,因此人们开始寻找更好的全身麻醉药。在低相对分子质量的烃类及醚类分子中引入卤原子可降低其易燃性,增加麻醉作用,但同时毒性也增加。后发现引入氟原子,毒性比引入其他卤原子小,从而发展了一类含氟全身麻醉药。目前,临床使用的含氟全身麻醉药有氟烷、甲氧氟烷、恩氟烷、异氟烷、七氟烷和地氟烷等,几乎全部取代了早期麻醉药。

(二)典型药物

水合氯醛

Cl Cl
Cl OH
OH

水合氯醛为无色透明结晶,有刺激性臭味,味微苦,溶于水与醇,有吸湿性。其水溶液遇热、碱易分解。

它具有吸收快、兴奋期短、麻醉期长、无蓄积作用和价格便宜等优点,为临床常用的全麻药之一。缺点是痛觉消失差,安全范围较小,且配制注射液不可煮沸消毒。

本品主要抑制网状结构的上行激活系统:小剂量镇静;中等剂量催眠;大剂量时产生麻醉和抗惊厥作用。麻醉时间可持续 1 ~3 h,恢复时间较长,需 2 ~6 h。因其安全范围小而不宜用于深部麻醉,常用于基础麻醉。分子中含有氯,对心脏和呼吸中枢毒性较大。另外,小剂量的水合氯醛还具有松弛平滑肌、镇痉和镇痛作用。

本品为催眠药、抗惊厥药。催眠剂量 30 min 内即可诱导入睡,催眠作用温和,不缩短快相睡眠,无明显后遗作用。催眠机制可能与巴比妥类相似,引起近似生理性睡眠,无明显后作用。较大剂量有抗惊厥作用,可用于小儿高热、破伤风及子痫引起的惊厥。大剂量可引起昏迷和麻醉。抑制延髓呼吸及血管运动中枢,导致死亡。曾作为基础麻醉的辅助用药，现已极少应用。

本品对胃黏膜有刺激性，易引起恶心、呕吐。大剂量能抑制心肌收缩力，缩短心肌不应期，并抑制延髓的呼吸。对肝脏、肾脏有损害作用。偶有发生过敏性皮疹、荨麻疹。长期服用，可产生依赖性及耐受性，突然停药可引起神经质、幻觉、烦躁、异常兴奋，瞻妄、震颤等严重撤药综合征。

麻醉乙醚

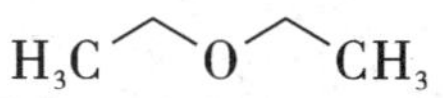

$H_3C \diagup\!\diagdown O \diagup\!\diagdown CH_3$

麻醉乙醚，为无色澄明、易流动的液体，特臭，味灼烈、微甜。有极强的挥发性与燃烧性。蒸气与空气混合后，遇火能爆炸。在水中溶解，与乙醇、三氯甲烷、苯、石油醚、脂肪油或挥发油均能任意混合。相对密度 0.713 ~ 0.718。馏程 33.5 ~ 35.5 ℃。本品应避光，严封或溶封，在阴凉避火处保存。麻醉乙醚储存 2 年以上，应重新检查，符合规定才能使用。

本品在光照和空气中可发生自动氧化，生成氧化物及醛等杂质，颜色逐渐变黄。过氧化物由二羟乙基过氧化物和乙亚基过氧化物等组成。

过氧化物为不易挥发的油状液体，遇热易爆炸，在蒸馏乙醚时，可残留于瓶底，因此应特别注意，勿将乙醚蒸干，以免引起爆炸。过氧化物对呼吸道有刺激性，能引起肺水肿及肺炎等，严重时甚至可引起死亡，因此氧化变质的麻醉乙醚不得供药用。

乙醚是由乙醇与浓硫酸反应，先脱水生成硫酸氢乙酯，再与乙醇蒸气反应制得。

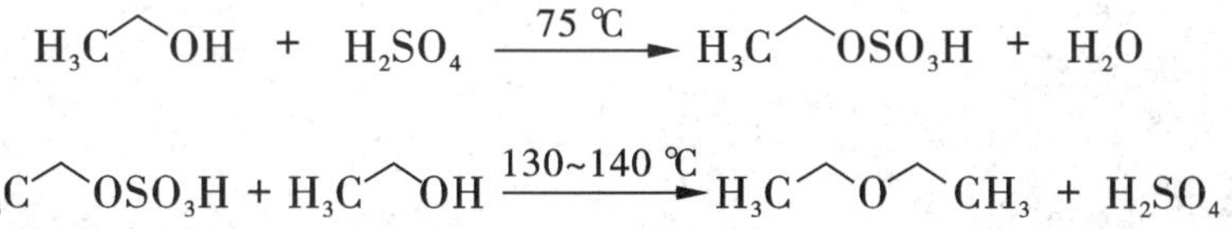

$$H_3C\diagup\!\diagdown OH + H_2SO_4 \xrightarrow{75\ ℃} H_3C\diagup\!\diagdown OSO_3H + H_2O$$

$$H_3C\diagup\!\diagdown OSO_3H + H_3C\diagup\!\diagdown OH \xrightarrow{130\sim140\ ℃} H_3C\diagup\!\diagdown O\diagup\!\diagdown CH_3 + H_2SO_4$$

所得乙醚粗品依次用水（洗去酸性物质）、亚硫酸氢钠溶液（除去乙醛）、高锰酸钾溶液（除去还原性物质）、硫酸亚铁溶液（除去过氧化物）处理，再用水洗涤至中性，经干燥、蒸馏、收集 34 ~ 35 ℃的馏分，所得乙醚可供药用。

氟烷

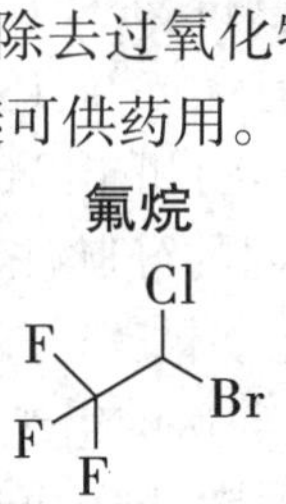

$F_3C{-}CH(Cl)Br$

氟烷，化学名为 1,1,1-三氟-2-氯-2-溴乙烷。

本品为无色、易流动的重质液体，有类似三氯甲烷的香气，甜味。微溶于水，可与乙醇、三氯甲烷、乙醚或非挥发性油类任意混合。相对密度 1.871 ~ 1.875。本品不溶于硫酸，加入等体积硫酸后，因密度大于硫酸，则沉于底部，形成两层（可与甲氧氟烷相区别）。

本品性质较稳定，不易燃烧，但遇光、热和湿空气能缓慢分解，生成氢卤酸（氢氟酸、盐酸、氢溴酸），通常加 0.01% 的麝香草酚做稳定剂，并应置冷暗处密封保存。

本品经氧瓶燃烧法进行有机破坏后，吸收于稀氢氧化钠溶液中，生成氟化钠，加茜素氟蓝和 pH=4.3 的醋酸-醋酸钠缓冲液，再加硝酸亚铈试液，即形成蓝紫色螯合物。

$$F^- + \text{(茜素氨羧络合剂)} + Ce^{3+} \xrightarrow{pH=4.3} \text{(氟-铈-茜素络合物)}$$

本品吸入体内后有 80% 的原药经肺排出，20% 发生代谢。代谢产物有经氧化、水解反应形成的三氟乙酸。

$$F_3C-CHClBr \xrightarrow{[O]} F_3C-C(Cl)(Br)OH \xrightarrow{-HBr} F_3C-COCl \xrightarrow[-HCl]{H_2O} CF_3COOH$$

此外，还有经结合反应形成的两种含氟化合物。

本品以 1,1,2-三氯乙烷经锌粉脱氯生成 1,1,2-三氟-2-氯乙烯，再与溴化氢加成，得 1,1,2-三氟-1-溴 2-氯乙烷，在三氯化铝参与下发生重排而制得氟烷。

$$C_2H_3Cl_3 \xrightarrow[40\ ℃]{Zn\ CH_3OH} F_2C{=}CFCl \xrightarrow[室温]{HBr} BrCF_2-CHClF \xrightarrow[50\ ℃]{AlCl_3} F_3C-CHBrCl$$

本品的麻醉作用为麻醉乙醚的 2～4 倍，对呼吸道黏膜无刺激性，麻醉诱导期短，停药后恢复快，可用于全身麻醉及诱导麻醉。其安全性不及麻醉乙醚，可引起肝脏损害及心律失常，可透过胎盘，故孕妇慎用。

二、静脉麻醉药

(一)分类

静脉麻醉药为一类静脉注射后能产生全身麻醉作用的药物，又称为非吸入性全身麻醉药。其优点是麻醉作用迅速、不刺激呼吸道、不良反应少、使用方便，在临床上占有重要地位。目前所用的静脉麻醉药虽各有优点，但还没有找到一种在各方面都比较理想的药物。静脉麻醉药可以分为巴比妥类药物和非巴比妥类药物。

1. 巴比妥类　巴比妥类药物是早期的静脉注射药物，为超短时间作用的药物，如硫喷妥钠、硫戊妥钠、海索比妥钠、美索比妥钠等。这些巴比妥类药物具有较高的脂溶性，极易通过血-脑脊液屏障(血-脑屏障)到达脑组织而很快产生麻醉作用。由于药物的脂溶性强，可迅速由脑组织向其他组织扩散，因此麻醉持续时间较短，一般仅能维持数分钟。临床上与吸入性麻醉药配合使用，主要用于诱导全身麻醉和基础麻醉。典型药物硫喷妥钠，脂溶性较大，吸收分布迅速，极易达到脑组织，起效快，麻醉时间短。

2. 非巴比妥类　非巴比妥类药物是近年来发展起来的新静脉注射药物，相继应用于临床，主要有羟丁酸钠、丙泊酚、丙泮尼地、依托咪酯及氯胺酮等。羟丁酸钠麻醉作用较弱，起效较慢，毒性较小，可用于浅麻醉维持药物，但有致幻不良反应；丙泊酚、丙泮尼地起效快，持效短，可用于全身麻醉诱导；依托咪酯分子中有 1 个手性碳原子，仅右旋有效。

（二）典型药物

盐酸氯胺酮

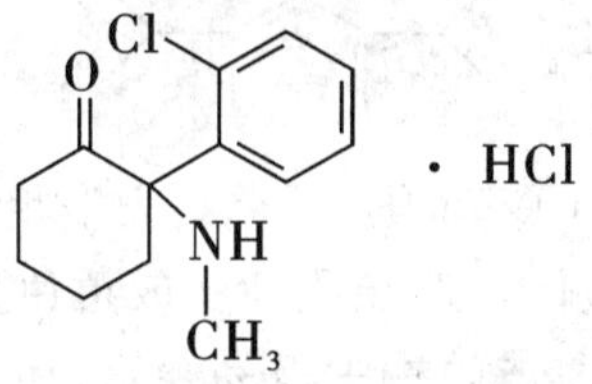

$$\cdot HCl$$

盐酸氯胺酮，化学名为2-(2-氯苯基)-2-甲氨基环己酮盐酸盐。

本品为白色结晶性粉末，无臭。易溶于水，可溶于热乙醇，不溶于乙醚和苯。熔点259～263 ℃（分解）。

本品分子中有1个手性碳原子，因此有2个旋光异构体。其右旋体的止痛和安眠作用分别为左旋体的3倍和1.5倍，副作用也比左旋体少。

本品水溶液在低温时，加入10%碳酸钾溶液，可析出游离氯胺酮，熔点91～94 ℃。

本品水溶液显氯化物的特殊反应。

本品在体内的主要代谢途径为N-去甲基化反应，即甲基的α氢和氧形成羟基，使胺类生成甲醇胺，甲醇胺不够稳定，脱去一分子甲醛而成伯胺。也可在环己酮的α位氧化形成羟基，再与葡萄糖醛酸结合成葡萄糖苷酸而排除。

本品在用于各种小手术或诊断操作时，可单独使用进行麻醉。对于需要肌肉松弛的手术，应加用肌肉松弛剂；对于内脏牵引较重的手术，应配合其他药物以减少牵引反应。本品为其他全身麻醉的诱导剂。本品辅助麻醉性能较弱的麻醉剂进行麻醉，或与其他全身或局部麻醉复合使用。

羟丁酸钠

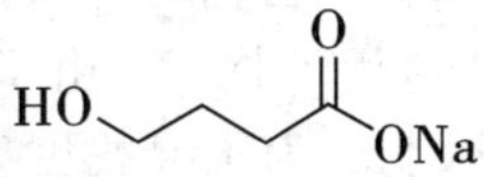

HO—CH₂CH₂CH₂—C(=O)ONa

羟丁酸钠，化学名为4-羟基丁酸钠。

本品为白色结晶性粉末，微臭，味咸，有吸湿性。极易溶于水，可溶于乙醇，不溶于乙醚和三氯甲烷。本品水溶液显弱碱性。熔点144～149 ℃。本品应遮光，密封保存。

本品水溶液加三氯化铁试液显红色；加硝酸铈铵试液显橙红色。

本品水溶液显钠盐的特殊反应。

本品合成以四氢呋喃为原料，生成γ-丁酸内酯，再于氢氧化钠溶液中水解即得。

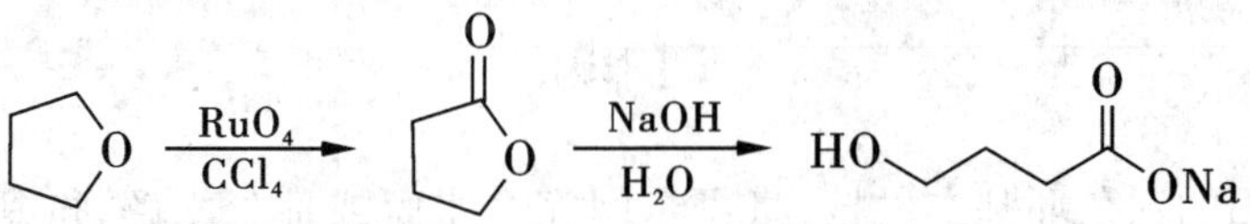

$$\xrightarrow[CCl_4]{RuO_4} \qquad \xrightarrow[H_2O]{NaOH} \text{HO}\sim\sim\text{COONa}$$

本品麻醉作用较慢，起效慢，毒性小，无镇痛和肌松作用，用于诱导麻醉和维持麻醉。可与其他麻醉药配合使用，适用于体质较弱的患者。

丙泊酚

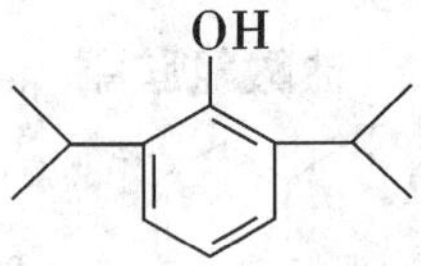

丙泊酚,化学名为2,6-二异丙基苯酚,又名得普利麻、普鲁泊福、异丙酚。

本品为无色或淡黄色油状液体。遇光逐渐变成黄色,遇高温很快变成黄色。在19 ℃以下形成结晶。本品在乙醇、乙醚或丙酮中极易溶解;在水中极微溶解。

药物代谢主要为肝脏代谢,形成没有活性的双丙泊酚、丙泊酚葡糖苷酸结合物及4-硫酸盐结合物。代谢产物随尿液排出。少量的药物以原型由尿或粪便排出。

取本品0.1 mL,加乙醇-水(体积比32∶25) 10 mL溶解后,取溶液5 mL,加溴试液,即生成瞬即溶解的白色沉淀,但溴试液过量时,即生成持久的沉淀。

本品属烷基酚类全身静脉麻醉药,起效迅速,作用时间短,剂量易于掌握,不良反应少。临床主要用于全身麻醉诱导和维持。

第二节 局部麻醉药

局部麻醉药为一类能在用药局部可逆性地阻断感觉神经冲动的发生和传导的药物。应用局部麻醉药,可使患者在意识完全清醒的状态下,局部疼痛暂时消失,以便进行外科手术。临床普遍应用于口腔、眼科、妇科和外科小手术。

一、局部麻醉药的发展

1532年,人们发现秘鲁人咀嚼南美洲古柯树叶来止痛,从中提取的可卡因是最早应用的局部麻醉药,其于1884年正式应用于临床。由于可卡因毒性较强、有成瘾性、高压消毒易水解失效等缺点,应用受到限制。为了寻找更理想的局部麻醉药,人们开始对可卡因的结构进行剖析、简化和改造。

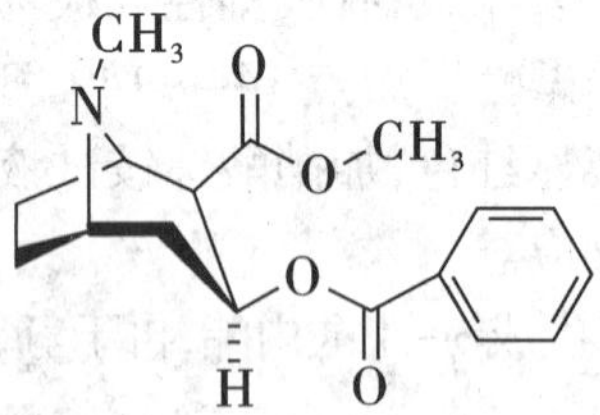

可卡因

保留可卡因的双杂环基本母核,将可卡因完全水解或部分水解,得到水解产物爱康宁和爱康宁甲酯,它们均无局部麻醉作用。用其他羧酸代替苯甲酸与爱康宁成酯,麻醉作用降低或完全消失,由此说明苯甲酸酯在可卡因的局部麻醉作用中起着重要的作用,而羧酸甲酯则与麻醉作用无关。

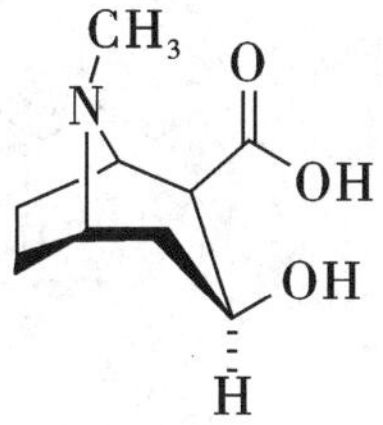

爱康宁 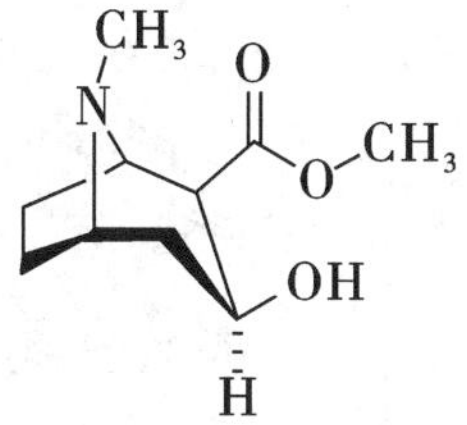　　爱康宁甲酯

认识到可卡因结构中苯甲酸酯的必要性，人们开始研究苯甲酸酯类化合物。合成的苯佐卡因、奥索仿、新奥索仿等药物，均具有较强的局部麻醉作用，但此类化合物溶解度较小，不能注射使用。若制成盐酸盐，因酸性太强，可造成局部刺激，而不能应用。

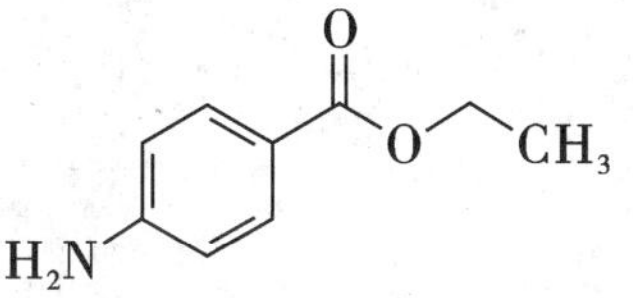

苯佐卡因 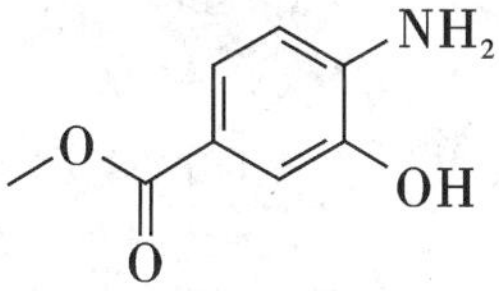　　奥索仿 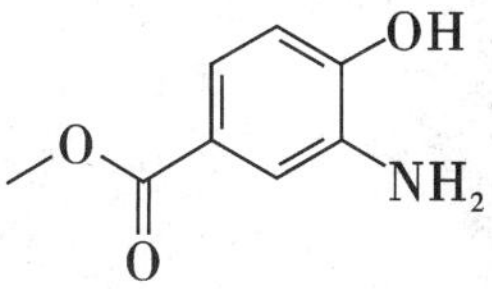　　新奥索仿

为了克服水溶性小、不能注射使用的缺点，要求与芳酸或氨基芳酸结合成酯的醇中必须含有一个脂肪氨基或碱性氮原子，以利于与酸制成水溶性的盐，可供注射用，而且还能增强它们的局部麻醉作用。终于在 1904 年，人们开发合成了具有优良局部麻醉作用的普鲁卡因（临床常用盐酸普鲁卡因）。此类药物的问世，体现了胺代烷基侧链的重要性。可见，可卡因分子中复杂的爱康宁结构也就相当于胺代烷基侧链。从而局部麻醉药的基本结构得以确认。

二、局部麻醉药的结构类型

局部麻醉药按化学结构分为芳酸酯类、酰胺类、氨基酮类、氨基甲酸酯类等。

（一）芳酸酯类

普鲁卡因的发现及酯类局部麻醉药的发展过程，提供了剖析天然产物分子结构进行药物化学研究的一个经典例证。在对可卡因的结构改造中发现：苯甲酸酯在可卡因的局部麻醉作用中占有重要地位。合成了一系列氨基苯甲酸酰胺酯和氨代烷基酯，最终发现了普鲁卡因。

普鲁卡因易水解失效，为了克服这一缺点，提高酯基的稳定性，对苯环、酯键、侧链进行改造获得一系列酯类局部麻醉药。

1. 改变苯环上的取代基　在普鲁卡因的苯环上以其他取代基取代时，可因空间位阻而使酯基水解减慢，因而使局部麻醉作用增强，如氯普鲁卡因、羟普鲁卡因和丁氧普鲁卡因等，它们的稳定性增加，麻醉作用增强，作用时间延长。例如氯普鲁卡因的局部麻醉作用比普鲁卡因强 2 倍，毒性小约 1/3。

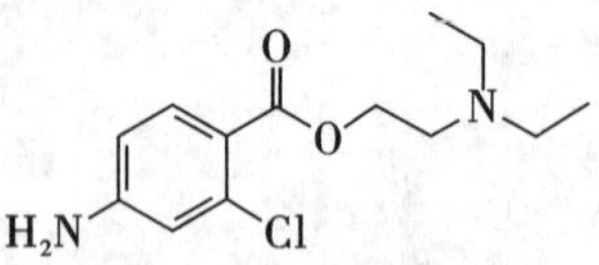

氯普鲁卡因 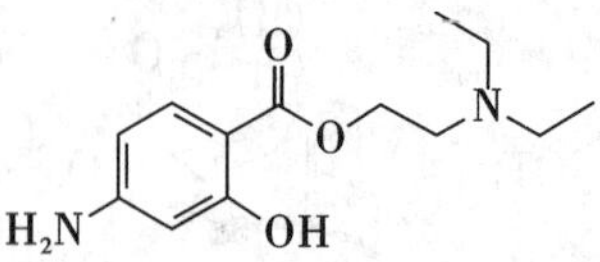　　羟普鲁卡因 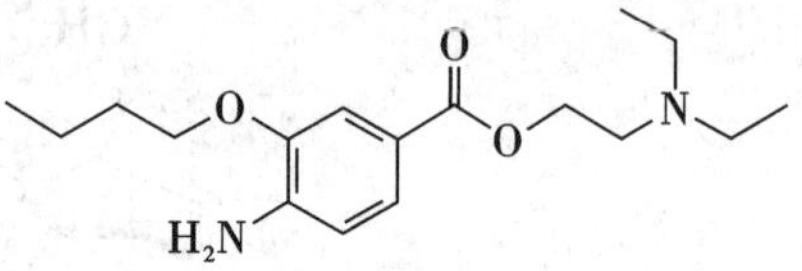　　丁氧普鲁卡因

2. 将苯环氨基上的氢以烃基取代　苯环上的氨基引入烷基，可增强局部麻醉作用，如丁卡因的局部麻醉作用比普鲁卡因强10倍。

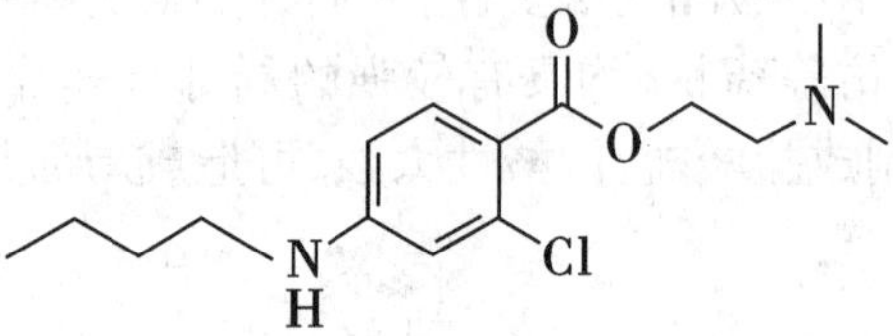

丁卡因

3. 改变侧链　在普鲁卡因侧链上引入甲基，因空间位阻作用使酯键不易水解，故使麻醉作用延长，如徒托卡因、二甲卡因等。

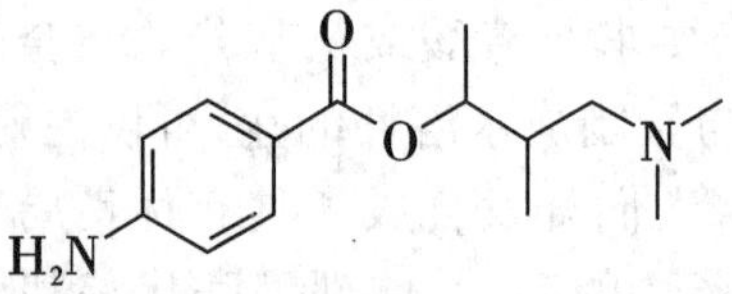

徒托卡因 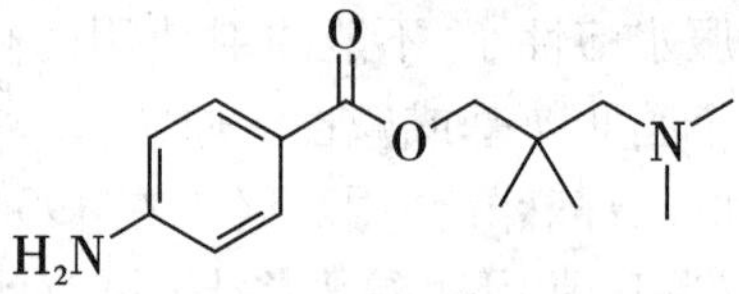　　二甲卡因

将乙醇胺侧链延长，也不会降低活性，如布他卡因的局部麻醉效力与可卡因相当。将侧链上的氮原子包含在杂环中，活性也可保持不变，如匹多卡因、哌罗卡因、环美卡因。

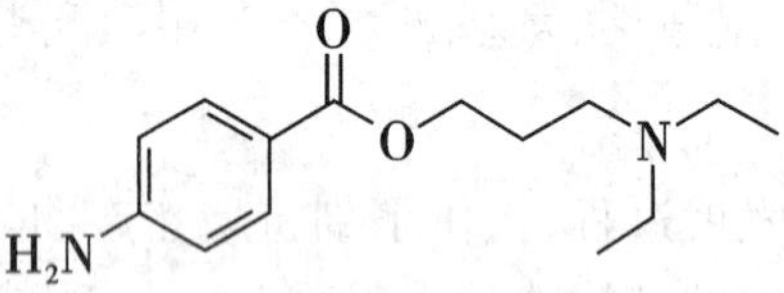

布他卡因 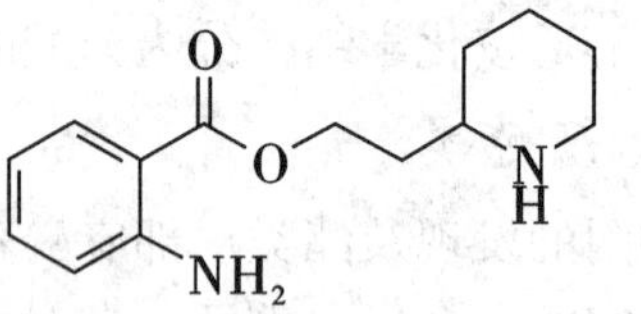　　匹多卡因

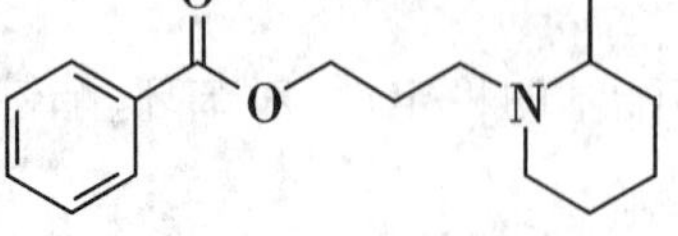

哌罗卡因 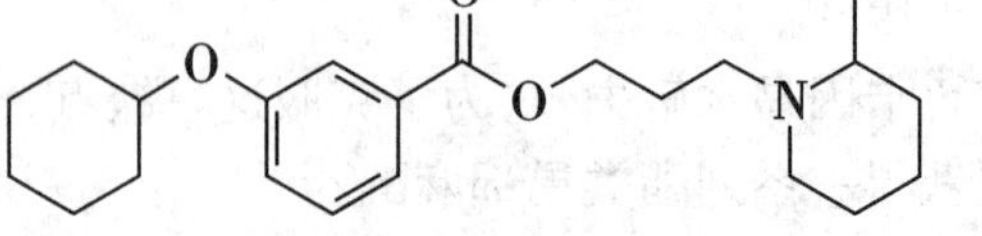　　环美卡因

4. 将羧酸酯结构中的—O—以其电子等排体—S—替代　增大酯溶性，显效快。如硫卡因的局部麻醉作用较普鲁卡因强，但毒性也增大。可用于浸润麻醉和表面麻醉。

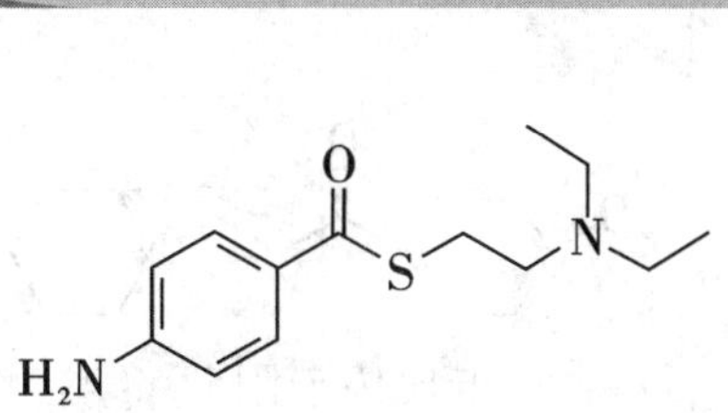

硫卡因

（二）酰胺类

20 世纪 30 年代，人们合成了酰胺类局部麻醉药利多卡因，其局部麻醉作用比普鲁卡因强 2 倍，作用时间延长 1 倍，穿透力强，适用于各种局部麻醉，同时还具有抗心律失常的作用。随后又合成了一系列酰胺类局部麻醉药，如三甲卡因、布比卡因、甲哌卡因和罗哌卡因等，均为目前临床较为常用的局部麻醉药。

利多卡因以其结构中的酰胺键区别于普鲁卡因的酯键。酰胺键较酯键稳定，另外利多卡因酰胺键的 2 个邻位均有甲基，由于空间位阻原因，使利多卡因更稳定。在酸、碱溶液中均不易水解，体内酶解的速度也比较慢，此为利多卡因较普鲁卡因作用强、维持时间长、毒性大的原因。

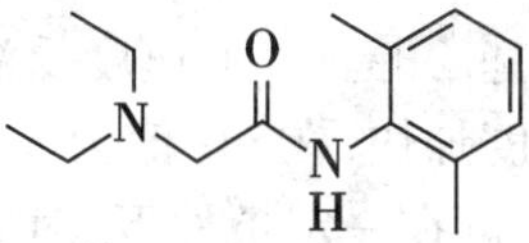

利多卡因 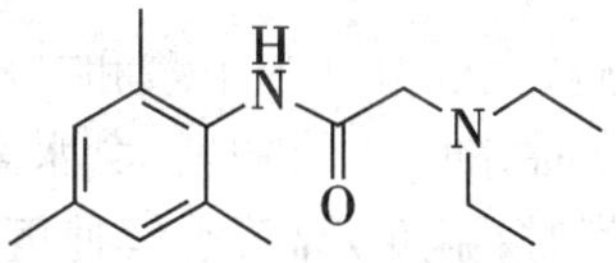　三甲卡因 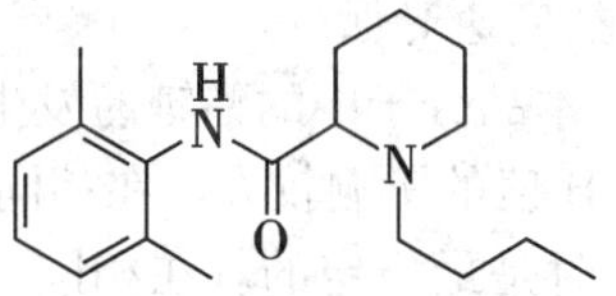　布比卡因

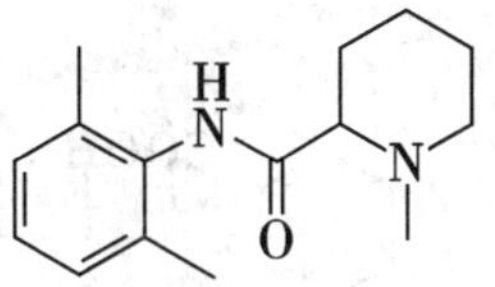

甲哌卡因 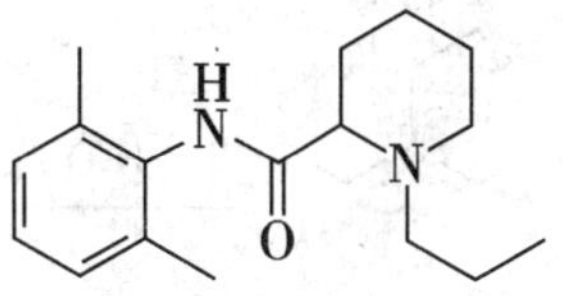　罗哌卡因

（三）氨基酮类

以电子等排体—CH_2—代替酯基中的—O—则成为酮类化合物。达克罗宁具有很强的表面麻醉作用，对黏膜穿透力强，见效快，作用较持久，毒性较普鲁卡因低。但因刺激性较大，不宜用于静脉注射和肌内注射，只作表面麻醉药。盐酸达克罗宁结构中的羰基比普鲁卡因结构中的酯基和利多卡因结构中的酰胺基都稳定，所以麻醉作用更持久。

（四）氨基甲酸酯类

卡比佐卡因具有氨基甲酸酯结构，其表面麻醉作用比可卡因强 251 倍，浸润麻醉作用比普鲁卡因强 416 倍。与传统麻醉药不同的是，当 pH 值由 7.2 降至 6.0 时，其麻醉作用可增强 5.8 倍，故可用于有炎症组织的麻醉。

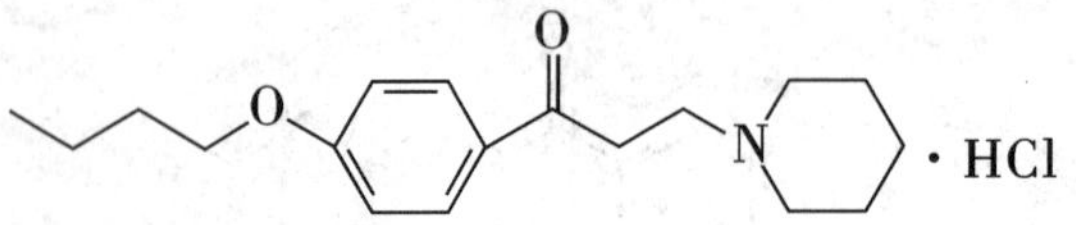

卡比佐卡因

三、局部麻醉药的典型药物

盐酸普鲁卡因

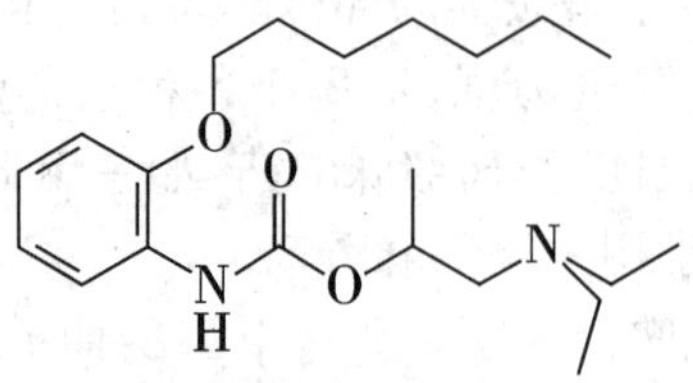

盐酸普鲁卡因，化学名为4-氨基苯甲酸-2-(二乙氨基)乙酯盐酸盐，又名奴佛卡因。

本品为白色结晶或结晶性粉末，无臭，味微苦，随后有麻痹感。易溶于水，略溶于乙醇，微溶于三氯甲烷，几乎不溶于乙醚。熔点 154～157 ℃。本品在空气中稳定，但对光敏感，应避光保存。

本品分子中的酯键易发生水解，生成氨基苯甲酸和二乙氨基乙醇。水解速度受温度和 pH 值的影响较大。在相同温度时，随 pH 值的增大，水解速度加快，在 pH 值为 3.0～3.5 时是最稳定的。在相同 pH 值时，温度升高，水解速度增大。在一定条件下，对氨基苯甲酸可进一步脱羧成有毒的苯胺。《中国药典》规定配制盐酸普鲁卡因注射液时，应调节 pH 值在 3.5～5.0，并严格控制灭菌温度和时间，以 100 ℃流通蒸汽灭菌 30 min 为宜。

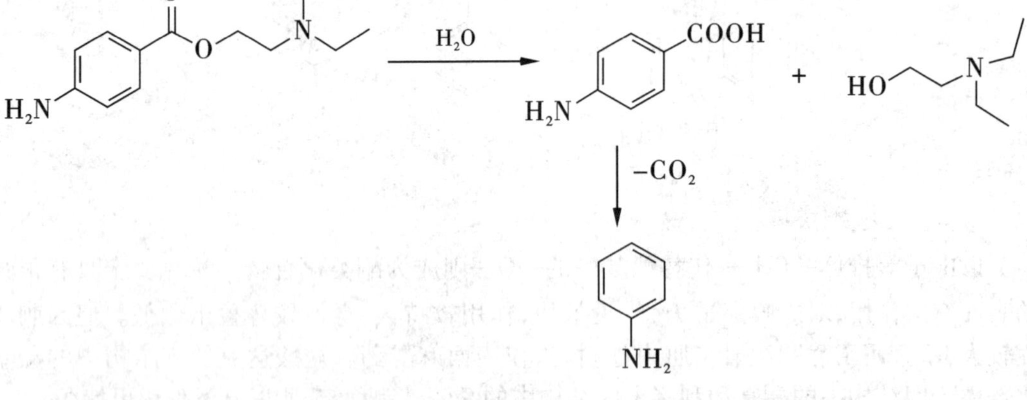

H_2O COOH H_2N + HO N $-CO_2$ NH_2

本品分子结构中具有芳伯氨基，容易氧化变色。氧化反应受温度和 pH 值的影响，当 pH>6.5 时，温度升高，加热时间越长，氧化变色越明显。紫外线、氧和重金属离子均可加速本品的氧化变色。制备注射液时要控制最稳定的 pH 值和温度，通入惰性气体，加入抗氧化剂和金属离子掩蔽剂等。

本品水溶液加氢氧化钠溶液，即析出普鲁卡因白色沉淀，加热酯水解，产生二乙氨基乙醇的蒸气(可使湿润红色石蕊试纸变蓝)和对氨基苯甲酸钠，放冷，加盐酸酸化，即析出对氨基苯甲酸白色沉淀，此沉淀能溶于过量的盐酸中。

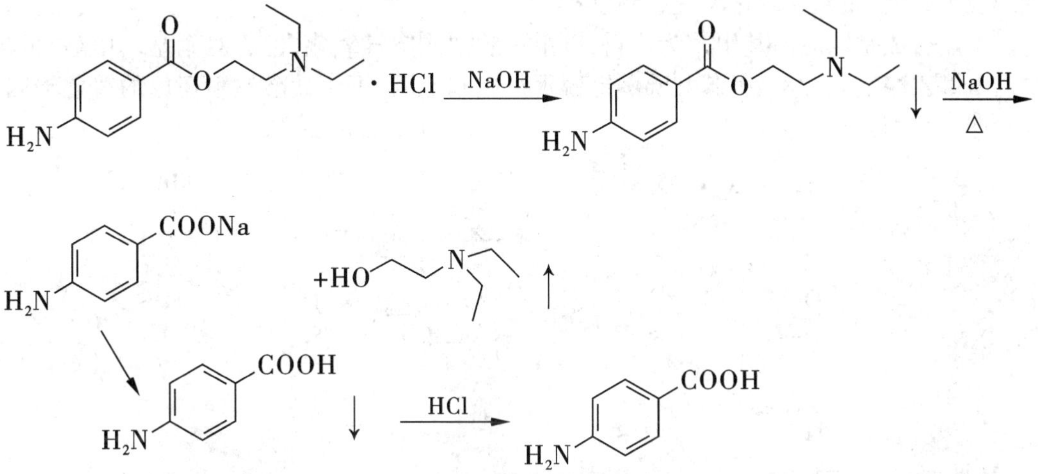

本品分子结构中的芳伯氨基具有重氮化耦合反应。在稀盐酸中，与亚硝酸钠生成重氮盐，加碱性 β-萘酚生成猩红色的偶氮化合物。

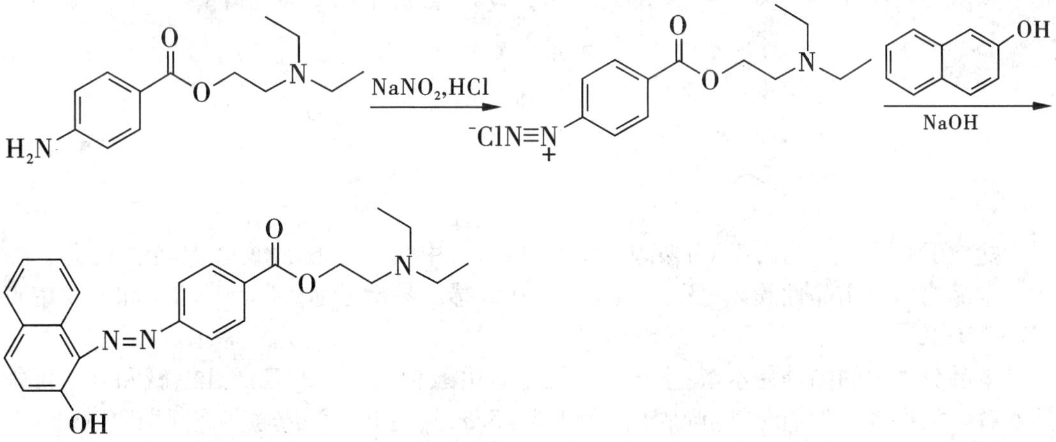

本品在盐酸条件下可与二甲氨基苯甲醛缩合，生成 Schiff 碱而显黄色。

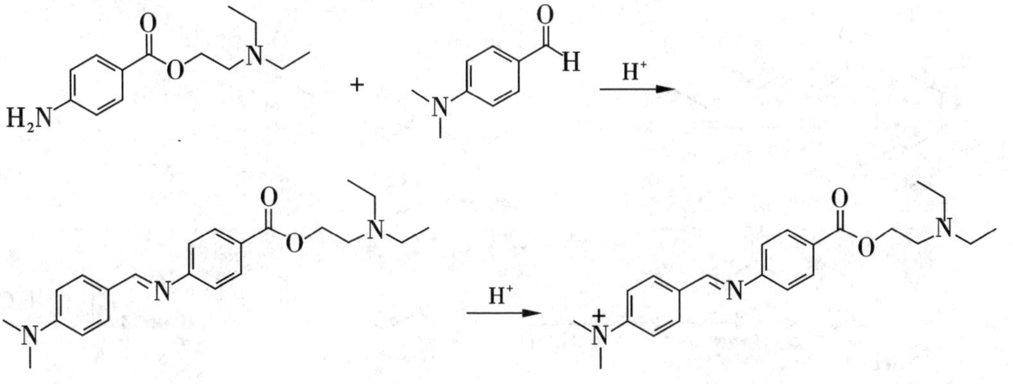

本品在体内酯酶的作用下，绝大部分迅速水解为对氨基苯甲酸及二乙氨基乙醇而失

活。对氨基苯甲酸随尿排出，或与葡萄糖醛酸结合成葡糖苷酸后排泄；二乙氨基乙醇可继续发生脱氨、脱羟和氧化反应，后随尿排出。

本品合成是以对硝基甲苯为原料，以重铬酸钠或空气氧化，生成对硝基苯甲酸，再与二乙氨基乙醇酯化，经二甲苯共沸蒸馏脱水得硝基卡因，再用盐酸铁粉还原的普鲁卡因，与盐酸成盐即得。

O_2N—C₆H₄—CH_3 $\xrightarrow[H_2SO_4]{Na_2Cr_2O_7}$ O_2N—C₆H₄—COOH $\xrightarrow[\text{二甲苯}]{HOCH_2CH_2N(C_2H_5)_2}$

O_2N—C₆H₄—C(=O)—O—$CH_2CH_2N(C_2H_5)_2$ $\xrightarrow[pH4.2]{Fe/HCl}$ H_2N—C₆H₄—C(=O)—O—$CH_2CH_2N(C_2H_5)_2$ $\xrightarrow[\text{丙酮}]{HCl}$

H_2N—C₆H₄—C(=O)—O—$CH_2CH_2N(C_2H_5)_2$ · HCl

本品为临床常用局部麻醉药，作用强，毒性低且无成瘾性，临床主要用于浸润麻醉、传导麻醉及封闭疗法。因对皮肤、黏膜穿透力较差，一般不用于表面麻醉。

盐酸丁卡因

$CH_3(CH_2)_3NH$—C₆H₄—C(=O)—O—$CH_2CH_2N(CH_3)_2$ · HCl

盐酸丁卡因，化学名为4-(丁氨基)苯甲酸-2-(二甲氨基)乙酯盐酸盐，又名地卡因。

本品为白色结晶性粉末，无臭，微苦，有麻舌感。易溶于水，不溶于乙醚和苯。熔点147～150 ℃。

本品分子中的酯键易水解，生成对丁氨基苯甲酸和二甲氨基乙醇，酸、碱和高温可加速水解。故配制注射剂时，应调 pH 值为4.5～5.5，采用100 ℃流通蒸汽灭菌30 min。

本品合成可用苯佐卡因为原料，在碳酸钾存在下先与1-溴正丁烷反应，得正丁氨基苯甲酸乙酯，在乙醇钠催化下与二甲氨基乙醇进行酯交换得丁卡因，再与盐酸成盐即得。

H_2N—C₆H₄—COOC₂H₅ $\xrightarrow{(CH_3)_3CCH_2Br}$ $CH_3(CH_2)_3NH$—C₆H₄—COOC₂H₅ $\xrightarrow[C_2H_5ONa,\Delta]{HOCH_2N(CH_3)_2}$

$CH_3(CH_2)_3NH$—C₆H₄—C(=O)—O—$CH_2N(CH_3)_2$ $\xrightarrow[C_2H_5OH]{HCl}$ $CH_3(CH_2)_3NH$—C₆H₄—C(=O)—O—$CH_2N(CH_3)_2$ · HCl

本品为长效、强效局部麻醉药，作用比普鲁卡因强，能透过黏膜，主要用于黏膜麻醉。

盐酸利多卡因

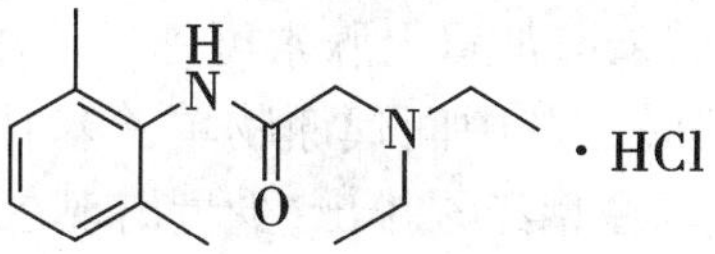

盐酸利多卡因，化学名为 N-(2,6-二甲苯基)-2-(二乙氨基)乙酰胺盐酸盐，又名赛罗卡因。

本品为白色结晶性粉末，无臭，味苦，继有麻木感。易溶于水和乙醇，可溶于三氯甲烷，不溶于乙醚。熔点 75～79 ℃。

由于利多卡因分子结构中酰胺基的邻位有 2 个甲基，可产生空间位阻，使本品对酸或碱较稳定，不易发生水解反应。如其注射液 115 ℃加热灭菌 3 h 或室温放置一年半以上，水解率均在 0.1% 以上。

本品含叔胺结构，可与三硝基苯酚试液生成沉淀，熔点 228～232 ℃(分解)。

本品可与金属离子生成有色配位化合物，如与硫酸铜试液显蓝紫色，加三氯甲烷振荡后，三氯甲烷层显黄色；与氯化钴试液显绿色，放置后，生成蓝绿色沉淀。

本品在体内大部分由肝脏代谢，首先是二乙氨基去乙基化，由叔胺转变为仲胺，再进一步去乙基化变为伯胺。另外，酰胺键水解生成2,6-二甲基苯胺，再进一步氧化为 4-羟基-2,6-二甲基苯胺及 2-氨基-3-甲基苯甲酸。未代谢的原药由尿排出。

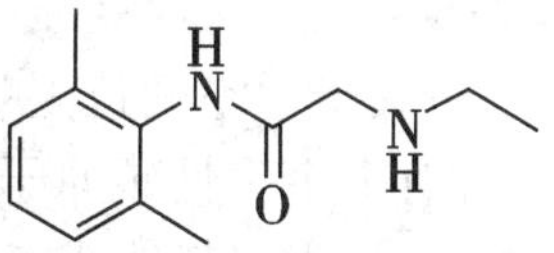

仲胺代谢物 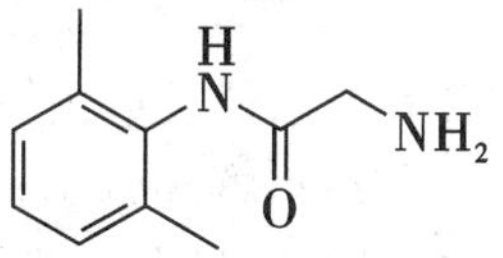　　伯胺代谢物

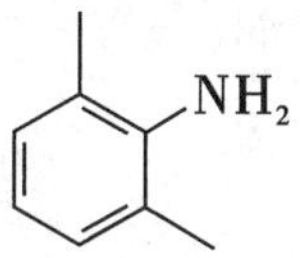

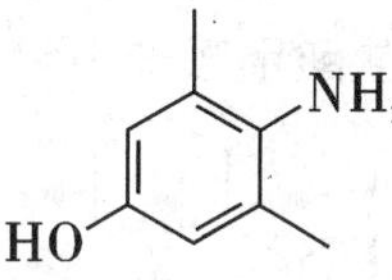

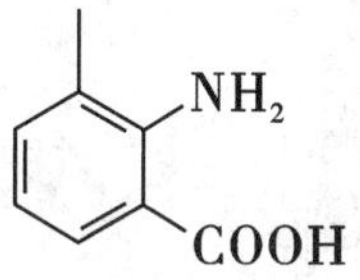

2,6-二甲基苯胺　　4-羟基-2,6-二甲基苯胺　　2-氨基-3-甲基苯甲酸

本品合成以间二甲苯为原料，经硝化得 2,6-二甲硝基苯，以盐酸铁粉还原，生成2,6-二甲基苯胺，在冰醋酸中与氯代乙酰氯作用，生成 2,6-二甲基苯基氯代乙酰胺，再与过量的二乙胺作用生成利多卡因，在丙酮中与盐酸成盐得到。

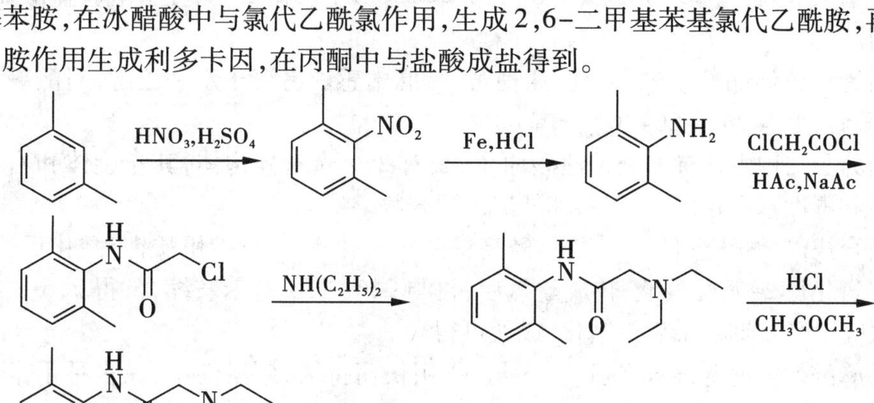

$\xrightarrow{HNO_3,H_2SO_4}$　$\xrightarrow{Fe,HCl}$　$\xrightarrow[HAc,NaAc]{ClCH_2COCl}$　$\xrightarrow{NH(C_2H_5)_2}$　$\xrightarrow[CH_3COCH_3]{HCl}$　$\cdot HCl \cdot H_2O$

本品注射后，组织分布快而广，能透过血-脑屏障和胎盘。本品麻醉强度大、起效快、弥散力强，药物从局部消除约需 2 h，加肾上腺素可延长其作用时间。大部分先经肝微粒酶降解为仍有局部麻醉作用的脱乙基中间代谢物单乙基甘氨酰胺二甲苯，毒性增高，再经酰胺酶水解，约用量的 10% 以原型经尿排出，少量出现在胆汁中。

本品为局部麻醉药及抗心律失常药。主要用于浸润麻醉、硬膜外麻醉、表面麻醉（包括在胸腔镜检查或腹腔手术时作黏膜麻醉用）及神经传导阻滞。本品可用于急性心肌梗死后室性早搏和室性心动过速，亦可用于洋地黄类中毒、心脏外科手术及心导管引起的室性心律失常。本品对室上性心律失常通常无效。

盐酸布比卡因

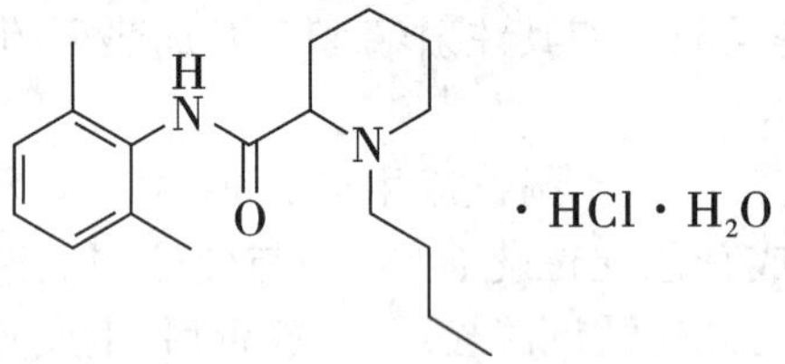

H N O N ·HCl·H_2O

盐酸布比卡因，化学名为 1-丁基-N-(2,6-二甲苯基)-2-哌啶甲酰胺盐酸一水合物，又名麻卡因。

本品为白色结晶性粉末，无臭，味苦。易溶于乙醇，可溶于水，微溶于三氯甲烷，几乎不溶于乙醚。

本品分子结构中含有酰胺键，其邻位链各个甲基产生空间位阻效应，使其性质稳定，在酸性或碱性条件下均不易水解。分子结构中含有 1 个手性碳原子，具有 2 个光学异构体，其左旋体和右旋体的麻醉强度和毒性基本相似，临床用其外消旋体。

本品局部麻醉作用比利多卡因强，作用快而持久，用于浸润麻醉。

盐酸甲哌卡因

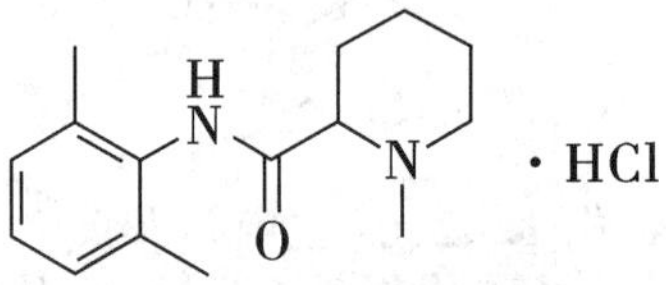

H N O N ·HCl

盐酸甲哌卡因，化学名为 N-(2,6-二甲苯基)-1-甲基-2-哌啶甲酰胺盐酸盐，又名卡波卡因。

本品为白色结晶性粉末，无臭，味稍苦，带麻木感。易溶于水和乙醇，对酸碱均较稳定，不易分解，熔点 262～264 ℃（分解）。

本品分子结构中含有 1 个手性碳原子，具有 2 个光学异构体，其左旋体和右旋体的麻醉强度和毒性基本相似，临床用其外消旋混合物。

本品合成以 2-甲基吡啶为原料，经高锰酸钾氧化得 2-吡啶甲酸钾，酸化后，在氧化铂催化下氢化得 2-哌啶羧酸，转成酰氯后，再与 2,6-二甲基苯胺缩合，得 2,6-二甲基-N-(2-哌啶甲酰)苯胺，最后甲基化，成盐可得。

本品麻醉效力比普鲁卡因强 2～5 倍，作用快而持久，刺激性小，在多种手术中作表面、浸润及传导麻醉剂。

盐酸达克罗宁

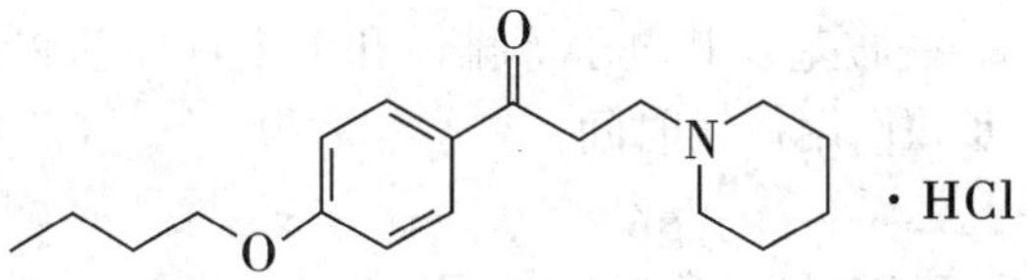

· HCl

盐酸达克罗宁，化学名为1-(4-丁氧苯基)-3-(1-哌啶基)-1-丙酮盐酸盐。

本品为白色结晶性粉末，无臭，味微苦，随后有麻痹感。易溶于三氯甲烷，可溶于乙醇，微溶于水，微溶于丙酮，几乎不溶于乙醚。熔点172～176 ℃。

本品合成以苯酚为原料，在碱性条件下与溴丁烷发生烷基化反应，得丁基苯基醚。在无水氯化锌催化下与醋酐反应生成4-丁氧基苯乙酮，再与多聚甲醛和盐酸哌啶反应，经成盐即得。

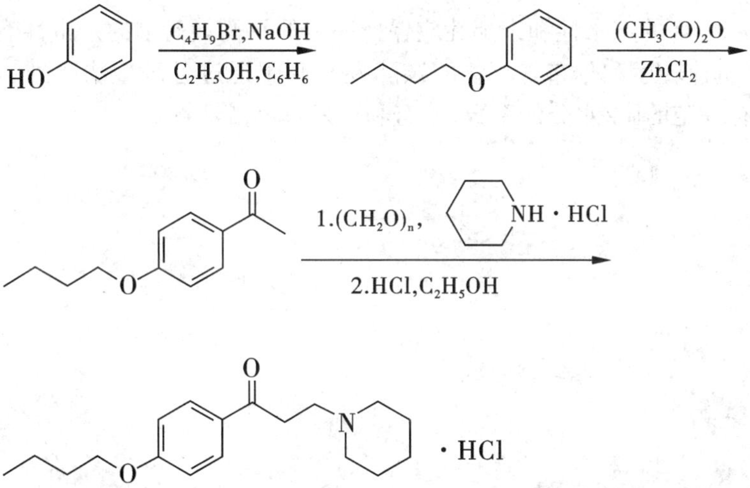

HO　$\xrightarrow[C_2H_5OH, C_6H_6]{C_4H_9Br, NaOH}$　O　$\xrightarrow[ZnCl_2]{(CH_3CO)_2O}$

O　$\xrightarrow[2.HCl, C_2H_5OH]{1.(CH_2O)_n,\ NH \cdot HCl}$

O N · HCl

本品具有很强的表面麻醉作用，黏膜穿透力强，作用快而持久，毒性较低。另外，对皮肤有止痛、止痒及杀菌作用。临床用于皮肤镇痛止痒及内窥镜检查前的黏膜麻醉。

四、局部麻醉药的构效关系

1. 局部麻醉药的构效关系　局部麻醉药的化学结构类型较多，根据临床应用的局部麻醉药，如酯类、酰胺类、氨基酮类及氨基醚类等，可以概括为如图2-1所示的基本结构骨架。

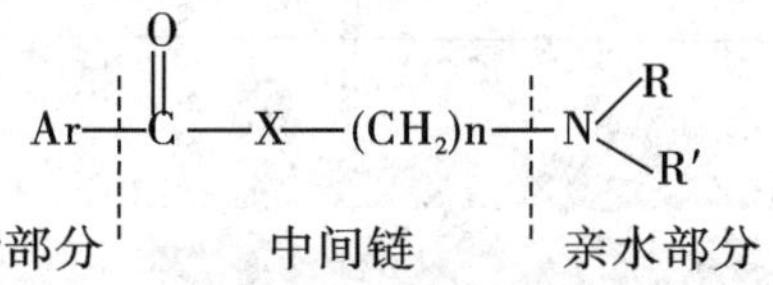

Ar—C(=O)—X—$(CH_2)n$—N(R)(R′)

亲脂部分　　中间链　　亲水部分

图2-1　局部麻醉药的构效关系

(1)亲脂部分可为芳烃、芳杂环及其电子等排体，必须有一定的脂溶性。以苯的衍生物作用最强。苯环上引入供电子取代基，如氨基、烷氧基等，通过诱导作用，使羰基的极性增加，局麻作用增强。反之，引入吸电子取代基则作用减弱。

(2)中间链是由酯基、酰胺基及其电子等排体和1个亚烃基碳链组成，不同的电子等排体可影响麻醉作用强度和作用持续时间。

麻醉作用强度顺序：

硫代酯>酯>酮>酰胺，即—COS—>—COO—>—$COCH_2$—>—CONH—

作用持续时间：

酮>酰胺>硫代酯>酯，即—$COCH_2$—>—CONH—>—COS—>—COO—

亚烃基链—CH_2—的碳原子数以2～3为好。碳链增长，可延效但毒性增大；支链在酯基的α位时，由于空间位阻增加，使酯基不易水解，局部麻醉作用增加，毒性也增大。

(3)亲水部分为仲胺、叔胺等，以叔胺取代最常见。可以是二乙氨基、哌啶基或吡咯基等。

(4)局部麻醉药的亲水性和亲酯性应保持一定的平衡。药物的亲水性有利于在体内进入组织液并迅速转运和分布。药物的亲酯性有利于通过各种生物膜到达水性的神经组织，所以应有一定的脂/水分配系数，才有利于发挥麻醉活性。

第三章 镇静催眠药、抗癫痫药和抗精神失常药

镇静催眠药、抗癫痫药和抗精神失常药均属于调节中枢神经活动性的药物，除抗抑郁药外，对中枢神经的兴奋性活动都有抑制作用，它们之间没有明确的界限。镇静药可以使患者的紧张、烦躁等精神过度兴奋受到抑制，使之变为平静、安宁；催眠药能进一步抑制中枢神经系统的功能，使之进入睡眠状态。有些镇静药可用于预防和阻止惊厥；抗癫痫药对过度兴奋的中枢具有拮抗作用，可用于预防和控制癫痫的发作；抗精神失常药是在不影响人的意识的条件下，缓解或控制患者的紧张、躁动、幻觉、焦虑、忧郁等症状。

第一节　镇静催眠药

镇静催眠类药物对中枢神经系统有一定的抑制作用，其作用因剂量不同而异。小剂量时可产生镇静作用，使患者安静、活动减少；中等剂量时能促进和维持近似生理性睡眠；大剂量时产生麻醉。镇静催眠药按结构类型可分为巴比妥类、苯二氮䓬类和其他类。

拓展提高

根据脑电图及其他活动的表现，睡眠可分为2种不同的时相：慢波睡眠时相和快波睡眠时相。前者的特点是脑电图波为同步化波，慢而高，没有眼球的快速转动，故又称为非快动眼睡眠；后者的特点是脑电图波快而低，并伴有眼球快速转动，故又称为快动眼睡眠。在整个睡眠过程中，这2种睡眠时相交替进行，都是生理上所必需的。目前认为非快动眼睡眠对促进生长有利，而快动眼睡眠则与神经系统的发育和维持正常精神活动有关。药物睡眠也呈现2个时相，但在生理参数上却不同于正常睡眠，多数催眠药如巴比妥类等，能缩短快动眼睡眠时间，而苯二氮䓬类药物则减少非快动眼的后期睡眠时间，其结果在以后数夜的睡眠中会出现“反跳”现象，即被药物削减的时相相应延长。因此，药物

引起的睡眠与正常的生理睡眠不尽相同，而且会出现不同程度的副作用。

一、巴比妥类药物

1903年费希尔等确证了巴比妥类的药效后，相继合成了一系列巴比妥类镇静催眠药。巴比妥类药物都是巴比妥酸的衍生物，系由取代的丙二酸酯与脲缩合制得的环状酰脲，故又称环丙二酰脲。巴比妥酸本身并无治疗作用，只是其5位次甲基上的2个氢原子被其他基团取代后才呈现活性。此类药物现已合成的有数百种之多，由于毒副作用及疗效等原因，实际应用的不过20多种，常用的仅10多种。巴比妥类药物抑制脑桥网状结构，减少快动眼睡眠，即使短期服用，停药也会引起快动眼睡眠的反跳，表现为噩梦连绵，有不舒服的感觉。所以，一旦服用巴比妥类药物后，往往会持续服下去，较难停下来，因而易形成依赖，有时一次大量服用就可以成瘾，突然停药时还会产生戒断症状。一般成瘾剂量为治疗量的4～5倍，该类药与酒精有交叉耐药性，饮酒时间服巴比妥类药物可加速成瘾。本类药物属于第一代镇静催眠药，属于国家特殊管理的二类精神药品，必须控制使用，目前在临床上已逐渐被其他结构类型的药物所取代。

根据取代基不同，其作用有快慢和时间长短之别，因而可分为长时间、中时间、短时间和超短时间作用4种类型，如表3-1所示。

表3-1 常用的巴比妥类镇静催眠药

类型	药物名称	化学结构	主要用途
长时间作用药	苯巴比妥	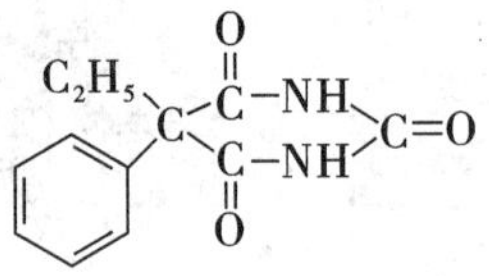 C_2H_5、苯基取代的 C(C(=O)—NH)(C(=O)—NH)C=O 环	镇静催眠、抗癫痫
中时间作用药	异戊巴比妥	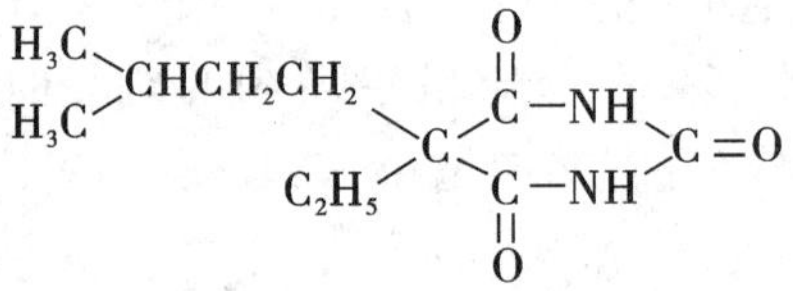 $(H_3C)_2CHCH_2CH_2$、C_2H_5 取代的 C(C(=O)—NH)(C(=O)—NH)C=O 环	镇静催眠
短时间作用药	司可巴比妥	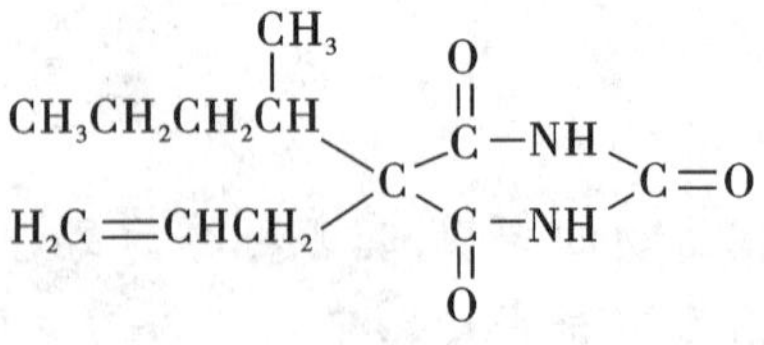 $CH_3CH_2CH_2CH(CH_3)$、$H_2C=CHCH_2$ 取代的 C(C(=O)—NH)(C(=O)—NH)C=O 环	镇静催眠
超短时间作用药	硫喷妥	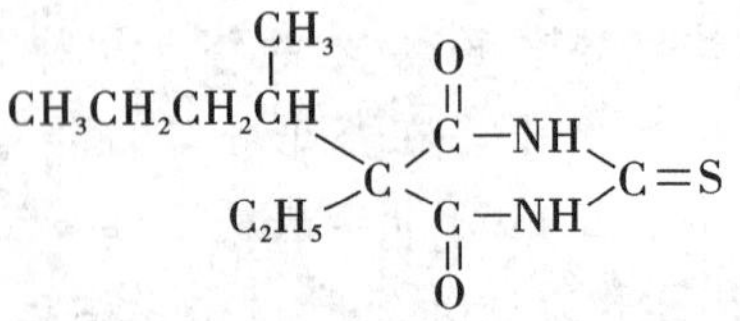 $CH_3CH_2CH_2CH(CH_3)$、C_2H_5 取代的 C(C(=O)—NH)(C(=O)—NH)C=S 环	静脉麻醉

1. 巴比妥类药物的化学性质　巴比妥类药物一般为白色结晶或结晶性粉末，在空气中比较稳定。不溶于水，易溶于乙醇及有机溶剂中。由于该类药物可互变异构为烯醇式

而呈弱酸性，可与碱金属形成水溶性的盐类（如钠盐），可供配制注射剂使用。由于本类药物的酸性比碳酸弱，其钠盐与酸性药物作用或吸收空气中的CO_2，可析出药物沉淀。钠盐水溶液放置还会发生水解，主要是易开环脱羧，受热逐步分解生成双取代乙酸钠和氨。因此，本类药物钠盐注射液不能预先配制进行加热灭菌，必须做成粉针剂。

$$R_1R_2C(CONH)(CON{=}C(ONa)) \xrightarrow[\text{室温}]{H_2O} R_1R_2C(CONHCONH_2)(COONa) \xrightarrow[\text{加热}]{-CO_2}$$

$$R_1R_2CHCONHCONH_2 \xrightarrow[\text{加热}]{OH^-} R_1R_2CHCOONa + NH_3$$

本类药物分子中含有—CONHCONHCO—的结构，具有丙二酰脲类反应。

与银盐的反应：将巴比妥类药物在碳酸钠溶液中振摇使其溶解，滤液中逐滴加入硝酸银试液，即生成白色沉淀，振摇，沉淀即溶解，继续滴加过量的硝酸银试液，沉淀不再溶解。前者的白色沉淀为硝酸银溶液，局部过浓，出现局部巴比妥二银盐浑浊，但振摇后，溶液中为可溶性的一银盐，继续滴加硝酸银过量，则产生难溶性的巴比妥二银盐沉淀，不再溶解。

与铜盐的反应：巴比妥类药物在吡啶溶液中与铜吡啶试液作用，生成配位化合物，显紫色或生成紫色沉淀，硫喷妥钠药物显绿色。和硝酸汞试液作用生成白色胶状沉淀，可溶于过量的试剂和氨试液中。

该类药物为丙二酸的衍生物，分子中有 3 个内酰胺结构，并不同程度地互变异构成内酰亚胺。

巴比妥酸 ⇌ 单内酰亚胺 ⇌ 双内酰亚胺 ⇌ 三内酰亚胺

X 射线衍射显示，晶态时，巴比妥酸可以以多种互变异构体存在。在水溶液中，可具有巴比妥酸、单内酰亚胺和双内酰亚胺的平衡特性。紫外光谱的研究结果表明，5-单取代和 5,5-双取代的巴比妥酸，在酸性溶液中，主要以巴比妥酸互变异构体存在；在碱性溶液中，单内酰亚胺异构体占优势。

巴比妥类药物主要在肝脏进行代谢，包括 5 位取代基的氧化代谢（最主要途径）、N-脱烃基代谢、脱硫代谢（含硫巴比妥类药物）及水解开环代谢等。代谢产物的极性增加，失去活性。5 位取代基结构不同，在肝脏代谢的速度也不一样，是影响巴比妥类药物作用时间的重要因素之一。

巴比妥类药物的合成通法一般以丙二酸乙酯为原料，在醇钠的催化下，用相应的卤代烃经两次烃化反应生成双取代的丙二酸二乙酯，再与脲或硫脲缩合成环，即得各种巴比妥类药物。

$$H_2C\begin{matrix}COOC_2H_5\\COOC_2H_5\end{matrix}\xrightarrow[C_2H_5ONa]{R_1X}R_1-\underset{H}{C}\begin{matrix}COOC_2H_5\\COOC_2H_5\end{matrix}\xrightarrow[C_2H_5ONa]{R_2X}\begin{matrix}R_1\\R_2\end{matrix}C\begin{matrix}COOC_2H_5\\COOC_2H_5\end{matrix}\xrightarrow[C_2H_5ONa]{H_2NCONH_2}$$ (5-R_1-5-R_2-巴比妥酸结构)

2. 影响巴比妥类药物活性的因素和构效关系　巴比妥类药物属于结构非特异性药物，其作用的强弱和快慢主要取决于药物的理化性质，与药物的解离常数(pKa)及脂溶性(脂水分配系数)有关，作用时间的长短与5位上的2个取代基在体内的代谢快慢有关，见表3-2。

影响巴比妥类药物活性的一个重要因素是药物的酸性。巴比妥药物的酸性与药物的解离状态有关。巴比妥酸和5-单取代衍生物在生理pH值条件下，99%以上是离子状态，几乎不能透过血-脑屏障，进入脑内的药量极微，故无镇静催眠作用。而5,5-双取代衍生物的酸性比巴比妥酸低得多，在生理pH值条件下不易解离，以分子形式通过细胞膜及血-脑屏障，进入中枢神经系统发挥作用。

表3-2　常用巴比妥类药物的pKa和未解离百分率

	巴比妥酸	苯巴比妥酸	苯巴比妥	司可巴比妥	异戊巴比妥	戊巴比妥	海索比妥
pKa	4.12	3.75	7.40	7.7	7.9	8.0	8.4
未解离百分率	0.05	0.02	50	66.61	75.97	79.92	90.91

影响巴比妥类药物活性的另一个重要因素是药物的脂/水分配系数。药物既要能在体液中转运，又能透过细胞膜和血-脑屏障，需要有一定的水溶性和脂溶性，现常用脂/水分配系数来表示。

(1)分子中5位上应有2个取代基。巴比妥酸和5-单取代衍生物在生理pH值条件下99%以上是离子状态，几乎不能透过血-脑屏障，进入脑内的药量极微，故无镇静催眠作用。而5,5-双取代衍生物的酸性比巴比妥酸低得多，在生理pH值条件下不易解离，以分子形式通过细胞膜及血-脑屏障，进入中枢神经系统发挥作用。

(2)5位上的两个取代基的总碳数以4～8为最好，使药物有适当的脂溶性，若总碳数超过8，可导致化合物具有惊厥作用。

(3)在酰亚胺氮原子上引入甲基，可降低酸性和增加脂溶性。如海索比妥的pKa为8.4，在生理pH值条件下，约有90%未解离，因此起效快、作用时间短。

(4)将C_2上的氧原子以硫原子代替，则脂溶性增加，起效快，作用时间短。如硫喷妥钠为超短时催眠药，临床上多用作静脉麻醉药。

巴比妥类药物的作用时间长短与体内代谢过程有关。5位上的取代基可以是直链烷烃、支链烷烃、芳烃或烯烃。如为支链烷烃或烯烃，在体内易被氧化代谢，作用时间短。

如为直链烷烃或芳烃，则在体内不易被氧化代谢，大多以原药排泄，因而作用时间长。

3. 典型药物

苯巴比妥

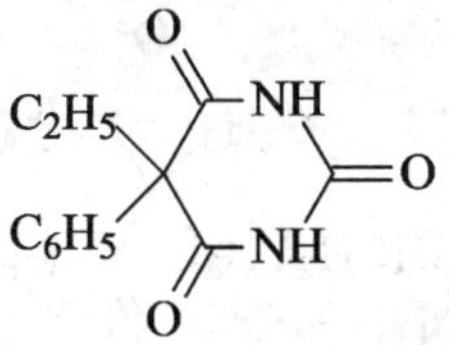

苯巴比妥，化学名为5-乙基-5-苯基-2,4,6-(1H,3H,5H)-嘧啶三酮，又名鲁米那。

本品为白色有光泽的结晶或结晶性粉末，无臭，味微苦，熔点174.5～178 ℃。在空气中较稳定，难溶于水，能溶于乙醇、乙醚，在氯仿中略溶，具有弱酸性。用于治疗失眠、惊厥和癫痫。苯巴比妥的pKa为7.4，可溶于氢氧化钠或碳酸钠溶液，生成苯巴比妥钠。

苯巴比妥钠为白色结晶性颗粒或结晶性粉末，易溶于水，其水溶液呈碱性，与酸性药物接触或吸收空气中的CO_2，可析出苯巴比妥沉淀。苯巴比妥在酸性尿中的解离少，易由肾小管再吸收，在体内消除缓慢。人体血浆半衰期50～100 h。调节尿液的pH值可以调节苯巴比妥的排泄速度。

苯巴比妥的合成方法与巴比妥类药物的合成通法略有不同，主要因为卤苯上的卤素不活泼，如果直接用卤代苯和丙二酸二乙酯反应引入苯基，收率极低。

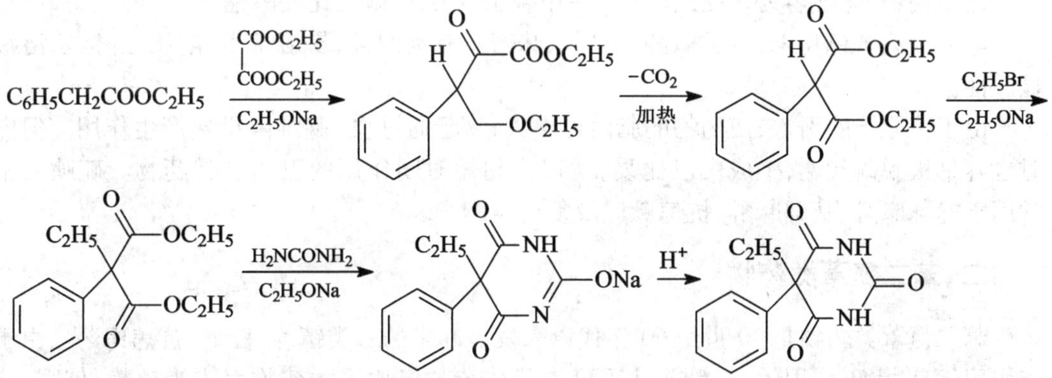

$C_6H_5CH_2COOC_2H_5$ —($COOC_2H_5$—$COOC_2H_5$, C_2H_5ONa)→ —($-CO_2$, 加热)→ —(C_2H_5Br, C_2H_5ONa)→ —(H_2NCONH_2, C_2H_5ONa)→ —(H^+)→

本品钠盐水溶液放置易分解，产生苯基丁酰脲沉淀而失去活性。因此，苯巴比妥钠注射剂不能预先配制进行加热灭菌，必须制成粉针剂。

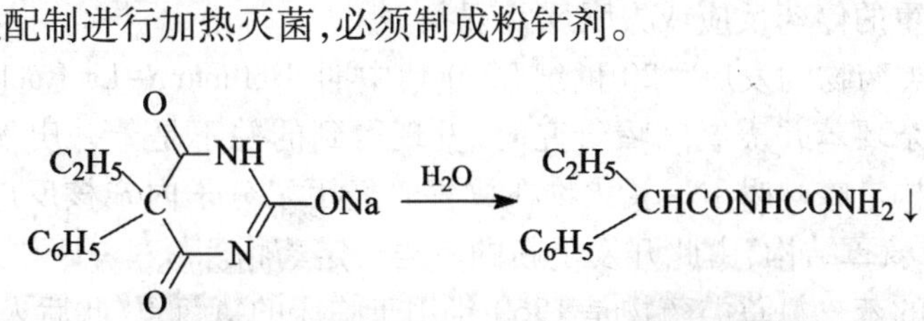

—(H_2O)→ $(C_2H_5)(C_6H_5)CHCONHCONH_2$↓

苯基丁酰脲

本品为丙二酰脲衍生物，显丙二酰脲类药物的鉴别反应，如与嘧啶和硫酸铜作用生成紫红色络合物；和硝酸银或硝酸汞试液作用生成白色沉淀，可溶于过量的氨试液中。本品加甲醛试液，煮沸，再缓缓加入硫酸，分两层，接界面显玫瑰红色。

本品应检查酸度。

苯巴比妥临床上用于治疗失眠、惊厥和癫痫大发作。

异戊巴比妥

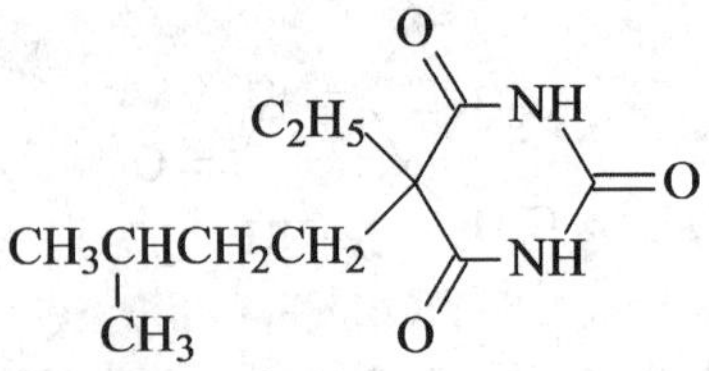

异戊巴比妥，化学名为5-乙基-5-(1-甲基丁基)-2,4,6-(1H,3H,5H)-嘧啶三酮。

本品为白色结晶性粉末，无臭，味苦，熔点155～158.5 ℃。易溶于乙醇和乙醚，溶于氯仿，几乎不溶于水。具有弱碱性，在氢氧化钠或碳酸钠溶液中溶解，本品的化学性质与苯巴比妥相似，作用也与苯巴比妥相似。临床上用于镇静、催眠、抗惊厥。

硫喷妥钠

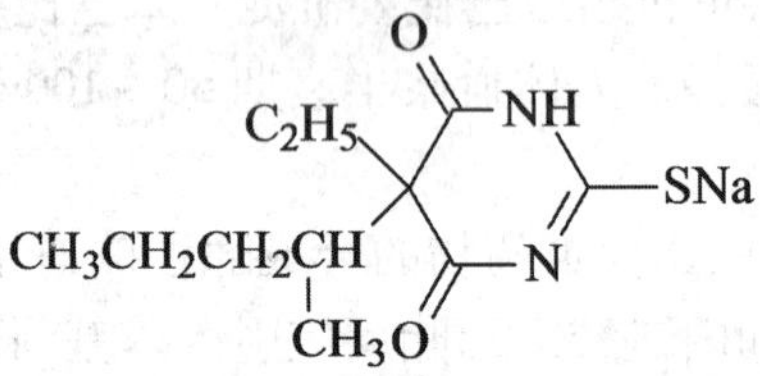

硫喷妥钠，化学名为5-乙基-5-(1-甲基丁基)-2-硫巴比妥酸钠。

本品为淡黄色粉末，有类似蒜的臭气，味苦。有吸湿性，易溶于水，溶于乙醇，水溶液显碱性。

由于硫原子的引入，使药物的脂溶性增大，易于通过血-脑屏障迅速产生作用。但同时也容易被脱硫代谢，生成戊巴比妥，所以为超短时间作用的巴比妥类药物。硫喷妥钠常用于静脉麻醉、基础麻醉、抗惊厥以及复合麻醉。

二、苯二氮䓬类药物

苯二氮䓬类药物是20世纪60年代以来发展起来的一类镇静、催眠、抗焦虑药。由于其作用优良、毒副作用较小，目前几乎已取代传统的巴比妥类药物而成为镇静、催眠、抗焦虑的首选药物，属于第二代镇静催眠药。这类药起效快，耐受良好，缺点是有较强的依赖性且伴有较严重的停药反应或失眠反跳现象。

1. 苯二氮䓬类药物的发展　20世纪50年代中期，Hoffmann-La Roche制药公司的研究人员对含氮的杂环苯并庚氧二嗪研究时，发现得到的并不是苯并庚氧二嗪化合物，实际为喹唑啉的结构。喹唑啉-N-氧化物在放置时经历了分子内亲核反应并扩环的过程，形成了1,4-苯二氮䓬结构，由此开发了新的一类安定药物。

喹唑啉最早的苯二氮䓬类药物是1960年用于临床的氯氮䓬，此后人们通过消除与生理活性无关的基团，和对分子结构中活性较高的部分进行拼环等改造，开发出的副作用更小、在体内更稳定的苯二氮䓬类同型物地西泮(安定)成为目前临床上常用药物。

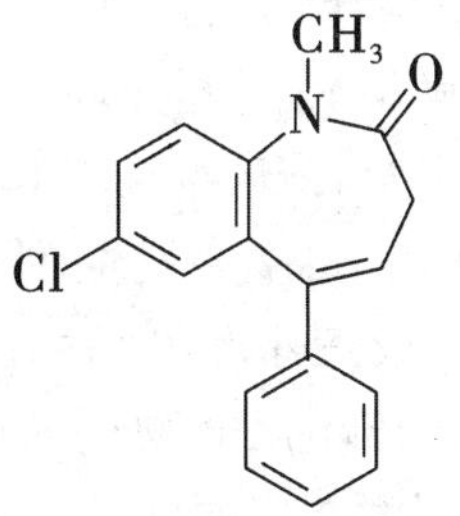

氯氮䓬

科研人员对地西泮进行结构改进，合成许多同型物和类似物，得到一系列临床用药。将 7 位氯代以强吸电子的硝基制得硝西泮（硝基安定），其催眠作用介于司可巴比妥和格鲁米特之间，但用量小，无成瘾性，且还具有较好的抗癫痫作用。另外，还有氯硝西泮、氟西泮等，活性均比地西泮强。

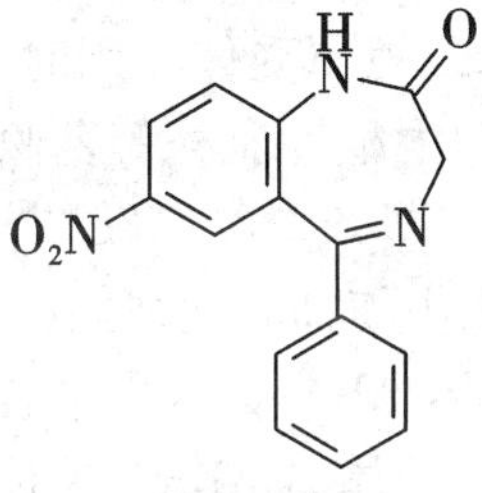

硝西泮 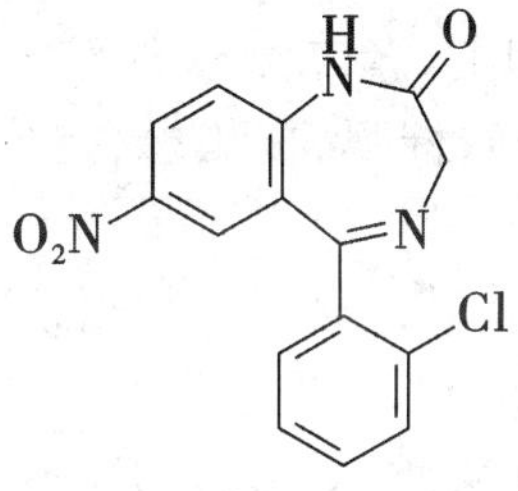　　氯硝西泮 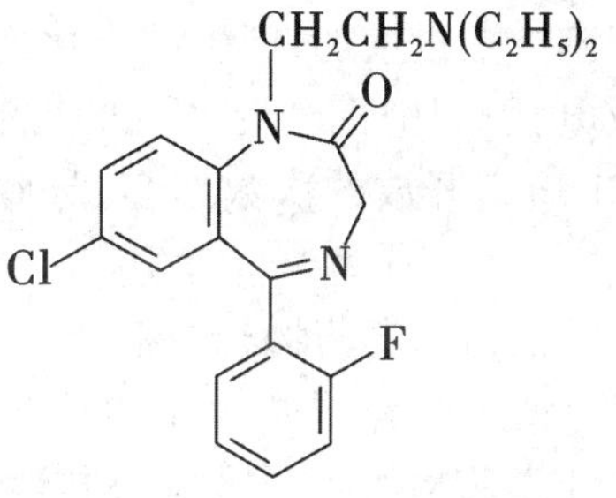　　氟西泮

在对地西泮的体内代谢研究中，发现大都经过生物转化，如脱甲基、氧化，生成的活性代谢物催眠作用较强，且毒副作用较小，如奥沙西泮（去甲羟安定）、替马西泮（羟安定）等，它们与地西泮有相似的疗效，体内消除半衰期比较长，超过 100 h，从而开发为临床上使用的药物。随后研究的劳拉西泮（去甲氯羟安定）也是一个体内有较长半衰期，而且安眠作用较强、无明显副作用的药物。

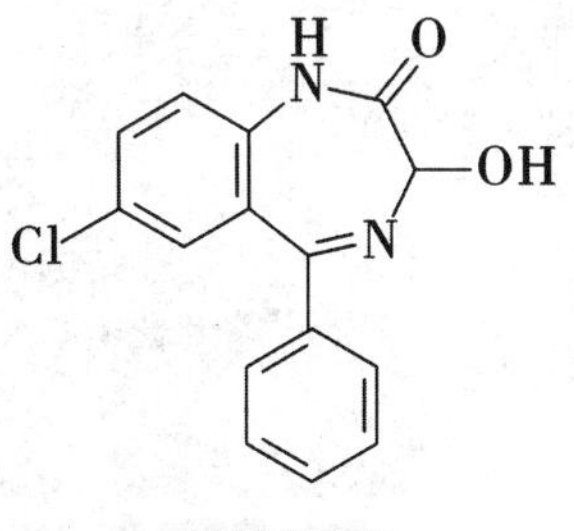

奥沙西泮 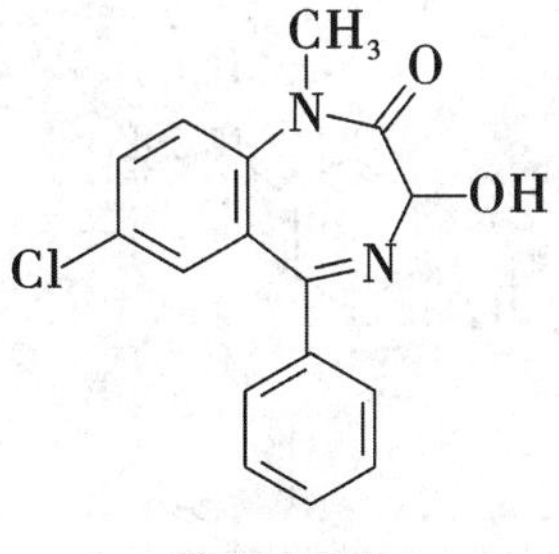　　替马西泮 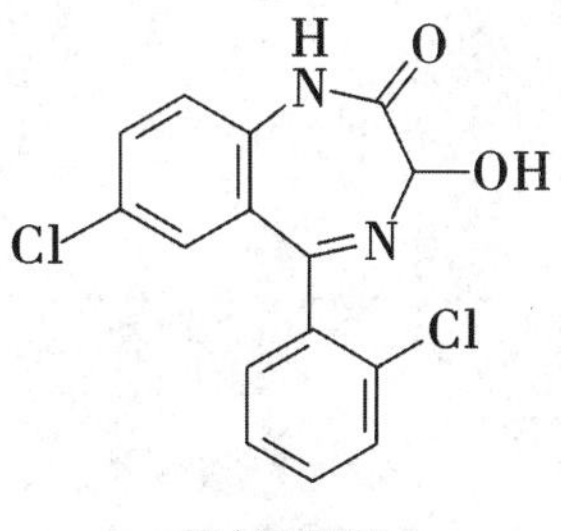　　劳拉西泮

苯二氮䓬类药物的最终水解产物为 2-氨基二苯甲酮和甘氨酸，是这类药物受潮分解或在溶液中易分解的最终产物。

苯二氮䓬类药物的基本结构特征为苯环并合的 1,4-二氮七元亚胺内酰胺环。苯二氮䓬类药物通常为白色或类白色结晶性粉末，一般条件下，七元的亚胺内酰胺环比较稳定，但遇酸或碱液受热易水解。水解可按两种开环方式进行，一种是在1,2位酰胺键水解开环，另一种是在4,5位亚胺键水解开环，而4,5位开环可逆性水解。

当该类药物口服后在胃酸的作用下，主要发生在4,5位间开环水解，尤其当在7位和1,2位有强的吸电子基团（如—NO_2或三唑环等）存在时，水解反应几乎是在4,5位上进行，而4,5位开环为可逆性水解，当开环化合物进入碱性的肠道时又闭环成原药，因此4,5位间开环不影响药物的生物利用度。硝西泮、阿普唑仑、三唑仑等药物的作用之所以强，可能与此有关。

在苯二氮䓬环1,2位并合三唑环，可增加化合物的稳定性，提高与受体的亲和力，从而使生物活性明显增加。如艾司唑仑、阿普唑仑和三唑仑等，已成为临床常用的有效的镇静、催眠和抗焦虑药。

2. 苯二氮䓬类药物的作用机制和构效关系　γ-氨基丁酸（GABA）为中枢神经抑制性递质，GABA受体与Cl通道相偶联，GABA受体激动时，Cl通道开放的次数增多，Cl进入细胞内数量增加，产生超极化而引起抑制性突触后电位，减少中枢内某些重要神经原的放电，引起中枢神经系统的抑制作用。苯二氮䓬类药物与苯二氮䓬受体作用时，会引起Cl通道开放的次数增多，导致镇静、催眠、抗焦虑、抗惊厥和中枢性肌松等药物药理作用。

苯二氮䓬类药物与中枢苯二氮䓬受体结合发挥作用，可增强中枢抑制性神经递质γ-氨基丁酸的神经传递功能和突触抑制效应，还能增强GABA同GABA受体相结合的作用。此类药物作用于体内抑制性神经递质：γ-氨基丁酸的一种受体“GABAA受体复合物”（复合物包含GABA受体，苯二氮䓬类药物受体和一个与GABA受体偶联的氯离子通道），而药物与受体的这种作用诱导GABA受体偶联的氯离子通道加强开放，这样会增加氯离子流入细胞内的数量，产生超级化而抑制突触后电位，减少中枢某些重要神经元放电，引起中枢抑制。由苯二氮䓬类药物的作用机制可知，这类药物的效应是和脑内GABA水平密切相关的，如果脑内GABA水平较高，则此类药物的效应会更加明显。

催眠剂量的苯二氮䓬类药物可引起眩晕、困倦、乏力、精细运动不协调等不良反应，大剂量应用会造成共济失调、运动能力障碍、皮疹、白细胞减少，久服会引起耐受和依赖。

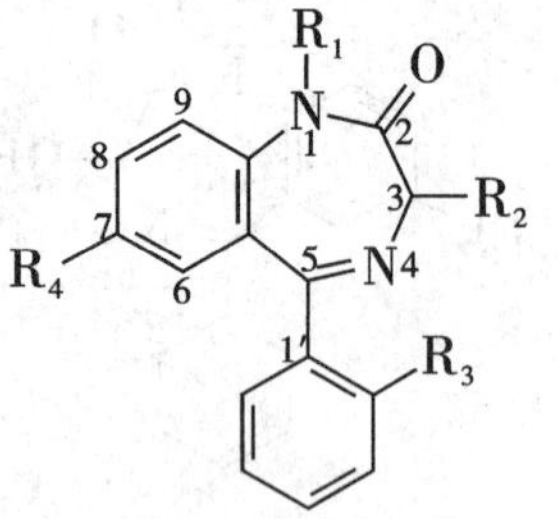

构效关系研究表明：

（1）苯二氮䓬类药物分子中的七元亚胺内酰胺环为活性必需结构，而苯环被其他芳杂环如噻吩、吡啶等取代仍有较好的生物活性。

（2）7位及5-苯基上的2位引入吸电子取代基能明显增强活性，其次序为—NO_2 >

—CF_3>—Br>—Cl。

(3)1 位氮上引入甲基,可使活性增强,若此甲基代谢脱去仍保留活性。

(4)3 位碳上引入羟基,虽活性稍下降,但毒性很低。

(5)在 1,2 位或 4,5 位并入杂环可增强活性。

3. 苯二氮䓬类药物的代谢　苯二氮䓬类药物的代谢主要在肝脏进行,主要有去 N-甲基和 C-3 上羟基化得到活性的代谢物,已发展成临床常用的镇静催眠药。羟基代谢物与葡萄糖醛酸结合而被排出体外。

4. 苯二氮䓬类受体拮抗剂　氟马西尼是一种苯二氮䓬类受体拮抗剂,1981 年上市前,它通过竞争性抑制苯二氮䓬类与其受体反应从而特异性阻断其中枢神经作用。用于逆转苯二氮䓬类药物所致的中枢镇静作用:①终止用苯二氮䓬类药物诱导及维持的全身麻醉;②作为苯二氮䓬类药物过量时中枢作用的特效逆转剂;③用于鉴别诊断苯二氮䓬类、其他药物或损伤所致的不明原因的昏迷。

5. 典型药物

地西泮

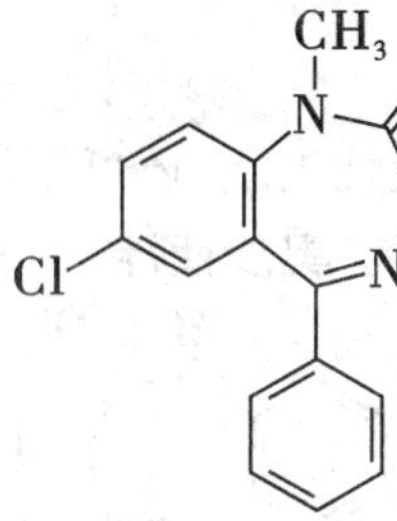

CH_3　O　N　Cl　N

地西泮,化学名为 1-甲基-5-苯基-7-氯-1,3-二氢-2H-1,4-苯并二氮杂䓬-2-酮,又名安定。

本品为白色或类白色结晶性粉末,无臭,味微苦,熔点 130～134 ℃。微溶于水,溶于乙醇,易溶于氯仿及丙酮,略溶于乙醚。在空气中稳定。

本品具有酰胺及烯胺结构,其水溶液不稳定,遇酸或碱液易水解生成黄色的 2-甲氨基-5-氯-二苯甲酮和甘氨酸。

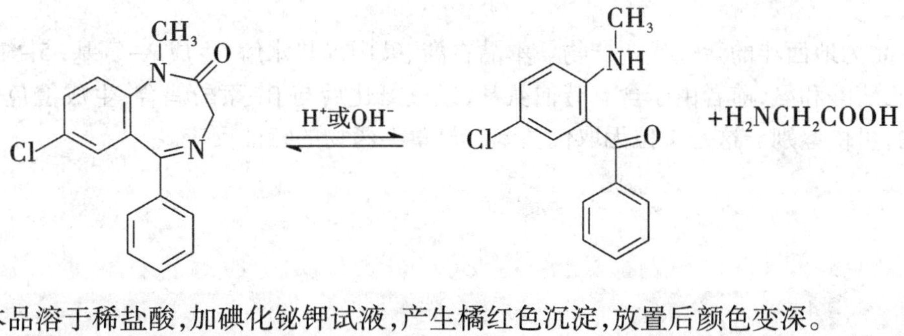

CH_3　O　N　Cl　N　H^+或OH^-　CH_3　NH　Cl　O　$+H_2NCH_2COOH$

本品溶于稀盐酸,加碘化铋钾试液,产生橘红色沉淀,放置后颜色变深。

本品体内代谢主要在肝脏进行,其代谢途径为 N_1 去甲基和 C_3 的羟基化,形成的羟基代谢产物和葡萄糖醛酸结合排出体外。

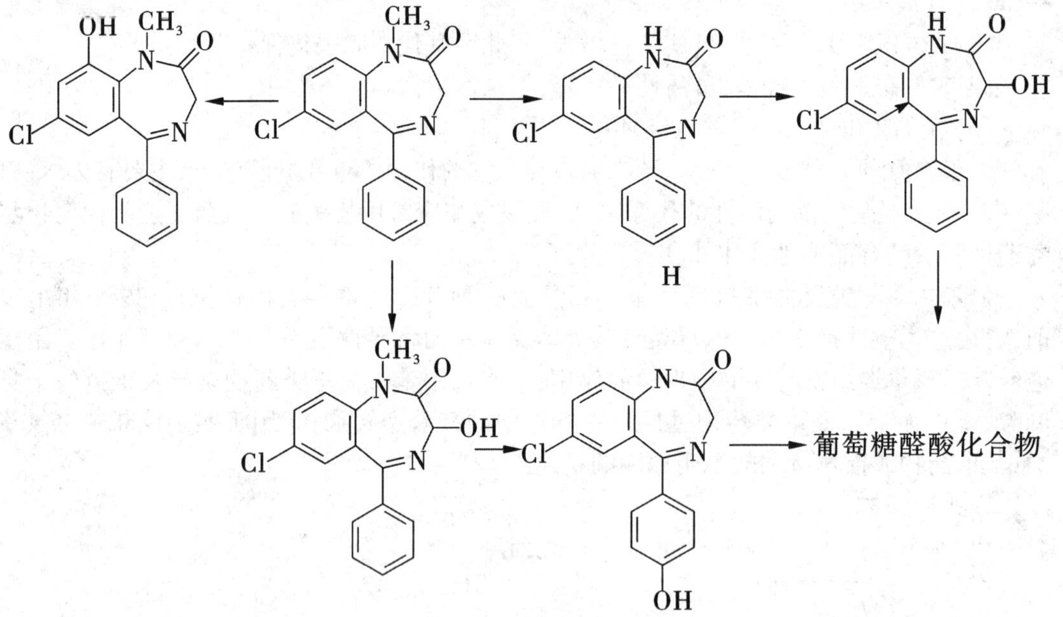

→ 葡萄糖醛酸化合物

本品主要用于治疗焦虑症和一般性失眠，还可以用于抗癫痫和抗惊厥。

奥沙西泮

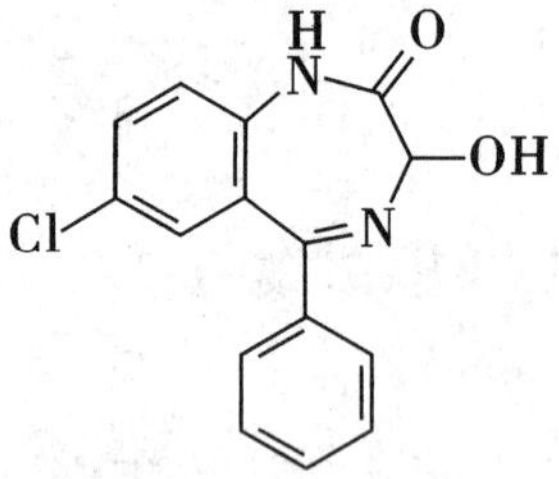

奥沙西泮，化学名为7-氯-1,3-二氢-3-羟基-5-苯基-2H-1,4-苯并二氮䓬-2-酮，又名去甲羟安定。

本品为白色或类白色结晶性粉末，无臭，熔点205～206 ℃。溶于乙醇、氯仿，几乎不溶于水。

本品为地西泮的活性代谢产物。本品在酸、碱中加热水解，生成2-氨基-5-氯-二苯甲酮、乙醛酸和氨，前者由于含有芳伯氨基，经重氮化后与β-萘酚偶合，生成橙色的偶氮化合物，可供鉴别。这是1位无取代基苯二氮䓬类药物的特征反应。

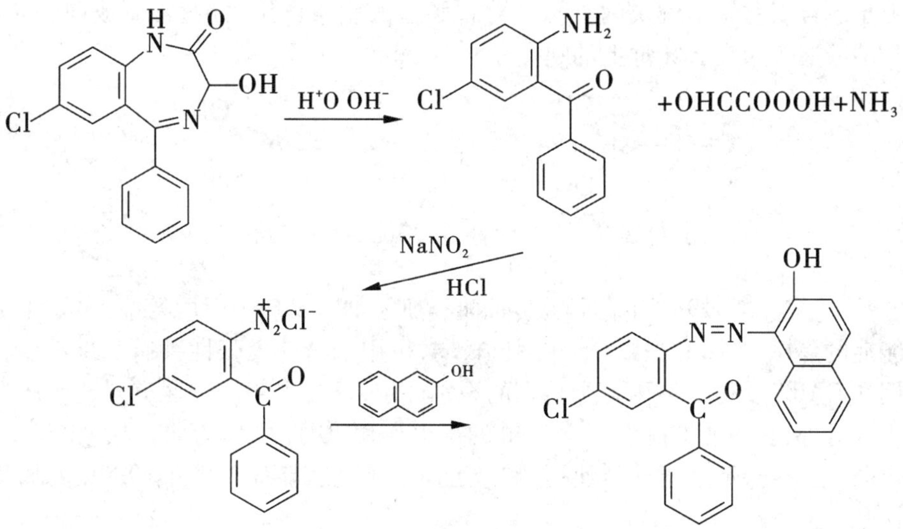

$$\text{(奥沙西泮)} \xrightarrow{H^+ \text{ 或 } OH^-} \text{(2-氨基-5-氯二苯甲酮)} + OHCCOOOH + NH_3$$

$$\xrightarrow[HCl]{NaNO_2} \text{(重氮盐 } \overset{+}{N_2}Cl^-\text{)} \xrightarrow{\beta\text{-萘酚}} \text{(偶氮化合物 } N=N\text{)}$$

本品作用与地西泮相似，副作用少。临床用于治疗焦虑、紧张、失眠、头晕及部分神经官能症。

艾司唑仑

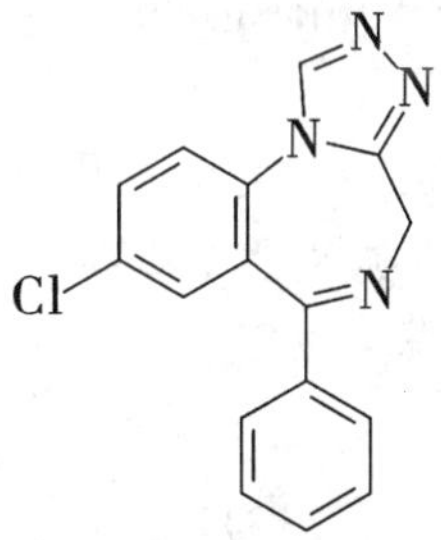

艾司唑仑，化学名为8-氯-6-苯基-4H-[1,2,4]-三氮唑并[4,3-a][1,4]苯并二氮杂䓬，又名舒乐安定。

本品为白色或类白色结晶性粉末，无臭，味微苦，熔点229～232 ℃。易溶于氯仿或醋酐，溶于甲醇，略溶于乙醇或醋酸乙酯，几乎不溶于水。

本品由于在1,2位并入三唑环，增加了药物与受体的亲和力及代谢稳定性，因此活性也增强。但结构中的亚胺键(5,6位)比一般苯二氮䓬类药物更易发生可逆性水解。

本品在酸性溶液中加热水解后，得到2-氨基-5-氯-二苯甲酮的水解产物，会发生重氮化偶合反应。

本品为新型高效的镇静催眠及抗焦虑药，而且具有广谱抗癫痫作用，毒副作用较小。

三、其他类药物

在寻找非巴比妥类催眠药物的过程中，合成了一系列具有内酰胺结构的杂环化合物。例如在哌啶二酮、喹唑酮衍生物中发现不少具有镇静、催眠作用的药物。

1. 醛类　水合氯醛是最早用于催眠的有机合成药物，是一种较安全的催眠、抗惊厥药，其最初的催眠作用是由水合氯醛产生，而后来的持续作用由其代谢产物三氯乙醇产生。但由于水合氯醛有不愉快的臭味和对胃肠道的刺激作用,因此常制成前体药物,如三氯乙醇磷酸酯等来克服味觉上的缺点。

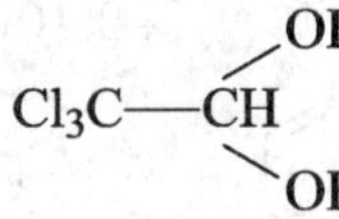

$Cl_3C—CH(OH)_2$

水合氯醛

$Cl_3C—CH_2O—P(OH)_2$

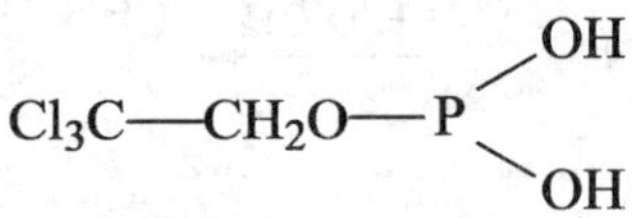

三氯乙醇磷酸酯

2. 氨基甲酸酯类　1951 年在研究甘油醚类肌松剂时发现了甲丙氨酯,主要用于治疗神经官能症的焦虑、紧张和失眠,但作用比较弱,也用于精神紧张性头痛及眩晕症。甲丙氨酯作用在 GABA 受体中甲丙氨酯特别的识别部位,可促进氯离子通道开放而产生中枢抑制效应。另外,它还能抑制脊髓多突触的反射作用,因此可作为肌肉松弛药。本品属于弱安定药,较安全,适合于儿童使用,临床上用于神经官能症的紧张、焦虑、失眠和中枢性肌肉松弛。

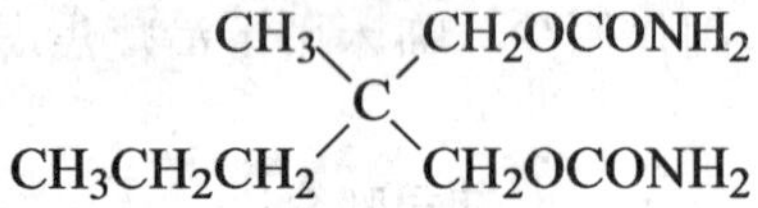

$(CH_3)(CH_3CH_2CH_2)C(CH_2OCONH_2)_2$

甲丙氨酯

3. 杂环酰胺类　一些具有内酰胺结构的杂环化合物也具有镇静催眠作用,如甲乙哌酮、甲喹酮等。哌啶二酮衍生物甲乙哌酮于 1955 年用于临床,镇静、催眠作用与司可巴比妥相似,抑制快动眼睡眠,停药后发生反跳。其副反应与巴比妥类相似,长期使用也产生依赖性。

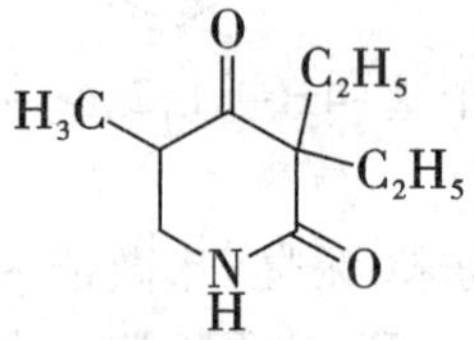

甲乙哌酮

4. 咪唑并吡啶类　唑吡坦是一种结构新型的镇静催眠药,催眠作用是通过选择性地作用于苯二氮䓬(BZ)受体——GABAA 受体的一部分,以增加 GABA 的传递。当药物与 BZ 受体结合后,增加 GABA 对 GABA 结合位点的亲和力,从而导致氯离子通道开放,使氯离子流入神经细胞内,引起细胞膜超级化而抑制神经元激动。

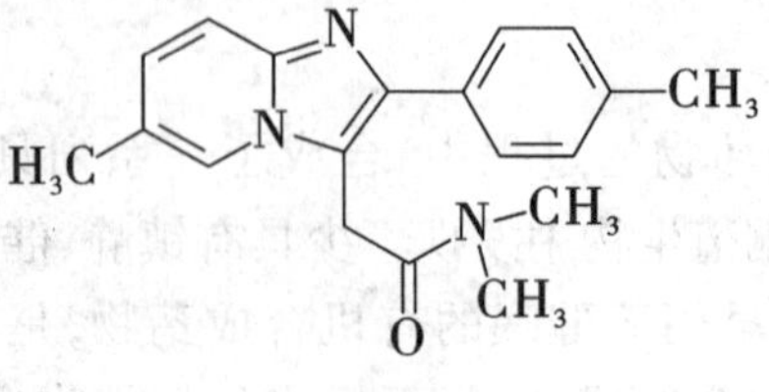

唑吡坦

扎来普隆为吡啶并嘧啶类药物,1999 年上市。扎来普隆的作用机制与唑吡坦相似,只作用于 w-1 受体亚型,增加 GABA 的抑制作用,增加氯离子通道开放频率,氯离子顺浓度差进入神经细胞内,细胞内膜电位增大而产生超级化。扎来普隆能够减少睡眠潜伏期,增加睡眠时间,提高睡眠质量。扎来普隆副作用低,没有精神依赖性。除镇静催眠和抗癫痫外,还是一种肌肉、骨骼肌松弛剂。

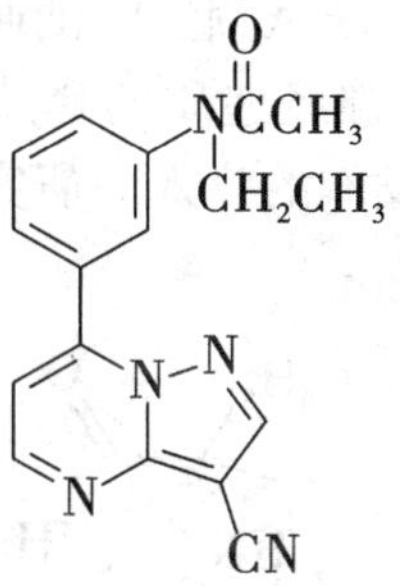

扎来普隆

第二节 抗癫痫药

癫痫是由于大脑局部病灶神经细胞兴奋性过高,产生阵发性放电,并向周围扩散而出现的大脑功能失调综合征。临床上按其发作时的症状分为大发作、小发作、精神运动性发作等。

抗癫痫药的作用可通过两种方式来实现:其一是防止或减轻中枢病灶神经元的过度放电;其二是提高正常脑组织的兴奋阈,从而减弱来自病灶的兴奋扩散,防止癫痫发作。理想的抗癫痫药应该对各种类型的癫痫发作都高度有效,用药后起效快、持效长、不复发,且在治疗剂量下可以完全控制癫痫的发作而不产生镇静或其他中枢神经系统的毒副作用。

一、巴比妥类及其同型物

苯巴比妥是最早用于抗癫痫的有机合成药,目前仍广泛用于临床,为治疗癫痫大发作及局限性发作的重要药物。其作用机制为抑制中枢神经系统递质的单突触和多突触传递,导致神经细胞兴奋性降低,也增加运动皮质的电刺激阈值,因而提高了癫痫发作的阈值。苯巴比妥主要用于治疗癫痫大发作。

将巴比妥 2 位酮基改成次甲基得到的 2-去氧苯巴比妥衍生物扑米酮,对癫痫大发作和精神运动性癫痫都有较好作用,对局部性或皮质性癫痫发作和控制肌肉阵挛也有一定效用。对巴比妥类成习惯的患者,可用扑米酮代替。

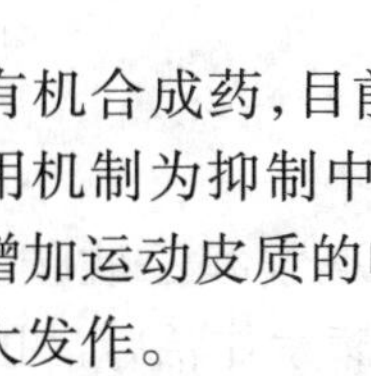

扑米酮

二、内酰脲类及其同型物

自发现催眠药苯巴比妥有抗癫痫作用后，导致对有关化合物的广泛研究。结果发现苯巴比妥的类似物苯妥英有很好的抗癫痫作用，为大发作首选药物。苯妥英为典型的乙内酰脲类药物，它抗惊厥作用强，虽然毒性较大，并有致畸形的副作用，但仍是控制大发作的常用药物。其作用机制是阻断电压依赖性的钠通道，降低 Na^+ 的电流，并可抑制突触前膜和后膜的磷酸化作用，减少兴奋神经递质的释放。上述作用稳定了细胞膜，抑制神经元反复放电活动而达到抑制癫痫发作的疗效。研究还发现，乙内酰脲具有增加脑内抑制性递质 GABA 含量的功能。

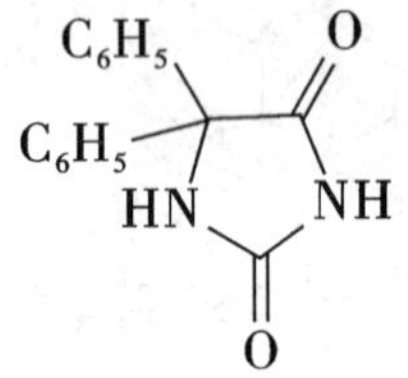

苯妥英

三、噁唑烷酮类

噁唑烷酮类药物有三甲双酮和二甲双酮，可用于控制癫痫小发作，但对造血系统毒性较大。

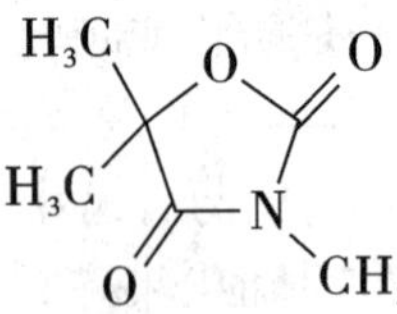

三甲双酮 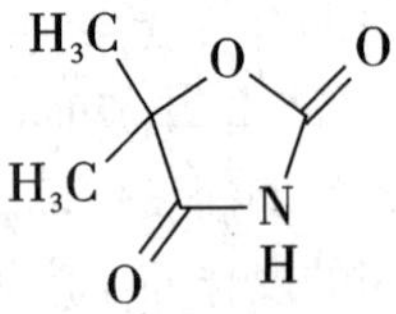　　二甲双酮

四、丁二酰亚胺类

丁二酰亚胺类药物有苯琥胺、甲琥胺和乙琥胺。这类药物对癫痫大发作效果均不佳，主要用于小发作和其他类型的癫痫发作治疗。国内以乙琥胺应用较普遍，效果也最好。乙琥胺与其他酰脲类药物不同，具有独特的作用机制，它对丘脑神经元的 Ca^{2+} 电流具有选择性的阻断作用。乙琥胺对癫痫大发作效果不佳，常用于小发作和其他类型的发作，是失神性发作的首选药。

五、苯二氮䓬类

具有镇静、催眠、抗焦虑作用的苯二氮䓬类药物均具有抗惊厥作用，地西泮、氯硝西泮、硝西泮、劳拉西泮等临床上用作抗癫痫药，用于控制各种癫痫，对控制失神小发作、婴儿痉挛症、肌阵挛性发作效果较好。

六、二苯并氮杂䓬类

卡马西平属于二苯并氮杂䓬类化合物。因为其化学结构与三环类的抗抑郁药相似，最初用于治疗三叉神经痛，后来发现其还具有很强的抗癫痫作用。卡马西平主要用于用苯妥英钠等其他药物难以控制的大发作、复杂部分性发作或其他全身性或部分性发作，对失神发作无效。奥卡西平是卡马西平的10-酮基衍生物，1990年上市，临床用途同卡马西平。其作用可能在于阻断细胞的电压依赖性 Na^+ 通道，因而可阻止病灶放电的扩散。

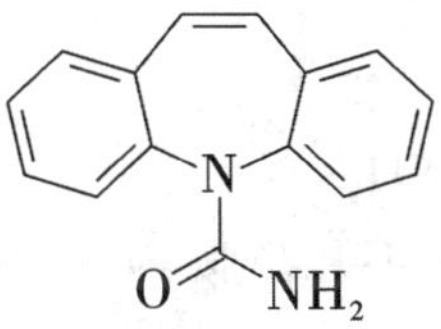

卡马西平

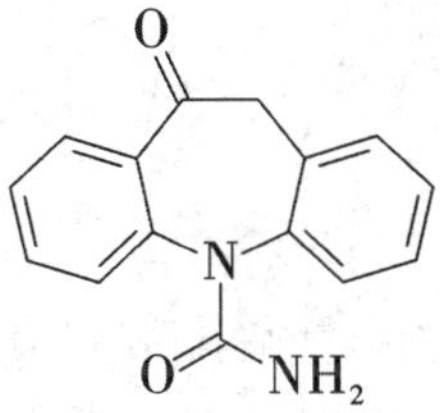

奥卡西平

七、脂肪酸类

丙戊酸钠为广谱抗癫痫药，主要适用于大发作、肌阵挛发作和失神发作。丙戊酰胺是一种广谱抗癫痫药，见效快，毒性低，对各种癫痫都有效。

$CH_3CH_2CH_2$ \
$CHCOONa$
$CH_3CH_2CH_2$ /

丙戊酸钠

$CH_3CH_2CH_2$ \
$CHCONH_2$
$CH_3CH_2CH_2$ /

丙戊酰胺

八、典型药物

苯妥英钠

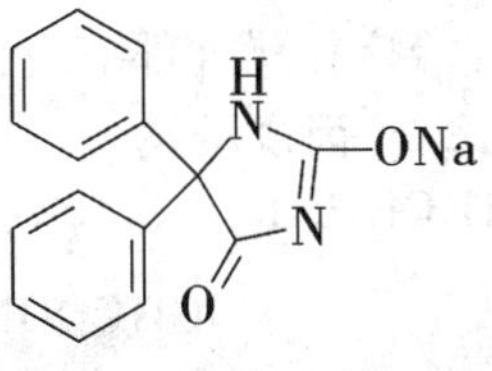

苯妥英钠，化学名为5,5-二苯基-2,4-咪唑烷二酮钠盐。又名大仑丁钠。

本品为白色粉末，无臭，味苦。在水中易溶，几乎不溶于乙醚或氯仿。钠盐有吸湿性。

本品水溶液有碱性，露置空气中吸收二氧化碳，出现浑浊，故应密闭保存。

苯妥英钠水溶液与碱加热可水解开环，最后生成α-氨基二苯乙酸和氨。

苯妥英钠在肝脏代谢，主要代谢产物是羟基化的无活性的5-(4-羟苯基)-5-苯乙内酰脲及水解开环产物α-氨基二苯乙酸。本品的代谢具有“饱和代谢动力学”的特点。短期内反复使用或用量过大时，可使代谢酶饱和，代谢速度显著减慢，从而产生毒性反应。

本品是治疗癫痫大发作和部分性发作的首选药,对小发作无效。作用机制尚未完全阐明,多数认为其抗癫痫作用与稳定细胞膜的作用有关。细胞膜中某些特异蛋白质在调节细胞膜的通透性上起着重要作用,苯妥英钠稳定细胞膜的作用,可能与其抑制了细胞膜中某些特异蛋白质的磷酸化有关。此外,苯妥英钠对细胞膜的稳定作用,也与它对阳离子通透性的影响有关。主要是增加钠离子经细胞膜外流或减少钠离子内流而使神经细胞膜稳定或超级化,提高其兴奋阈值,并限制发作性放电的扩散。

卡马西平

(结构式: 二苯并氮杂䓬环, N 上连 $C(=O)NH_2$)

卡马西平,化学名为5H–二苯并[b,f]氮杂䓬–4–甲酰胺,又名酰胺咪嗪。

本品为白色或几乎白色的结晶性粉末,熔点 189 ~ 193 ℃。几乎不溶于水,在乙醇中微溶,易溶于氯仿。

本品在干燥状态及室温下较稳定。片剂在潮湿环境中可生成二水合物使片剂硬化,导致溶解和吸收差,使药效降低。长时间光照,固体表面由白色变成黄色,部分环化形成二聚体和氧化成 10,11–环氧化物,故本品须避光密闭保存。

本品口服后在胃肠道吸收,由于水溶性差,吸收慢且不规则。本品经肝脏代谢,半衰期大于 14 h,主要代谢产物为 10,11–二羟基卡马西平,后者与葡萄糖醛酸结合经肾脏排出。10,11–环氧卡马西平也具有抗癫痫作用。在卡马西平的 10 位引入羰基,得到奥卡西平,与卡马西平相比,耐受性更好。

本品的作用机制是对外周苯二氮䓬受体有激活作用,阻断 Na^+通道而产生抗癫痫作用。本品在肝脏内代谢,生成有抗癫痫活性的 10,11–环氧卡马西平,但此活性代谢产物有一定的副作用和毒性,最终代谢生成没有活性的 10,11–二羟基卡马西平。

本品抗癫痫作用,对精神运动性发作最有效,对大发作、局限性发作和混合性癫痫也有效,减轻精神异常,对伴有精神症状的癫痫尤为适宜。对三叉神经痛、舌咽神经痛疗效较苯妥英钠好,有利尿作用,预防或治疗狂躁抑郁症、抗心律失常。

丙戊酸钠

$$(CH_3CH_2CH_2)_2CHCOONa$$

丙戊酸钠,化学名为 2–丙基戊酸钠。

本品为白色或近白色晶体,可溶于水和乙醇,不溶于乙醚。对酸、碱、热、光较稳定,具有极强的吸湿性。为改变其吸湿性,通常在丙戊酸钠中加入少量的有机酸,使二者成复合物。

本品是广谱高效抗癫痫药,对各型小发作、肌阵挛性癫痫、局限性发作、大发作和混合型癫痫均有效。用于其他抗癫痫药无效的各型癫痫,尤以小发作为最佳,毒性较低。

合成路线：

$$CH_2(COOC_2H_5)_2 \xrightarrow[EtONa]{2CH_3CH_2CH_2Br} (CH_3CH_2CH_2)_2C(COOC_2H_5)_2 \xrightarrow{NaOH}$$

$$(CH_3CH_2CH_2)_2C(COONa)_2 \xrightarrow[-\ CO_2]{H^+} (CH_3CH_2CH_2)_2CHCOOH \xrightarrow{NaOH} (CH_3CH_2CH_2)_2CHCOONa$$

第三节　抗精神失常药

精神疾病是以心理精神活动（指感觉、知觉、记忆、思维、情感、意志活动）异常为主要表现的一大类疾病。由各种原因导致的中枢神经系统功能和结构改变以及与其他系统相互关系的不平衡都可表现出精神活动的异常。精神失常临床主要类型有精神分裂症、抑郁症及焦虑等。

用于治疗精神分裂症、抑郁症及焦虑不安等主要影响精神及行为的药物，称为精神病治疗药。按临床用途可分为三大类：抗精神病药、抗焦虑药及抗抑郁药。

一、抗精神病药

精神分裂症的病因是由于脑内多巴胺神经系统的功能亢进，脑部多巴胺（DA）过量，或者是由于多巴胺受体超敏所致。多巴胺是脑内传递神经冲动的一种化学物质。运动功能、自律过程、情绪和行为的控制都与多巴胺神经的活动分不开。脑内的 DA 有几条通路，其中在黑质—纹状体通路，DA 的作用是调控锥体外系运动功能、自律过程、情绪和行为的控制，都与多巴胺神经的活动分不开。在中脑—皮层—边缘叶通路，DA 参与认识、意识、情绪、感情等行为活动。而中枢性呕吐是延脑 DA 神经元 D_2 功能兴奋的表现。

兴奋多巴胺神经的药物如苯丙胺、左旋多巴等加重或产生精神症状。抗精神分裂症药物的作用主要与阻断多巴胺受体有关，抗精神病药又称强安定药，用于控制精神分裂症，减轻患者的激动、敏感、好斗，改善妄想、幻觉、思维及感觉错乱，使患者适应社会生活。由于多巴胺神经还和运动功能有关，阻断了多巴胺神经受体，也必然损伤运动功能，出现运动功能障碍的锥体外系症候群，包括急性肌张力障碍，即不自主地僵硬性收缩躯体的肌肉；静坐不能，表现为坐立不安、不停地动作；震颤、僵硬，以及意识、记忆功能的明显损失。抗精神病药物按化学结构分类主要有吩噻嗪类、噻吨类（硫杂蒽类）、二苯并氮杂䓬类等。

（一）吩噻嗪类

1. 吩噻嗪类药物的发现与发展　吩噻嗪早在 1883 年已经合成，曾用作驱虫药，其衍生物中有些具有很强的抗组胺作用，如异丙嗪具镇静作用，可延长巴比妥类催眠药的作用时间。为了使吩噻的中枢神经系统抑制作用与抗组胺作用分开，对其结构进行了较小的改造，将主环与侧链的两个氮原子之间的碳链接，得到丙嗪，抗组胺作用减弱而镇静作用加强。进一步在环上 2 位引入氯原子，得到氯丙嗪，临床证明为很强的抗精神病药，从而使精神病的治疗发生了根本性的变化。吩噻嗪类药物是临床使用最广的抗精神病药。

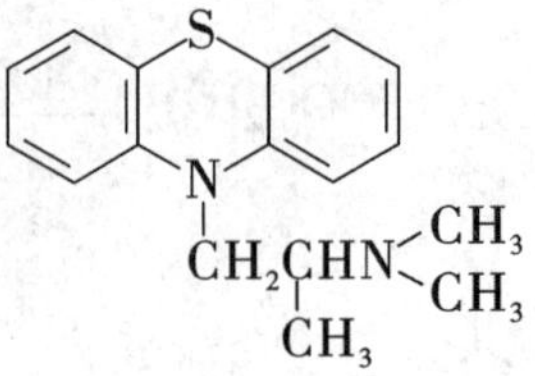

异丙嗪 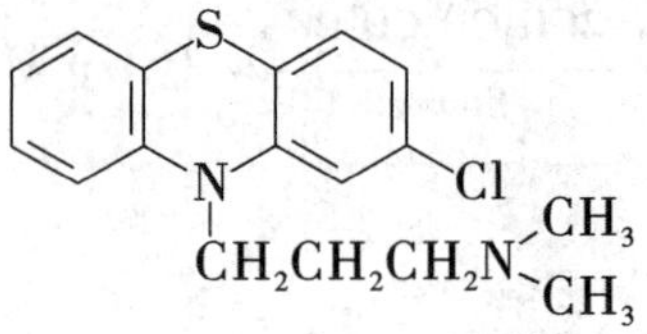　　　　氯丙嗪

由于氯丙嗪的毒性和副作用较大，为了寻找更好的药物，对之进行了一系列的结构改造。吩噻嗪环的 2 位分别用乙酰基或三氟甲基取代，得到乙酰丙嗪或三氟丙嗪。

常用的吩噻嗪类药物如表 3-3 所示。

表 3-3　吩噻嗪类药物

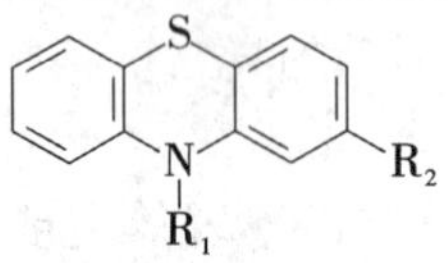

药名	R_1	R_2	作用强度
氯丙嗪	$—CH_2CH_2CH_2N(CH_3)_2$	—Cl	1
乙酰丙嗪	$—CH_2CH_2CH_2N(CH_3)_2$	$—COCH_3$	<1
三氟丙嗪	$—CH_2CH_2CH_2N(CH_3)_2$	—F	4
奋乃静	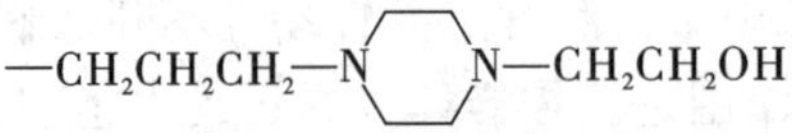 $—CH_2CH_2CH_2—N\langle\rangle N—CH_2CH_2OH$	—Cl	10
氟奋乃静	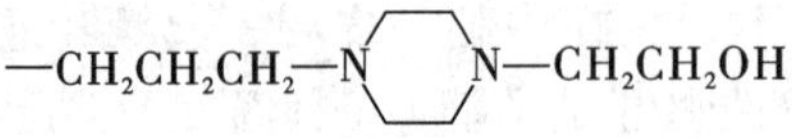 $—CH_2CH_2CH_2—N\langle\rangle N—CH_2CH_2OH$	$—CF_3$	50
三氟拉嗪	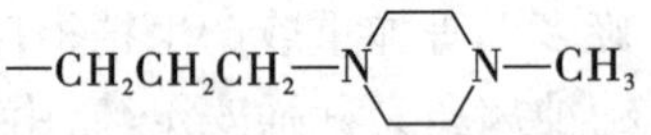 $—CH_2CH_2CH_2—N\langle\rangle N—CH_3$	$—CF_3$	13

将侧链上含有伯醇羟基的药物与长链脂肪酸成酯，则成为长效药物，如氟奋乃静庚酸酯及氟奋乃静癸酸酯，可每隔 2～3 周注射 1 次，见表 3-4。

表 3-4　长效的吩噻嗪类药物

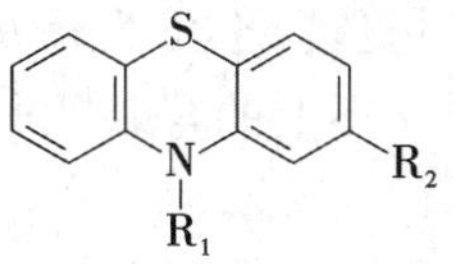

药名	R_1	R_2	作用强度
氟奋乃静庚酸酯	$—CH_2CH_2CH_2—N$(哌嗪环)$N—CH_2CH_2OCOC_6H_{13}$	$—CF_3$	1～2
氟奋乃静癸酸酯	$—CH_2CH_2CH_2—N$(哌嗪环)$N—CH_2CH_2OCOC_9H_{19}$	$—CF_3$	2～3
奋乃静庚酸酯	$—CH_2CH_2CH_2—N$(哌嗪环)$N—CH_2CH_2OCOC_6H_{13}$	—Cl	1～2
哌普嗪棕榈酸酯	$—CH_2CH_2CH_2—N$(哌嗪环)$N—CH_2CH_2OCOC_{15}H_{31}$	$—SO_2NMe_2$	4

2. 吩噻嗪类药物的作用方式　吩噻嗪类药物的作用靶点是多巴胺受体，多巴胺受体可分为 A，B，C 三个部分，与受体之间的相互作用也有 A，B，C 三个方面。其中 B 部分的立体专属性最高，C 部分次之，A 部分的立体专属性最低。

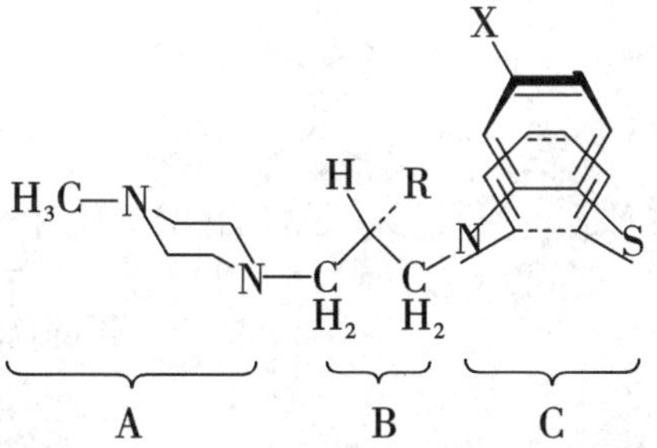

A 部分的专属性不及 B 部分。发现当侧链末端为二乙氨基取代时，由于其空间体积大于二甲氨基，活性很弱，而当乙基称为环的一部分时，如哌嗪基，分子立体宽度比二乙氨基小，作用较强。说明受体的 A 部分应为一较窄的凹槽，与药物的 A 部分发生结合。

B 部分必须由 3 个成直链的碳原子组成，若将 3 个碳原子的直链变为支链，与多巴胺受体的 B 部分在立体上不匹配，抗精神病活性明显下降。这种支链结构可能与 H_1 受体的亲和力较大，故抗组胺作用较强。C 部分，即吩噻嗪环部分，是和受体表面作用的重要部分。吩噻嗪环沿 N-S 轴折叠，大部分的抗精神病药物的二面角在同一个相同的范围之内。由于分子沿 N-S 轴和受体发生相互作用，苯环上取代基远离受体表面，故立体影响较小，2 取代基尤其是吸电子取代基，可使 N 原子和 S 原子的电子密度降低，有利于和受体的相互作用。

3. 吩噻嗪类药物的构效关系　吩噻嗪母核与侧链上碱性氨基之间相隔 3 个碳原子是吩噻嗪类抗精神病药的基本结构特征，任何碳链的延长或缩短都将导致抗精神病作用的减弱或消失。2 位取代能增强活性，1，3，4 位取代则活性降低。2 位取代基的作用强度与其吸电子性能成正比，其抗精神病活性是—CF_3>—Cl>—$COCH_3$>—H>—OH。侧链末端的基团常为叔胺，可为直链的二甲氨基，也可为环状的哌嗪基或哌啶基。其中含哌嗪侧链的作用较强。侧链碱性基团哌嗪环上的羟基用长碳链羧酸形成脂溶性酯后得到长效的药物。

4. 吩噻嗪类药物的代谢　吩噻嗪类药物在体内的代谢过程与其他中枢药物相同，代谢主要受 CYP450 酶的催化，在肝脏进行。以氯丙嗪为代表的代谢过程主要是氧化，其中 5 位 S 经氧化后生成亚砜及其进一步氧化成砜，两者均是无活性的代谢物。苯环的氧化以 7 位酚羟基为主，还有一些 3-OH 氯丙嗪产物、8-OH 氯丙嗪产物。这些羟基氧化可与葡萄糖醛酸结合，或生成硫酸酯，排出体外。羟基氧化物可在体内烷基化，生成相应的甲氨基氯丙嗪。另一条代谢途径是 N-10 或侧链 N 的脱烷基反应，前者的产物是单脱甲基氯丙嗪，后者的产物是双脱甲基氯丙嗪。这两种代谢物在体内均可以与多巴胺 D_2 受体作用，故为活性代谢物。

(二)噻吨类

在对吩噻嗪类药物结构改造中，将环上氮原子换成碳原子，并通过双键与侧链相连，则得到噻吨类(又称硫杂蒽类)药物。其中氯普噻吨对精神分裂症和神经官能症疗效较好，而且毒性较氯丙嗪小，广泛用于临床。氯哌噻吨是由奋乃静经相同的结构改造而得，其活性比氯丙嗪强 10 倍。

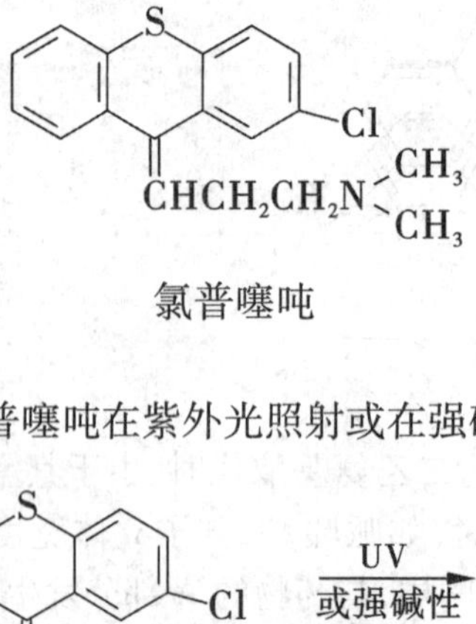

$CHCH_2CH_2N(CH_3)_2$

氯普噻吨

$CHCH_2CH_2N$—(哌嗪)—N—CH_2CH_2OH

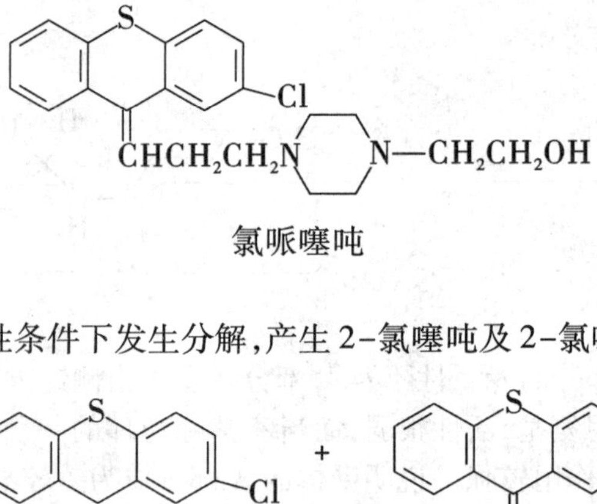

氯哌噻吨

氯普噻吨在紫外光照射或在强碱性条件下发生分解，产生 2-氯噻吨及 2-氯噻吨酮。

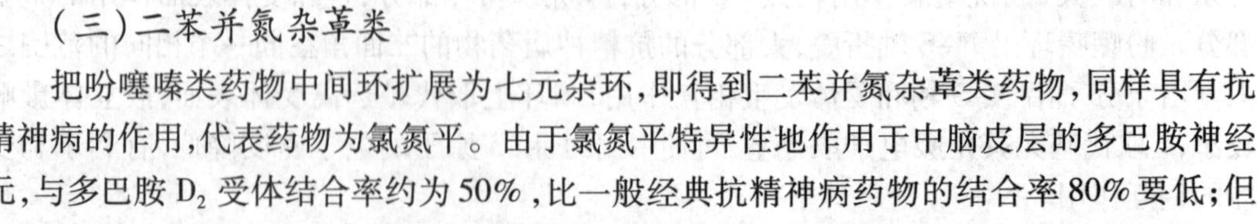

UV / 或强碱性

2-氯噻吨　　2-氯噻吨酮

(三)二苯并氮杂䓬类

把吩噻嗪类药物中间环扩展为七元杂环，即得到二苯并氮杂䓬类药物，同样具有抗精神病的作用，代表药物为氯氮平。由于氯氮平特异性地作用于中脑皮层的多巴胺神经元，与多巴胺 D_2 受体结合率约为 50%，比一般经典抗精神病药物的结合率 80% 要低；但与多巴胺 D_1 受体的结合比任何其他抗精神病药物高，因此氯氮平对治疗精神病有效，几乎没有锥体外系副作用。氯氮平临床上用于治疗精神分裂症，其副作用为粒性白细胞减少。

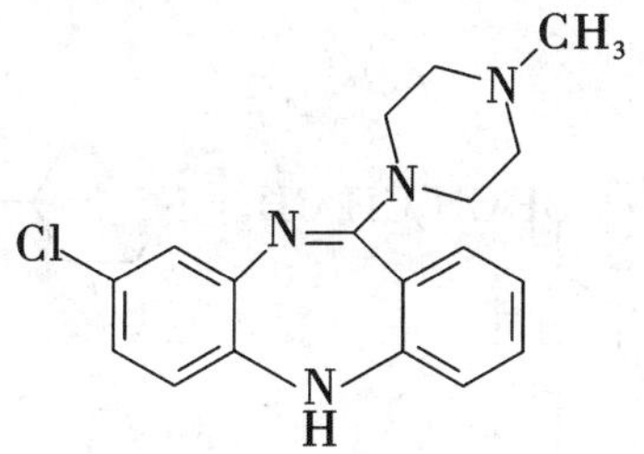

氯氮平

1. 丁酰苯类　丁酰苯类药物是在镇痛药哌替啶结构改造过程中发展起来的一类作用很强的抗精神病药物。氟哌啶醇在1958年用于临床，作用较氯丙嗪强50倍，现已广泛用于治疗急慢性精神分裂症及狂躁症。后来又发现了作用更强的三氟哌多（三氟哌啶醇）、螺哌隆等。

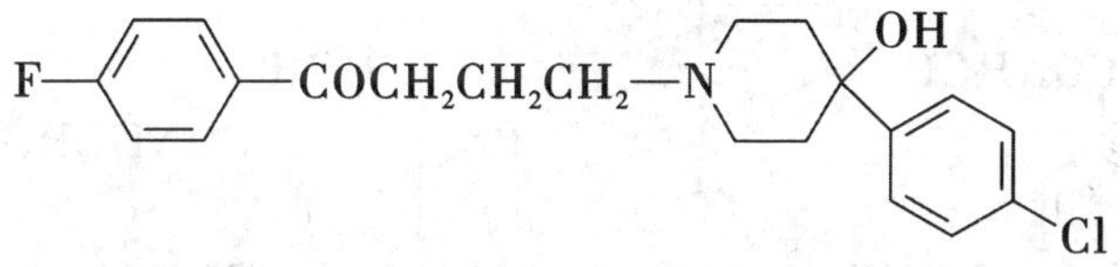

F—C6H4—$COCH_2CH_2CH_2$—N

氟哌啶醇

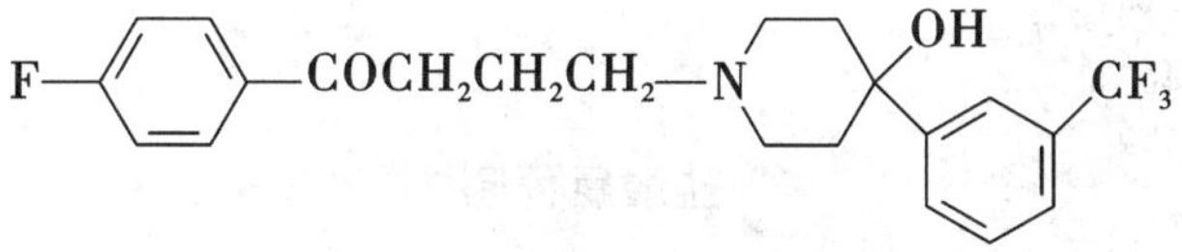

三氟哌多

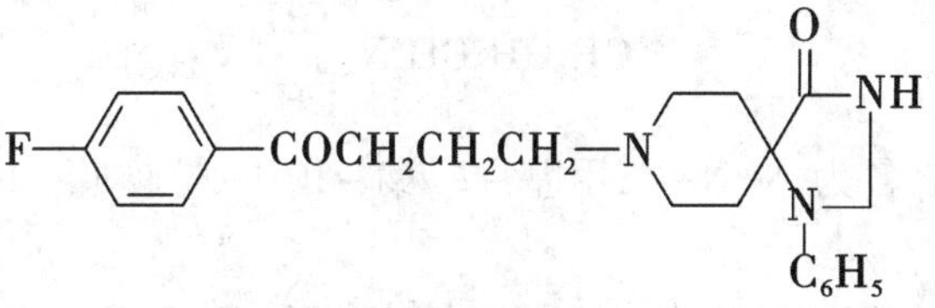

螺哌隆

在进一步改造丁酰苯类结构过程中，用4-氟苯甲基取代丁酰苯部分的酮基，从而发现了二苯丁基哌啶类抗精神病药，如匹莫齐特，为新的口服长效药物，可有效地治疗急慢性精神分裂症，副作用少。

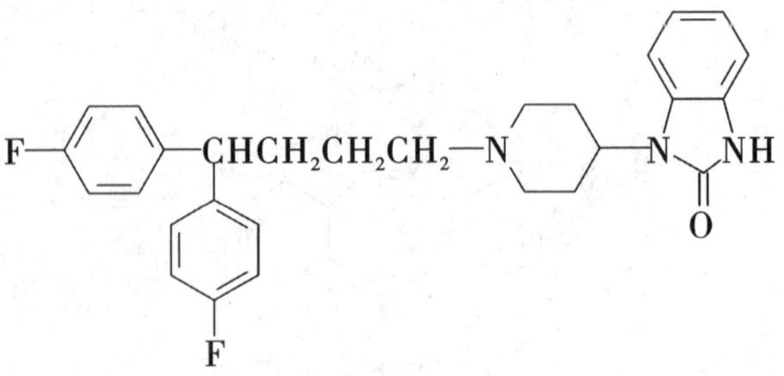

匹莫齐特

2. 苯甲酰胺类　苯甲酰胺类药物如舒必利，具有与氯丙嗪相似的抗精神病作用，此外还有止吐作用。舒必利属于非经典 DA 阻断剂，对多巴胺 D_2 受体有很高的选择性，锥体外系副作用小。新近上市的瑞莫必利的作用与氟哌啶醇相似，副作用小。

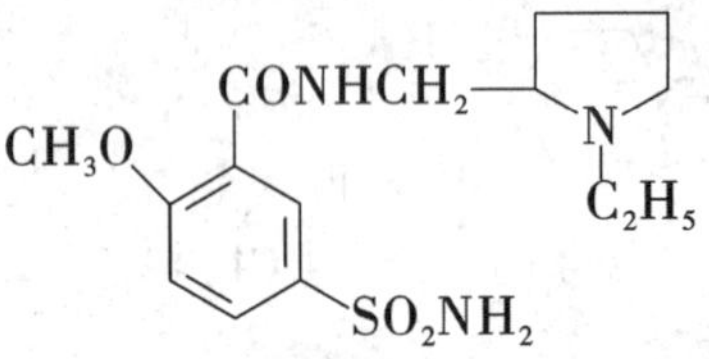

舒必利 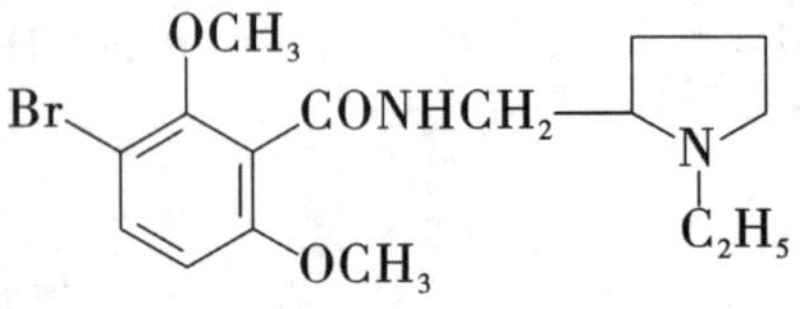　　　　瑞莫必利

(四)典型药物

盐酸氯丙嗪

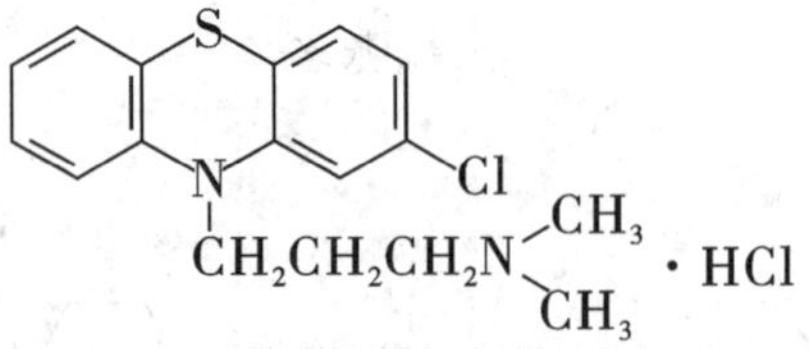

$\cdot$ HCl

盐酸氯丙嗪，化学名为 N，N－二甲基－2－氯－10H－吩噻嗪－10－丙胺盐酸，又名冬眠灵。

本品为白色或乳白色结晶粉末，味极苦，熔点 194 ~ 198 ℃。有吸湿性，极易溶于水，易溶于氯仿，不溶于乙醚及苯。5% 水溶液的 pH 值为 4 ~ 5。

本品具有吩噻嗪结构，易被氧化，在空气或日光中放置，渐变为红棕色。溶液中加入对氢醌、连二亚硫酸钠、亚硫酸氢钠或维生素 C 等抗氧剂，均可阻止变色。

本品水溶液遇氧化剂时也会氧化变色。如加硝酸后显红色，与三氯化铁试液作用，显稳定的红色。本品的苦味酸盐结晶，熔点 175 ~ 179 ℃。

本品主要用于治疗精神分裂和狂躁症，亦用于镇吐、强化麻醉及人工冬眠等。在临床使用时，往往有部分患者在日光强烈照射下发生严重的光毒化过敏反应，可能是氯丙嗪遇光分解产生的自由基所致。对这些患者在服药期间应防止过多的日光照射。这也是吩噻嗪类药物所特有的毒副反应。

奋乃静

奋乃静，化学名为4-[3-(2-氯-10H-10-吩噻嗪基)丙基]-1-哌嗪乙醇。

本品为白色或黄色粉末，几乎无臭，熔点94～100 ℃。几乎不溶于水，能溶于乙醇和甲苯，易溶于氯仿和烯酸。

本品和氯丙嗪相似，也易被氧化，对光敏感。本品可被氧化剂氧化变色，如本品溶于稀盐酸，加热至80 ℃，加入过氧化氢数滴，呈深红色，放置后红色渐退去。

本品的水溶液加入浓硫酸，呈淡红色，加热红色变深。

奋乃静的作用和盐酸氯丙嗪相似，但其抗精神病作用较氯丙嗪强6～10倍，毒性仅为氯丙嗪的1/3。本品副反应较多，肝功能不良者禁用。

氟哌啶醇

氟哌啶醇，化学名为4-(4-对氯苯基-4-羟基哌啶基)-4-氟丁酰苯。

本品为白色或类白色无定形、微晶粉末，无臭无味，熔点149～155 ℃。几乎不溶于水，可溶于氯仿，微溶于乙醚。在室温、避光条件下稳定，但经自然光照射后颜色变深，因此应在避光条件下储存。

本品为含氟有机化合物，可对氟离子进行鉴别反应。

本品主要用于治疗各种急慢性精神分裂症及焦虑性神经官能症，也可止吐。本品的副作用主要是锥体外系反应，大剂量长期服用可引起心律紊乱，心肌损伤，降低剂量或停用后可恢复正常。

舒必利

舒必利，化学名为N-[(1-乙基-2-吡咯烷基)甲基]-2-甲氧基-5(氨基磺酰基)苯甲酰胺。

本品为白色或类白色结晶性粉末，无臭，味微苦，熔点177～180 ℃。几乎不溶于水，微溶于乙醇、丙酮，极易溶于氢氧化钠溶液中。

本品结构中具有碱性的吡咯烷基及弱酸性的苯磺酰胺基，为两性化合物。本品结构中含有1个手性碳原子，故具有旋光异构体，其中左旋体为具有活性的光学活性异构体，临床仍用外消旋体。

本品临床上用于治疗精神分裂症及抑郁症，也有止吐作用，既无镇静副作用，又少有锥体外系副反应，但患有严重心血管疾病和肝功能不全者须慎用。

二、抗焦虑药

抗焦虑药是用来消除神经官能症等焦虑症状的一类药物，其抗精神病作用弱，但可使精神病人情绪稳定，减轻焦虑、紧张状态及改善睡眠。

前面介绍的苯二氮䓬类药物及氨基甲酸酯类药物都是临床使用的抗焦虑药，但前者是抗焦虑症的首选药，代表药物为地西泮、奥沙西泮、替马西泮、阿普唑仑、三唑仑等，安全有效。

丁螺环酮为新型抗焦虑药，较少引起镇静、昏睡及抑郁副作用，对从事驾驶等有关技术工作的患者几乎无影响，目前尚未发现药物依赖性及成瘾性，为一种较好的抗焦虑药，临床用于各种焦虑症的治疗。

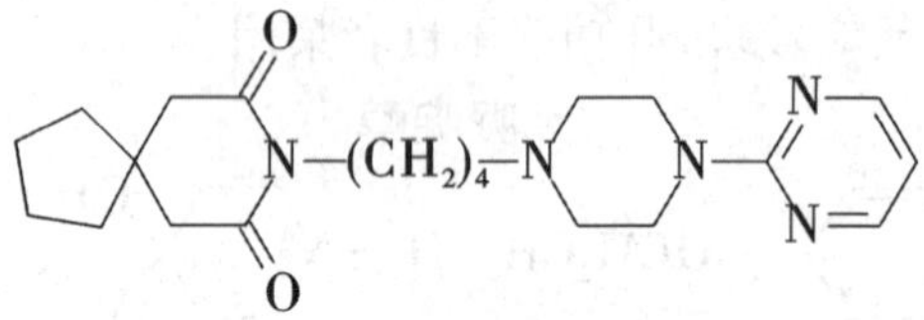

丁螺环酮

三、抗抑郁药

抑郁症是以情绪异常低落为主要临床表现的精神疾病。目前临床应用的抗抑郁药可分为去甲肾上腺素（NE）重摄取抑制剂（三环类抑郁药）、单胺氧化酶抑制剂、5-羟色胺（5-HT）再摄取抑制剂。5-羟色胺再摄取抑制剂为新型抗抑郁药，该类药物选择性强、副作用低。

抑郁症是一种因脑内生化过程改变所致的疾病，临床表现为情绪低落、悲观、睡眠障碍，严重者有自伤和自杀冲动。中枢去甲肾上腺素、5-羟色胺、多巴胺等单胺类神经递质含量过低及其受体功能低下等都被认为是引起抑郁症的原因。最初对抑郁症的治疗是采用电刺激休克疗法，但多次使用常会失去疗效。20 世纪 50 年代后期，出现了三环类抗抑郁药，该药代替了电刺激休克疗法，成为治疗休克的首选药物。抗抑郁药的治疗可使 80% 的抑郁症患者缓解病情，提高生活质量。

当前用于抑郁症治疗的药物主要有三类：一类为去甲肾上腺素摄取抑制剂（三环类抗抑郁药，TCA），可提高脑中 NE 和 5-HT 的浓度，已成为抑郁药的标准治疗药物，但起效慢，伴有严重不良反应，如心脏毒性；另一类抗抑郁药为单胺氧化酶抑制剂（MAOI），能延缓大脑中 NE 和 5-HT 的降解，延长这些递质的作用时间；20 世纪 80 年代末期，又开发出 5-羟色胺再摄取抑制剂（SSRI），为新的一类抗抑郁药，可抑制突出前膜对 5-HT 的再摄取，增加突触间隙 5-HT 的浓度，提高突触后膜 5-HT1A 受体的兴奋性，因而较安全。但是 SSRI 在治疗严重抑郁症时疗效不及 TCA，而且，由于 SSRI 会非选择地刺激 5-HT 受体的各种亚型，所以会产生一些相关的不良反应。研究中发现抗焦虑药物丁螺环酮对 5-

HT1A 受体也有很高的亲和性，这个发现推动了选择性 5-HT1A 受体刺激类抗抑郁药的发展。

1. 去甲肾上腺素重摄取抑制剂　常用的三环类抗抑郁药有丙咪嗪、氯米帕明、阿米替林和多塞平等。TCA 的作用机制通常认为是阻断神经末梢突触前膜对 NE 和 5-HT 的再摄取，增加突触间隙单胺递质的浓度而发挥抗抑郁作用。三环类抗抑郁药脂溶性好，口服吸收良好，血浆蛋白结合率为 90% ~95%，广泛分布于体内各组织中。三环类抗抑郁药在肝脏内代谢，代谢途径为侧链氨基脱甲基和环烃化，许多代谢物均具有生物活性，叔胺型药物如丙咪嗪、阿米替林脱甲基后生成仲胺，仍有很强的药理活性。三环类抗抑郁药的血浆半衰期较长，一般都在 24 h 以上，需 1 ~3 周才可达到稳态血药浓度。三环类抗抑郁药的血浆药物浓度与其疗效和毒性正相关，因此，在用药期间需要检测血药浓度。三环类抗抑郁药适用于各种抑郁症的治疗，疗效为 70% ~80%。不同特点的三环类抑郁药可用于不同类型的抑郁症，丙咪嗪有较强的振奋作用，可用于迟滞抑郁症；阿米替林具有镇静和抗焦虑作用，可用于激越和焦虑状的抑郁症；氯米帕明以抑制 5-HT 再摄取为主，所以与抑制 5-HT 再摄取抑制剂相似，对强迫症也有疗效，而其他三环类抗抑郁药无此功效。由于三环类抗抑郁药可阻断乙酰胆碱 M 受体、组胺 H_1受体和去甲肾上腺素 a_1 受体，故在用药期间易发生不良反应。常见不良反应有口干、视力模糊、便秘、排尿困难、心悸、出汗、厌食、恶心、呕吐、体位性低血压等。

2. 单胺氧化酶抑制剂　用异烟肼治疗结核病，发现许多结核病患者意外地产生情绪提高的副反应，并能逐渐达到拟精神病状态。后来发现异丙烟肼为强的单胺氧化酶抑制剂。因此异丙烟肼及其他肼类化合物临床用作抗抑郁药，这是通过临床观察副反应而发现的新药。

MAOI 是最早应用于抑郁症的一类药物，为非选择性和不可逆的 MAOI，起初使用的 MAOI 多为肼类结构，这类药物可引起肝脏损害，异丙烟肼即因此被淘汰。其另一副作用为高血压危象，甚至出现中风死亡。这类非选择性不可逆的 MAOI 毒性大且疗效差，现已被其他药物所取代。

1984 年研制了可逆性和选择性的新一代的 MAOI，以吗氯贝胺为代表药物，能选择性抑制单胺氧化酶 A，提高中枢神经系统内神经递质 NE 和 5-HT 的水平，起到抗抑郁作用。其抗抑郁作用起效快，副作用小，易于耐受，无肝脏和血液系统毒性，不引起高血压危象，常见不良反应为恶心、体位性低血压；偶见眩晕、精神错乱状态，停药后可恢复。吗氯贝胺与经典 MAOI 不应同时应用，但可与三环类抗抑郁药合用或相继使用。与西咪替丁合用时，可延长吗氯贝胺的代谢，降低其清除率，剂量宜减半。不宜与杜冷丁、美沙芬联用。

3. 选择性 5-HT 再摄取抑制剂　SSRI 被称为新型第二代抗抑郁药，它的上市标志着抗抑郁药物的新发展。本类药物的特点是其疗效与三环类抗抑郁药相同，但副作用较小，耐受性较好，服用简便，1 d 仅服用 1 次。SSRI 的作用机制是选择性抑制中枢神经突触前膜对 5-HT 的再摄取，增加突触间隙处的 5-HT 浓度，达到抗抑郁目的。对 NE 受体、M 胆碱受体和组胺 H_1 受体无影响。

目前临床上应用的 SSRI 有氟西汀、帕罗西汀、舍曲林、西酞普兰、氟伏沙明 5 个品种，这些药品的疗效相似，但药代动力学和不良反应有所差别，了解这种差异对临床用药有指导意义。其中西酞普兰被称为“最纯的 SSRI”。

帕罗西汀是作用最强的 5-HT 再摄取抑制剂，对 NE 作用较弱，适合各年龄段的抑郁障碍患者，耐受性好，尤其适用于伴有焦虑症状的抑郁患者。

自 1996 年起，美国开始将氟伏沙明用于治疗强迫症，而在欧洲国家该药早已是一种有效的抗抑郁药。研究发现，氟伏沙明治疗抑郁安全有效且能预防复发。其疗效逊于丙咪嗪，与去甲替林相当，但去甲替林起效更快。安全性方面，氟伏沙明与丙咪嗪相似，优于去甲替林，不易引起体位性眩晕和心率增快等不良反应，最常见胃肠道不良反应，尤其是恶心，通常小剂量起始，1～2 周增加剂量，可以减轻不良反应。

4. 选择性 5-HT 和 NE 再摄取抑制剂　万拉法辛为一种不同于其他抗抑郁药的具有独特化学结构的神经药理学作用的新型抗抑郁药，属于 5-HT 和 NE 再摄取的选择性抑制剂。本品对多巴胺的重摄取也有轻微的抑制作用，但对 M 胆碱受体、组胺 H_1 受体和 a 受体无亲和力，没有与这些受体相关的不良反应，其抗抑郁效能较 TCA 强或相似，副作用较小，体内血浆半衰期短，药物不蓄积，较为安全，对中枢神经系统不良反应大大低于 TCA，对心血管系统无明显影响，老年人服用较安全。同类药物还有米氮平和米那普仑。

临床中常用的抗抑郁药见表 3-5。

表 3-5　临床中常用的抗抑郁药

类型	药物名称及化学结构		
三环类抗抑郁药	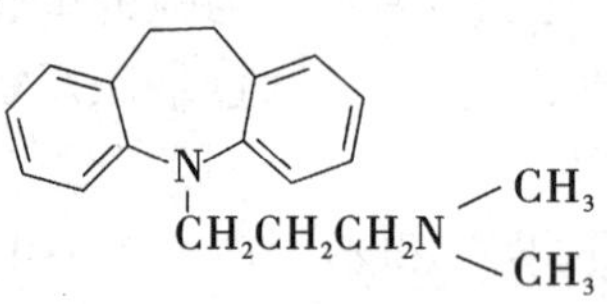 丙咪嗪	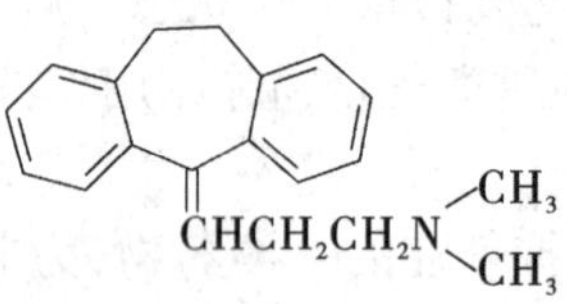 阿米替林	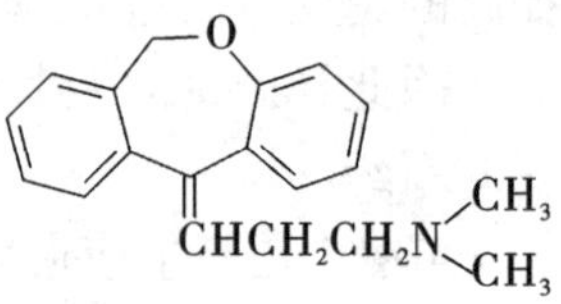 多塞平
单胺氧化酶抑制剂	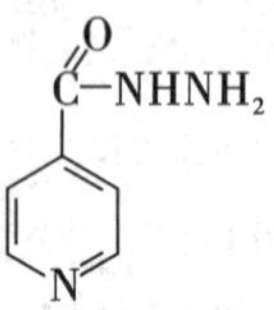 异烟肼	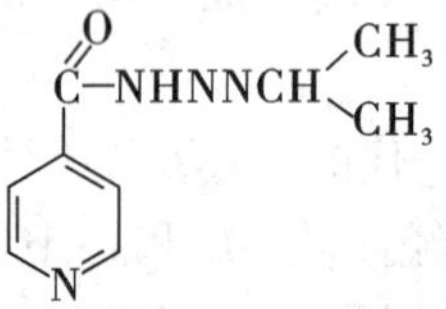 异丙烟肼	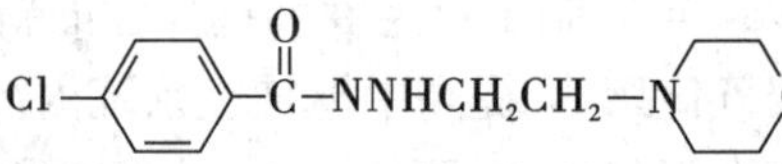 吗氯贝胺
5-羟色胺再摄取抑制剂	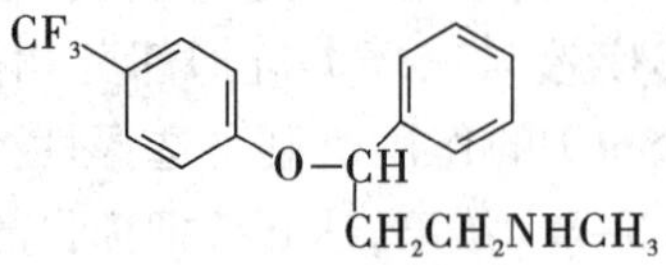 氟西汀	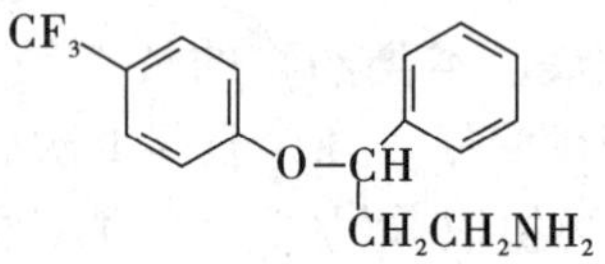 去甲氟西汀	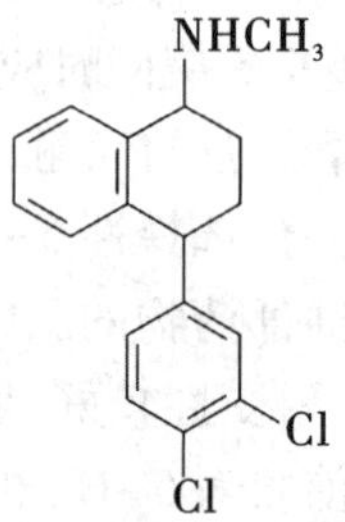 舍曲林

5. 典型药物

盐酸阿米替林

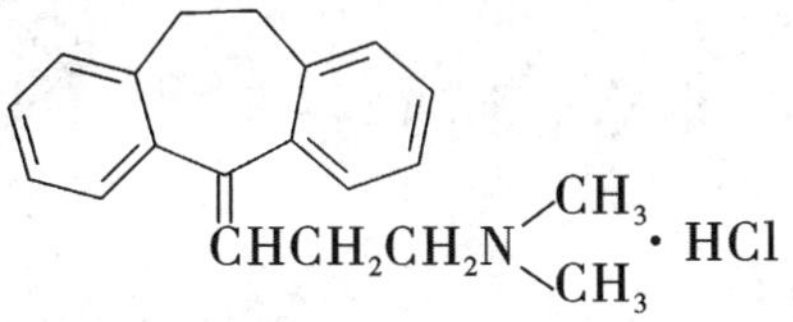

$$\text{CHCH}_2\text{CH}_2\text{N(CH}_3)_2 \cdot \text{HCl}$$

盐酸阿米替林，化学名 N,N-二甲基-3-[10,11-二氢-5H-二苯并(a,d)环庚三烯-5-亚基]-1-丙胺盐酸盐。

本品为白色晶体或近白色粉末，无臭或近无臭，熔点 196～197 ℃。极溶于乙醇、氯仿和水，几乎不溶于乙醚。

本品可使各类抑郁症患者情绪较高。对其思考缓慢、行为迟缓及食欲不振有所改善，有较强的镇静催眠作用，适用于各种类型抑郁症：内源性抑郁症、更年期抑郁症、反应性抑郁症。对功能性遗尿有一定疗效。副作用常见为口干、嗜睡、便秘、视力模糊、排尿困难、心悸、心律失常，偶见体位性低血压、肝功能损害及迟发性运动障碍。

阿米替林在肝脏脱甲基，生成的活性代谢产物去甲替林活性相当而毒性较阿米替林低，已经在临床上使用，去甲替林抑制去甲肾上腺素重摄取的选择性比阿米替林高而且迅速。去甲替林进一步脱甲基的代谢物没有活性，其他的氧化代谢物也没有活性。

氟西汀

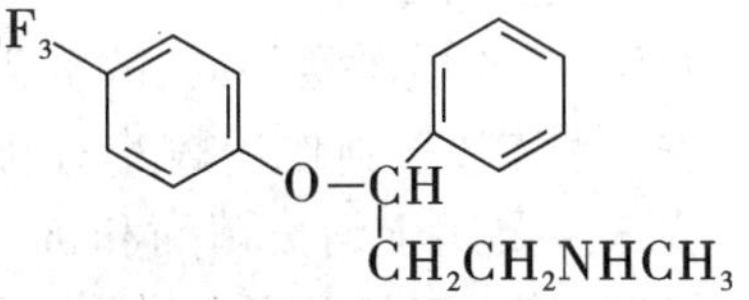

CF_3　O—CH　$CH_2CH_2NHCH_3$

氟西汀，化学名为 N-甲基-γ-[(三氟甲基)苯氧基]苯丙胺。

本品为白色或类白色结晶性固体，熔点 158.4～158.9 ℃。易溶于甲醇、乙醇、丙酮、氯仿。氟西汀在肝脏代谢，主要活性代谢物为 N-去甲氟西汀。

本品主要是抑制中枢神经对 5-羟色胺的再吸收，是一种口服抗抑郁药，用于治疗抑郁症和其伴随的焦虑，治疗强迫症及暴食症。副作用包括胃肠道不适、厌食、恶心、腹泻、神经失调、头痛、焦虑、神经质、失眠、昏昏欲睡及倦怠虚弱、流汗、颤抖及目眩等。

第四章 非甾体抗炎药

非甾体抗炎药(NSAIDs)是一类广泛用于临床的药物,也是全球用量最大的一类药物。能有效治疗自身免疫性疾病,如风湿性关节炎和类风湿性关节炎、骨关节炎、系统性红斑狼疮及强直性脊柱炎等,对感染性炎症也有一定的疗效。对于炎症的治疗,早期曾使用糖皮质激素类甾体抗炎药,但使用中经常产生依赖性,且易引起肾上腺皮质功能衰退等副作用。1971 年,人们发现阿司匹林是通过抑制环氧酶,阻断前列腺素的合成而产生抗炎作用的。由此,促进了非甾体抗炎药的发展,使之迅速发展成为一类临床上常用的、品种多的抗炎药物。非甾体抗炎药以抗炎作用为主,兼有解热、镇痛作用,由于这类药物在化学结构上与甾体类的肾上腺皮质激素不同,故称为非甾体抗炎药。

与甾体抗炎药相比,具有安全性较好、副作用较小等优点。按临床主要用途可分为解热镇痛药和非甾体抗炎药,临床主要用于消炎镇痛和抗风湿。由于解热镇痛药和非甾体抗炎药的作用机制都是通过抑制花生四烯酸环氧化酶,阻断前列腺的生物合成而达到消炎、解热、镇痛作用,因此这两类药物并无本质的区别,总称非甾体抗炎药。大多数强效的非甾体抗炎药都能缓解痛风的疼痛症状,减轻炎症,而抗痛风药则通过促进尿酸排泄,降低血浆中尿酸浓度,达到针对痛风的治疗作用,因此抗痛风药物也在本章一并加以介绍。

第一节　非甾体抗炎药的作用机制

一、花生四烯酸的代谢途径与炎症

炎症的产生是一个复杂过程,多种因素均能生成"致炎物质",其中一种机制与花生四烯酸(AA)的代谢过程有关。前列腺素已被确认是产生炎症的介质,当细胞膜受到损伤时,溶酶体首先释放出磷酸酯酶,使与细胞膜磷脂结合的花生四烯酸水解,释放出游离的花生四烯酸,最重要的前体物质,可经两条途径代谢,一条是环氧化酶途径,转化为前列腺素(PGs)和血栓素;另一条是5-脂氧化酶途径,生成白三烯类物质,这也是一类炎症介质和过敏物质。两条途径有一定的平衡关系,其中一条途径受阻,会有更多的 AA 进入另一条代谢途径,结果均导致炎症的进一步发展。

1. 前列腺素类 前列腺素类在体内普遍存在于各组织中，生物活性广泛而复杂。前列腺素是一类含有20个碳原子的不饱和脂肪酸，分子中有1个五元环和2条侧链。按照五元环上取代基团和双键位置的不同，把前列腺素分为PGA、PGB、PGC、PGD、PGE、PGF、PGG、PGH、PGI 9种。其中PGE2、PGI2和PGD2能扩张血管，增加血管通透性，并能增强其他炎症介质的致炎作用，促进炎症发展，PGE2还是最强的致热物质之一。

2. 白三烯类 花生四烯酸的另一条代谢途径是5-脂氧化酶催化下生成其5位氧化的5-羟过氧化二十四碳四烯酸（5-HPETE），再经一系列的代谢过程生成白三烯类（LTs）。LTs可调节白细胞的功能，其中白三烯C4（LTC4）、白三烯D4（LTD4）和白三烯E4（LTE4）可增加血管的通透性，促进血浆渗出而导致水肿；白三烯B4（LTB4）会引起炎症部位白细胞的聚集，加重炎症症状。

二、作用机制

非甾体抗炎药的解热、镇痛和抗炎作用的机制与抑制前列腺素在体内的生物合成有关。炎症是有机感染的一种防御机制，主要表现为红肿、疼痛。炎症的生理病理机制十分复杂，简要归纳如下：初期损伤引起炎症介质释放，血管扩张，毛细血管通透性和渗出液增加，白细胞渗出，并产生趋化和吞噬作用，结缔组织细胞增生。

在所有损伤组织中，均有PGs类物质的合成与释放。PGs是由花生四烯酸经环氧化酶的作用而合成的，当各种致炎因素刺激组织细胞时，细胞膜磷脂酶被激活，膜磷脂在磷脂酶催化下水解，生成花生四烯酸。游离的花生四烯酸在环氧化酶催化下经环氧化、过氧化先后生成PGG2的环内过氧化物中间体，再在不同的组织和细胞中继续代谢生成不同的其他前列腺素类产物。

非甾体抗炎药物的作用机制主要是通过抑制环氧化酶（COX），影响前列腺素的生物合成而发挥抗炎作用。而肾上腺皮质激素类甾体抗炎药的作用机制则是抑制磷酸酯酶A2（PLA2）影响花生四烯酸的释放，减少前列腺素的生成，产生抗炎作用。

20世纪90年代初，发现NSAIDs的靶酶COX存在两种亚型：原生型的COX-1和诱生型的COX-2。COX-1存在于正常组织，在保护胃肠黏膜细胞、维持血小板及肾脏功能方面具有重要的作用。COX-2则主要存在于炎症组织，其表达可被致炎的细胞因子、有丝分裂原等诱导。研究表明，传统的NSAIDs的胃肠道副作用与其抑制COX-1有关，而抗炎活性与抑制COX-2有关。因此选择性COX-2抑制剂已成为目前非甾体抗炎药研究的新热点。

目前临床使用的大部分非甾体抗炎药都是通过抑制COX的作用机制而发挥抗炎抗风湿作用的，但COX受抑制时，会代偿性地使5-脂氧化酶活性升高，因此开发环氧化酶和脂氧化酶（LOX）双重抑制剂是目前该类药物发展方向之一。

第二节 解热镇痛药

解热镇痛药是一类能使发热病人的体温降至正常并能缓解疼痛的药物。解热镇痛药的镇痛作用和吗啡类镇痛药不同，其作用部位主要是在外周，镇痛范围限于头痛、牙痛、神经痛、肌肉痛、关节痛和月经痛等慢性钝痛,对于急性锐痛如创伤疼痛和内脏平滑肌痉挛所致的绞痛等几乎无效。这类药物大多数能减轻风湿并和痛风疼痛的症状,除苯胺类药物外,均有一定抗炎作用,不易产生耐受性及成瘾性。

花生四烯酸经环氧化酶代谢途径形成的代谢产物前列腺素是一类致热物质,其中前列腺素 E2 的致热作用最强。前列腺素虽然本身致痛作用较弱,但能增强其他致痛物质,如缓激肽、5-羟色胺、组胺等的致痛作用,加重疼痛。解热镇痛药的解热机制是选择性地抑制了花生四烯酸环氧化酶的活性,阻断或减少了丘脑下部前列腺素的生物合成。其镇痛机制主要是抑制受损伤或发炎组织细胞内前列腺素的合成,从而使疼痛减轻。

解热镇痛药按其化学结构类型可分为三类:水杨酸类、苯胺类和吡唑酮类。这三类药物在临床应用已久,其中水杨酸类由于毒性低而被广泛使用。

一、水杨酸类

(一)概述

最早使用的一类解热镇痛药为水杨酸类。1838 年有人从水杨树皮中提取得到水杨酸;1860 年水杨酸被 Kolbe 首次用化学方法合成;1875 年水杨酸钠作为解热镇痛药和抗风湿药首次应用于临床,但具有对胃肠道较大刺激性的副作用;1899 年水杨酸的衍生物——阿司匹林正式在临床使用,并逐渐成为解热镇痛药的代表药。其后,经结构改造或修饰开发得到一系列水杨酸类衍生物作为解热镇痛药,陆续用于临床。

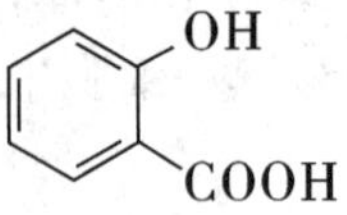

OH / COOH　　OH / COONa　　$OCOCH_3$ / COOH

水杨酸 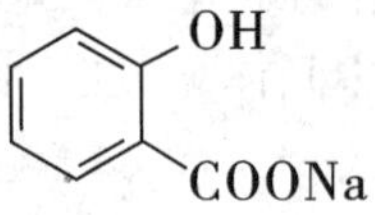　　水杨酸钠 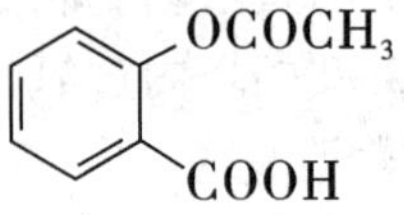　　阿司匹林

相关链接

阿司匹林的百年历史

阿司匹林为历史悠久的解热镇痛药。早在 1853 年 Gerhardt 就用水杨酸与醋酐合成了乙酰水杨酸,却未引起人们的重视;1898 年德国化学家 Hoffmann 又进行了合成,并为他父亲治疗风湿性关节炎,疗效很好;1899 年由德国拜耳(Bayer)公司的 Dreser 介绍到临床,取名为 Aspirin。其中字母 A 源于乙酰基 Acetyl, 而 spirin 则是来自于 Spirea 植物中得到的天然水杨酸的老名称。我国于 1958 年开始生产阿司匹林。阿司匹林从使用至今已有 100 多年的历史,是医药史上三大经典药物之一。

（二）典型药物

阿司匹林

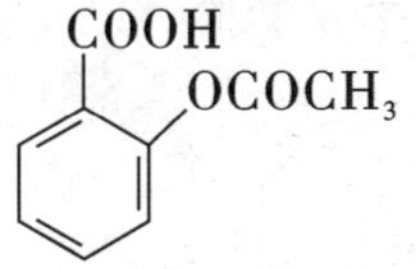

COOH
$OCOCH_3$

阿司匹林，化学名2-苯甲酸，又名乙酰水杨酸。

本品为白色结晶或结晶性粉末，熔点135～140 ℃。在乙醇中易溶，在氯仿或乙醚中溶解，在水或无水乙醚中微溶。在氢氧化钠溶液或碳酸钠溶液中溶解，但同时分解。具有酸性，pKa 3.5，遇湿气缓慢分解。

阿司匹林水解后，用硫酸酸化可析出水杨酸的白色沉淀，此反应可供鉴别阿司匹林。

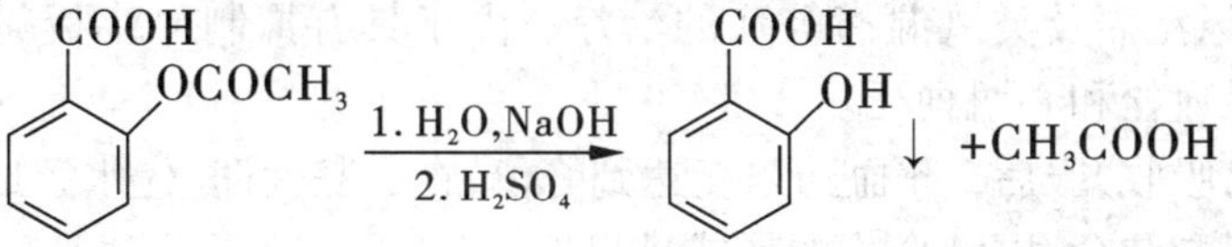

COOH
$OCOCH_3$ $\xrightarrow[2.\ H_2SO_4]{1.\ H_2O,NaOH}$ COOH
OH ↓ $+CH_3COOH$

阿司匹林的水溶液中加入三氯化铁试液不发生变化，但加热后可显紫堇色，这是由于水解生成水杨酸，其酚羟基与三价铁离子结合所致。该反应可用于检测阿司匹林中水杨酸的含量。

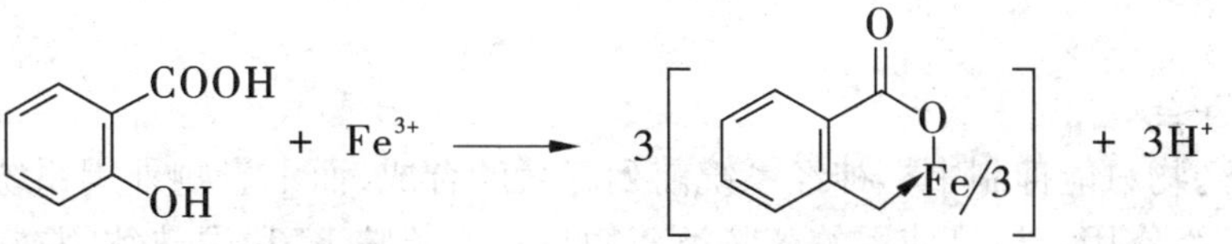

COOH
OH $+\ Fe^{3+} \longrightarrow 3$ [O, O, Fe/3] $+\ 3H^+$

阿司匹林的合成以水杨酸为原料，在浓硫酸催化和70～75 ℃加热条件下，经醋酐乙酰化制得。

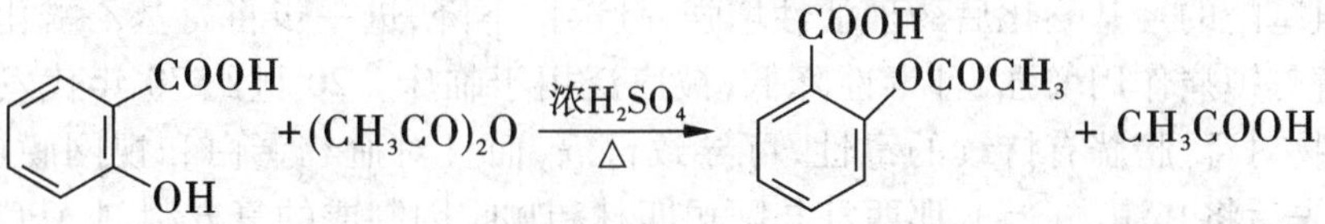

COOH
OH $+(CH_3CO)_2O \xrightarrow[\triangle]{浓H_2SO_4}$ COOH
$OCOCH_3$ $+\ CH_3COOH$

本品在生产中带入或储存中水解产生的水杨酸对人体有较大的毒副作用，它在空气中会逐渐被氧化成一系列醌型有色物质，如淡黄、红棕甚至深棕色，使阿司匹林变色，变色后的本品不可再使用，故本品应置于密闭容器中，在干燥处储存。

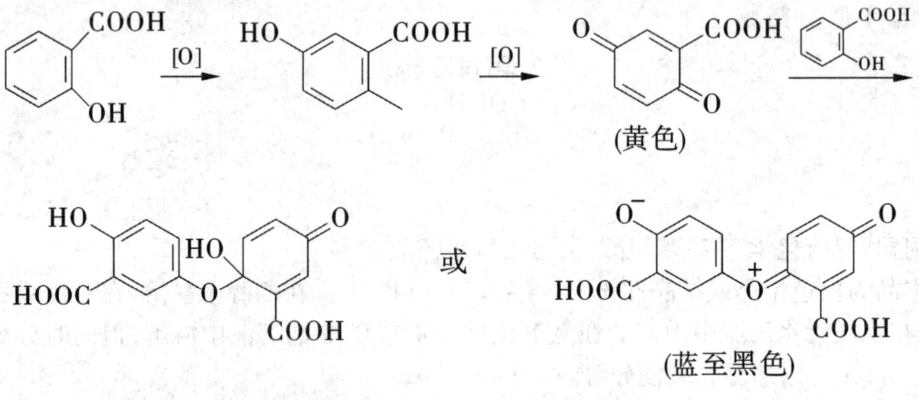

(黄色)

或

(蓝至黑色)

本品具有较强的解热、镇痛和消炎的作用，临床广泛用于伤风、感冒、头痛、神经痛、关节痛、急慢性风湿痛及类风湿痛等症的治疗。由于具有抑制血小板凝聚的作用，本品还用于防治动脉血栓和心肌梗死。

本品口服易吸收，服后 2 h 血药浓度达到峰值，在肝脏代谢，先水解成水杨酸，再和甘氨酸或葡萄糖醛酸结合，以结合物的形式排出体外。

本品长期服用有胃肠道的副反应，甚至会引起胃及十二指肠出血。为避免对胃的刺激作用，常将它制成肠溶片使用。

二、苯胺类

(一)概述

苯胺类药物只能抑制中枢神经系统前列腺素的合成，而不影响外周系统前列腺素的合成，故无抗炎作用。最早使用的苯胺类药物是乙酰苯胺，又称退热冰，它在体内容易水解生成苯胺，苯胺有一定的解热镇痛作用，但毒性太大，会导致高铁血红蛋白和黄疸，故临床上已停止使用。在研究体内代谢时，发现它们均可被氧化生成毒性较低的对氨基酚，将对氨基酚的羟基醚化后药理活性增强，且毒性下降，进一步将氨基乙酰化得到非那西汀，其解热镇痛作用增强，且毒性降低，被广泛用于临床。20 世纪 70 年代发现非那西汀的代谢物对肾、膀胱有持续的毒性，可导致胃癌，而且对血红蛋白和视网膜也有毒性，世界各国先后将其淘汰，但非那西汀与阿司匹林和咖啡因制成的复方制剂 APC 片仍在使用。1893 年对乙酰氨基酚上市，它是人们在对氨基酚结构改造的基础上得到的优良解热镇痛药，其毒性和副作用都较低，现在仍是临床上的常用药。

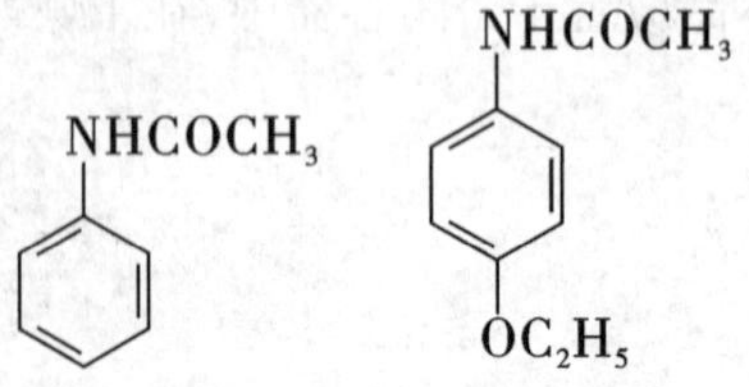

退热冰　　非那西汀

（二）典型药物

对乙酰氨基酚

$$HO-C_6H_4-NHCOCH_3$$

对乙酰氨基酚，化学名为 N-(4-羟基苯基)乙酰胺，又名扑热息痛。

本品为白色晶体或结晶性粉末，熔点 168～171 ℃。在热水或乙醇中易溶，在丙酮中溶解，在冷水中微溶。

本品在空气中稳定，水溶液的稳定性与溶液的 pH 值有关，在 pH=6 时最稳定，半衰期为 21.8 年，在潮湿及酸性或碱性条件下稳定性较差，水解产物为对氨基酚，可进一步发生氧化降解，生成亚胺醌类化合物，颜色逐渐变成粉红色至棕色，最后为黑色，故制剂及保存时要注意。

$$HO-C_6H_4-NHCOCH_3 \xrightarrow{H_2O} HO-C_6H_4-NH_2 \longrightarrow O=C_6H_4=NH$$

本品成品中可能含有少量中间体对氨基酚，或因储存不当成品部分水解也会带入对氨基酚，故《中国药典》规定对氨基酚含量不得超过十万分之五，该杂质可与亚硝酸铁氰化钠试液作用显色。

本品结构中具有酚基，遇三氯化铁试液产生蓝紫色络合物。

$$3HO-C_6H_4-NHCOCH_3 + FeCl_3 \longrightarrow \left[{}^{-}O-C_6H_4-NHCOCH_3\right]_3 Fe^{3+} + 3HCl$$

对乙酰氨基酚的合成方法有许多。最早的合成路线是以苯酚硝化得对硝基酚，再经铁粉盐酸还原生成对氨基酚，最后用冰醋酸乙酰化得到产品。

$$C_6H_5OH \xrightarrow[H_2SO_4]{HNO_3} HO-C_6H_4-NO_2 \xrightarrow{Fe,HCl} HO-C_6H_4-NH_2 \xrightarrow{CH_3COOH} HO-C_6H_4-NH-C(=O)-CH_3$$

对氨基酚是制备过程中的中间体，也是储存工程中的水解产物。由于对氨基酚毒性较大，《中国药典》规定检查其含量。检查原理是对氨基酚为芳香伯胺，与亚硝基铁氰化钠在碱性条件下生成蓝色配位化合物。

$$Na_2[Fe(CN)_5NO] + H_2O \longrightarrow Na_2[Fe(CN)_5H_2O]$$

$$HO-C_6H_4-NH_2 \xrightarrow{Na_2[Fe(CN)_5H_2O]} Na_2\left[HO-C_6H_4-NH_2(CN)_5Fe\right]$$

本品在体内代谢主要是与葡萄糖醛酸结合或与硫酸成酯，形成水溶性结合物，易排出体外，小部分生成N-乙酰基亚胺醌与巯基等亲核基团反应，引起肝蛋白形成共价加成物，从而引起肝坏死。本品过量服用时，可及早服用N-乙酰半胱氨酸来对抗。

本品具有良好的解热镇痛作用，但无抗炎作用，常用于感冒药物的复方成分之一。临床广泛用于感冒、发热、头痛、关节痛、神经痛及痛经等症的治疗，正常剂量下对肝脏无损害，毒副作用也较小。

三、吡唑酮类

吡唑酮类药物是5-吡唑酮类衍生物，具有明显的解热、镇痛和一定的抗炎作用，一般用于高热和镇痛。主要有安替比林、氨基比林和安乃近。由于该类药物过敏反应较多，对造血系统有影响，限制了它们的临床作用。其中安替比林是第一个用于临床的，但因毒性较大，未能长期使用。对其结构改造时，在环的4位上引入取代基二甲氨基，得到氨基比林，曾广泛用于临床，但由于引起白细胞减少及粒细胞缺乏症等骨髓抑制副反应，我国已于1982年对其予以淘汰。为了合成水溶性化合物，在4位引入水溶性基团亚甲基磺酸钠时发现了安乃近，其解热、镇痛作用迅速而强大，可制成注射液使用，但长期使用也会引起粒细胞缺乏等不良反应。后来又发现解热镇痛效果较好的异丙基安替比林，因为毒性较低，常在解热镇痛药复方制剂中配伍使用。

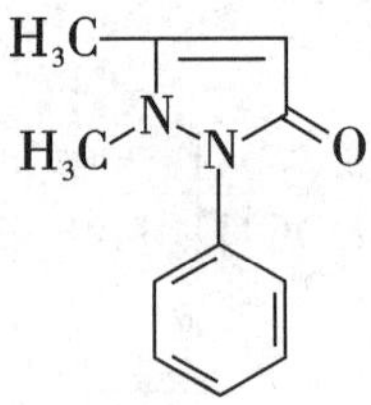

$N(CH_3)_2$　　$CH(CH_3)_2$

H_3C　N　N　O　H_3C　　H_3C　N　N　O　H_3C　　H_3C　N　N　O　H_3C

安替比林 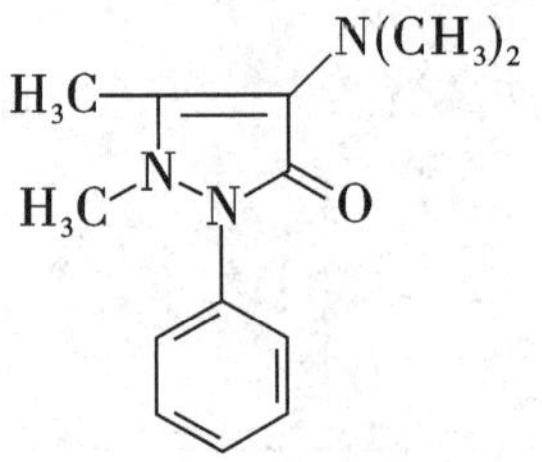　　氨基比林 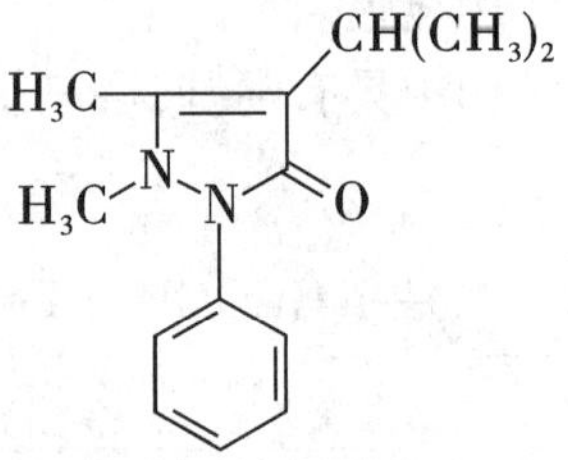　　异丙基安替比林

典型药物：

安乃近

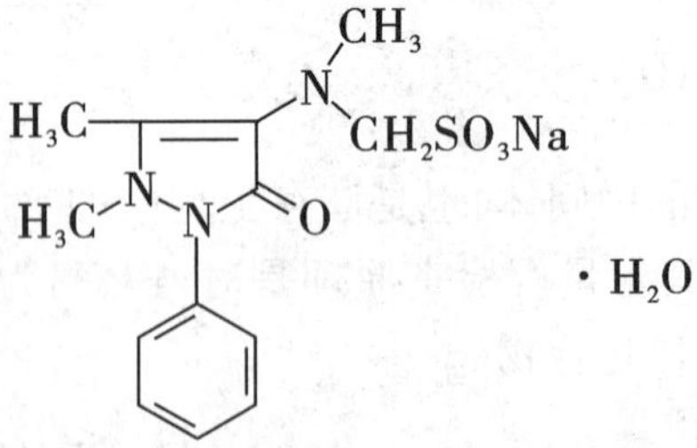

CH_3　N　CH_2SO_3Na

H_3C　N　N　O　H_3C

$\cdot H_2O$

安乃近，为白色或微黄色的结晶或结晶性粉末，在水中易溶，在乙醇中略溶，在乙醚中不溶。易氧化，水溶液放置后渐变成黄色，应避光密闭保存。

本品起效快而强，适用于儿童的退热。但该药物的解热镇痛作用与不良反应均较强，限制它的临床应用。

本品由于分子中引入了水溶性的亚甲基磺酸基，制成钠盐，其水溶性较大，可配制注射液使用。

本品适用于其他解热镇痛药难以控制的高热，但长期服用会引起肾脏损害、粒细胞减少、药物热和过敏性皮疹，甚至严重的过敏反应，故应慎用。在使用中应防止大汗虚脱，并注意患者血常规的变化。

第三节　非甾体抗炎药

非甾体抗炎药是从20世纪40年代初迅猛发展起来的一类疗效更好、副作用更低的抗炎药。主要用于治疗风湿性关节炎、类风湿性关节炎、风湿热、系统性红斑狼疮及各型关节炎等疾病。其按化学结构可分为3,5-吡唑烷二酮类、邻氨基苯甲酸类、芳基烷酸类及1,2-苯并噻嗪类四类。

一、3,5-吡唑烷二酮类

1946年，瑞士科学家合成了具有吡唑烷二酮结构的保泰松，抗炎作用较强而解热镇痛作用较弱，被视为治疗关节炎的一大突破，缺点是对肝脏、肾脏及造血系统有毒害，应用日益减少。15年后发现了羟布宗和γ-酮保泰松等。相关药物结构如下。

R_1	R_2	
H	$—CH_2CH_2CH_2CH_3$	保泰松
OH	$—CH_2CH_2CH_2CH_3$	羟布宗
H	$—CH_2CH_2C(=O)CH_3$	γ-酮保泰松

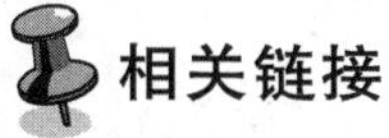

相关链接

羟布宗的主要性质与作用特点

羟布宗是保泰松的体内活性代谢产物，又名羟基保泰松。为白色结晶性粉末，无臭、味苦，易溶于氢氧化钠和碳酸钠溶液。其与盐酸和冰醋酸共热水解重排的产物可发生重氮化-偶合反应。本品具有抗炎抗风湿作用，毒副作用较小。

二、邻氨基苯甲酸类

邻氨基苯甲酸类又称灭酸类，也称芬那酸类。是在20世纪60年代利用经典的生物电子等排体原理，将水杨酸的羟基换成氨基得到的。这类药物抗炎镇痛作用虽较强，但是毒副作用较大，现已少用。相关药物结构如下。

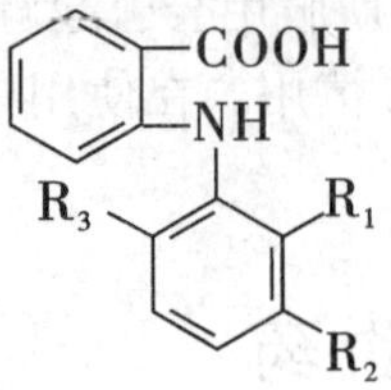

R$_1$	R$_2$	R$_3$	
—CH_3	—CH_3	—H	甲芬那酸
—Cl	—CH_3	—Cl	甲氯芬那酸

三、芳基烷酸类

芳基烷酸类是发展较快、应用最多的一类非甾体抗炎药，结构通式及分类如下。

Ar—CH(R)COOH

Ar	R	
芳环或芳杂环	—H	芳基乙酸类
芳环或芳杂环	—CH_3	芳基丙酸类

（一）芳基乙酸类

1. 简介　研究表明，5-羟色胺是炎症的一种化学介质，其生物来源与色氨酸有关，而风湿病人又能产生大量的色氨酸代谢物，两者都具有吲哚结构，联系到吲哚乙酸具有抗炎作用，对吲哚乙酸衍生物进行构效关系的研究，并从中发现了吲哚美辛（1961 年），其抗炎、镇痛效果较好，但毒副作用较严重。其后又合成大量的衍生物。

2. 典型药物

吲哚美辛

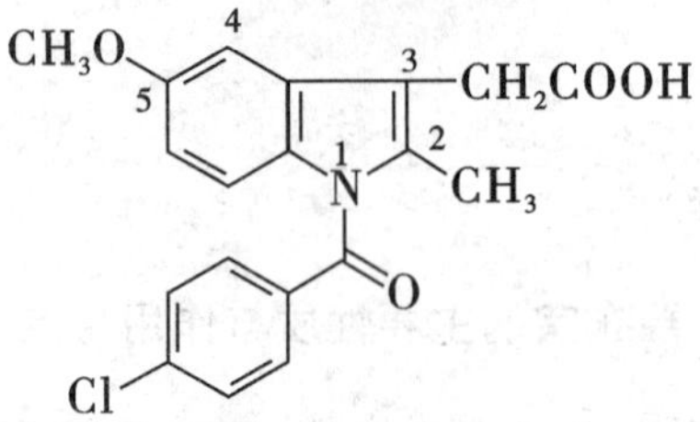

吲哚美辛，化学名为 1-（4′-氯苯甲酰基）-5-甲氧基-2-甲基-1H-吲哚-3-乙酸，又名消炎痛。

本品为类白色或微黄色结晶性粉末，几乎无臭、无味；在丙酮中可溶，甲醇、乙醇、氯仿及乙醚中略溶，苯中微溶，水中几乎不溶。本品因含有羧基，为弱酸性药物，pKa 4.5，在氢氧化钠溶液中可溶。

本品室温下在空气中稳定，但对光敏感。其水溶液在 pH 值为 2～8 时较稳定，在强酸、强碱中酰胺键可被水解，生成对氯苯甲酸和 5-甲氧基-2-甲基吲哚-3-乙酸，后者经脱羧可进一步被氧化成有色物质。

本品的强碱性溶液与重铬酸钾和硫酸反应显紫色；与亚硝酸钠和盐酸反应显绿色，放置后渐变黄色。另外，本品有吲哚环，可与新鲜的香草醛盐酸液共热，呈玫瑰紫色。

本品为环氧合酶抑制剂，主要用于治疗类风湿性关节炎、强直性脊柱炎、骨关节炎。因毒副作用较严重，一般作为搽剂、栓剂等使用。

为克服吲哚美辛羧基酸性对胃肠道的刺激及本品对肝脏、心血管系统的毒副作用，通过结构改造，分别得到舒林酸、托美丁、依托度酸、双氯芬酸钠、萘丁美酮以及芬布芬等各有特色的芳基乙酸类抗炎药。

双氯芬酸钠

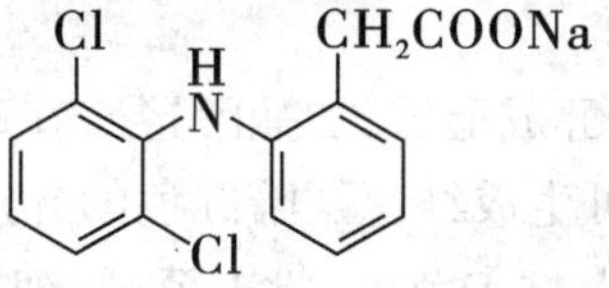

双氯芬酸钠，化学名为2-[(2′,6′-二氯苯基)氨基]苯乙酸钠，又名双氯灭痛。

本品为白色、类白色或淡黄色结晶性粉末，无臭，略溶于水，在乙醇中易溶。其水溶液pH值为7.68，游离体双氯芬酸pKa值为4.0～4.5。

本品性质较稳定。因含氯原子，加碳酸钠炽热炭化，加水煮沸，滤过后，滤液显氯化物的鉴别反应。

本品具有解热、镇痛和抗炎作用。其镇痛和解热作用分别为吲哚美辛的6倍和2倍，适用于类风湿性关节炎、神经炎、术后疼痛及各种原因引起的发热。

本品是COX和LOX的双重抑制剂，可避免因单纯抑制COX而导致LOX活性突增引起的副作用。

(二)芳基丙酸类

1.芳基丙酸类结构通式及构效关系　芳基丙酸类是在芳基乙酸类的基础上发展起来的。在研究芳基乙酸类构效关系时，发现苯环上引入疏水基团如异丁基可增强抗炎活性，进一步将乙酸基α碳上引入甲基后产生芳基丙酸类，得到了布洛芬。布洛芬不但消炎镇痛作用增强，且毒性下降，为临床常用的非甾体抗炎药。布洛芬的出现，导致了对芳基丙酸类化合物及其构效关系的广泛研究，相继开发了许多优良品种。

芳基丙酸类抗炎药可用如下通式表示。

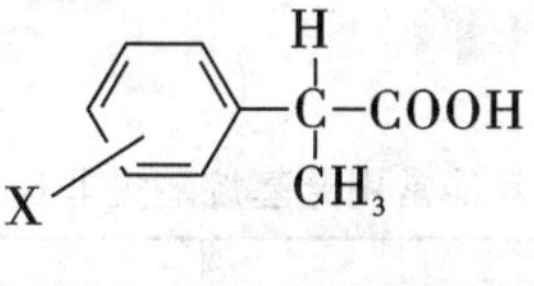

构效关系研究表明：①羧基应连在一平面结构的芳环(通常是苯环，也可以是芳杂环)上。②羧基与芳环之间一般相隔1个碳原子。羧基α位上有1个甲基以限制羧基的自由旋转，使其维持适当构型与受体或酶结合，以增强其消炎镇痛作用。③在芳环上羧基的对位或间位可引入另一疏水基团X，以增强抗炎活性，X可以是烷基、苯环、芳杂环、环己基等，如非诺洛芬和酮洛芬。④在芳环对位若引入疏水基团后，还可在间位引入吸电子基团如F、Cl等，以加强其抗炎作用，如氟比洛芬和吡洛芬。

2.典型药物

布洛芬

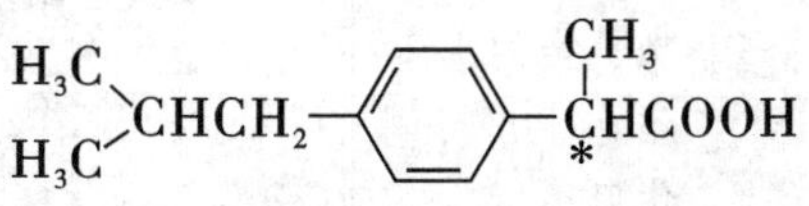

布洛芬，化学名为α-甲基-4-(2-甲基丙基)苯乙酸，又名异丁苯丙酸。

本品为白色结晶性粉末，有异臭，无味；在乙醇、氯仿、乙醚和丙酮中易溶，水中几乎不溶。药用品为外消旋体。

本品含有羧基，呈弱酸性，pKa 5.2，可溶于氢氧化钠或碳酸钠溶液中，并可与赖氨酸成盐。

本品与氯化亚砜作用，与乙醇成酯后，加盐酸羟胺在碱性条件下产生羟肟酸，在酸性条件下再与三氯化铁试液作用可生成红色至暗红色的异羟肟酸铁。

本品临床用于治疗(类)风湿性关节炎、骨关节炎、神经炎、咽喉炎及支气管炎等症。

萘普生

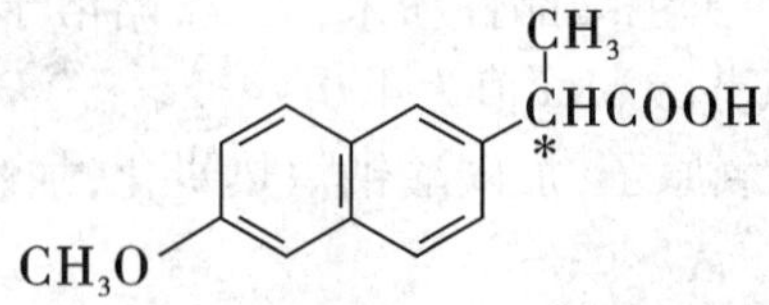

萘普生，为白色结晶性粉末，在水中几乎不溶，乙醇中可溶。药用品为S(+)异构体。

本品呈弱酸性，pKa 5.2。光照可缓慢变色，故须避光保存。

本品分子中甲氧基若移位，则抗炎作用减弱；甲氧基若被较大基团取代活性也下降。但甲氧基被较小亲脂性基团如Cl、CH_3、SCH_3等取代可保留抗炎活性；羧基被醇、醛、酮基取代活性也保留。

本品用于治疗风湿性及类风湿性关节炎、强直性脊柱炎等症。

拓展提高

芳基烷酸类其他常用药物

临床上应用的芳基烷酸类药物数量较多，现主要介绍其他常用药物，见表4-1。

表4-1　其他常用芳基烷酸类非甾体抗炎药

芳基乙酸类药物名称与结构	芳基乙酸类类型与作用特点	芳基丙酸类药物名称与结构	芳基丙酸类类型与作用特点
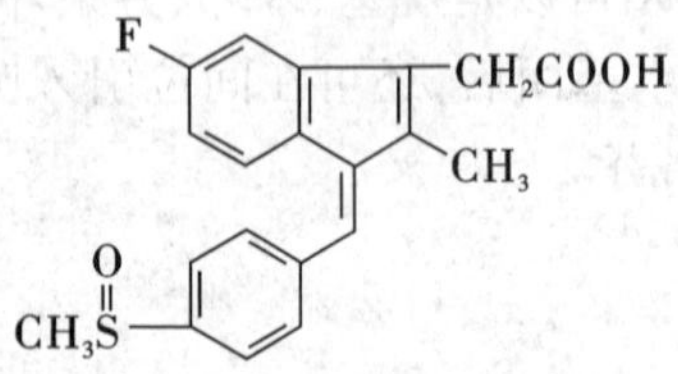 舒林酸	即用—CH═替代吲哚美辛结构中—N═得到的茚酸类前药。作用为吲哚美辛的1/2，作用持久、副作用小	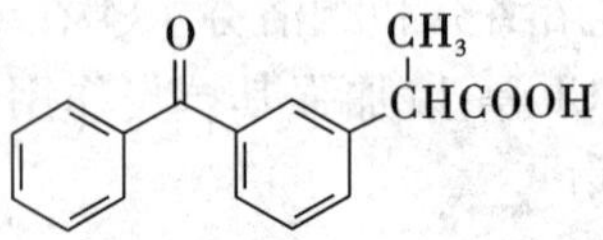 酮洛芬	为高效解热药，其解热作用比吲哚美辛强4倍，比阿司匹林强100倍

续表 4-1

芳基乙酸类药物名称与结构	芳基乙酸类类型与作用特点	芳基丙酸类药物名称与结构	芳基丙酸类类型与作用特点
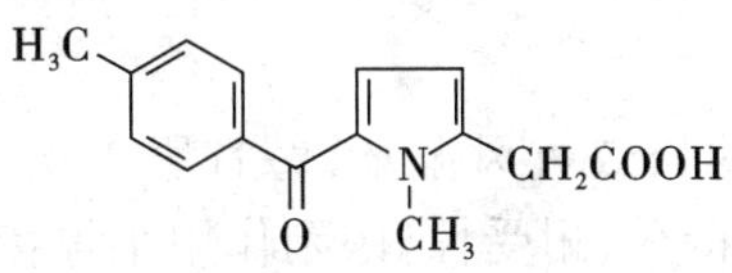 托美丁	属吡咯乙酸类，消炎和镇痛作用分别为保泰松的 3～13 倍和 8～15 倍，安全、速效	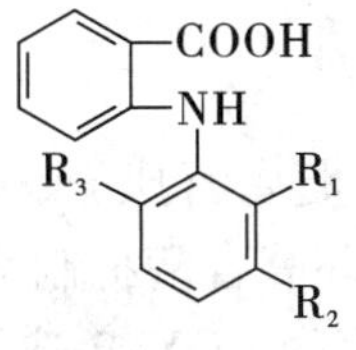 氟比洛芬	引入第二个疏水性较大的苯基，使抗炎作用增强，是吲哚美辛的 5 倍
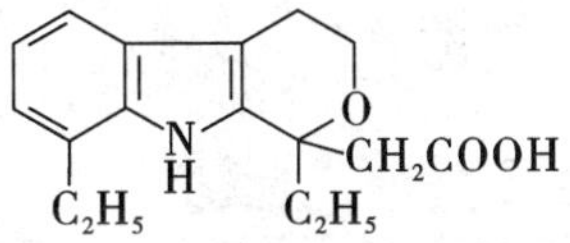 依托度酸	属吡喃乙酸类，消炎作用与阿司匹林相似	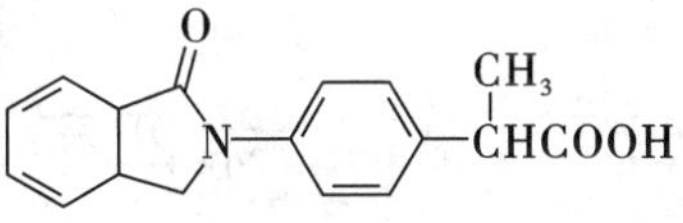 吲哚洛芬	抗炎作用强于吲哚美辛
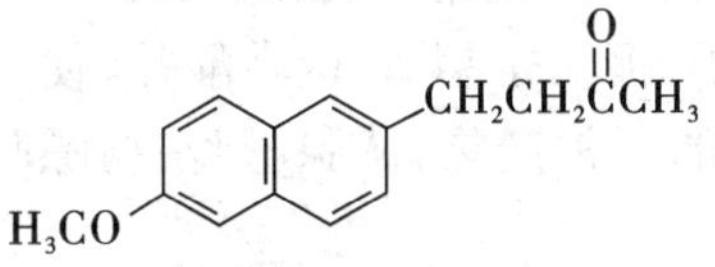 萘丁美酮	为非酸性前体药物，须经体内代谢为 6-甲氧基-2-萘乙酸产生活性，对 COX-2 有选择性抑制作用，抗炎作用是吲哚美辛的 1/3	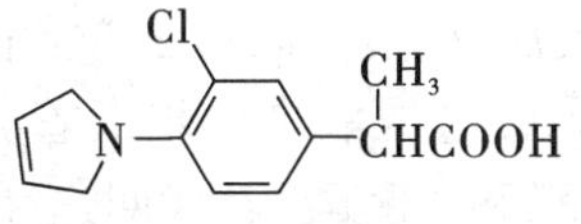 吡洛芬	疗效优于吲哚美辛，副作用比吲哚美辛和阿司匹林小
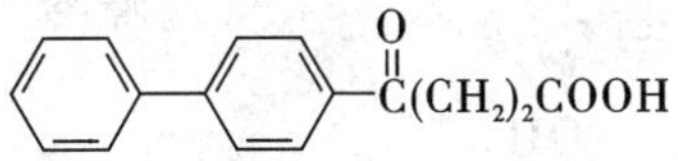 芬布芬	为酮酸型前药。具有长效消炎作用，胃肠道副作用小	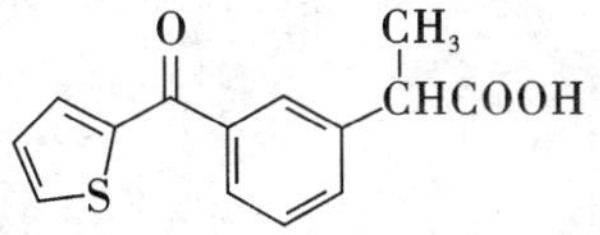 舒洛芬	镇痛作用和抗炎活性分别是阿司匹林的 200 倍和 2～14 倍

四、1,2-苯并噻嗪类

1,2-苯并噻嗪类（昔康类）的研究始于 20 世纪 70 年代，为新型的消炎镇痛药，对 COX-2 有一定的选择性抑制作用。本类药物结构中虽无羧基，但含有酸性的烯醇羟基，有关药物结构如下。

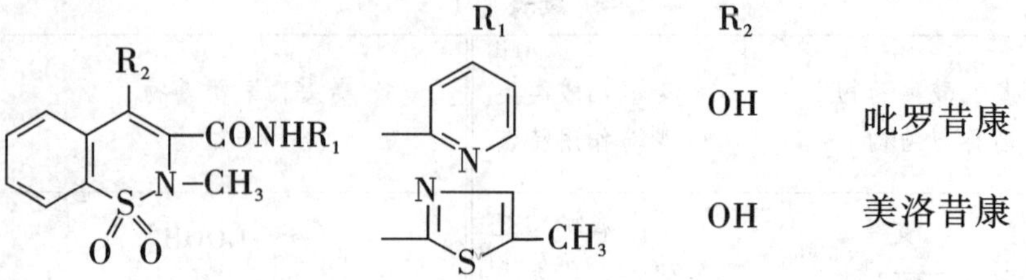

R₁	R₂	
	OH	吡罗昔康
	OH	美洛昔康

其中吡罗昔康(炎痛喜康)是第一个在临床上使用的长效抗风湿药,每日服 1 次,24 h有效;是可逆的环氧合酶抑制剂,具有疗效显著、作用持久、耐受性好、副作用小等特点。美洛昔康为高度的 COX-2 选择性抑制剂,对慢性风湿性关节炎的抗炎、镇痛效果与吡罗昔康相同,但对胃及十二指肠溃疡的诱发较吡罗昔康弱,可长期治疗类风湿性关节炎。

第四节　抗痛风药

一、概述

痛风病是体内嘌呤代谢紊乱而引起的一种疾病,痛风的急性发作是关节组织内尿酸过多,形成尿酸钠结晶(人体内嘌呤代谢的最终产物)析出,刺激组织引起痛风性关节炎、痛风性肾病等炎症反应。在炎症过程中,滑液膜组织及白细胞中产生大量乳酸盐,使局部的 pH 值降低,促进尿酸进一步沉着。尿酸是人体代谢的正常产物,从腺嘌呤、鸟嘌呤代谢到尿酸、尿素和乙醛酸,其代谢途径如下。

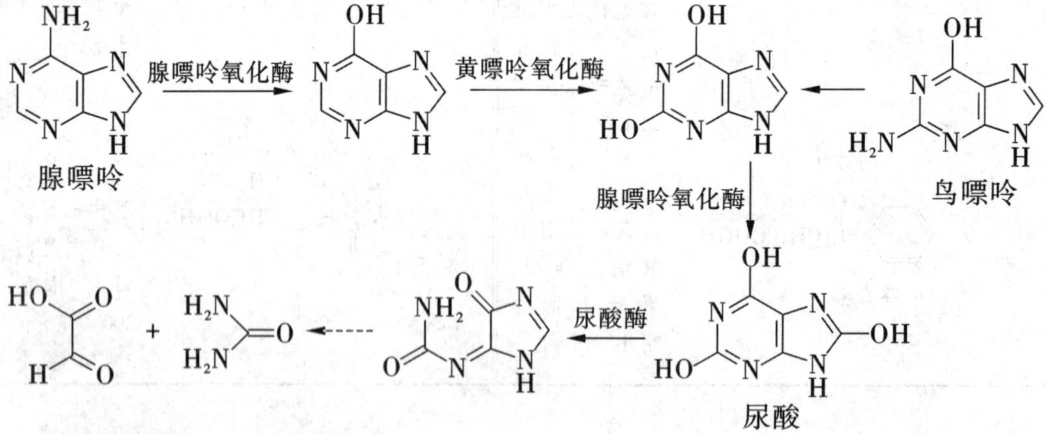

腺嘌呤 —腺嘌呤氧化酶→ —黄嘌呤氧化酶→ ← 鸟嘌呤

腺嘌呤氧化酶↓

尿酸 —尿酸酶→ ······→ 尿素 + 乙醛酸

目前治疗痛风的药物主要为抗急性痛风性关节炎和抗血中尿酸过高的药物,大多数强效的非甾体抗炎药能缓解痛风的疼痛症状,减轻炎症,如吲哚辛酸可在 2 ~4 h 内缓解疼痛,是广泛应用的首选药物。

临床上使用的抗痛风药根据作用机制可分为以下三类:①用药物控制尿酸盐对关节造成的炎症,如秋水仙碱,通常也采用非甾体抗炎药来缓解急性痛风的疼痛;②增加尿酸排泄速率的药物,如丙磺舒;③通过抑制黄嘌呤氧化酶来抑制尿酸生成的药物,如别嘌呤。后两类药物可减少血液中的尿酸水平，被用于慢性痛风的治疗。

抗痛风药通过促进尿酸排泄，降低血浆中的尿酸浓度达到针对痛风的治疗作用。其中秋水仙碱是从百合科植物丽江山慈姑球茎中得到的一种生物碱，主要作用是通过与粒细胞的微管蛋白结合，妨碍粒细胞的活动，增加粒细胞吞噬尿酸盐结晶，对急性痛风性关节炎有选择性的消炎作用，是对抗痛风急性发作的有效预防药，同时它也是一种抗癌药，毒性较大。别嘌醇又名痛风宁，是一黄嘌呤氧化酶抑制剂，可选择性地抑制尿酸的生物合成，该药口服吸收后肝脏代谢，约有70%代谢为有活性的别黄嘌呤，别嘌醇和别黄嘌呤均可抑制黄嘌呤氧化酶，进而使尿酸合成减少，降低血中尿酸浓度，减少尿酸盐在骨、关节及肾脏的沉积，临床用于治疗痛风及痛风性肾病。

二、典型药物

丙磺舒

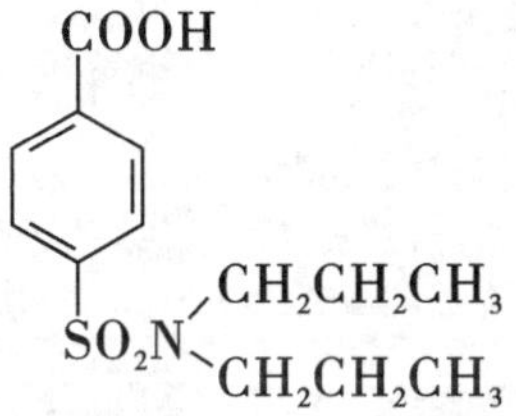

COOH

$SO_2N(CH_2CH_2CH_3)_2$

丙磺舒，化学名为对[（二丙氨基）磺酰基]苯甲酸。

本品为白色结晶性粉末，无臭，味微苦。易溶于丙酮，略溶于乙醇和氯仿，几乎不溶于水。pKa 为 3.4。

本品抑制尿酸盐在近曲肾小管的主动再吸收，增加尿酸的排泄而降低血中酸盐的浓度，可缓解或防止尿酸盐结晶的生成，减少关节的损伤，亦可促进已形成的尿酸盐的溶解。无抗炎、镇痛作用，用于慢性痛风的治疗。

本品可竞争地抑制弱有机酸类药物如青霉素在肾小管的分泌，增加这些抗生素的血药浓度和延长它们的作用时间，可作为辅助用药。

别嘌醇

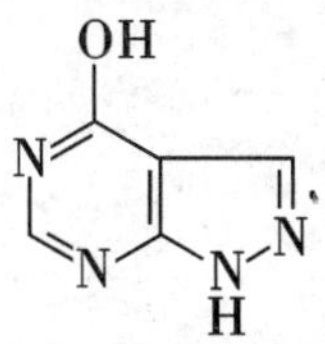

OH

N　N　N　N

H

别嘌醇，化学名为1,5-二氢-4H-吡唑并[3,4-d]嘧啶-4-醇。

本品为白色或类白色结晶性粉末，几乎无臭，熔点350 ℃以上。在碱液中易溶，微溶于水或乙醇，不溶于氯仿。

本品在pH值为3.1～3.4时最稳定，pH值升高，则分解成3-氨基吡唑-4-羧酸胺。

本品口服吸收后经肝脏代谢，约有70 %的量代谢为有活性的别黄嘌呤。

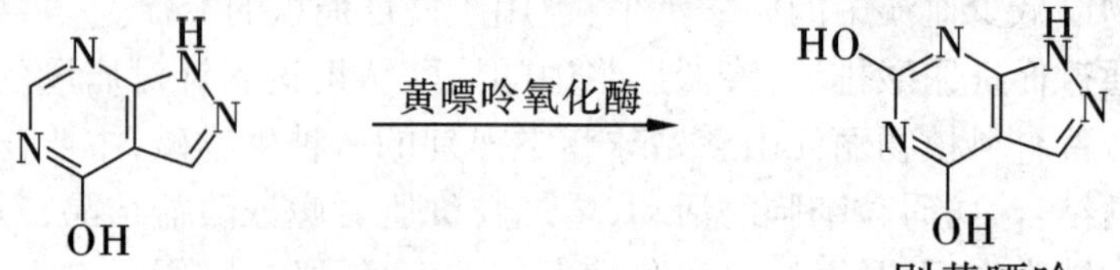

黄嘌呤氧化酶

别黄嘌呤

别黄嘌呤对黄嘌呤氧化酶也有抑制作用,其半衰期比别嘌醇更长,该活性代谢物所引起的作用是别嘌醇作用的一个重要部分。本品可抑制肝酶活性,与其他药物如茶碱、6-巯嘌呤等合并用药时可使其清除率减少,须加以注意。

本品及其代谢产物可抑制黄嘌呤氧化酶,进而使尿酸的生物合成减少,降低血中尿酸浓度,减少尿酸盐在骨、关节及肾脏的沉着。临床主要用于痛风、痛风性肾病。

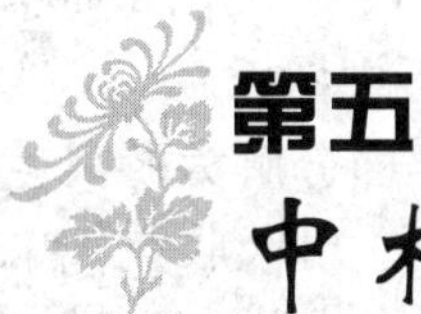

第五章 中枢兴奋药和利尿药

第一节 中枢兴奋药

中枢兴奋药是一类能提高中枢神经系统功能活动的药物，作用于大脑、延髓和脊髓，有兴奋大脑、改善大脑功能、兴奋延髓呼吸中枢和改善脊髓传导等效用。临床多应用其对延髓呼吸中枢的选择性兴奋作用，用于重病及药物中毒等引起的呼吸衰竭的抢救，因而又称回苏药。

近年来在本类药物的发展中，又发现一些具有改善大脑微循环、代谢和功能的新药，有助于智力的恢复，可用于脑血管病、脑外伤后遗症和痴呆等的治疗，称为复智药 。

中枢兴奋药用量过大时，可使中枢神经系统过度兴奋而引起惊厥，由惊厥可转为抑制。这种抑制不能再被中枢兴奋药所解除，可危及生命。因此，使用中枢兴奋药时，必须细心观察病人用药后的反应，注意控制用量。

一、生物碱类

黄嘌呤类生物碱包括咖啡因、可可碱和茶碱，均为黄嘌呤的 N-甲基衍生物。咖啡因为1,3,7-三甲基黄嘌呤；可可碱为3,7-二甲基黄嘌呤；茶碱为1,3-二甲基黄嘌呤。茶叶中含有1% ~5%的咖啡因、少量的茶碱及可可碱；咖啡豆中主要含有咖啡因；可可豆中含有较多的可可碱及少量的茶碱。咖啡因、可可碱和茶碱均可用合成方法制得。

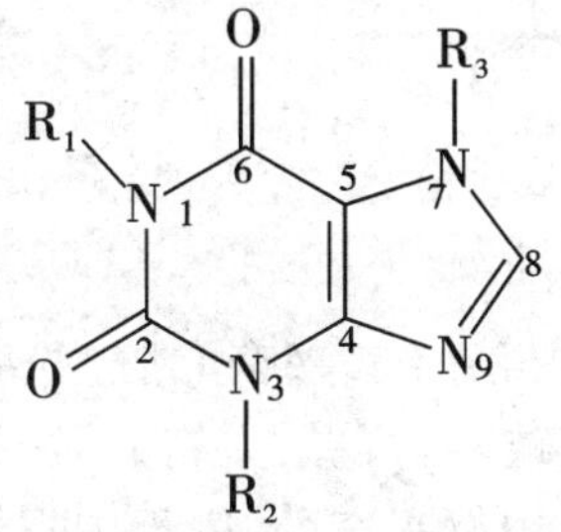

R_1	R_2	R_3	
CH_3	CH_3	CH_3	咖啡因
H	CH_3	CH_3	可可碱
CH_3	CH_3	H	茶碱

黄嘌呤环由嘧啶二酮和咪唑稠合而成，按国际命名规则，以1H-嘌呤-2,6-二酮为命

名的母体。如咖啡因命名为:3,7-二氢-1,3,7-三甲基-1H-嘌呤-2,6-二酮。

可可碱的 N_1 的 H 因 2, 6 位两羰基吸电子的影响,可解离而显酸性。茶碱的 N_7 参与 4, 5 位双键,8,9 位双键和 6-羰基的共轭体系,故 N_7 上的 H 也可解离而显酸性。但可可碱 1 位 H 又受 2, 6 两羰基氧原子的电性吸引的影响而使解离受制约,而茶碱 7 位 H 只受 6-羰基氧原子的吸引,受制约影响小,故茶碱的酸性较可可碱稍强。咖啡因的 1, 3, 7 位无质子可解离,故不显酸性。黄嘌呤环中 N_9 因参与上述共轭体系,碱性很弱,接近中性。

本类生物碱因碱性极弱,虽能与强酸成盐,但不稳定,在水或醇中立即分解为游离生物碱及酸。可可碱和茶碱呈微酸性,可与氢氧化钠生成钠盐,也不稳定。可吸收空气中的二氧化碳而分解。

本类生物碱与一般的生物碱沉淀试剂如碘试液等不发生反应,只有咖啡因在强酸性条件下,才能与碘试液生成红棕色沉淀;当加入过量的氢氧化钠试液,沉淀又溶解。用碘量法测定咖啡因的含量即根据此反应。

$$C_8H_{10}N_4O_2+2I_2+KI+HCl \longrightarrow [C_8H_{10}N_4O_2] \cdot HI \cdot 2I_2 \downarrow +KCl$$

$$[C_8H_{10}N_4O_2] \cdot HI \cdot 2I_2+NaOH \longrightarrow C_8H_{10}N_4O_2+NaI+2I_2+H_2O$$

本类生物碱均与鞣酸产生沉淀,并溶于过量的试剂中。可可碱的 1 位 H 和茶碱的 7 位 H 可被硝酸银中的银离子取代,生成银盐沉淀。而咖啡因无此反应,可用以鉴别。

黄嘌呤类生物碱与碱共热时,具有内酰胺结构的黄嘌呤的嘧啶二酮环开裂。对碱的稳定性顺序为:茶碱>可可碱>咖啡因。如咖啡因可被氢氧化钠开环,经水解、脱羧,生成咖啡亭。

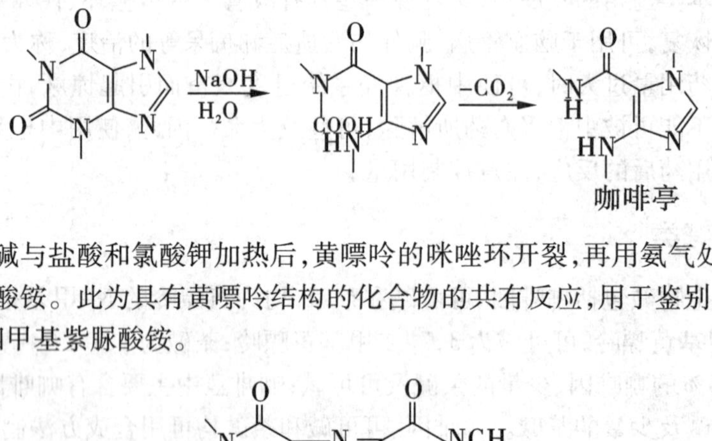

$\xrightarrow[H_2O]{NaOH}$　　$\xrightarrow{-CO_2}$

咖啡亭

本类生物碱与盐酸和氯酸钾加热后,黄嘌呤的咪唑环开裂,再用氨气处理,则缩合生成紫色的紫脲酸铵。此为具有黄嘌呤结构的化合物的共有反应,用于鉴别。以咖啡因为例,反应生成四甲基紫脲酸铵。

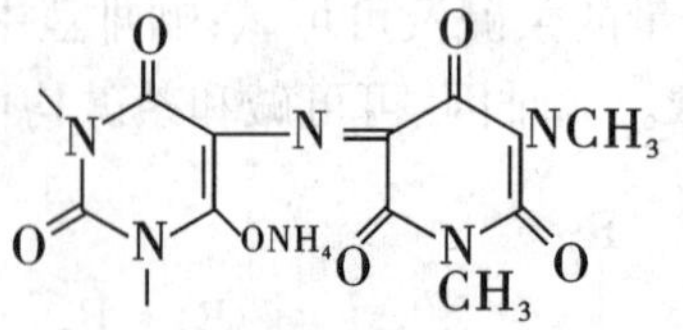

四甲基紫脲酸铵

本类生物碱的药理作用相似,都能兴奋中枢神经系统,兴奋心脏,松弛平滑肌和利尿,但强度有所不同。如中枢兴奋作用,咖啡因>茶碱>可可碱;兴奋心脏,松弛平滑肌及利尿作用,茶碱>可可碱>咖啡因。咖啡因主要用作中枢兴奋药,用于中枢性呼吸循环衰竭的治疗。茶碱主要用于松弛支气管平滑肌,常与乙二胺成盐,称氨茶碱,可制口服制剂或注射制剂，用于治疗哮喘。可可碱已少用。

本类生物碱口服吸收好，能分布于全身，可被黄嘌呤氧化酶催化氧化，代谢成尿酸衍生物或黄嘌呤衍生物，结构与正常代谢产物相似，毒性和副作用均低。

二、酰胺类

（一）概述

具有酰胺结构的中枢兴奋药较多，尚难总结出一定的构效关系，大体可分为酰胺在环外的链酰胺类和酰胺在环内的内酰胺类。

链酰胺类又可分为芳酰胺和脂酰胺，前者如临床常用药尼可刹米。后者如克罗乙胺，后者的作用更强。尼可刹米可由烟酸和二乙胺缩合制取。其极易溶于水，水剂稳定，可静脉给药，尼可刹米能直接兴奋呼吸中枢，用于一氧化碳及吗啡等中毒的救治，作用温和，安全范围较大。

内酰胺类的结构类型较多，较早应用的有哌啶二酮类的美解眠（贝美格），其可兴奋延髓呼吸中枢，用于解巴比妥类药物中毒。将环缩成吡咯烷酮的多沙普仑，对呼吸中枢有特异性的兴奋作用，而对中枢神经系统的兴奋作用较小，安全范围较大，可取代美解眠。吡咯烷酮为 γ-氨基丁酸的环状衍生物，于 N 上以链状乙酰氨基取代，得吡乙酰胺（脑复康），能抗脑组织缺氧，促进大脑合成代谢及信息传递。其4-羟基衍生物奥拉西坦（脑复智）可促进脑内磷酰胆碱和磷酰乙醇胺的合成，对思维的集中和记忆的恢复比脑复康更有效，且毒性较小。

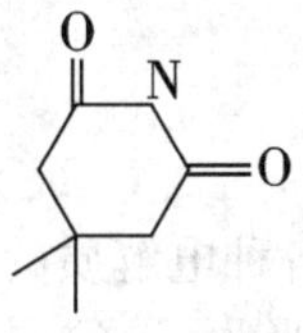

C_2H_5 O N O NCH$_2$CH$_2$ O HO N O N O CH_2CONH_2

贝美格 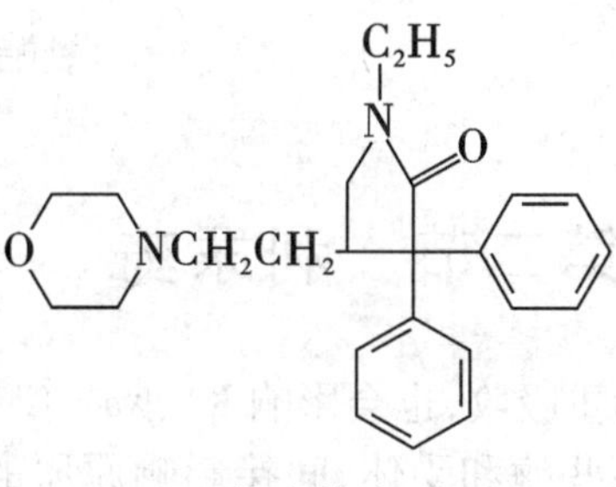　　多沙普仑 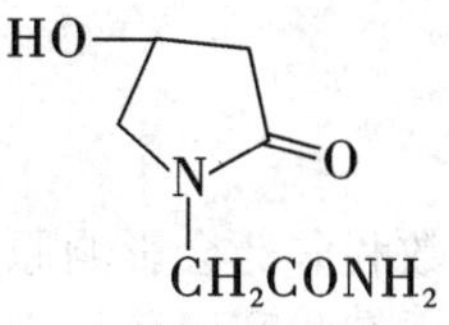　　脑复智

（二）典型药物

吡拉西坦

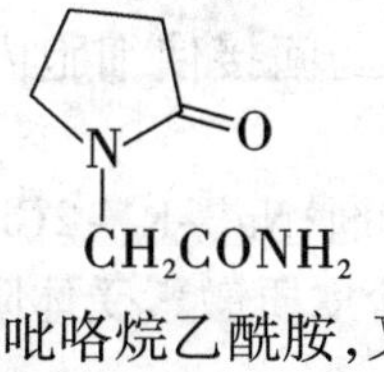

N O CH_2CONH_2

吡拉西坦，化学名为2-氧代-1-吡咯烷乙酰胺，又名脑复康。

本品合成反应是吡咯烷酮与乙醇钠成钠盐，再与氯乙酸乙酯反应，得1-乙酸乙酯基吡咯烷酮，再经氨解即得。

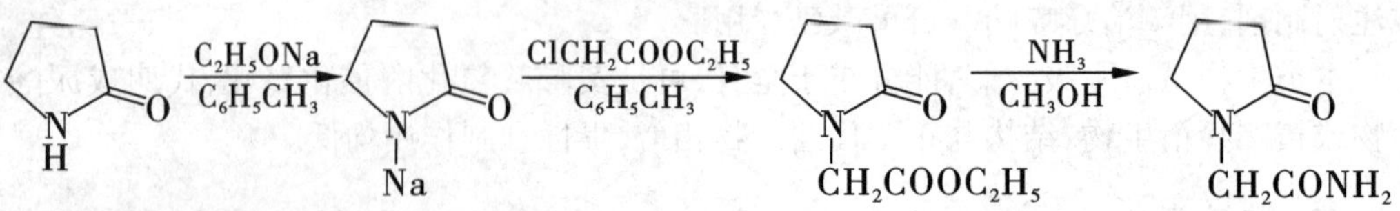

$$\text{2-吡咯烷酮 (NH)} \xrightarrow[C_6H_5CH_3]{C_2H_5ONa} \text{N-Na} \xrightarrow[C_6H_5CH_3]{ClCH_2COOC_2H_5} \text{N-}CH_2COOC_2H_5 \xrightarrow[CH_3OH]{NH_3} \text{N-}CH_2CONH_2$$

本品由异丙醇结晶，熔点 151.5～152.5 ℃。

本品口服吸收迅速，30 min 达最高血药浓度，可分布于人体大部分组织，也可透过血-脑屏障及胎盘，95%～98%以原药由尿排泄。

本品能抗脑组织缺氧，促进大脑 ATP 和蛋白质的合成及信息传递，用于脑外伤、一氧化碳和中枢抑制药中毒、老年性痴呆和儿童智能低下等的治疗。

三、其他类

色酮类的二甲弗林（回苏灵）的作用比尼可刹米和山梗菜碱等强。用于中枢抑制药过量、外伤和手术引起的呼吸抑制。苯氧乙酸酯类的氯酯醒能调节神经细胞代谢。用于新生儿缺氧、脑外伤性昏迷和小儿遗尿等的治疗。

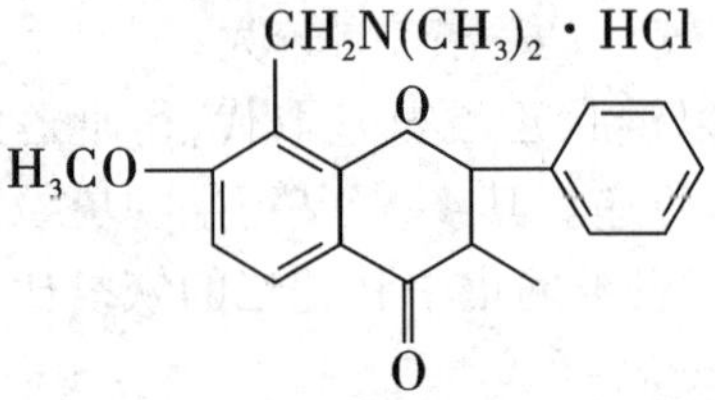

$CH_2N(CH_3)_2 \cdot HCl$，H_3CO，O

二甲弗林

$Cl-C_6H_4-OCH_2COOCH_2CH_2N(CH_3)_2 \cdot HCl$

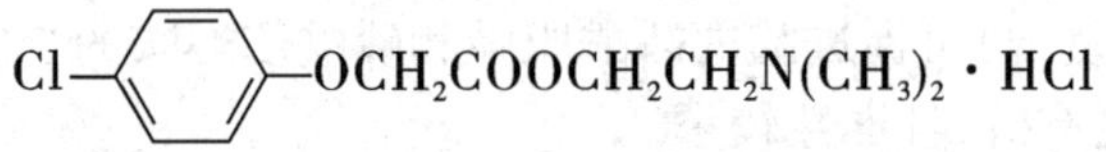

氯酯醒

第二节 利尿药

大多数利尿药会影响原尿的重吸收，也会影响 K^+、Na^+、Cl^-等各种电解质的浓度和组成比例。也有些利尿药作用于某些酶和受体，间接影响原尿的重吸收，导致尿量增加和肾脏加快对尿的排泄。

在临床上利尿药常作为抗高血压药物。这是因为它们具有如下作用来影响血压的下降：① 排钠利水降低血容量；②原发性高血压患者的肾上腺 β_2受体增加，可达到正常人的 2 倍，长期服用利尿药后，可使 β_2受体密度下降 40%，从而使交感神经冲动所产生的血管收缩作用的敏感性降低；③利尿药间接使细胞内 Na^+降低，阻止了高血压患者的钠、钙交换，也调节了血压。

利尿药可分类为：碳酸酐酶抑制剂、Na^+-K^+-2Cl^-协转运抑制剂、Na^+-Cl^-协转运抑制剂、阻断肾小管上皮 Na^+通道药物、盐皮质激素受体阻断剂。

一、碳酸酐酶抑制剂

（一）概述

碳酸酐酶抑制剂为催化二氧化碳和水生成碳酸的一种酶，它是体内广泛存在的一种酶，主要分布于肾脏皮质、胃黏膜、胰腺、红细胞、眼和中枢神经系统。碳酸可解离为 H^+ 及 HCO_3^-，而 H^+ 在肾小管腔中可与 Na^+ 交换，使 Na^+ 被吸收。碳酸酐酶被抑制时，可使 H_2CO_3 形成减少，造成肾小管内可与 Na^+ 交换的 H^+ 减少，管腔中 Na^+、HCO_3^- 重吸收少，结果使 Na^+ 排出量增加而产生利尿作用，由于排 Na^+ 的同时也有 HCO_3^- 排出，故尿液呈碱性，血液 pH 值下降（高氯血酸中毒）及钾排出增加。

在磺胺药物应用后不久，即发现某些患者的尿中 Na^+、K^+ 及 pH 值都高于正常值，出现酸中毒、尿液呈碱性和中度利尿作用，究其原因是由于体内，特别是肾脏内碳酸酐酶部分受到抑制，引起 Na^+、HCO_3^- 和水的排出。这促使对磺胺类化合物利尿作用的研究受到重视，1953 年碳酸酐酶抑制剂乙酰唑胺应用于临床，虽较磺胺的利尿作用强 2～3 倍，但其利尿作用还是较弱，加之增加 HCO_3^- 的排出而造成代谢性酸血症，且长期服用会产生耐受性，目前很少单独作为利尿药物使用。但乙酰唑胺具有使房水生成减少的作用，可降低青光眼病人的眼内压，因此现主要用于治疗青光眼。双氯非那胺虽作用较乙酰唑胺缓慢，但作用持久。加之其分子含有 2 个磺酰胺基，其碳酸酐酶抑制作用较强，临床上主要用于治疗原发性青光眼、继发性青光眼急性期和术前控制眼内压，特别适用于对乙酰唑胺有耐药性的患者。此类药物还有醋甲唑胺、依索唑胺，其作用与乙酰唑胺类似。

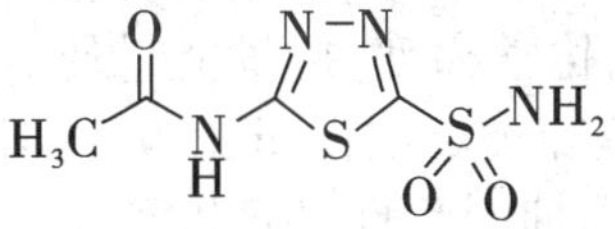

乙酰唑胺 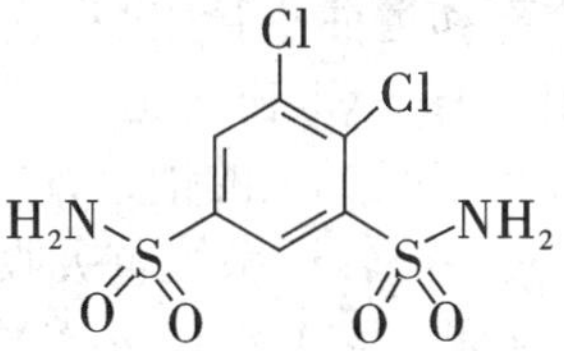　　双氯非那胺

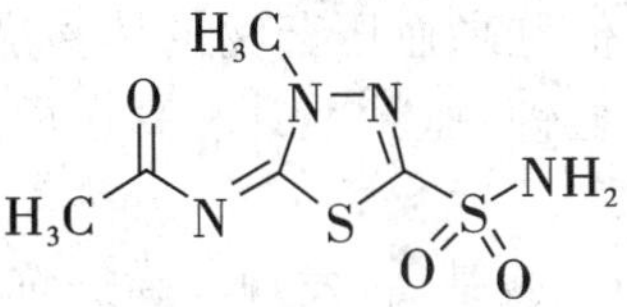

醋甲唑胺 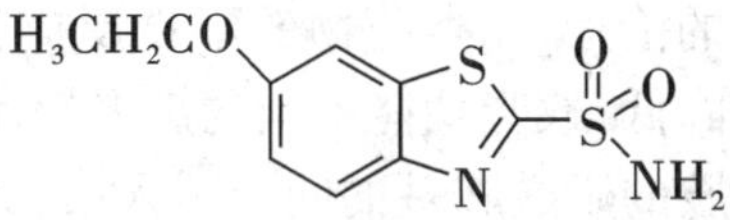　　依索唑胺

（二）典型药物

乙酰唑胺

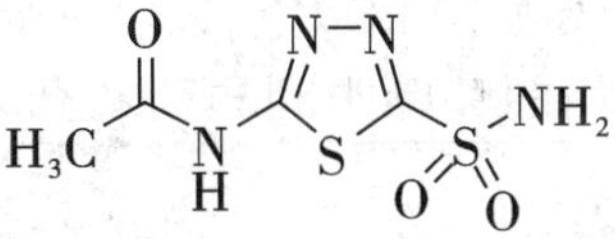

乙酰唑胺，化学名为 5-乙酰胺基-1，3，4-噻二唑-2-磺酰胺。

本品为白色针状结晶或结晶性粉末，熔点 258～259 ℃，无臭，味微苦，易溶于碱溶液如氨水，微溶于水和乙醇中，不溶于乙醚和氯仿。

乙酰唑胺的磺酰胺基的氢离子能离解，故乙酰唑胺呈现弱酸性，pKa 为 7.2，可形成钠盐，并能与重金属盐形成沉淀，如与硝酸汞试剂生成白色沉淀，与硫酸铜试液生成蓝绿色沉淀。

乙酰唑胺为非典型磺胺衍生物，与对氨基苯甲酸的结构无相似之处，所以没有抗微生物感染作用。但乙酰唑胺抑制碳酸酐酶的能力却是磺胺药物的1 000倍。乙酰唑胺可口服使用。

乙酰唑胺的合成是以硫酸肼为起始原料，与硫氰酸铵反应，生成双硫脲，再与次磷酸钙在盐酸溶液中加热，得噻二唑衍生物再经醋酐乙酰化生成乙酰化物。在醋酸中，通入氯气进行氧化氯化反应，最后氨解后制备得到乙酰唑胺。

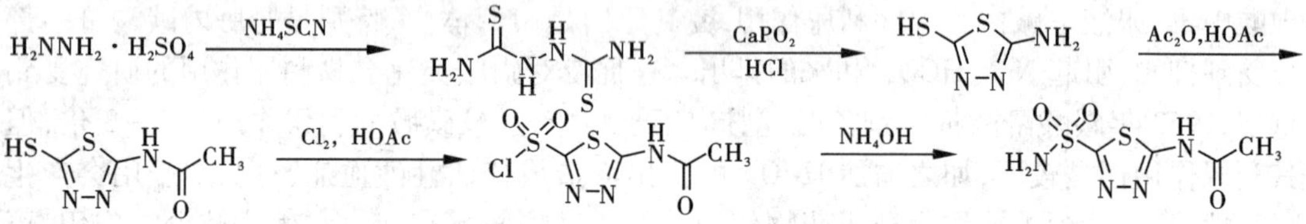

$H_2NNH_2 \cdot H_2SO_4 \xrightarrow{NH_4SCN}$ (双硫脲) $\xrightarrow[HCl]{CaPO_2}$ (噻二唑衍生物) $\xrightarrow{Ac_2O, HOAc}$ (乙酰化物) $\xrightarrow{Cl_2,\ HOAc}$ (磺酰氯) $\xrightarrow{NH_4OH}$ (乙酰唑胺)

二、Na^+-Cl^-协转运抑制剂

（一）概述

本类药物分子中多含有噻嗪核，因此又被称为噻嗪类利尿药。此类药物通过抑制髓袢上升支粗段皮质部和远曲小管（肾小管稀释段）Na^+-Cl^-协转运，使原尿Na^+重吸收减少而发挥利尿作用。Na^+-Cl^-协转运是此肾小管节段对NaCl重吸收的机制。Na^+-Cl^-协转运的能量来自肾小管基膜上的钠泵，产生电化学梯度，提供能量使Na^+和Cl^-通过位于肾小管内侧的Na^+-Cl^-协转运系统重吸收。噻嗪类药物由于竞争性抑制Na^+-Cl^-协转运的Cl^-结合部位而利尿。它亦有微弱碳酸酐酶抑制活性，Cl^-和HCO_3^-排除均衡，不易引起酸碱平衡混乱，为最常用的利尿药物和抗高血压药物。此类药物不引起体位性低血压，并能增加其他抗高血压药物的效能和减少其他抗高血压药物的体液潴留副作用，也可用于尿崩症的治疗，此类药物的不良反应为低血钾、血糖上升和高血尿酸症。因可使肾小球滤过率降低，故肾功能不全的患者慎用。

在苯磺酰胺的磺酰胺基的间位引入第二个磺酰胺基后，发现二磺酰胺类化合物较单取代物有更强的利尿作用，加之在分子中的氯原子和氨基，使得其利尿作用更强，但此类药物显微弱的碳酸酐酶抑制作用。当氨基被脂肪酸酰化时可进一步增强利尿作用，酰基以4～6个碳原子时利尿作用达到最高。但当甲酰化时意外得到氯噻嗪，为可口服强利尿药物并且其耐受性好。当将氯噻嗪的分子内双键氢化时得到氢氯噻嗪，虽其利尿性质与氯噻嗪类似，但其强度较氯噻嗪强10倍以上，以氯噻嗪和氢氯噻嗪为先导化合物合成许多苯并噻嗪类利尿药物。常用的噻嗪类利尿药的药效和药代动力学性质如表5-1所示。

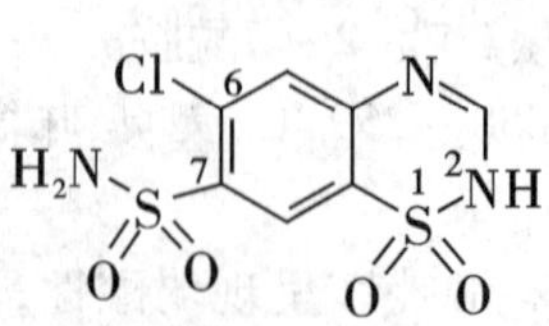

氯噻嗪 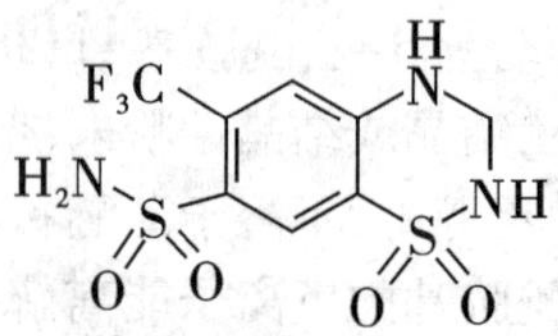　　氢氟噻嗪

表5-1　噻嗪类利尿药的药效和药代动力学性质

药物	相对活性	碳酸酐酶抑制活性	生物利用度	达峰时间/h	半衰期/h	作用时间/h	pKa HA
氯噻嗪	0.8	2×10^{-6}	<25%	4	1~2	6~12	6.8/9.5
氢苄噻嗪	1.3	10-7	NA	NA	NA	12~18	
氢氯噻嗪	1.4	2×10^{-5}	>80%	4	6~15	6~12	7.0/9.2
三氯噻嗪	1.7	6×10^{-5}	Var	6	NA	24	8.6
甲氯噻嗪	1.8		Var	6	NA	>24	9.4
泊利噻嗪	2.0	5×10^{-7}	Var	6	NA	24~48	9.8
氢氟噻嗪	1.3	2×10^{-4}	Inc	3~4	17	18~24	8.9/10.7
苄氟噻嗪	1.8	3×10^{-4}	>90%	4	8.5	6~12	8.5

结构与活性关系研究表明:苯并噻嗪类药物为弱酸类化合物,2位上的氢由于受到1位磺酰胺基的强吸电作用而显酸性,7位的磺酰胺基也能为整个分子贡献酸性,但小于1位的贡献。这些酸性的质子可形成水溶性盐以制备注射剂。6位的吸电子基团有利于利尿作用,氯原子和三氟甲基为佳,三氟甲基由于其脂溶性大于氯,因此比氯取代有更长的作用时间。若以甲基、甲氧基等供电子基团置换时,其利尿作用明显减弱。

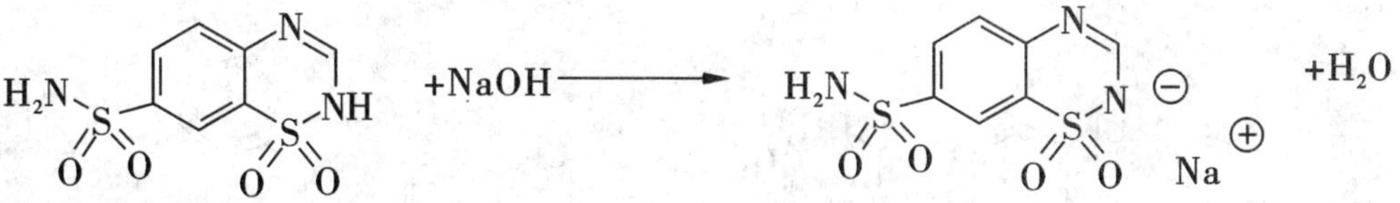

H_2N—S(O)(O)—…—S(O)(O)—NH + NaOH ⟶ H_2N—S(O)(O)—…—S(O)(O)—$N^{\ominus}$ $Na^{\oplus}$ + H_2O

7位的磺酰胺基被置换或除去,则降低或失去活性。在3,4位的双键饱和的衍生物较原化合物的利尿作用强10倍。在3位引入亲脂性基团可明显增加利尿活性,3位以烷基、环烷基、卤素、芳烷基、巯基等亲脂基团取代时,可增加作用时间,2位烷基取代也可减少整个分子的极性,延长其作用时间。

(二)典型药物

氢氯噻嗪

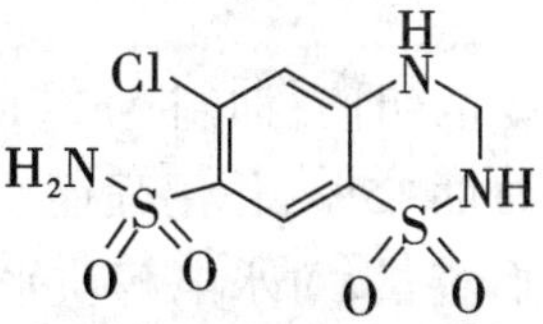

Cl　H　N　H_2N　S　NH　S　O　O　O　O

氢氯噻嗪,化学名为6-氯-3,4-二氢-2H-1,2,4-苯并噻二嗪-7-磺酰胺1,1-二氧化物。

本品为白色结晶,无臭,略带苦味,因磺酰基的吸电子效应,氢氯噻嗪具有酸性,易溶于无机碱水溶液(如NaOH和氨水)、有机碱和正丁胺,在中性、酸性水溶液中,溶解度则较小。氢氯噻嗪难溶于醋酸、氯仿、乙酸乙酯，略溶于甲醇、乙醇，易溶于丙酮。

固态氢氯噻嗪室温储存 5 年，未见发生显著降解，230 ℃加热 2 h，仅见颜色略变黄色，其他物理性质未有显著变化，对日光稳定，但不能在强光下曝晒。

本品的合成是以间氯苯胺与过量的氯磺酸进行氯磺化反应，生成 4-氯-6-氨基-间苯二磺酰氯，然后在氯化铵水溶液中，通入氨气，至 pH 值为 8 ~ 9，制得 4-氯-6-氨基-间苯二磺酰胺，再与甲醛缩合，即制备得到氢氯噻嗪。

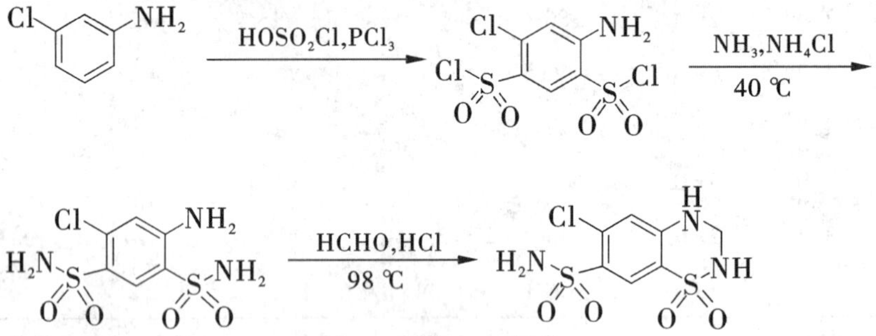

$HOSO_2Cl,PCl_3$；NH_3,NH_4Cl，40 ℃；HCHO,HCl，98 ℃

非苯并噻嗪类 Na^+-Cl^-协转运抑制药主要有美托拉宗和吲达帕胺，美托拉宗为将苯并噻嗪分子中的砜基用酮基置换的化合物，其利尿作用持续时间为 12 ~ 24 h，有效剂量 2.5 ~ 20 mg/d。吲达帕胺分子中含有极性的氯苯酰胺和非极性甲基吲哚啉结构，它含有磺酰氨基，但不含噻嗪环，吲达帕胺在胃肠道中迅速被吸收，作用时间为 14 ~ 18 h，它具有松弛血管平滑肌的作用，因此临床上用于治疗高血压及水和电解质滞留性疾病，特别是水肿或腹水。

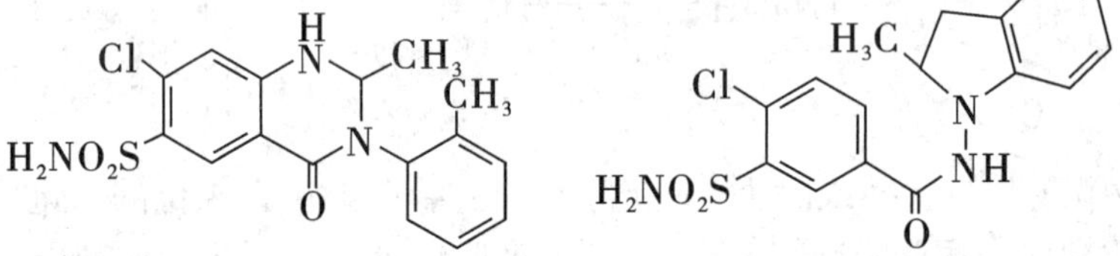

美托拉宗　　吲达帕胺

三、Na^+-K^+-$2Cl^-$协转运抑制剂

(一) 概述

此类药物作用于肾髓袢上升支的粗段，抑制 Na^+-K^+-$2Cl^-$协转运，影响尿的稀释和浓缩功能，排 Na^+量可达原尿 Na^+量的 15%，作用强而快，所以又被称为髓袢利尿药或高效能利尿药。此类药物能增加肾血流量，对水电解质平衡有较大的影响，主要用于其他利尿药效果不好而又急需利尿的情况，如急性肾衰竭在早期的无尿期或急性肺水肿。

本类药物按其化学结构可分为含磺酰氨基结构的利尿药、苯氧乙酸类利尿药和 4-噻唑啉酮类利尿药。

含磺酰氨基结构的利尿药主要有呋塞米、布美他尼、托拉塞米、阿佐塞米和希帕胺等。

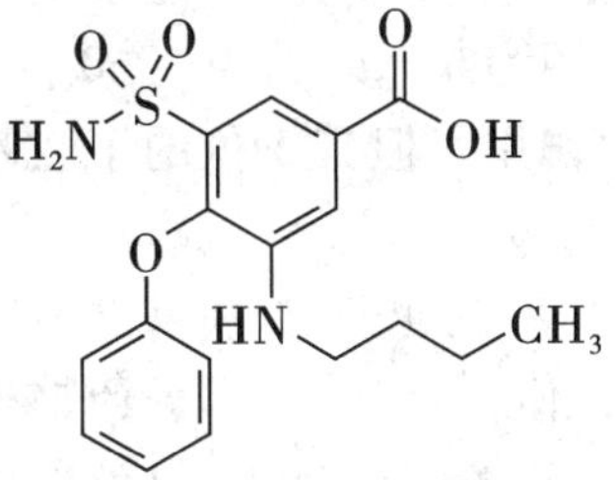

布美他尼

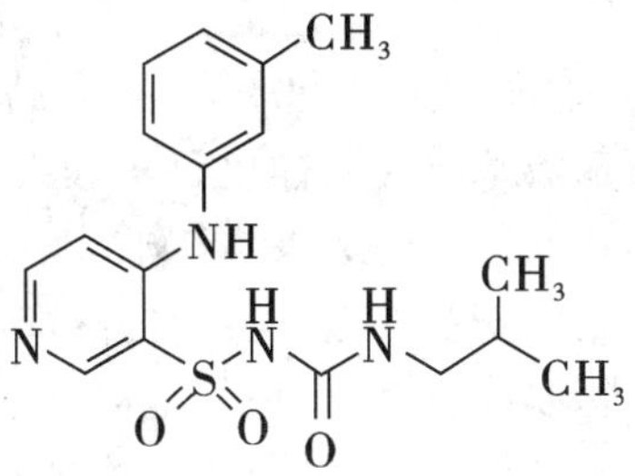

托拉塞米

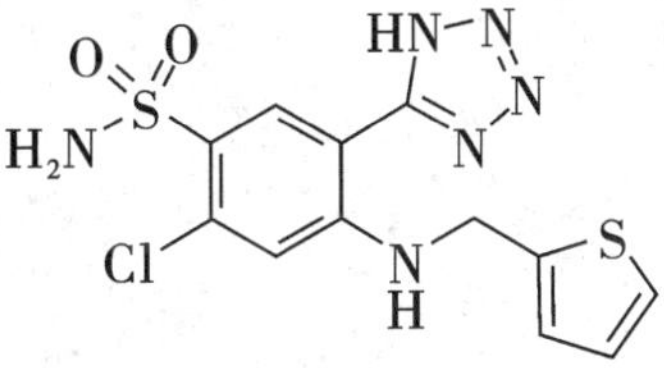

阿佐塞米

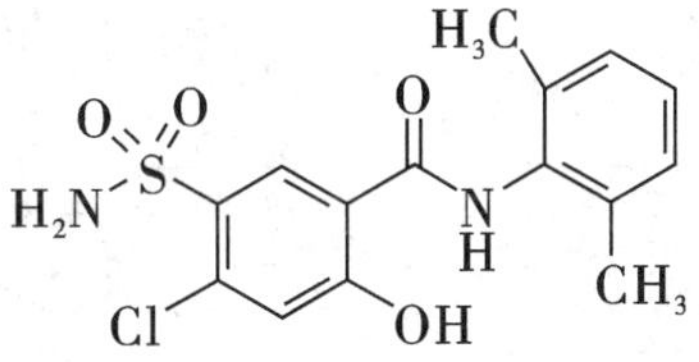

希帕胺

（二）典型药物

呋塞米

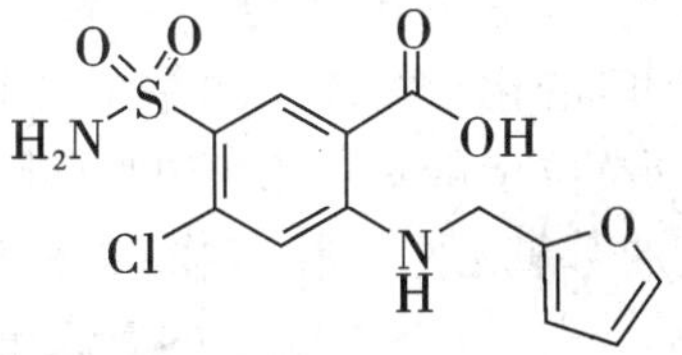

呋塞米，化学名为5-（氨磺酰基）-4-氯-2-[（2-呋喃甲基）氨基]苯甲酸，又名利尿磺胺。

本品为白色或类白色结晶粉末，熔点206 ℃，无臭无味，不溶于水，可溶于乙醇、甲醇、丙酮及碱性溶液中，略溶于乙醚、氯仿。呋塞米具有酸性，其pKa值为3.9。

虽然从化学结构来看，呋塞米是5-磺酰胺取代的邻氨基苯甲酸的衍生物，但是呋塞米完全没有碳酸酐酶的抑制作用，它的主要活性作用部位是在肾脏髓质升支部位，有很强的抑制重吸收的作用，也能影响近曲小管和远曲小管，这类药物起效快，但作用时间短。氯原子和磺酰胺基的取代，是其化学结构特点，分子中拥有游离羧基，所以呋塞米的酸性比噻嗪类强。呋塞米大多以原型排泄，53.1%～58.5%以原药排泄，17.8%～21.3%与葡萄糖醛酸结合。仅有少量的代谢物，多发生在呋塞米的呋喃环上，呋塞米的促NaCl排泄作用为噻嗪类利尿药的8～10倍。作用时间则较短，为6～8 h，呋塞米不但有排泄Na^+和Cl^-的作用，而且还有排泄K^+、Ca^{2+}、Mg^{2+}和CO_3^{2-}的作用。能有效治疗心因性水肿、肝硬化引起的腹水、肾性浮肿，还有温和的降低血压的作用。呋塞米口服有效，也可由其他途径（如注射）给药，每日剂量20～82 mg，因作用时间短，也可分次给药，临床毒性主要是体液和电解质的失衡、高尿酸症、胃肠道反应。

布美他尼为高效利尿药，是在对呋塞米结构改造的基础上发展起来的。其分子中苯氧基替代了此类其他药物中的氯原子或三氟甲基，由苯氧基引起的吸电子效应与氯原子或三氟甲基类似，同时将6位的氨基移至5位，这些微小变化虽不能改变呋塞米的作用靶点，但却极大地增加了其利尿作用，本品利尿作用为呋塞米的40～60倍。4位的苯氧基被苯氨基或苯硫基取代同样也显示较好的利尿作用。但其5位的丁胺基若被在呋塞米中的呋喃甲基取代时则效果不佳。

托拉塞米是对呋塞米进一步结构修饰得到的高效利尿药物，将呋塞米结构中的磺酰胺基用磺酰硫脲取代，其作用与其他高效利尿药类似，但与呋塞米等药物相比所不同之处在于它不作用于近曲小管，因此不增加磷酸盐和碳酸盐的分泌，故被食品药品监督管理局（FDA）推荐用于治疗高血压、充血性心肌衰竭和肝硬化伴随的水肿。

依他尼酸

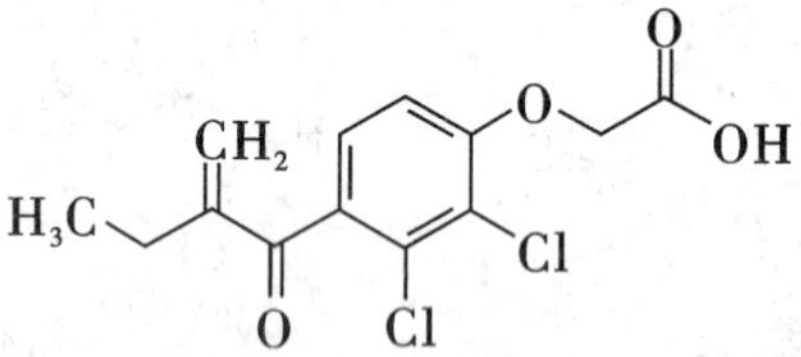

依他尼酸，化学名为2,3-二氯-4-(2-亚甲基丁酰)苯氧乙酸，又名利尿酸。

本品为白色结晶粉末，无臭，味微苦涩，熔点121～125 ℃。不溶于水，易溶于乙醚（1∶3.5）和乙醇（1∶1.6），为中等强度酸，pKa为3.50。

依他尼酸虽为高效利尿药物，但它的设计与呋塞米却不相同，在有机汞类利尿药发现后，考虑利用其他可与巯基反应的化合物能与酶系统中的巯基结合，抑制肾小管对Na^+的再吸收从而达到利尿作用，以及位于羰基α、β位的双键活性强，能与巯基结合的特点，所以设计出对位不饱和酮取代的苯氧乙酸类化合物，具有较强的利尿作用。在其苯环的2,3位引入氯原子或甲基可增强活性，烯基末端上的氢原子对药物有重要作用，这使得分子具有一定的酸性，在肾脏能和巯基进行烷化反应。而分子中的亲脂部分可提供对酶的亲和力。从而得到了依他尼酸。但实际上药物分子和酶的作用比这更为复杂。

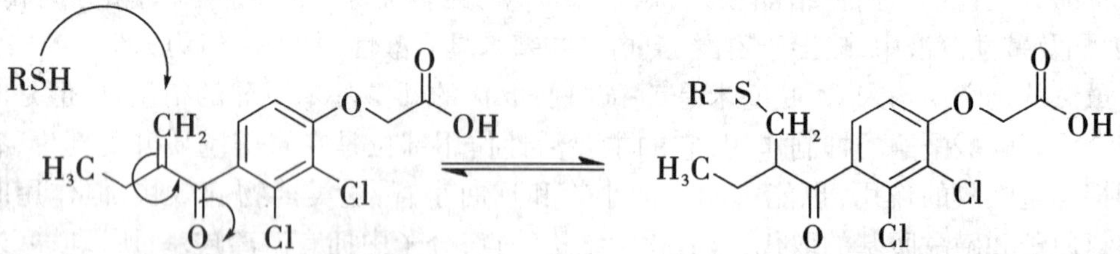

依他尼酸因分子中具有α、β不饱和酮结构，在水溶液中不稳定。加氢氧化钠试液煮沸，支链上的亚甲基分解产生甲醛，与变色酸钠在硫酸溶液中反应，呈深紫色。

本品的合成是以2,3-二氯苯甲醚为原料，经Friedel-Crafts酰化反应得2,3-二氯-4-丁酰苯酚，然后以乙醇钠为缩合剂与氯乙酸甲酯进行O-烷基化反应得2,3-二氯-4-丁酰苯氧乙酸，最后与甲醛缩合即得。

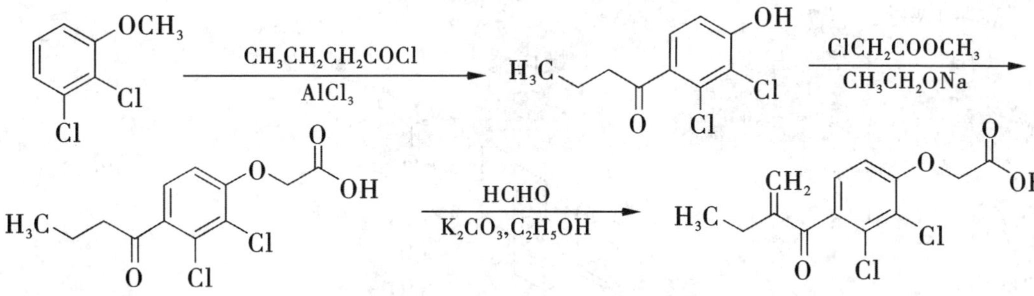

$\xrightarrow[AlCl_3]{CH_3CH_2CH_2COCl}$ $\xrightarrow[CH_3CH_2ONa]{ClCH_2COOCH_3}$ $\xrightarrow[K_2CO_3,C_2H_5OH]{HCHO}$

四、阻断肾小管上皮 Na^+ 通道药物

本类药物作用于肾小管的远端及集合管，阻断管腔侧的 Na^+ 通道而起利尿作用，此节段的肾小管基膜侧钠泵为 Na^+ 的重吸收提供动力，由于肾小管管腔侧有 Na^+ 通道存在，对 Na^+ 通透性大于基膜侧，从而产生负电位，促进 K^+ 的重吸收。故本类药物有排钠保钾作用。此类药物的代表药物为氨苯喋啶和阿米洛利。

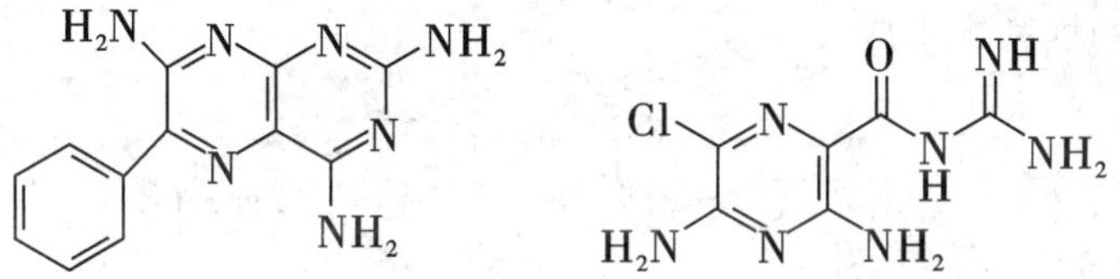

氨苯喋啶　　阿米洛利

早期发现喋啶衍生物如2,4-二氨基-6,7-二甲基喋啶易集中在肾脏，有利尿作用，进一步结构衍化后，得到氨苯喋啶。该类药物在远曲小管会影响阳离子的交换作用，阻断 Na^+ 的重吸收和 K^+ 的排出，其作用结果与醛固酮拮抗剂类似，也有高血钾的副作用。

口服后，氨苯喋啶约有50%吸收，在30 min内显效，代谢产物亦有利尿活性。阿米洛利是喋啶的开环衍生物，所以阿米洛利也有同氨苯喋啶相似的保钾排钠的利尿作用，但阿米洛利在作用时间、代谢、副作用方面都强于氨苯喋啶。

五、盐皮质激素受体阻断剂

（一）概述

肾远曲小管和集合管上皮的胞浆含盐皮质激素受体，醛固酮从肾小管基膜进入胞浆，与盐皮质激素受体结合，形成复合物进入胞核，与相应的DNA片段结合，引起多基因表达，使原来处于静止状态的 Na^+ 通道及 Na^+ 泵激活，并使线粒体酶活性增加，加速 Na^+ 的转运，加强肾小管腔内的负压，驱动 H^+ 和 K^+ 分泌进管腔。盐皮质激素受体阻断剂竞争性抑制醛固酮和盐皮质激素受体的结合，发挥保钾利尿作用。

(二)典型药物

螺内酯

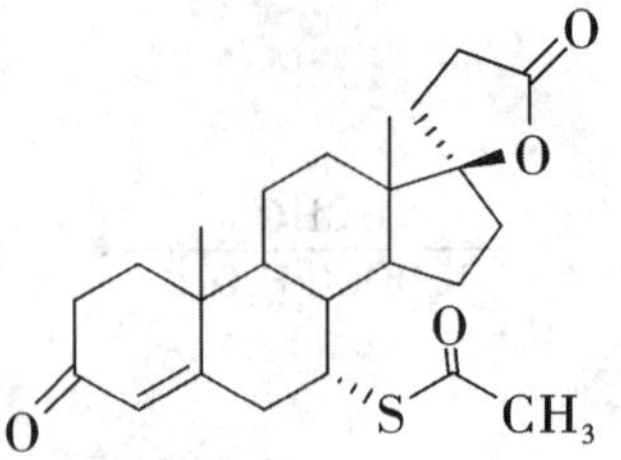

螺内酯,化学名为17-羟基-7α-乙酰巯基-3-氧-17α-孕-4-烯-21-羧酸-γ-内酯,又名安体舒通。

本品为略黄白色结晶粉末,熔点203~209 ℃,熔融同时分解,有少许硫醇气味。有旋光性,比旋度$[\alpha]_D^{20}$ -33.5°($CHCl_3$),难溶于水,易溶于氯仿、乙醇。

本品在空气中稳定,室温放置7 d未见变色,现仅发现螺内酯可降解为坎利酮和二烯酮,降解在一般药物制剂中和化学纯产品中很少发生。据测定,在46 ℃条件放置5年,只有1%或更少的坎利酮生成。

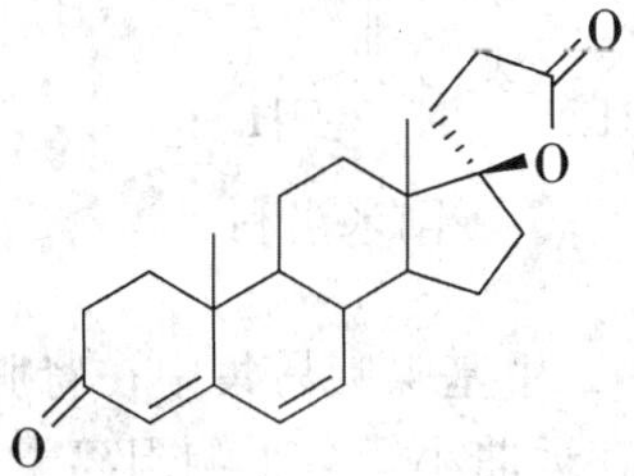

坎利酮 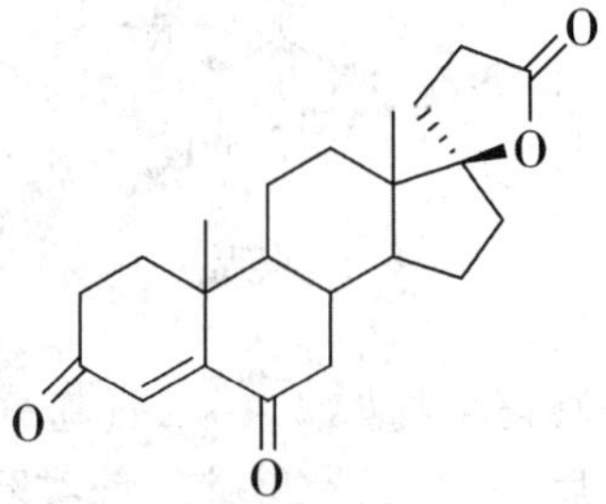　　二烯酮

在螺内酯样品中加入一定量的浓硫酸,可呈现红色,并有硫化氢特臭气体产生,颜色的产生与硫酸对甾核氧化而形成大的共轭系统有关。异烟肼和螺内酯在甲酸溶液中反应生成可溶性黄色产物。

螺内酯在甲酸中和羟胺盐酸盐、三氧化铁反应产生红色络合物。原理是螺内酯先水解生成乙酰羟胺,再与三价铁离子络合,而螺内酯的降解产物坎利酮无此颜色反应。

口服后,大约70%螺内酯立即被吸收,但在肝脏很容易被代谢,脱去乙酰巯基,生成坎利酮和坎利酮酸。

坎利酮为活性代谢物,也是醛固酮受体的拮抗剂,所以有人认为其是螺内酯的体内活性形式。坎利酮的内酯环易水解为阴离子形式,这是一种无活性物,但它很容易酯化为坎利酮。

本品是盐皮质激素(如醛固酮)的完全拮抗剂,有抑制排钾和重吸收钠的作用,从而具有利尿作用。醛固酮的蛋白受体有两种构象形式,仅有一种构象能与醛固酮分子结合而有活性。螺内酯能与非活性构象形式的醛固酮受体键合,而阻止受体向活性构象翻转,从而抑制钠离子和氯离子的重吸收,同时大大减少了水的重吸收。本品的作用部位主要在远曲小管和集尿管。

本品的合成是以17α-乙炔基-5-雄烯-3β,17β二醇为原料,经格氏反应引入羧基,然后以钯炭-碳酸钙为催化剂,选择性还原炔键为烯键。再经矿酸处理生成不饱和内酯环。该内酯环中的双键经钯炭很容易地被再次还原。经沃氏氧化后,再用二氯二氰基苯醌(DDQ)氧化,在6,7位引入双键,然后和硫代乙酸反应而制得。

1.Pd-C/H_2 2.HCl → Pd-C/H_2 → 1. 环己酮, $Al(OCH(CH_3)_2)_3$ 2.DDQ → CH_3COSH

本品的一个主要副作用是高钾血症,所以有时与固定剂量的氢氯噻嗪联合使用。螺内酯还有抗雄激素作用,可引起阳痿和男性女性化,同时还有微弱孕激素作用导致妇女月经不调。所以醛固酮拮抗剂的开发集中在合成无其他性激素作用的特异性药物方面。二氢螺内酯能提高抗醛固酮的活性。而螺内酯的化学结构中,在1,2位引入了双键后,则降低对雄激素、孕激素受体的亲和性。这与蛋白同化激素降低雄激素样作用的药物设计方法是一致的。

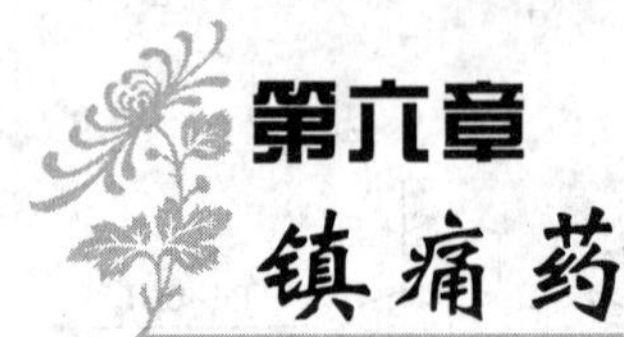

第六章 镇痛药

镇痛药主要作用于中枢神经系统，选择性抑制和缓解各种疼痛，减轻疼痛而致恐惧紧张和不安情绪，镇痛同时不影响其他感觉，如知觉、听觉，并且能保持意识清醒。但有些镇痛药反复使用，易产生成瘾性。凡易成瘾的药物，通称"麻醉性镇痛药"，在药政管理上列为"麻醉药品"，国家颁布《麻醉药品管理条例》，对生产供应和使用都严格加以管理和限制，以保障人民健康。

第一节　吗啡及其半合成衍生物

一、吗啡的来源、结构特点及结构修饰

1. 吗啡的来源　吗啡是存在于阿片中的一种生物碱。1805 年德国药师 Sertürner 首次从阿片中提取得到吗啡，并仿希腊睡梦之神 Morpheus 而命名之；1927 年 Gulland 等阐明吗啡的基本结构；1952 年 Gates 等全合成吗啡成功；1968 年进一步证实其绝对构型。由于吗啡全合成成本太高，现一般仍从植物中提取获得。

2. 吗啡的结构特点　吗啡分子母核为部分氢化的菲核结构，是由 A、B、C、D、E 5 个环稠合组成的刚性分子。

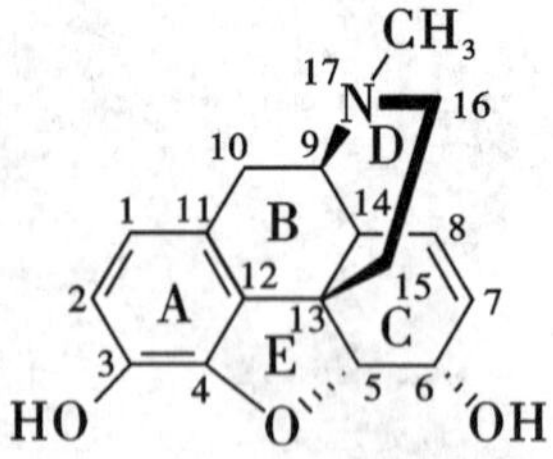

其中 B/C 环呈顺式、C/D 环呈反式、C/E 呈顺式；C_5、C_6、C_9、C_{13}、C_{14} 为手性碳原子，但只有 16 个光学异构体，天然提取的吗啡为左旋体；C_3 上有酚羟基、C_6 上连有醇羟基、C_7-C_8 之间是双键、C_4-C_5 之间有一氧桥、N_{17} 上有一个甲基。吗啡的镇痛作用与分子立体结构有密切关系，当构型或基团改变时将会导致镇痛活性和成瘾性变化，右旋吗啡无镇

痛作用。

3. 吗啡的结构修饰　吗啡作为一种强效镇痛药,虽有优良的镇痛、镇咳、催眠等功效,但最大缺点是容易成瘾和抑制呼吸中枢等严重副作用,加之结构复杂、全合成困难等,长期以来人们一直在为寻找结构简单、不成瘾和副作用小的镇痛药而努力,进行了大量的有关吗啡的结构修饰与改造工作,其中通过结构修饰,得到了吗啡的半合成衍生物。

(1)将吗啡3位酚羟基烷基化(形成醚键),镇痛活性和成瘾性均下降。产生了可待因、乙基吗啡等药物,其中可待因主要用作镇咳药。

(2)将吗啡3,6位两个羟基双乙酰化,镇痛活性和成瘾性均增加,产生海洛因,为毒品。

(3)将吗啡6位羟基氧化成酮,7,8位双键还原,14位引入羟基得羟吗啡酮。镇痛活性和成瘾性均增加;将羟吗啡酮的3位酚羟基甲基化后得羟考酮,则镇痛活性下降,它们都曾用作镇痛药。

(4)将吗啡17位N-甲基变为N-烯丙基、环丙甲基或环丁甲基,镇痛活性和成瘾性均大大降低,并产生拮抗作用。如吗啡17位改为N-烯丙基得烯丙吗啡,镇痛活性很弱,拮抗作用较强;将羟吗啡酮17位改为N-烯丙基或N-环丙甲基所得也是研究阿片受体的理想工具药。

二、典型药物

盐酸吗啡

CH_3　N　HO　O　OH　$\cdot HCl \cdot 3H_2O$

盐酸吗啡,为白色、有丝光的针状结晶或结晶性粉末,无臭,味苦;在沸水中易溶,在水中能溶,在乙醇中略溶,在氯仿或乙醚中不溶。

吗啡具有酸碱两性,其17位叔氮基团能与无机酸生成稳定的盐,临床常用其盐酸盐。

吗啡及其盐酸盐含有酚羟基,见光易氧化变色。其水溶液放置后,可自动氧化生成毒性较大的双吗啡(伪吗啡)、N-氧化吗啡和微量甲胺等。

本品在盐酸或磷酸等酸性溶液中加热可发生脱水及分子重排反应生成阿扑吗啡。

本品水溶液遇中性$FeCl_3$试液呈蓝色;与甲醛、硫酸试液反应呈蓝紫色(Marquis反应)。

本品为阿片μ受体激动剂。具有镇痛、镇咳、镇静作用,但有便秘等不良反应。临床主要用于抑制剧烈疼痛或麻醉前给药。连续使用可有成瘾性,并对呼吸抑制,应严格按照国家有关法令进行管理。

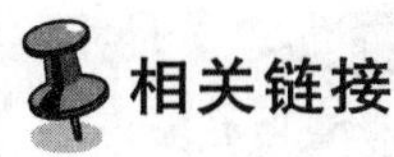

阿扑吗啡

阿扑吗啡具有邻二酚结构,可被稀硝酸氧化为邻二醌而显红色;可被碱性碘溶液氧化，产物溶于乙醚显宝石红色，水层则显绿色。《中国药典》以此反应检查吗啡中的阿扑吗啡。阿扑吗啡为多巴胺受体激动剂，对呕吐中枢有较强兴奋作用，临床用作催吐剂，可用于误食毒物而不宜洗胃患者的催吐。

盐酸纳洛酮

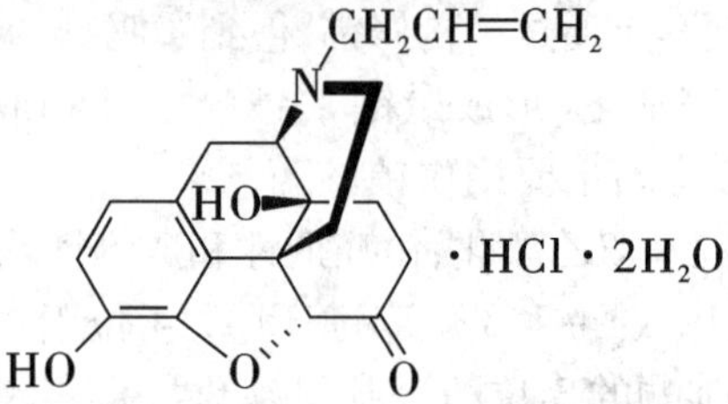

$\cdot HCl \cdot 2H_2O$

盐酸纳洛酮，为白色结晶或类白色结晶性粉末，有吸湿性；在水、稀酸、强碱中溶解，在乙醇中微溶，在乙醚、氯仿中几乎不溶。其水溶液显酸性。因含酚羟基，可与 $FeCl_3$ 试液反应显淡蓝紫色。

本品为阿片受体专一性拮抗剂，其拮抗阿片受体的作用强度为 μ 受体>κ 受体>δ 受体，是研究阿片受体的理想工具药，也是吗啡中毒的解毒剂。

三、吗啡的其他半合成衍生物

吗啡的结构修饰比较复杂，产生的半合成衍生物也较多，除上述典型药物外，现择要介绍其他部分常用药物的结构特点。见表 6-1。

表 6-1 常用的吗啡其他半合成衍生物

结构通式	药物名称（吗啡衍生物）	取代基 R_1	取代基 R_2	取代基 R_3
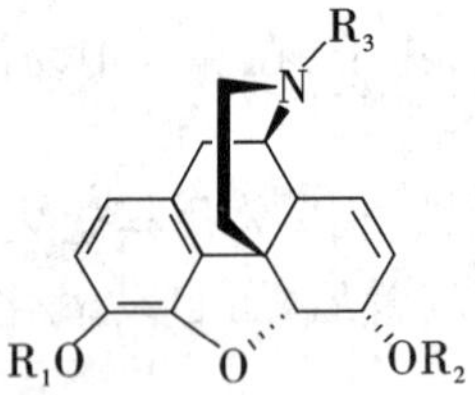	乙基吗啡	$-C_2H_5$	—H	$-CH_3$
	烯丙吗啡	—H	—H	$-CH_2CH{=}CH_2$
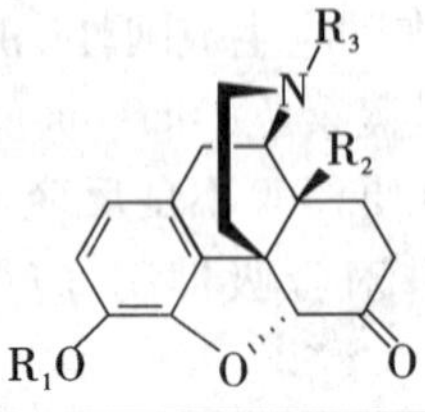	羟吗啡酮	—H	—OH	$-CH_3$
	羟考酮	$-CH_3$	—OH	$-CH_3$
	纳曲酮	—H	—OH	$-CH_2-$(环丙基)

第二节　合成镇痛药

一、合成镇痛药的结构类型及其典型药物

对吗啡骨架做适当改变，依次打开 E、C、B、D 环，简化其结构，产生了吗啡烃类、苯吗喃类、苯基哌啶类、氨基酮类及其他类等全合成镇痛药。

1. 吗啡烃类　将吗啡结构中的 E 环去除即得吗啡烃（又称吗啡喃）母核，其立体构型与吗啡相似。

典型药物：

酒石酸布托啡诺

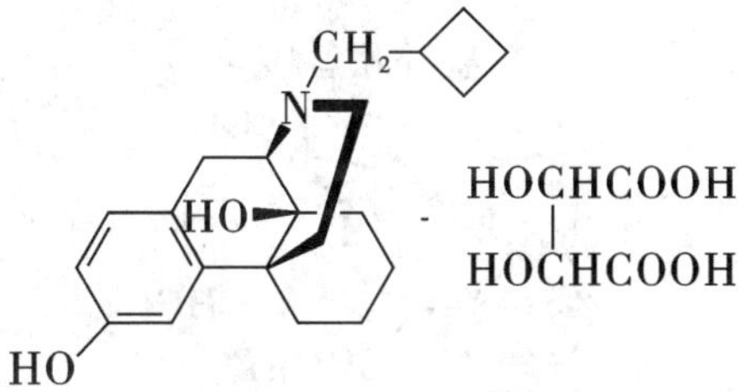

CH₂ HO HOCHCOOH HOCHCOOH HO

酒石酸布托啡诺，为白色粉末，易溶于水和稀酸中，须密封、避光保存。

本品既是阿片 μ 受体拮抗剂，又是 κ 受体激动剂，有双重作用，称为部分激动剂或拮抗性镇痛药。主要用于中度及重度疼痛止痛和辅助麻醉。成瘾性小，但长期使用也产生依赖性。有首过效应，不能口服。

2. 苯吗喃类　将吗啡烃母核再去除 C 环（环己烯），并在断裂处残留小的烃基（甲基）得苯吗喃类衍生物，立体构型与吗啡相似，药理作用有一显著特点，即氮原子上甲基衍生物具有比吗啡更强镇痛作用的同时，大都具有拮抗性，属双重作用药。

典型药物：

喷他佐辛

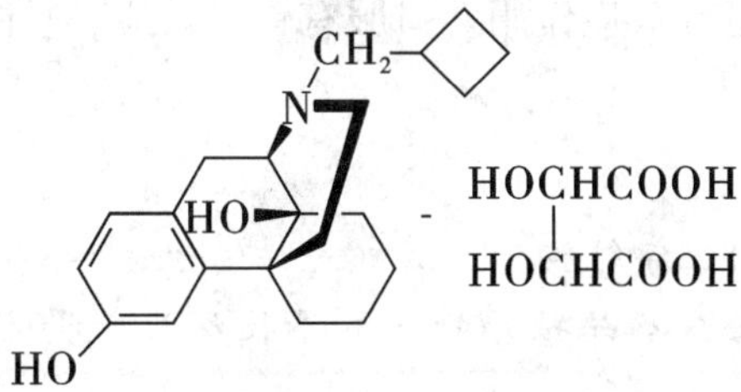

CH₂ HO HOCHCOOH HOCHCOOH HO

喷他佐辛，又名镇痛新。为白色或微褐色粉末，无臭，味微苦；在氯仿中易溶，乙醇和乙醚中可溶，苯和乙酸乙酯中微溶，水中不溶。分子中含叔氮原子，可与酸成盐溶于水。

本品有手性碳，具旋光性，左旋体的镇痛活性比右旋体强 20 倍，临床常用外消旋体。

本品含酚羟基，其稀硫酸液加 $FeCl_3$ 试液显黄色；含双键，其盐酸液能使高锰酸钾褪色。

本品为阿片 κ 受体强激动剂，但对 μ 受体有微弱拮抗作用，也称部分激动剂。镇痛作用为吗啡的 1/3；几乎无成瘾性，副作用小，但应防止滥用。本品口服有首过效应，生物利用

度为20%～50%。口服制剂一般用其盐酸盐，皮下肌内注射或静脉滴注给药制剂常用其乳酸盐。

课堂活动

喷他佐辛通常做成哪些剂型给药？口服给药效果好不好？为什么其皮下肌注和静脉滴注给药剂型常用乳酸盐而不是盐酸盐？

3. 苯基哌啶类　此类药物可看作是吗啡分子只保留苯环和哌啶环（即A环和D环）的类似物。

典型药物：

盐酸哌替啶

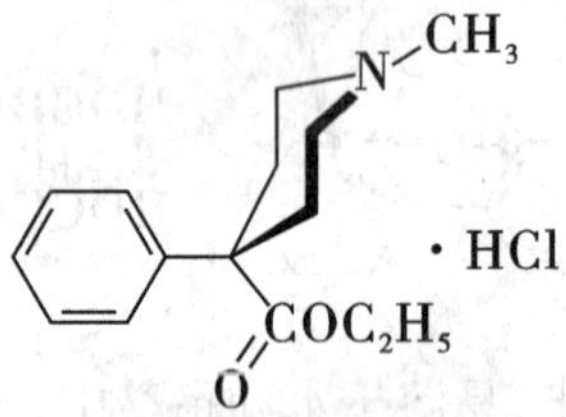

CH_3 N · HCl COC_2H_5 O

盐酸哌替啶，化学名为1-甲基-4-苯基-4-哌啶甲酸乙酯盐酸盐，又名杜冷丁。

本品为白色细小的结晶性粉末，无臭；在水、乙醇中易溶，丙酮、乙酸乙酯中溶解，氯仿中略溶，在乙醚中几乎不溶。易吸潮，见光易变质，应密闭、避光保存。

本品虽含酯键，但因邻位苯基和哌啶基的空间位阻影响，使其不易水解。其水溶液在pH=4时最稳定，短时间煮沸，不被破坏。

本品水溶液加碳酸钠试剂，即析出油滴状的哌替啶，干燥后凝成黄色或淡黄色固体。

本品遇甲醛、硫酸试液显橙红色；其乙醇溶液可与苦味酸试液产生黄色沉淀。

本品为阿片μ受体激动剂，镇痛作用为吗啡的1/10，作用时间短；成瘾性较吗啡弱。常用于各种剧痛的镇痛，还有解痉作用。口服有首过效应，应注射给药。

课堂活动

根据盐酸哌替啶的化学结构分析其稳定性特点，并推测配制和储存其注射剂时应分别采取哪些措施？本品镇痛作用和不良反应与吗啡有什么不同？可否长期使用？

相关链接

苯基哌啶类镇痛药的发展

哌替啶是1939年寻找阿托品类似物时发现的第一个合成镇痛药。这一发现对合成镇痛药的研究起了很大的促进作用。改变其氮原子上甲基得到匹米诺定(去痛定)等镇痛药。

以生物电子等排体—OCO—代替哌替啶结构中的—COO—,再在哌啶环3位引入甲基,得到了α-安那度尔(阿法罗定)及其立体异构体β-安那度尔(倍他罗定),作用均强于吗啡,但两者都有神经毒性,现已停用。

对哌替啶进一步改造得到4-苯氨基哌啶类。如芬太尼、舒芬他尼等,为强效镇痛药,起效快、维持时间短,临床一般用于手术的麻醉或辅助麻醉。见表6-2。

表6-2 部分常见苯基哌啶类合成镇痛药

结构通式	药物名称(苯基哌啶类)	取代基 R_1	取代基 R_2	取代基 R_3
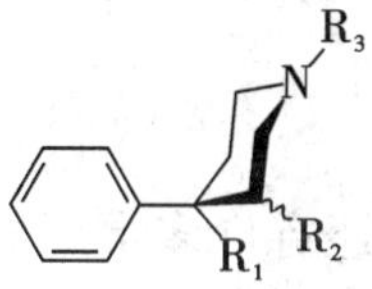	匹米诺定	$—COOC_2H_5$	—H	$—(CH_2)_3NHC_6H_5$
	α-安那度尔	$—OCOC_2H_5$	$—CH_3$	$—CH_3$
	β-安那度尔	$—OCOC_2H_5$	$—CH_3$	$—CH_3$
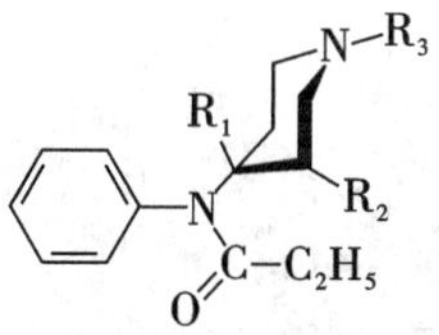	舒芬太尼	$—CH_2OCH_3$	—H	$—CH_2CH_2—$(噻吩基)

枸橼酸芬太尼

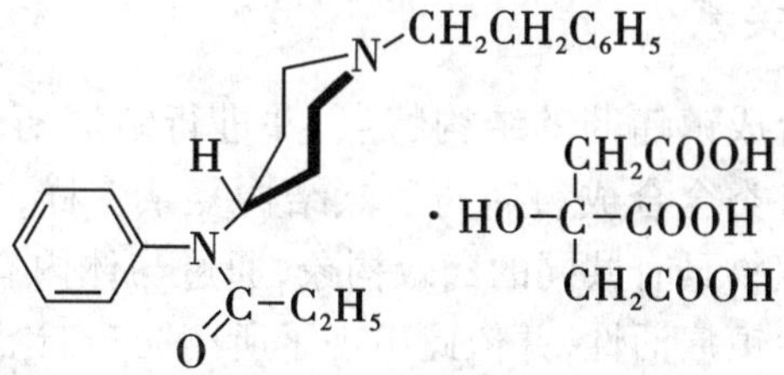

$$\cdot \; HO-C(CH_2COOH)_2-COOH$$

枸橼酸芬太尼,为白色结晶性粉末,在热异丙醇中易溶,水和甲醇中可溶,氯仿和乙醚中微溶。

本品为强效阿片μ受体纯激动剂。具有高效、高亲脂性和持效时间短的特点,常用于外科手术前后镇痛或辅助麻醉;也可做成经皮给药制剂用于癌症剧痛的止痛。但成瘾性较强。

4. 氨基酮类 本类药物可看成是在苯基哌啶类的基础上,将哌啶环(D环)打开的类似物,也称双苯基丙胺类。

典型药物：

盐酸美沙酮

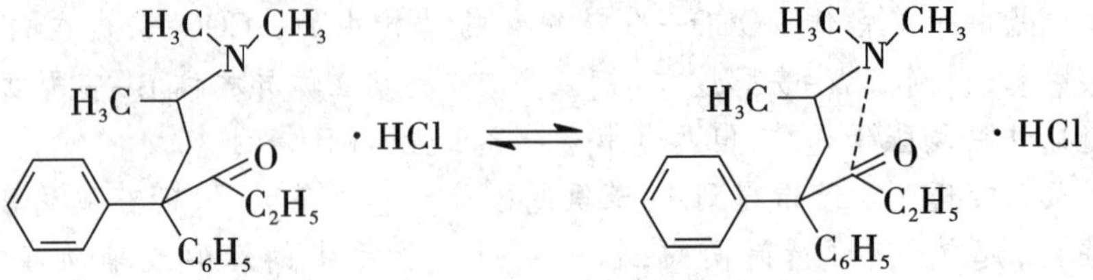

盐酸美沙酮，为无色结晶或白色结晶性粉末，无臭，味苦。水、乙醇和氯仿中易溶，不溶于乙醚。

本品有一手性碳原子，具旋光性，左旋体的镇痛作用比右旋体强20倍。药用品为外消旋体。

本品水溶液见光分解，变成棕色；其旋光度亦会随pH值改变而降低。

本品为阿片μ受体激动剂。镇痛作用较强，并有显著镇咳作用。临床常用于创伤、癌症剧痛和手术后止痛。还可用于戒毒治疗（脱瘾疗法），但长期使用也有成瘾性。

二、其他合成镇痛药

合成镇痛药除上面讨论的4种结构类型的典型药物以外，临床上还有许多常用的其他结构的药物如曲马朵、布桂嗪（又名强痛定）等。

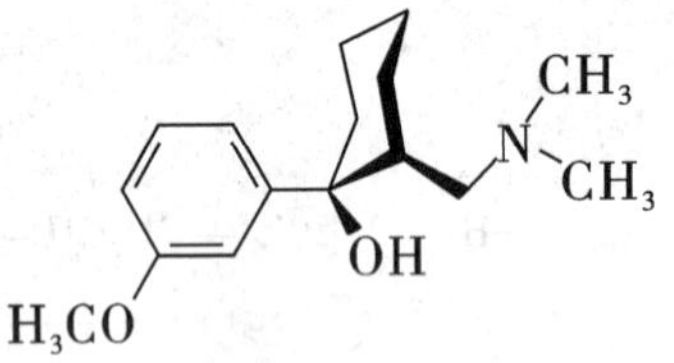

曲马朵 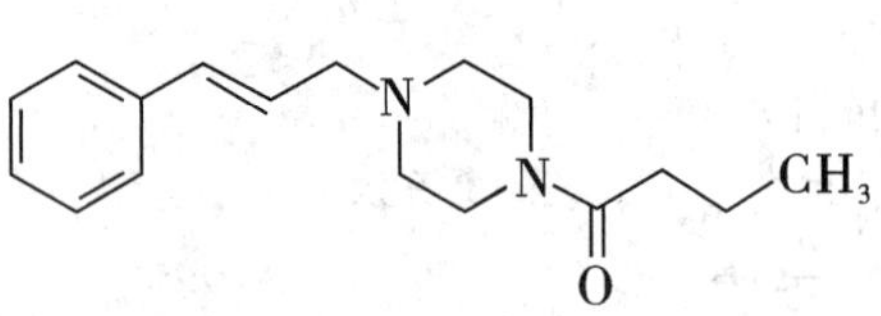　　布桂嗪

三、镇痛药的构效关系

总结天然镇痛药及合成镇痛药的结构特点，并进行镇痛药的构效关系研究表明，吗啡及其半合成衍生物和各类全合成镇痛药虽然结构复杂多样，却具有类似的药理作用。主要原因是吗啡及其衍生物具有共同的药效构象，通过与体内有三维立体结构的阿片受体的结合与相互作用产生镇痛活性，并依此出现了所谓“三点论”的阿片受体学说。该学说提出了镇痛药的共同药效模型（构效关系）及阿片受体模型，见图6-1。具体概括为以下三点。

（1）分子中具有一个平坦的芳环结构，与受体的平坦区通过范德华力相互作用。

（2）都有一个碱性中心，并能在生理pH值条件下部分电离成阳离子，以便与受体表面的阴离子部位相结合。

（3）分子中的苯环以直立键与哌啶环连接，使得碱性中心和苯环几乎处于同一平面上，以便与受体结合；哌啶环的乙撑基突出于平面之前，与受体上一个方向适合的凹槽相适应。

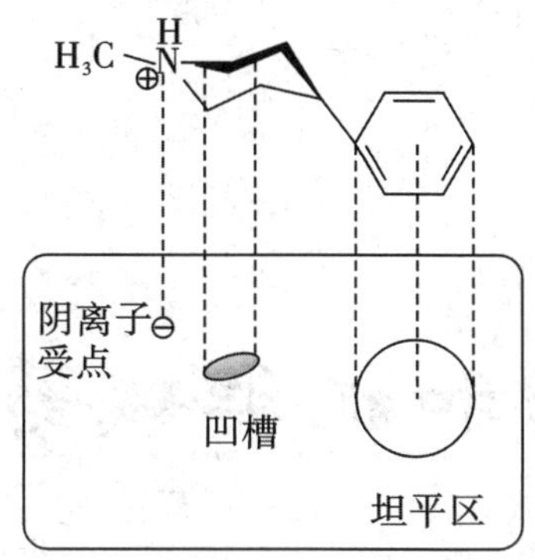

图 6-1　镇痛药与阿片受体作用的三点模示

上述三点结合的阿片受体学说在一定程度上促进了镇痛药的研究与发展，但不能解释高效镇痛药如埃托啡的作用机制，也不能反映激动剂和拮抗剂的本质区别。随着阿片多重受体理论的提出及内源性镇痛物质的发现，人们对镇痛药的构效关系研究也在不断深入和完善，又提出了“四点论”，即认为在阿片 μ 受体上还存在另一个被芳基识别的平坦部位。这种学说初步解释了埃托啡比吗啡作用强的原因。

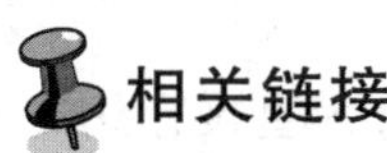

相关链接

阿片受体的类型与相应激动剂的作用特点

经研究证实，阿片受体至少存在 μ、κ、δ 3 种不同类型。其中 μ 受体激动剂镇痛活性最强，成瘾性也最强；δ 受体激动剂成瘾性最小，镇痛作用也不明显；κ 受体激动剂镇痛活性介于前两者之间，激活 κ 受体后有一定的致焦虑作用。在构效关系研究中，人们对 μ 受体作用机制研究最多，对 κ 受体模型的研究尚有待进一步检验，而对 δ 受体的研究还很少。

第七章 拟胆碱药和抗胆碱药

胆碱能神经属于传出神经的一部分,胆碱能神经兴奋时,其末梢释放神经递质乙酰胆碱,它与胆碱受体结合,产生一系列生理效应。因此作用于胆碱能神经系统的药物,包括拟胆碱药和抗胆碱药,都是作用于胆碱受体或乙酰胆碱酯酶两个环节之一,增强或减弱乙酰胆碱的作用。

第一节 拟胆碱药

拟胆碱药是一类作用与乙酰胆碱相似的药物,根据作用机制可分为直接作用于胆碱受体的胆碱受体激动剂和作用于乙酰胆碱酯酶的抗胆碱酯酶药及胆碱酯酶复活剂。

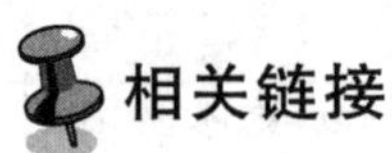

胆碱能受体的类型与生理效应

胆碱能受体分为毒蕈碱型受体(M 受体)和烟碱型受体(N 受体)两大类。M 受体兴奋时,出现心脏抑制、血管扩张、(胃肠道、支气管)平滑肌收缩、瞳孔缩小和汗腺分泌等。N 受体又分为 N_1受体和 N_2受体,N_1受体兴奋时,自主神经节兴奋,肾上腺释放肾上腺素;N_2受体兴奋时,骨骼肌收缩。当中枢神经系统的 M 受体和 N 受体与乙酰胆碱结合而兴奋时,则出现兴奋、不安、震颤,甚至惊厥。

一、胆碱受体激动剂

(一)类型

胆碱受体激动剂分为 M 胆碱受体激动剂和 N 胆碱受体激动剂,是分别模拟乙酰胆碱与胆碱能受体结合产生生理活性以及基于对乙酰胆碱的结构改造发现的。因为乙酰胆碱对所有的胆碱能受体部位无选择性,导致产生副作用,且性质不稳定,在体内极易水解而失活,无临床实用价值,不能成为治疗药物。

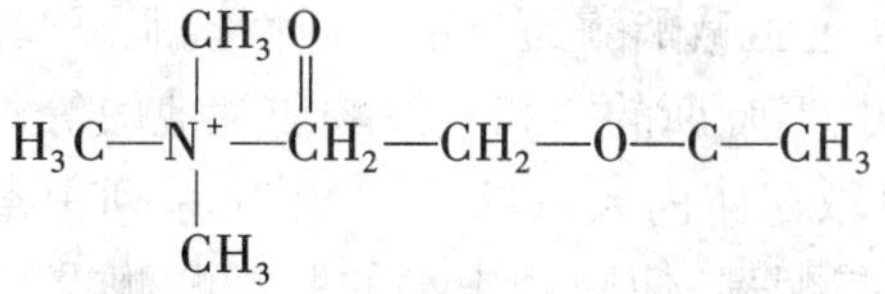

$$H_3C-\overset{CH_3}{\underset{CH_3}{\overset{|}{\underset{|}{N^+}}}}-CH_2-CH_2-O-\overset{O}{\overset{\|}{C}}-CH_3$$

乙酰胆碱

通过对乙酰胆碱分子结构中季铵基部分、乙酰基部分及连接季铵基和酯基的中间亚乙基键均进行了结构修饰,发展了用于临床的M胆碱受体激动剂。

乙酰胆碱分子结构中的季铵基上的3个甲基用较大的烃基取代后均无激动活性。而被3个乙基取代具有拮抗作用。连结季铵和酯基的中间亚乙基键的修饰表明,季铵氮原子与末端氢原子间不多于5个原子时具有最大的毒蕈碱样活性。乙酰基部分如果被高级同系物如丙酰基、丁酰基等取代,活性低于乙酰胆碱;如果芳香酸与胆碱成酯,则显示拮抗活性。乙酰基部分如果被修饰为氨基甲酸酯称为卡巴胆碱,为强的胆碱受体激动剂,具有毒蕈碱样和烟碱样作用,对乙酰胆碱酯酶较乙酰胆碱稳定,可以口服,但由于它的吸收不稳定和显著的烟碱样作用,临床仅用于治疗青光眼。

(二)典型药物

硝酸毛果芸香碱

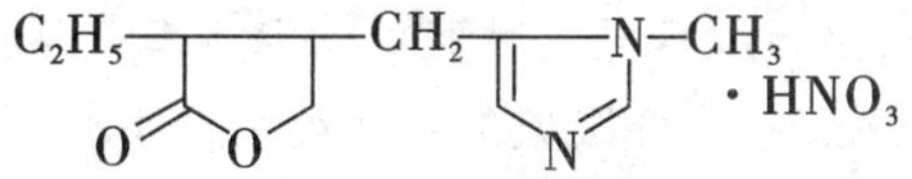

C_2H_5, CH_2, $N-CH_3$, $\cdot HNO_3$, O, O, N

硝酸毛果芸香碱,又名匹鲁卡品,是从芸香科植物毛果芸香的叶子中提取的一种咪唑类生物碱,也可用合成法制得。

本品为无色结晶或白色结晶性粉末。易溶于水,微溶于乙醇,不溶于氯仿或乙醚。药用品为硝酸盐,显酸性(强酸弱碱盐)。有手性碳,显旋光性。

本品因含咪唑环,对光较敏感,应避光保存。

本品分子中含有1个羧酸内酯环,在碱性条件下,可以水解生成毛果芸香酸而失活,pH=4时水解速度最慢。

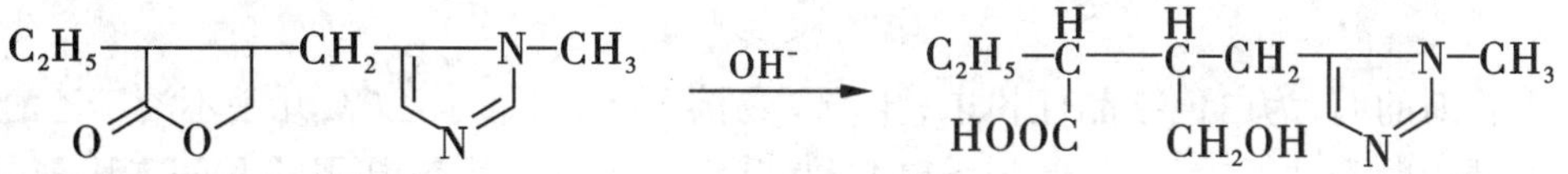

C_2H_5, CH_2, $N-CH_3$, O, O, N $\xrightarrow{OH^-}$ $C_2H_5-\overset{H}{C}(HOOC)-\overset{H}{C}(CH_2OH)-CH_2$, $N-CH_3$, N

本品显硝酸盐的特征反应。

本品为M胆碱受体激动剂,有缩瞳、降低眼内压、兴奋汗腺和唾腺分泌的作用。临床主要用于眼科,一般使用0.5%~2%的硝酸毛果芸香碱溶液滴眼,降低眼内压以治疗青光眼。

二、抗胆碱酯酶药及胆碱酯酶复活剂

(一)概述

本类药物能与水解乙酰胆碱的胆碱酯酶结合,阻碍其水解作用。根据与胆碱酯酶结合程度不同,可分为可逆性抗胆碱酯酶药与不可逆性抗胆碱酯酶药。可逆性抗胆碱酯酶药有毒扁豆碱、溴新斯的明、溴吡斯的明和氢溴酸加兰他敏等;因不可逆性抗胆碱酯酶药(如有机磷农药)使乙酰胆碱在体内大量堆积,产生一系列中毒症状,故无临床价值。而胆碱酯酶复活剂能水解磷酸酯键,使已经中毒的胆碱酯酶重新恢复活性,可用于解救有机磷农药中毒;胆碱酯酶复活剂有碘解磷定和氯解磷定等。

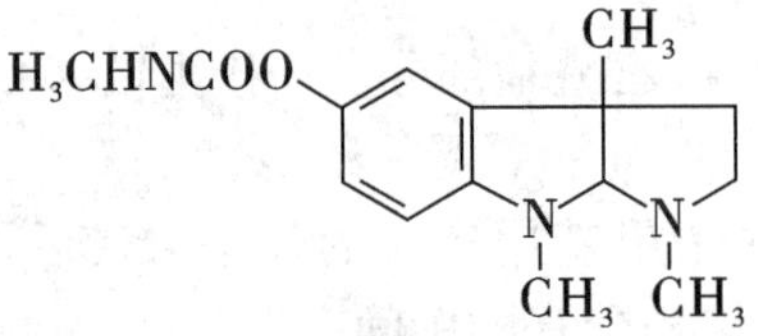

毒扁豆碱 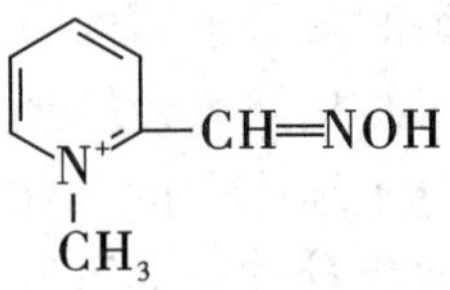　　　　碘解磷定

相关链接

抗胆碱酯酶药作用原理

胆碱能神经兴奋时,释放出乙酰胆碱,与突触后膜上的胆碱受体结合,并使效应器产生生理效应,之后立即被乙酰胆碱酯酶水解失活。乙酰胆碱酯酶抑制剂能抑制乙酰胆碱酯酶,使乙酰胆碱在突触处的浓度增高,其结果产生毒蕈碱样和烟碱样的反应,增强并延长了乙酰胆碱的作用。乙酰胆碱酯酶抑制剂是一类间接的拟胆碱药。临床上用于治疗重症肌无力和青光眼,现在正研究用于治疗阿尔茨海默病(老年性痴呆),还广泛用于农业杀虫剂。

(二)典型药物

溴新斯的明

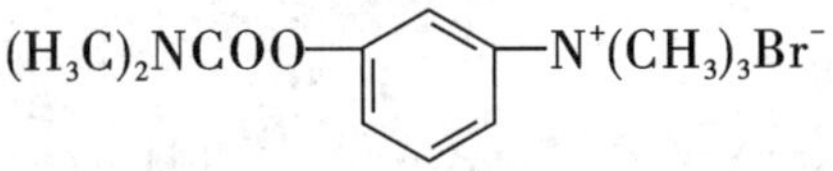

溴新斯的明,为白色结晶性粉末,味苦。易溶于水,可溶于乙醇,几乎不溶于乙醚。

本品一般条件下较稳定,但与强碱共热,酯键水解成二甲氨基甲酸和间二甲氨基酚。前者可进一步水解成具氨臭的二甲胺,且使湿润的红色石蕊试纸变蓝,后者可作为偶合试剂与重氮苯磺酸试液作用生成红色偶氮化合物。

第二节　抗胆碱药

抗胆碱药是一类能与胆碱受体结合,但不兴奋受体,即阻断乙酰胆碱与受体的结合,而产生抗胆碱作用的胆碱受体阻断剂。按阻断受体种类分为三类:M 受体阻断剂、N_1受体阻断剂和 N_2受体阻断剂。

一、M 受体阻断剂

M 受体阻断剂有可逆性阻断 M 受体、产生松弛(胃肠道、支气管)平滑肌、抑制腺体(唾液腺、汗腺等)分泌、加快心率、扩大瞳孔等作用。临床主要用作解痉止痛和散瞳药,故也称为解痉药。按化学结构可分为颠茄生物碱类和人工全合成类。

(一)颠茄生物碱类

1. 简介　颠茄生物碱是一类从茄科植物颠茄、莨菪、东莨菪、唐古特莨菪和曼陀罗等植物中提取的生物碱。在临床上常用的药物有阿托品、东莨菪碱、山莨菪碱和樟柳碱等。由于阿托品的副作用较多,应用不便。对阿托品化学结构进行改造,合成了许多作用比较单一的药物。如后马托品,其扩瞳时间较短,副作用少,不抑制腺体分泌。

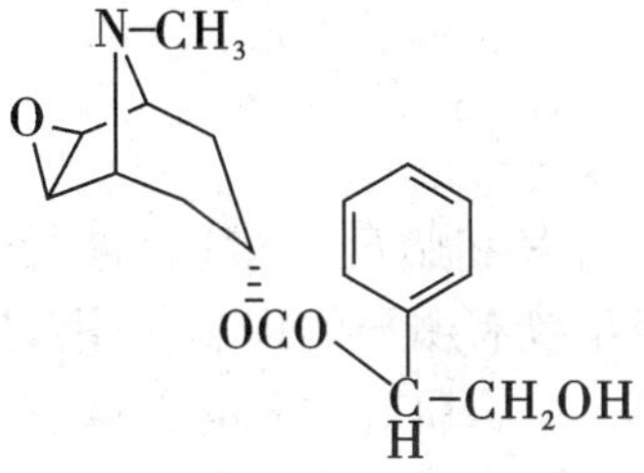

东莨菪碱 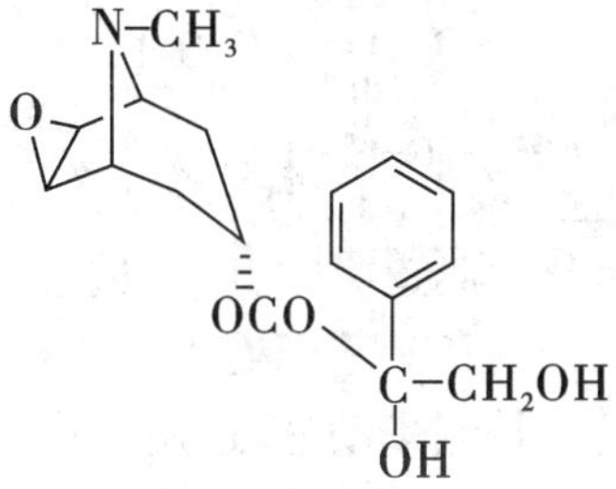　　樟柳碱 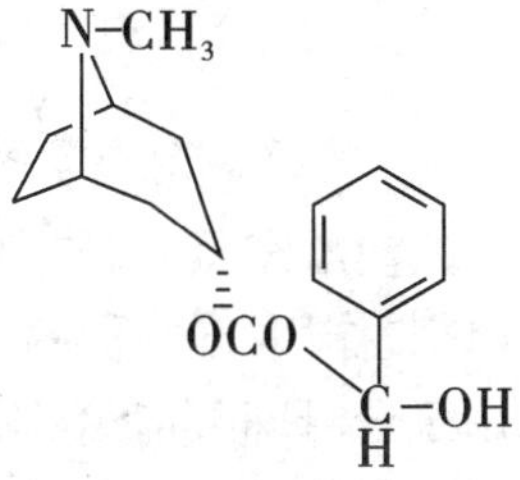　　后马托品

2. 典型药物

硫酸阿托品

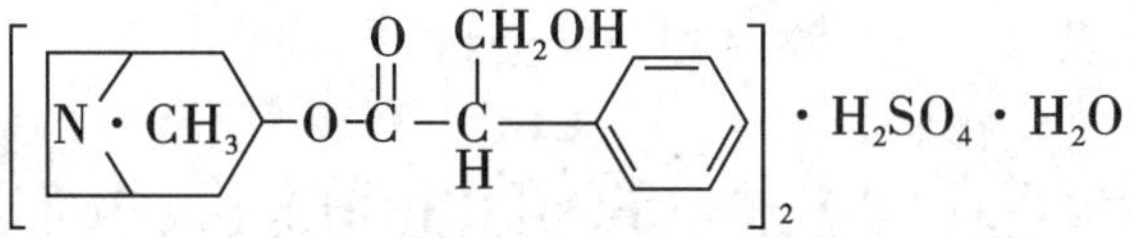

$$\cdot H_2SO_4 \cdot H_2O$$

硫酸阿托品,化学名为 α-(羟甲基)苯乙酸-8-甲基-8-氮杂双环[3.2.1]-3-辛酯硫酸盐一水合物。

茄科植物曼陀罗、颠茄及莨菪等所含的生物碱莨菪碱(左旋体)在提取过程中遇酸或碱发生消旋化转变为外消旋体,即为阿托品。阿托品的活性为左旋莨菪碱的 50%,但毒性也小 1 倍,使用较安全,临床上使用其硫酸盐,阿托品已可用全合成方法制备。

本品为无色结晶或白色结晶性粉末,味苦,极易溶于水,易溶于乙醇,几乎不溶于乙醚和氯仿。本品分子具有叔胺结构,碱性较强,能与强酸生成稳定的盐。

本品含有酯键,易被水解,在弱酸性、近中性条件下较稳定,最稳定 pH 值为 3.5～4.0,但酸碱都能催化水解,产物为莨菪醇和消旋莨菪酸。

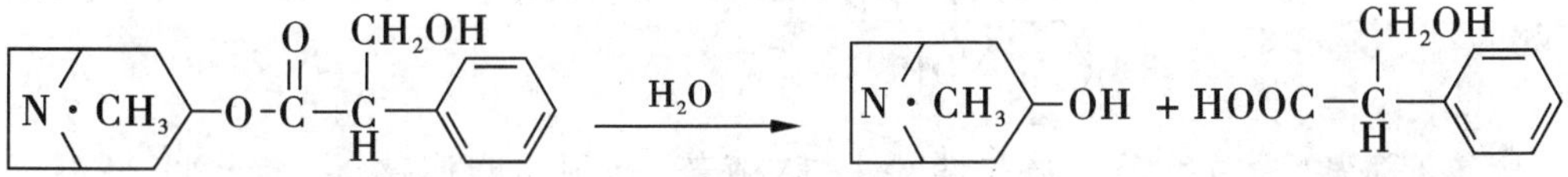

本品具较强碱性,与氯化汞反应生成黄色氧化汞沉淀,加热后转变为红色。另本品能与多种生物碱显色试剂及沉淀试剂反应。

本品具有外周及中枢M胆碱受体阻断作用，临床常用于治疗胃肠绞痛、抗心律失常、抗休克，也用于有机磷中毒的解救、眼科诊疗（如散瞳）及手术前麻醉给药等。

氢溴酸山莨菪碱

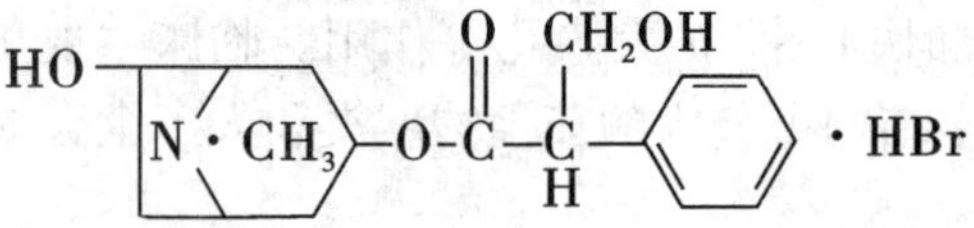

氢溴酸山莨菪碱，是我国从唐古特山莨菪根中分离出的一种莨菪烷类的生物碱，国内已进行了全合成。天然品为左旋体，称为654-1，合成品为消旋体，称为654-2，副作用略大。为M胆碱受体阻断剂，作用与阿托品相似，临床用于抢救感染中毒性休克，治疗血栓及各种神经痛等。

氢溴酸东莨菪碱

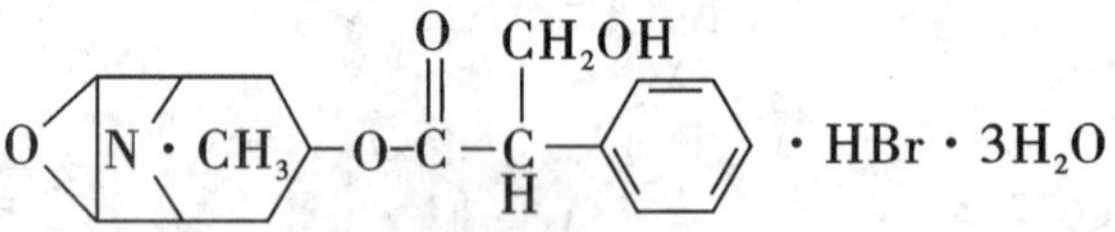

氢溴酸东莨菪碱，口服易从胃肠道吸收，可以透过血-脑屏障和胎盘，为M胆碱受体阻断剂，作用与阿托品相似。与阿托品不同处为对中枢神经系统有明显的抑制作用。临床用于全身麻醉前给药，预防和控制晕动症，还用于内脏痉挛、睫状肌麻痹和有机磷农药中毒解救等。

（二）合成类

1. 类型　本类药物按化学结构分为叔胺类和季铵类两类。

2. 典型药物

溴丙胺太林

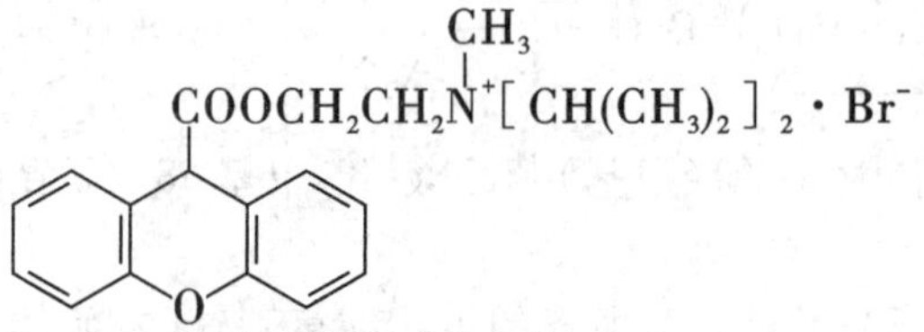

溴丙胺太林，为无色结晶，季铵盐，极易溶于水。

本品含有酯键，可发生水解，产生呫酸。后者遇硫酸显亮黄色或橙黄色，有微绿色荧光。

本品为季铵化合物，不易透过血-脑屏障，中枢副作用小，外周M胆碱受体阻断作用与阿托品类似。临床上主要用于胃肠道痉挛和胃及十二指肠溃疡的治疗。

盐酸苯海索

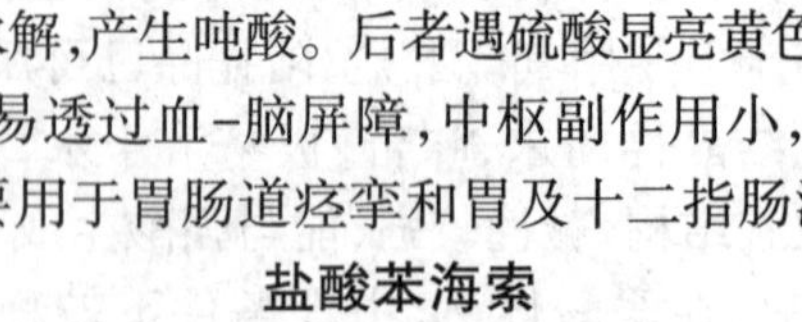

盐酸苯海索，为白色轻质结晶性粉末，味微苦，有刺痛麻痹感，微溶于水，易溶于甲醇、乙醇。

本品溶于乙醇后，滴加过量氢氧化钠试液，则析出白色苯海索沉淀。

本品遇苦味酸试液，即生成黄色沉淀；遇碘化铋钾试液，生成橙红色沉淀。

本品为中枢性 M 受体阻断药，外周作用较弱，临床上主要用于治疗帕金森病症。

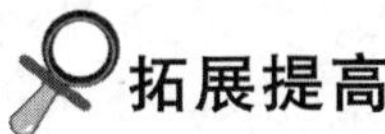

拓展提高

M 受体阻断剂的结构特点

M 胆碱受体阻断剂的结构具有以下共同特点：分子的一端为正离子基团，与受体的负离子部位结合；分子的另一端为较大的环状基团，该基团可通过范德华力或疏水力和受体结合；这两端由一定长度的结构单元（如酯键）相连；分子中存在羟基可以增强药物和受体的结合力。

二、N_2受体阻断剂

因 N_2受体存在于骨骼肌细胞上，故 N_2受体阻断剂可使骨骼肌松弛，临床用作肌松药，用于辅助麻醉。该类药物按作用机制可分为去极化型和非去极化型两类。去极化型主要药物有氯琥珀胆碱、溴己铵胆碱等。非去极化型包括生物碱类和合成类两大类。合成类又包括甾类神经节阻断剂和 1-苄基四氢异喹啉类。主要药物有氯化筒箭毒碱、泮库溴铵等。

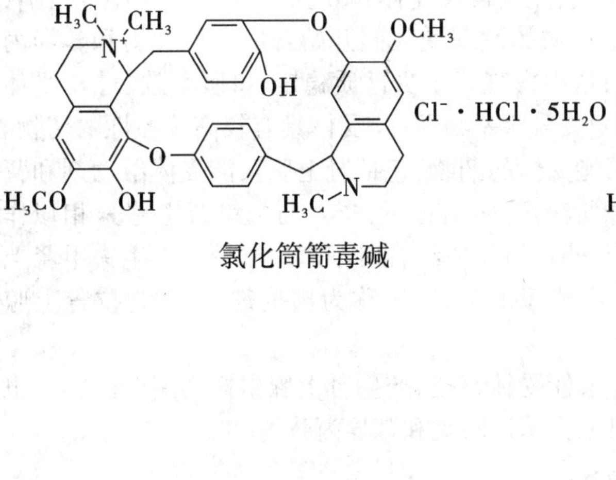

$Cl^- \cdot HCl \cdot 5H_2O$

氯化筒箭毒碱

$2Br^-$

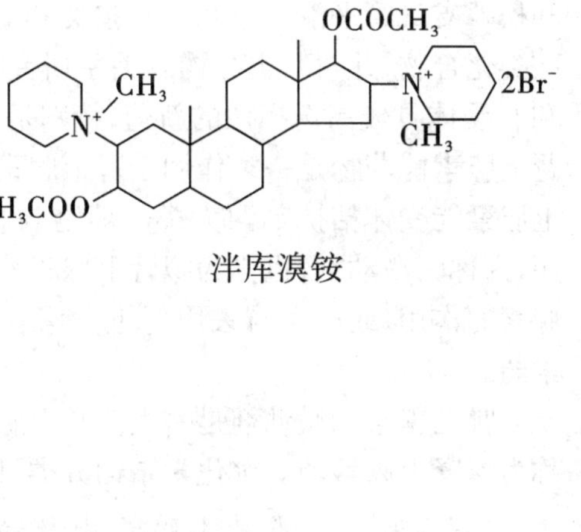

泮库溴铵

第八章 拟肾上腺素能药

一、药物概述

肾上腺素能受体激动剂中最早发现的是肾上腺素，它是肾上腺髓质分泌的主要激素。进一步研究发现，交感神经兴奋时，神经末梢和髓质释放的主要递质是去甲肾上腺素。去甲肾上腺素在酶的作用下，转变为肾上腺素。以后又发现了多巴胺，多巴胺是体内生物合成去甲肾上腺素和肾上腺素的前体。三者都是内源性物质，对传出神经系统的功能起着主要的介导作用。

20世纪30年代，麻黄碱应用于临床，它能兴奋α受体和β受体，可兴奋中枢、心血管和松弛支气管平滑肌。儿茶酚胺类和麻黄碱的发现使人们开始合成苯乙胺类和苯异丙胺类化合物，并对其进行构效关系研究，从中发现了不少性质稳定、口服有效、对α受体和β受体具较高选择性的新药，特别是对支气管平滑肌β_2受体具有较高选择性的药物。肾上腺素能药物是一类作用于肾上腺素能受体的药物，包括肾上腺素能受体激动剂和肾上腺素能受体拮抗剂两大类。药物与相应的受体结合时，产生与去甲肾上腺素相似作用，则称为激动剂，也称为拟肾上腺素药；药物与受体结合时不产生或较少产生去甲肾上腺素的作用，或产生与去甲肾上腺素作用相反的活性，则称为拮抗剂，也称为抗肾上腺素药。

肾上腺素能激动剂是一类使肾上腺素能受体兴奋，产生肾上腺素样作用的药物。也称为拟肾上腺素药。按化学结构分类可分为苯乙胺类和苯异丙胺类。

（一）苯乙胺类肾上腺素能激动剂

肾上腺素是肾上腺髓质分泌的主要神经递质。他们的结构中都含有苯乙胺结构，苯环的3位和4位由羟基取代，因此称为儿茶酚胺类。

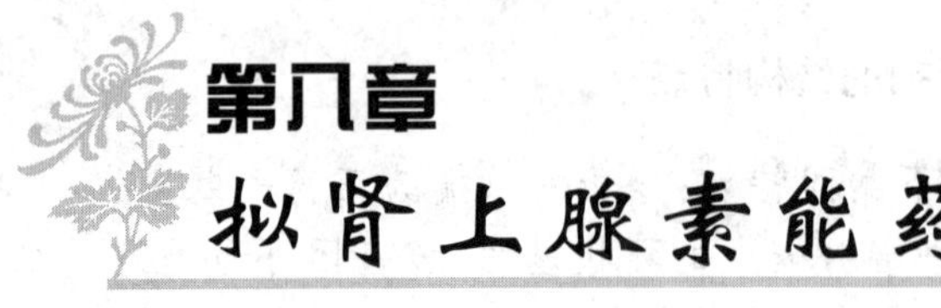

NH_2 苯乙胺　　HO HO 儿茶酚(邻苯二酚)

经过对其构效关系的研究，我们认识到苯乙胺结构是本类药物的基本结构。通过对苯环上取代基、侧链氨基上取代基的改变，发展了多种用于临床的肾上腺素能激动剂。例如，去氧肾上腺素、异丙肾上腺素、克仑特罗、沙丁胺醇、氯丙那林等。

（二）苯异丙胺类肾上腺素能激动剂

苯异丙胺类肾上腺素能激动剂临床常用的药物有麻黄碱、伪麻黄碱、间羟胺、甲氧明等。

二、肾上腺素能激动剂的构效关系

肾上腺素能激动剂通过与肾上腺素受体结合形成药物-受体复合物发挥药效，药物的化学结构必须与受体的活性部位相适应。此类药物的构效关系简述如下。

（1）具苯乙胺基本结构，任何碳链的延长和缩短都会使活性降低。

（2）苯乙胺类侧链氨基的 β 位由羟基取代，有 1 个手性碳原子（多巴胺除外），存在旋光异构体。R-构型异构体具有较大的活性，例如去甲肾上腺素 R-构型左旋异构体活性比 S-构型右旋体强约 27 倍。

（3）苯环 3,4-二羟基（儿茶酚结构）的存在可显著增强 α、β 活性，但是此类药物口服后，3 位羟基迅速被儿茶酚-O-甲基转移酶（COMT）甲基化而失活，因此肾上腺素、去甲肾上腺素不能口服。如改变为 3,5-二羟基（例如特布他林），或将 3-羟基用氯取代（例如克仑特罗），口服均有效。

（4）侧链氨基上的烷基大小与此类药物的受体选择性有密切关系。在一定范围内，N-取代基越大，例如为异丙基或叔丁基时，对 β 受体的亲和力越强。例如异丙肾上腺素、克仑特罗等，临床主要用于支气管哮喘。

（5）侧链氨基 α 位碳原子上引入甲基，为苯异丙胺类，由于甲基的位阻效应可阻碍单胺氧化酶（MAO）脱氨氧化的失活作用，使药物作用时间延长。

三、典型药物

肾上腺素

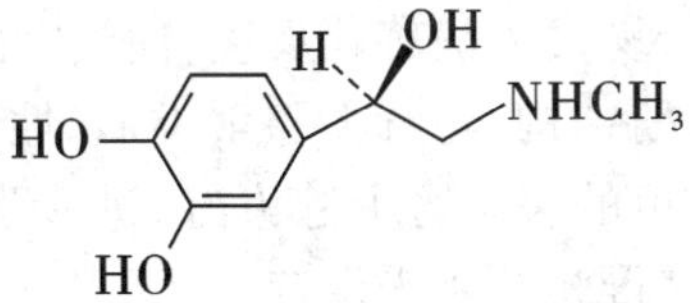

肾上腺素，化学名为（R）-4-［2-（甲氨基）-1-羟基乙基］-1,2-苯二酚。

本品结构中有 1 个手性碳原子，为 R 构型，具左旋光性。R（-）-异构体的作用强于 S（+）-异构体。

肾上腺素水溶液在室温放置或加热后，易发生消旋化反应，使活性降低。$pH \leqslant 4$ 时消旋化反应速度较快。

本品分子结构中具有儿茶酚结构，性质不稳定，接触空气或受日光照射，极易被氧化变质，生成红色的肾上腺素红，进一步聚合成棕色多聚物。

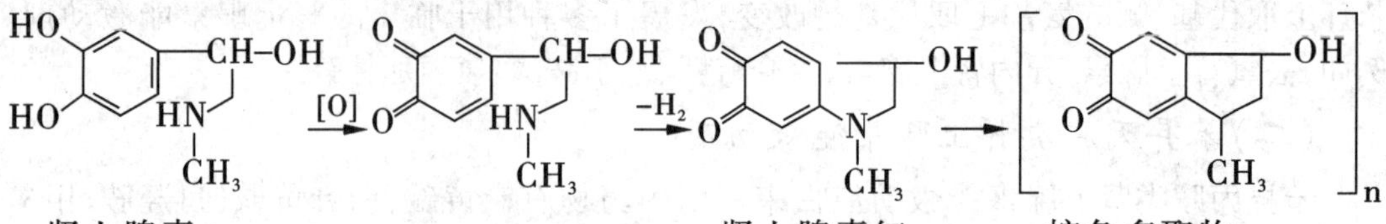

碱性条件下加速氧化，中性及酸性条件下，也易发生氧化，但相对碱性条件则较稳定。在相同条件下，温度越高，氧化速度越快。金属离子催化此反应。制备注射剂时应加抗氧剂，避免与空气接触并避光保存。去甲肾上腺素、异丙肾上腺素、多巴胺等分子结构中也具有儿茶酚结构，也易被氧化变质。

本品溶于稀盐酸后，与过氧化氢试液反应被氧化，显血红色。

本品在 pH 值为 3～3.5 时与碘试液反应，再加硫代硫酸钠试液使过量碘的颜色消退，溶液呈红色。

本品与三氯化铁试液反应，即显翠绿色（酚羟基与铁离子络合呈色）；再加氨试液后变为紫色，最后变为紫红色。

肾上腺素对 α 受体和 β 受体均有较强的激动作用，主要用于治疗过敏性休克、心脏骤停、支气管哮喘等。肾上腺素口服无效，常用剂型为盐酸肾上腺素注射液。

酒石酸去甲肾上腺素

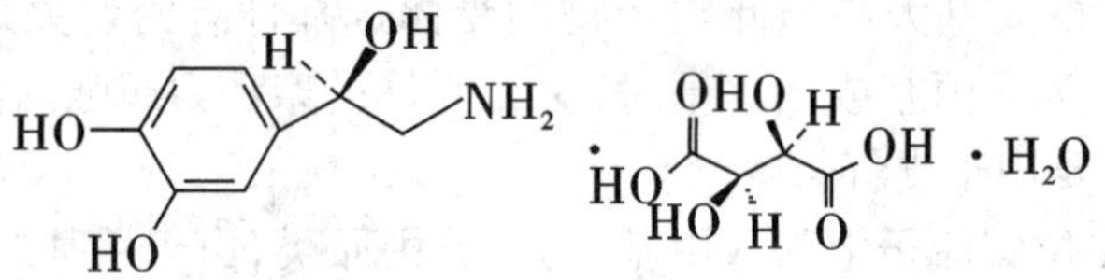

酒石酸去甲肾上腺素，化学名为（R）-4-（2-氨基-1-羟基乙基）-1，2-苯二酚重酒石酸盐一水合物。

本品分子中氨基的 β 位碳原子为不对称碳原子，有一对旋光异构体，临床上所使用的去甲肾上腺素是其 R 构型左旋异构体，左旋体活性比右旋体强约 27 倍。去甲肾上腺素水溶液在室温放置或加热后，易发生消旋化反应，使活性降低。

本品分子结构中具有儿茶酚结构，与肾上腺素类似，性质不稳定，接触空气或受日光照射，极易被氧化变质，生成红色的去甲肾上腺素红，进一步聚合成棕色多聚物。制备注射剂时应加抗氧剂，避免与空气接触并避光保存。

去甲肾上腺素在酒石酸氢钾饱和溶液中（pH 值为 3～3.5）比肾上腺素稳定，几乎不被碘氧化，与碘试液反应后，再加硫代硫酸钠试液使过量碘的颜色消退，溶液为无色或仅显微红色或淡紫色（与肾上腺素、异丙肾上腺素相区别）。

本品分子结构中具有酚羟基，与三氯化铁试液反应，即显翠绿色；再加入碳酸钠试液即显蓝色，最后变成红色。

去甲肾上腺素主要激动 α 受体，有很强的收缩血管作用，临床主要用于治疗各种休克。

盐酸异丙肾上腺素

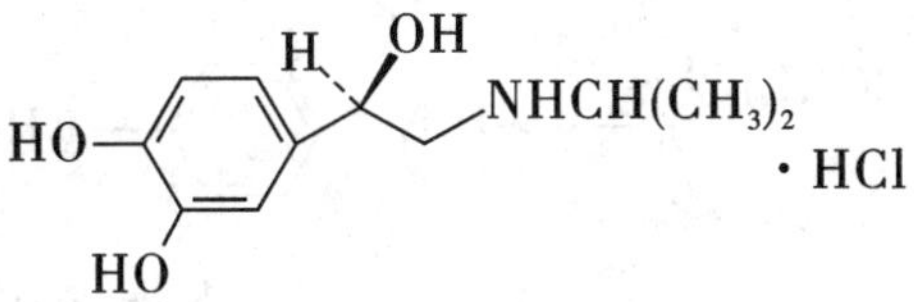

盐酸异丙肾上腺素，化学名为4-[(2-异丙氨基-1-羟基)乙基]-1,2-苯二酚盐酸盐。

本品分子结构中氨基的β位碳原子为不对称碳原子，有一对旋光异构体，临床上以其消旋体供药用。其R(-)-异构体的作用强于S(+)-异构体。

本品分子结构中具有儿茶酚结构，与肾上腺素类似，性质不稳定，接触空气或受日光照射，极易氧化变质，生成红色的异丙肾上腺素红，进一步聚合成棕色多聚物。制备注射剂时应加抗氧剂，避免与空气接触并避光保存。

本品与碘试液反应后，再加硫代硫酸钠试液使过量碘的颜色消退，溶液为淡红色。

本品分子结构中具有酚羟基，与三氯化铁试液反应，即显深绿色；再加入碳酸钠试液即变为蓝色，然后变成红色。

盐酸异丙肾上腺素为β肾上腺素能受体激动剂。有舒张支气管和增强心肌收缩力的作用，临床用于支气管哮喘和抗休克等。

盐酸多巴胺

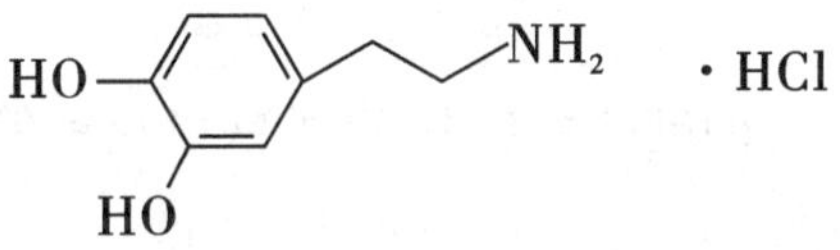

盐酸多巴胺，化学名为4-(2-氨基乙基)-1,2-苯二酚盐酸盐。

本品分子结构中具有儿茶酚结构，与肾上腺素类似，性质不稳定，接触空气或受日光照射，色渐变深。

盐酸多巴胺水溶液与三氯化铁试液反应显墨绿色；加氨溶液转变成紫红色。

本品与三硝基苯酚试液反应，生成多巴胺三硝基苯酚盐结晶，熔点约为200 ℃。

多巴胺为α受体和β受体的激动剂；多巴胺受体激动剂。临床用于各种类型休克。

盐酸克仑特罗

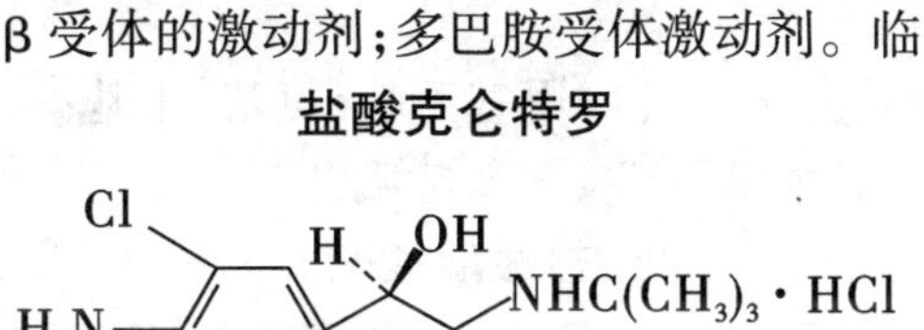

盐酸克仑特罗，化学名为α-[(叔丁氨基)甲基]-4-氨基-3,5-二氯苯甲醇盐酸盐。

本品分子结构中具有芳伯氨基，显芳香第一胺类的鉴别反应(重氮化-偶合反应)。

盐酸克仑特罗可被20%硫酸制高锰酸钾的饱和溶液氧化，生成的3,5-二氯-4-氨基苯甲醛与2,4-二硝基苯肼的高氯酸溶液反应，生成腙沉淀。

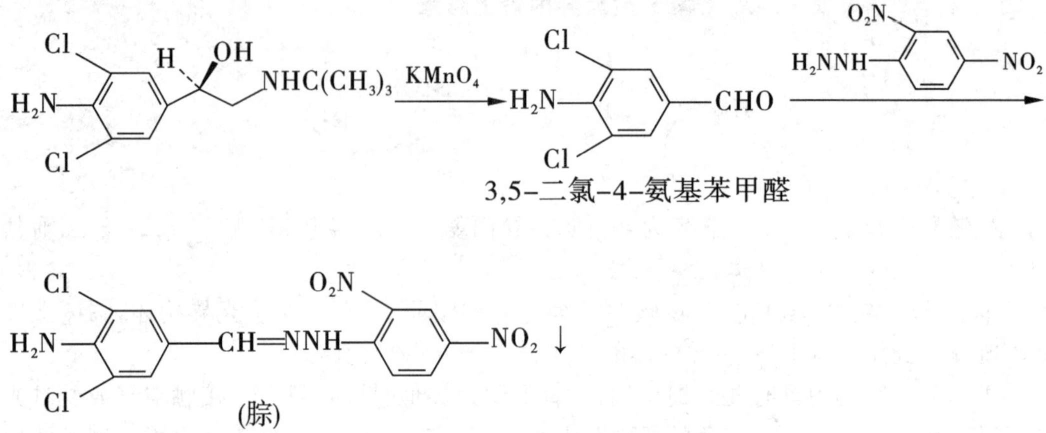

3,5-二氯-4-氨基苯甲醛

(腙)

本品为 β_2 受体激动剂,主要用于支气管哮喘。

硫酸沙丁胺醇

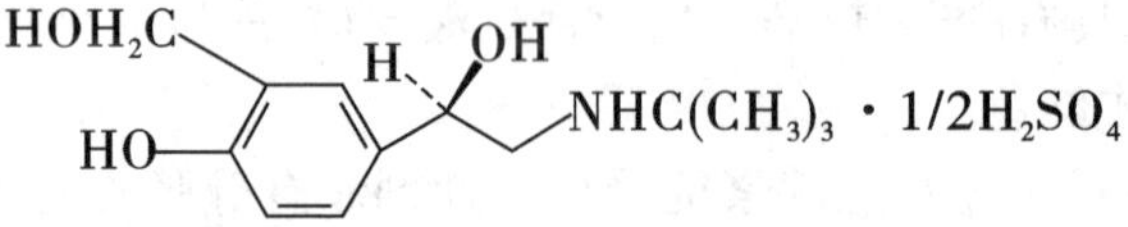

$\cdot$ 1/2H_2SO_4

硫酸沙丁胺醇,化学名为1-(4-羟基-3-羟甲基苯基)-2-(叔丁氨基)乙醇硫酸盐。

本品分子结构中具有酚羟基,与三氯化铁试液反应显紫色;再加碳酸钠试液生成橙黄色浑浊。

硫酸沙丁胺醇溶在弱碱性的硼砂溶液中,可被铁氰化钾氧化,氧化产物与4-氨基安替比林生成橙红色缩合物。

本品为 β_2 受体激动剂,主要用于支气管哮喘。口服有效,作用时间长。

盐酸氯丙那林

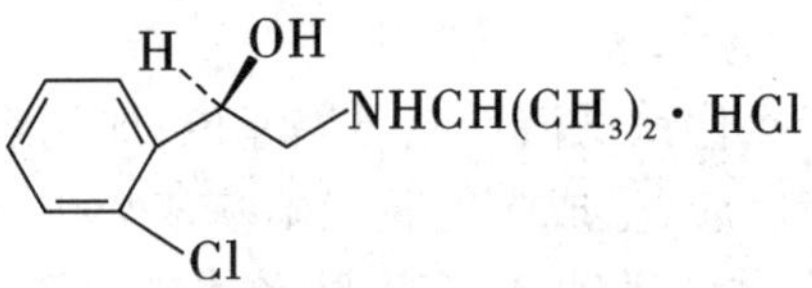

盐酸氯丙那林,化学名为α-{[(1-甲基乙基)氨基]甲基}-2-氯苯甲醇盐酸盐。

本品为 β_2 受体激动剂,主要用于支气管哮喘。

盐酸麻黄碱

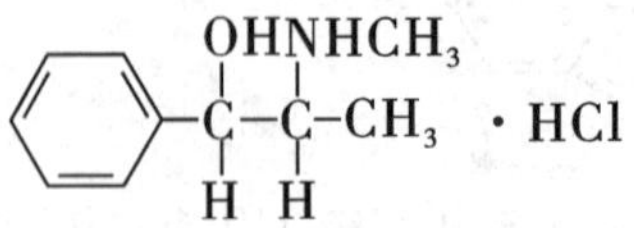

盐酸麻黄碱,化学名为(1R,2S)-2-甲氨基-苯丙烷-1-醇盐酸盐。

麻黄碱是从草麻黄等植物中分离出的一种生物碱。

本品结构中有2个手性碳原子,有4个光学异构体,手性碳原子的构型分别为(1R,2S)、(1R,2R)、(1S,2R)、(1S,2S),如下所示。四个光学异构体中只有(-)-麻黄碱

(1R,2S)有显著活性。(+)-伪麻黄碱(1S,2S)的作用比麻黄碱弱,常在复方感冒药中用于减轻鼻出血等。

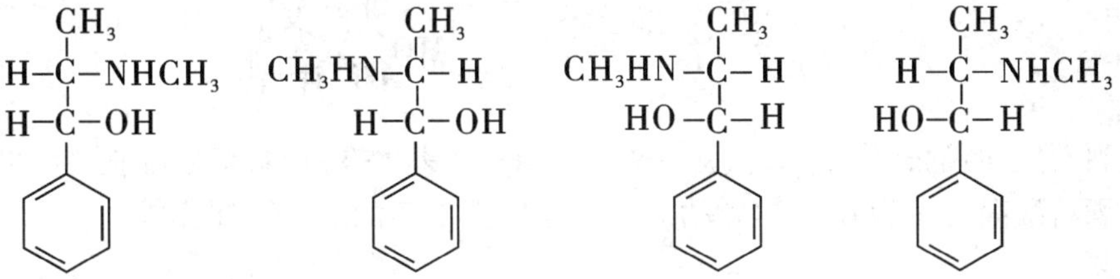

(-)-麻黄碱 (1R,2S)　(-)-伪麻黄碱 (1R,2R)　(+)-麻黄碱 (1S,2R)　(+)-伪麻黄碱 (1S,2S)

麻黄碱与一般生物碱的不同处为氮原子在侧链上,结构属芳烃胺类。与一般生物碱的性质不完全相同。碱性较强,与多种生物碱试剂不能生成沉淀。

麻黄碱在碱性溶液中与硫酸铜试液反应,生成蓝紫色的配位化合物,加乙醚振摇,醚层显紫红色,水层呈蓝色。

麻黄碱对α受体和β受体都有激动作用,具有松弛支气管平滑肌、收缩血管、兴奋心脏等作用。临床主要用于支气管哮喘、过敏性反应、低血压等。

盐酸伪麻黄碱

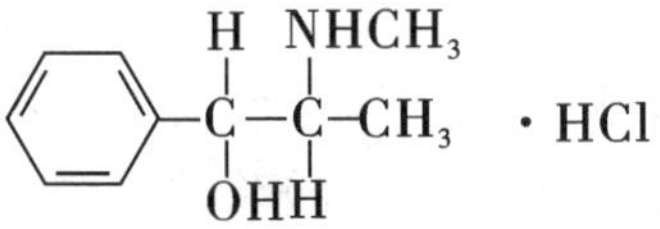

盐酸伪麻黄碱,化学名为(1S,2S)-2-甲氨基-苯丙烷-1-醇盐酸盐。

盐酸伪麻黄碱作用比麻黄碱弱,常用于减轻鼻及支气管充血、过敏性反应等。

盐酸甲氧明

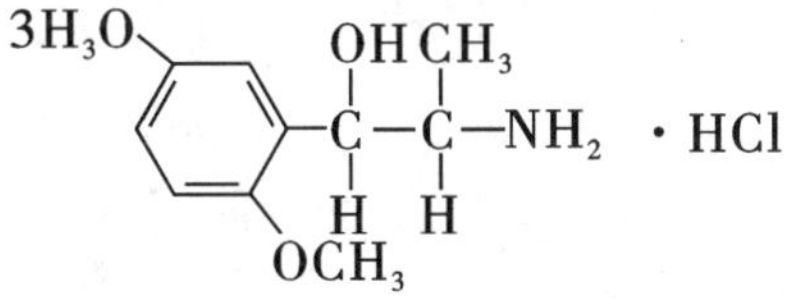

盐酸甲氧明,化学名为α-(1-氨基乙基)-2,5-二甲氧基苯甲醇盐酸盐。

盐酸甲氧明水溶液在加热时可被氧化分解,制备注射剂灭菌时应注意控制温度。

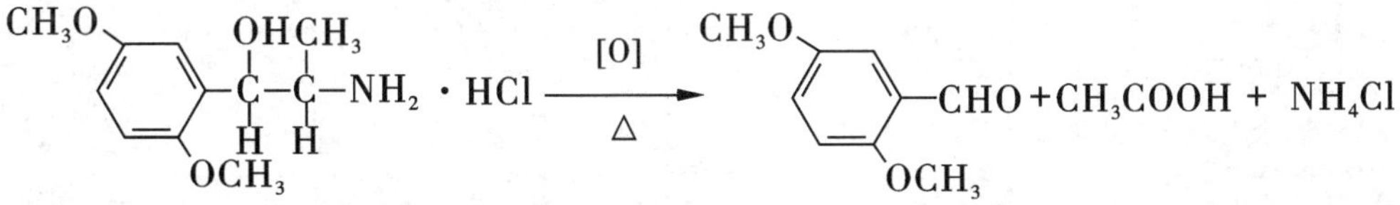

$$\xrightarrow[\Delta]{[O]} \text{-CHO} + CH_3COOH + NH_4Cl$$

盐酸甲氧明为α受体激动剂。有收缩血管、升高血压的作用。临床用于低血压的急救等。

重酒石酸间羟胺

重酒石酸间羟胺，化学名为(-)-α-(1-氨基乙基)-3-羟基苯甲醇重酒石酸盐。重酒石酸间羟胺为 α 受体激动剂。临床用于治疗低血压和休克等。

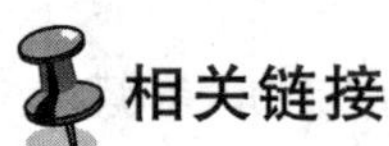

相关链接

肾上腺素能受体的类型、生理效应、激动剂的作用

肾上腺素能受体可分为两大类：①α 型肾上腺素能受体(α 受体)：又可分为 α_1 亚型和 α_2 亚型；②β 型肾上腺素能受体(β 受体)：又可分为 β_1 亚型和 β_2 亚型。

α_1 受体分布在交感神经的节后纤维所支配的效应器细胞膜上，如血管平滑肌、瞳孔开大肌、心脏、肝脏；α_2 受体分布于突触前膜，主要存在于血管平滑肌、血小板、脂肪细胞。α 受体的激动(兴奋)作用表现为皮肤、黏膜、内脏血管收缩，使外周阻力增加、血压上升。

β_1 受体主要分布在心脏、胃肠平滑肌和脂肪组织等；β_2 受体主要分布于支气管、血管平滑肌。β 受体的激动(兴奋)作用表现为心脏兴奋，心肌收缩力加强，心率加快，从而增加心排血量，使血压上升；支气管、胃肠平滑肌松弛，脂肪组织水解和肝糖原分解等。肾上腺素能受体激动剂的作用即是上述肾上腺素能受体激动(兴奋)时所表现出的生理作用。

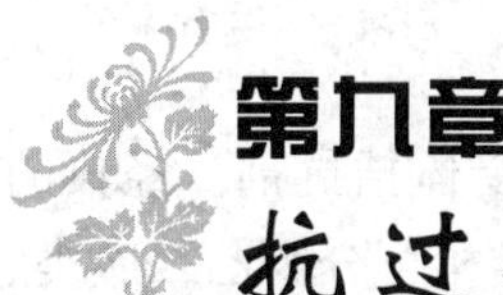

第九章 抗过敏药和抗消化性溃疡药

过敏性疾病(包括哮喘、荨麻疹等)和消化道溃疡是常见的疾病。虽然各自的致病因素很复杂,然而这两类疾病都与体内的活性物质组胺有很大关系。对于过敏性疾病而言,组胺分子生理效应一般是致病的直接原因。而对于消化道溃疡,组胺分子也起着重要而不可低估的作用。本章重点讨论因阻断组胺分子与相应受体的结合,具有抗过敏和抗溃疡作用的药物。

第一节　抗过敏药

过敏性疾病是人类的常见病、多发病。致病因素及其机制很复杂,一般与体内的过敏介质——组胺、白三烯、缓激肽等有直接关系。阻断这些化学介质的作用就有抗过敏的药理活性。因此抗过敏药分为组胺 H_1受体拮抗剂、过敏介质释放抑制剂、白三烯拮抗剂、缓激肽拮抗剂。本节重点介绍组胺 H_1受体拮抗剂。

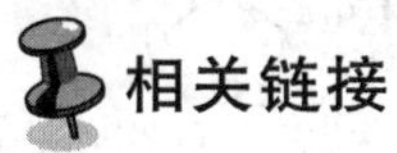

相关链接

组胺受体与组胺的生理作用

组胺是广泛存在于动物体内(包括人体)的一种活性物质,由组氨酸在脱羧酶的催化下脱羧而成。组胺通常与肝素和蛋白质结合,其无活性的复合物储存在肥大细胞和嗜碱性粒细胞的颗粒中。当机体受到毒素、水解酶、食物及一些化学物品等变态原或理化刺激,损伤这些细胞时,引发抗原-抗体反应,肥大细胞脱颗粒,使组胺释放进入细胞间液,与受体结合产生复杂的生理作用。

HN—(咪唑环)—N, $CH_2CH_2NH_2$

组胺

研究发现组胺受体有多种亚型,机制明确的有 2 个亚型:H_1受体和 H_2受体。组胺作

用于 H_1受体，引起毛细血管舒张，导致血管壁渗透性增加，出现水肿和痒感，产生过敏反应的表现；还引起肠道、子宫、支气管等器官的平滑肌收缩，严重时导致支气管哮喘；组胺作用于 H_2受体，引起胃酸和胃蛋白酶分泌增加，导致消化性溃疡的形成。因此，组胺受体拮抗剂分为 H_1受体拮抗剂和 H_2受体拮抗剂，前者用作抗过敏药，后者用作抗溃疡药。

一、H_1受体拮抗剂的类型

H_1受体拮抗剂包括经典的 H_1受体拮抗剂和无嗜睡作用的 H_1受体拮抗剂。经典的 H_1受体拮抗剂存在一定的中枢镇静副作用。H_1受体拮抗剂按化学结构可分为乙二胺类、氨基醚类、丙胺类、三环类、哌嗪类和哌啶类。除乙二胺类外，其他 5 种结构类型的 H_1受体拮抗剂均开发出了无嗜睡作用的药物。

1. 乙二胺类　主要药物有曲吡那敏和将乙二胺的氮原子构成杂环的安他唑啉等。前者用于过敏性皮炎、湿疹、过敏性鼻炎、哮喘等，后者兼有抗过敏和抗心律失常的作用。

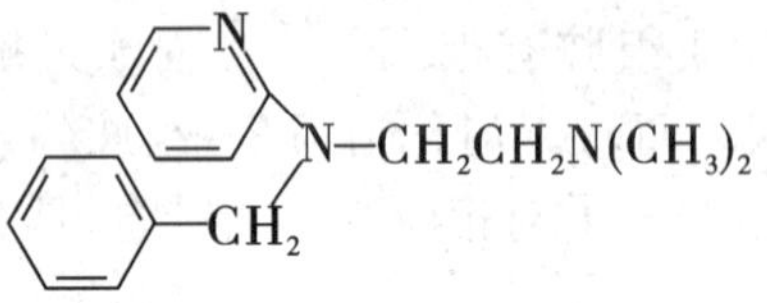

曲吡那敏 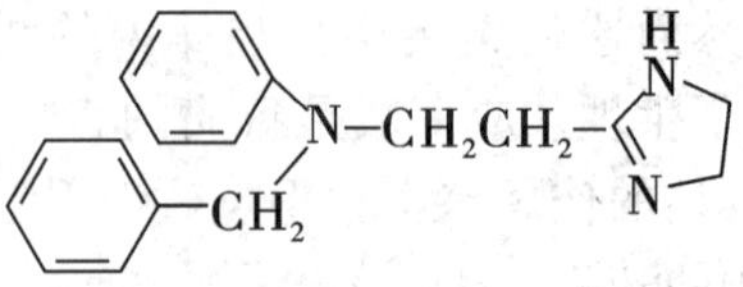　　安他唑啉

2. 氨基醚类　将乙二胺类药物结构中的 N 原子置换成—CHO 得氨基醚类药物，主要药物有苯海拉明，除用作抗过敏药外，也用于抗晕动症。类似药物是作用更强大且起效快的司他斯汀、氯马斯汀等。氯马斯汀为无嗜睡作用的 H_1受体拮抗剂，临床用于变应性鼻炎、荨麻疹、湿疹及其他过敏性皮炎，也可用于支气管哮喘。

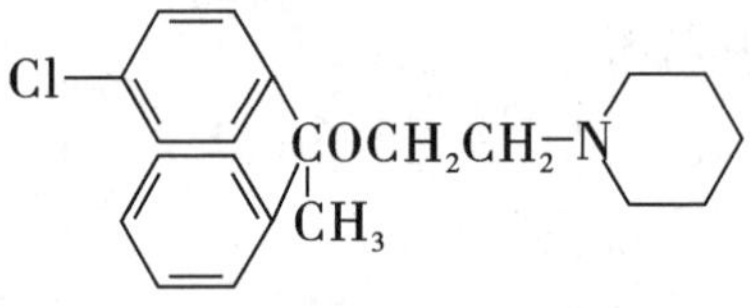

司他斯汀 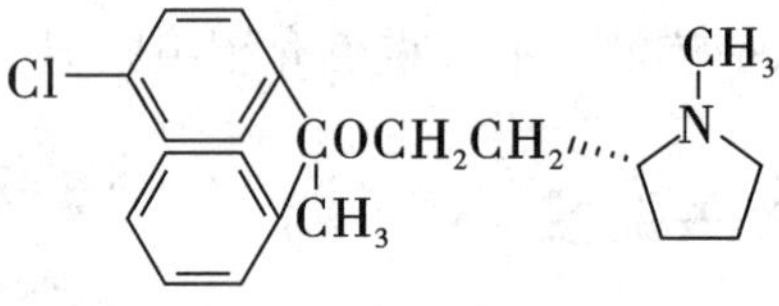　　氯马斯汀

3. 丙胺类　运用生物电子等排原理，将乙二胺和氨基醚类结构中 N、O 原子用—CH—替代，获得一系列芳丙胺结构的化合物。主要药物有氯苯那敏和阿伐斯汀，后者具有选择性地阻断组胺 H_1受体的作用，因不易通过血-脑屏障，故无镇静作用，临床用于变应性鼻炎及荨麻疹等。

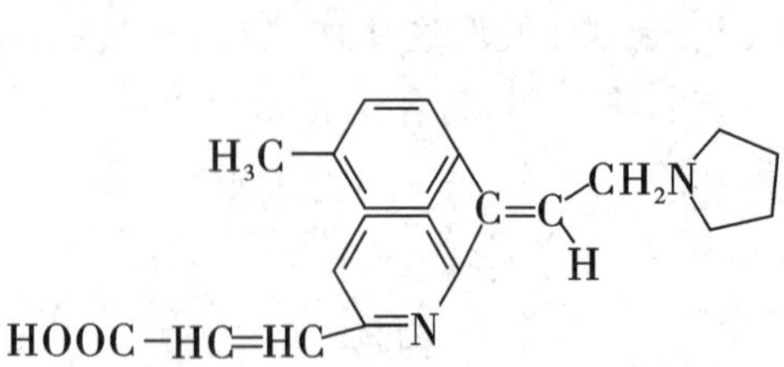

阿伐斯汀

4. 三环类　将上述的乙二胺类、氨基醚类、丙胺类药物的 2 个芳(杂)环通过 1 个或 2 个原子连接成三环系列的化合物，获得很多新的抗过敏药，例如异丙嗪和赛庚啶等。不过这类药物往往还有其他药理作用，如赛庚啶抗组胺作用较强，还有抗 5-羟色胺及抗胆碱作用。氯雷他定、酮替芬是赛庚啶的结构类似物。氯雷他定对外周 H_1 受体有很高的亲和力，而对中枢内 H_1 受体的作用很低，为三环类无嗜睡作用的抗组胺药物，临床用于治疗变应性鼻炎、慢性荨麻疹及其他过敏性皮肤病。酮替芬具有 H_1 受体拮抗作用，亦是过敏介质释放抑制剂，多用于哮喘的预防和治疗。

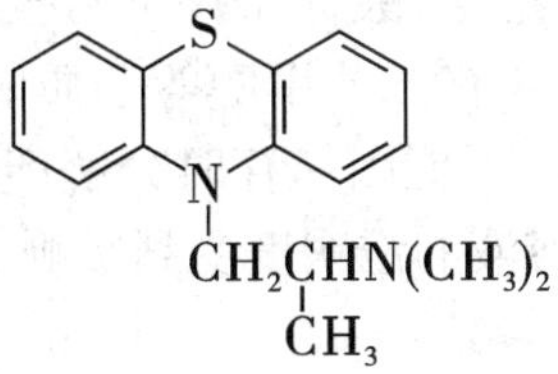

异丙嗪 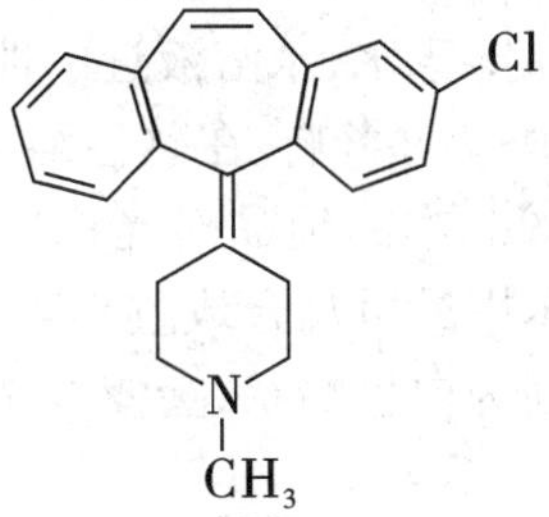　　赛庚啶 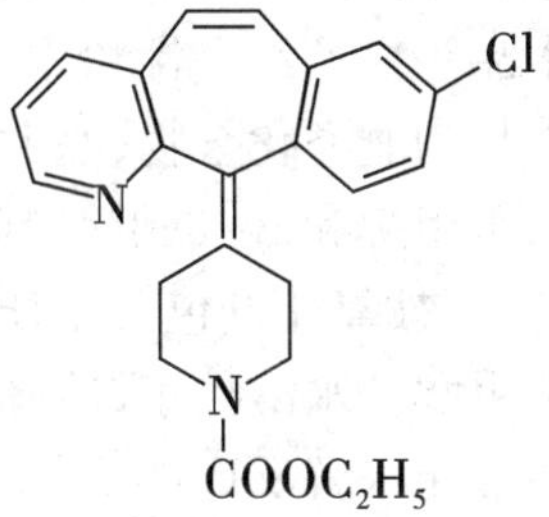　　氯雷他定

5. 哌嗪类　此类药物可视作乙二胺类的特殊形式，即将乙二胺的 2 个 N 原子相连接，组成哌嗪环，仍有 H_1 受体拮抗活性，且作用时间长，主要药物有西替利嗪、布克利嗪。后者具有镇吐、镇静、抗组胺作用，用于晕动症和其他原因引起的恶心、呕吐。

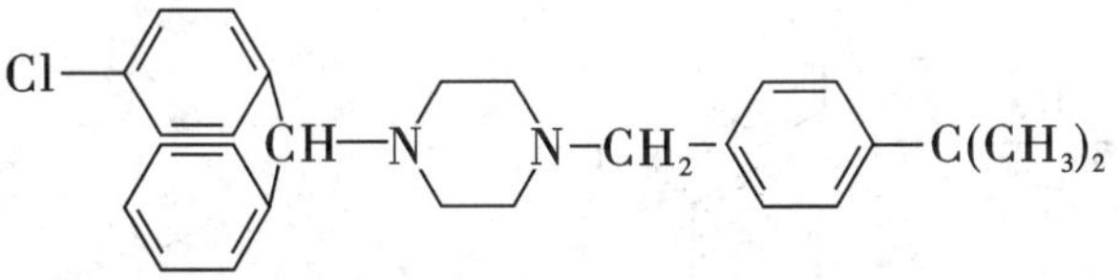

布克利嗪

6. 哌啶类　哌啶类是无嗜睡作用 H_1 受体拮抗剂的主要类型，是将乙二胺类、氨基醚类、丙胺类的结构中的其中一个 N 形成哌啶结构。例如左卡巴斯汀、依巴斯汀等。左卡巴斯汀为高活性异构体，临床用于变态反应性结膜炎和鼻炎。依巴斯汀为作用持续时间长、非镇静抗过敏药，临床治疗各种过敏性疾病。

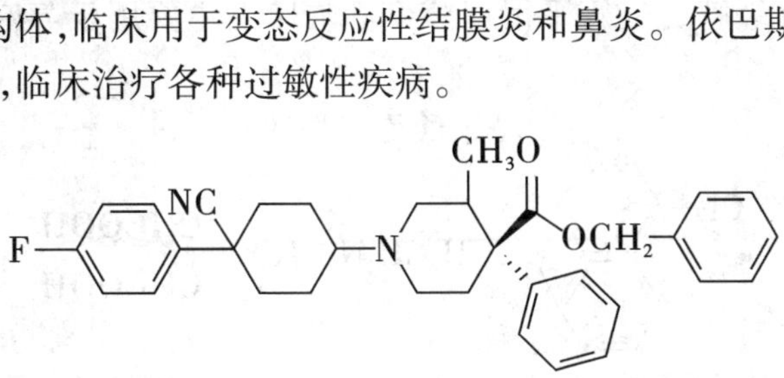

左卡巴斯汀

二、H_1受体拮抗剂的典型药物

盐酸苯海拉明

$$(C_6H_5)_2CHOCH_2CH_2N(CH_3)_2 \cdot HCl$$

盐酸苯海拉明，化学名为N,N-二甲基-2-(二苯基甲氧基)乙胺盐酸盐。

本品为白色结晶性粉末，极易溶于水，水溶液近中性。

本品为醚类化合物，受共轭效应的影响，在碱性溶液中稳定，酸性条件下易被水解，生成二苯甲醇和β-二甲氨基乙醇。本品纯品对光稳定，当含有二苯甲醇等杂质时遇光不稳定，可被氧化变色。杂质二苯甲醇可从合成过程带入，也可能因储存时分解产生，由于二苯甲醇的水溶性小，冷却凝固为白色蜡状，会使本品水溶液的澄明度受到影响。

酸催化水解反应如下。

$$(C_6H_5)_2CHOCH_2CH_2N(CH_3)_2 \xrightarrow{H^+} (C_6H_5)_2CH\overset{+}{O}(H)CH_2CH_2N(CH_3)_2 \longrightarrow$$

$$(C_6H_5)_2\overset{+}{C}H \xrightarrow{H_2O} (C_6H_5)_2CHOH$$

本品水溶液与硫酸作用，初显黄色，后变橙红色，加水稀释生成白色乳浊液。另本品具有叔胺结构，有类似生物碱的颜色反应和沉淀反应，可用于鉴别。

本品能竞争性阻断组胺H_1受体而产生抗组胺作用，中枢抑制作用亦显著。有镇静、防晕动、止吐作用，可缓解支气管平滑肌痉挛。临床上主要用于荨麻疹、枯草热、变应性鼻炎和皮肤瘙痒等。

马来酸氯苯那敏

$$(4\text{-}Cl\text{-}C_6H_4)(2\text{-}C_5H_4N)CHCH_2CH_2N(CH_3)_2 \cdot \begin{matrix} CHCOOH \\ \| \\ CHCOOH \end{matrix}$$

马来酸氯苯那敏，又名扑尔敏。

本品为白色结晶性粉末，极易溶于水，游离碱为油状物，马来酸酸性较强，使本品水溶液呈酸性。本品分子结构中有1个手性碳原子，有旋光异构体，S构型右旋体的活性强于R构型左旋体，药用品为其消旋体。

本品分子中具有的双键结构、吡啶环，对光不稳定。

本品分子中有一叔胺基，故有叔胺的特征性反应，与枸橼酸-醋酐试液在水浴上加热，即能产生红紫色；与苦味酸生成黄色沉淀。

本品结构中的马来酸有不饱和双键，加稀硫酸及高锰酸钾试液，红色褪去，可用于鉴别。

本品为常用抗过敏药物，临床主要用于变应性鼻炎、皮肤黏膜的过敏和药物或食物引起的过敏性疾病等。

富马酸酮替芬

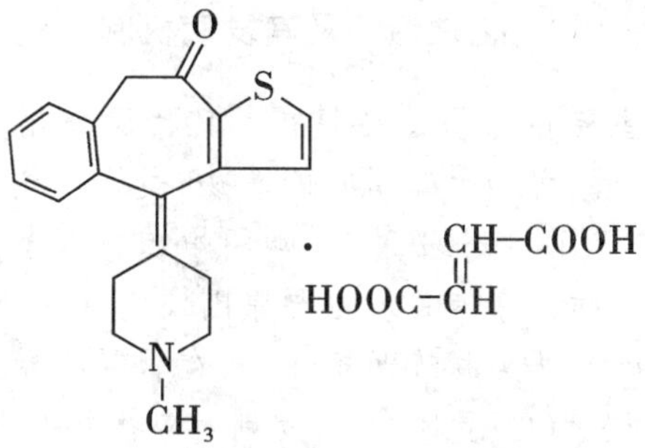

富马酸酮替芬，游离体为黄色结晶性粉末，溶于甲醇、乙醇，不溶于水。

酮替芬通常与富马酸成盐供药用，该盐稳定，在温度为 60 ℃，相对湿度 50% 的条件下，放置 7 d 仅有少许颜色变化。

本品分子中的富马酸为不饱和酸，双键可被高锰酸钾氧化，使高锰酸钾溶液褪色并生成二氧化锰棕色沉淀。分子结构中含有酮基，加 2,4-二硝基苯肼试液后，即生成相应的腙，呈红棕色絮状沉淀。

本品既有 H_1受体拮抗作用，又因抑制支气管黏膜下肥大细胞释放过敏介质和嗜碱性细胞释放组胺及慢反应物质，是一种可口服的过敏介质释放抑制剂，具有很强的抗过敏作用。对过敏性哮喘尤为适用，作用强而持久。但本品有较强的中枢抑制——嗜睡副作用。

三、经典 H_1受体拮抗剂的构效关系

Ar_1和 Ar_2为苯环或芳杂环，X 分别为 N（乙二胺类）、CHO（氨基醚类）或 CH（丙胺类）等，芳环与叔氮原子距离为 0.5～0.6 nm，呈现较好活性。芳杂环上可以由甲基或卤原子取代，两个芳（杂）环也可以再次通过 1 个硫原子或 2 个碳原子键合后，成为三环类抗过敏药物。

只有当 2 个芳（杂）环 Ar_1和 Ar_2不共平面时，药物才具较大的抗组胺活性，否则活性很低。

H_1受体拮抗剂的光学异构体之间抗组胺活性有很大的差别。几何异构体之间的抗组胺活性和作用时间差异都很大。

第二节　抗消化性溃疡药

消化性溃疡是人类的一种常见多发病，直接影响人们的身体健康和生活质量。

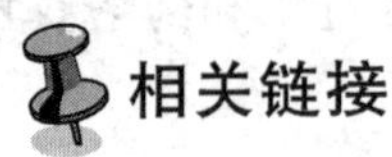

相关链接

消化性溃疡及其发病机制

消化性溃疡疾病主要指胃肠道黏膜在某些因素作用下被胃液消化所形成的溃疡，包括发生于食管、胃和十二指肠的溃疡，是人类的一种常见多发病。其溃疡的发生与胃酸、胃蛋白酶分泌过多、幽门螺旋杆菌感染或药物对胃和十二指肠黏膜损害等多种致病因素有关。主要原因还是胃酸分泌过多。

胃酸分泌包括神经和激素调节两条途径，在胃黏膜壁细胞底膜表面存在组胺、乙酰胆碱(M)和胃泌素(G)受体，它们受到对应物质的结合、刺激后，分别通过腺苷环化酶使 cAMP 浓度升高，引发胞内一系列生化和生物物理过程，最后激活蛋白激酶和 H^+/K^+-ATP 酶(质子泵)，最终由后者进行 H^+/K^+ 交换泵出胃酸。所以，抑制胃酸分泌过程和增强胃黏膜屏障作用是治疗消化性溃疡的有效途径。

一、抗消化性溃疡药物的类型

1. 抗酸剂

(1)吸收性抗酸药。此类药物(如碳酸氢钠)口服后，除在胃内中和胃酸外，因易被肠道吸收而引起碱血症，故还可用于酸血症和碱化尿液。

(2)非吸收性抗酸药。此类药物含有难吸收的阳离子，口服后只能直接中和胃酸而不被胃肠道吸收。

2. 胃酸分泌抑制剂

(1) H_2受体拮抗剂。此类药物通过选择性抑制 H_2受体而减少胃酸分泌，降低胃酸和胃蛋白酶活性，如西咪替丁、雷尼替丁等。

(2)质子泵抑制剂。此类药物通过特异性地作用于胃黏膜壁细胞，降低细胞中 H^+/K^+-ATP 酶的活性，从而抑制胃酸的分泌，如奥美拉唑、兰索拉唑等。

(3)选择性抗胆碱药。此类药物对胃壁细胞的毒蕈碱受体有高度亲和性，可选择性地抑制胃酸分泌，而对其他部位的胆碱能受体作用微弱，如哌仑西平。

(4)胃泌素受体拮抗剂。如丙谷胺，由于与胃泌素组成相似，可竞争性地拮抗胃泌素的作用，抑制胃酸分泌。

3. 胃黏膜保护剂

(1)胶体铋剂。本类药物具有胶体特性，可在胃黏膜上形成牢固的保护膜，并通过铋离子对幽门螺旋杆菌的杀灭作用而发挥抗溃疡作用，如枸橼酸铋钾、胶体果胶铋等。

(2)前列腺素及其衍生物。该类药物有强大的细胞保护作用，并能通过降低细胞 cAMP 水平而减少胃酸分泌，从而发挥抗溃疡作用。

(3)其他。如硫糖铝、甘草锌、替普瑞酮、吉法酯等,分别通过不同机制保护胃黏膜,促进溃疡愈合。

4. 消除幽门螺旋杆菌药　幽门螺旋杆菌(HP)已被公认为消化性溃疡病的诱因之一,故抗幽门螺旋杆菌药阿莫西林、四环素、甲基红霉素、甲硝唑或替硝唑、呋喃唑酮等也经常用于消化性溃疡病的治疗。

5. 胃肠动力药　本类药物通过加强胃排空而使细菌不能在胃内久留,可减少溃疡创面感染的机会;同时也减轻食物对胃窦部 G 细胞和壁细胞的刺激,从而帮助减少抑酸药的用量。

本节主要介绍 H_2受体拮抗剂、质子泵抑制剂和胃黏膜保护剂。

二、H_2受体拮抗剂

(一)结构类型

H_2受体拮抗剂按化学结构分为咪唑类、呋喃类、噻唑类、哌啶类和吡啶类五类。咪唑类主要药物有西咪替丁、依汀替丁;呋喃类主要有雷尼替丁,其抑制胃酸分泌为西咪替丁的10倍,副作用比西咪替丁小。噻唑类的法莫替丁更是一个高效、高选择性的药物,抑制胃酸分泌作用为西咪替丁的50倍,作用时间为1.5倍;噻唑类还有尼扎替丁,其作用为西咪替丁的4.8~18倍,口服持续时间长达8 h,分子亲脂性较强,生物利用度很高,对心血管、中枢神经系统和内分泌无不良反应。哌啶类的典型药物是罗沙替丁,抑制胃酸分泌作用为西咪替丁的4~6倍。吡啶类主要有依可替丁等。

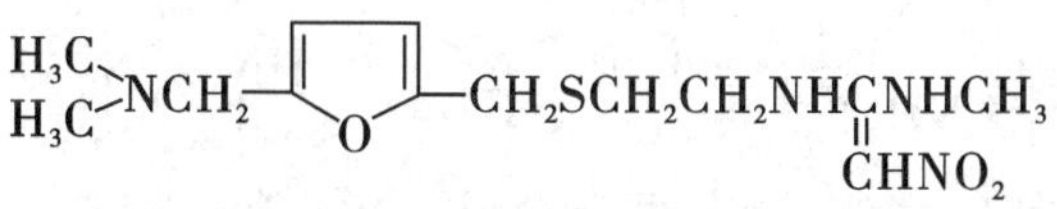

雷尼替丁 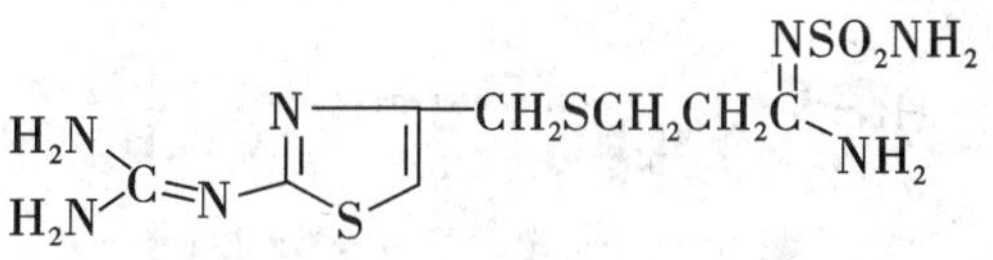　　法莫替丁

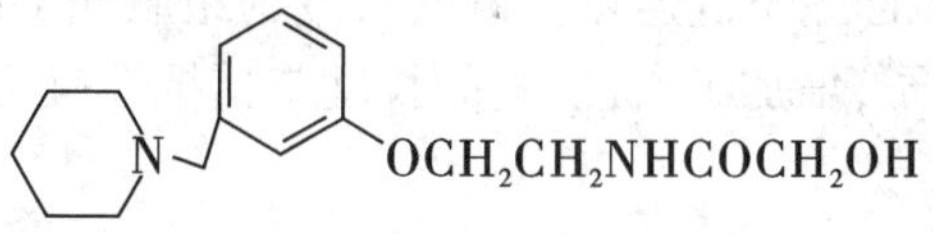

罗沙替丁 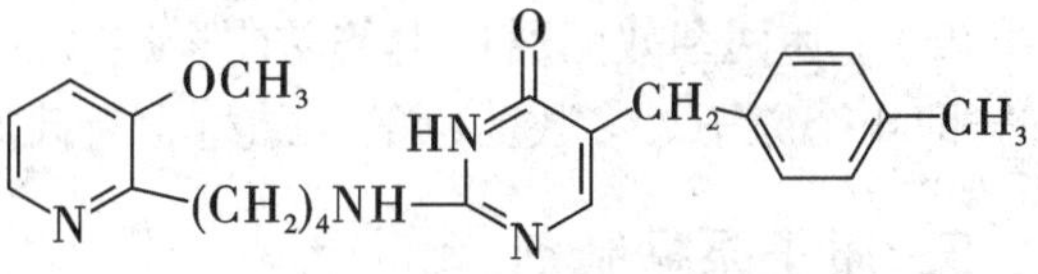　　依可替丁

(二)典型药物

西咪替丁

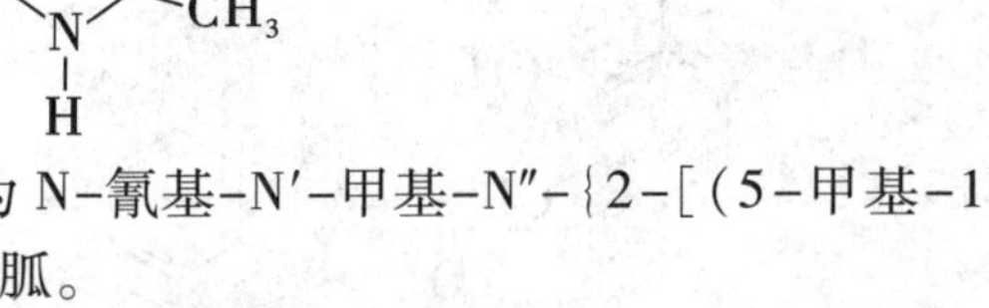

西咪替丁,化学名为N-氰基-N′-甲基-N″-{2-[(5-甲基-1H-4-咪唑基)甲基]硫基}乙基胍,又名甲氰咪胍。

本品为白色结晶性粉末,微溶于水。分子结构中有咪唑基及胍基,显弱碱性,可与酸成盐而溶于水。

本品固体性质较稳定，在室温密闭状态下保存5年或加热至100 ℃，48 h未见分解。而水溶液由于分子中具有的氰基结构，可水解生成酰胺，进一步水解生成酸，而在此条件下加热则断出氰基形成胍类。

本品水溶液加氨水少许和硫酸铜试液可生成蓝灰色沉淀，加过量氨水沉淀即溶解。可与一般的胍类化合物相区别。另本品分子结构中有硫原子，经灼烧后放出硫化氢，能使醋酸铅试纸显黑色（生成黑色硫化铅），为含硫化合物的鉴别反应。

本品为第一代H_2受体拮抗剂，临床用于治疗胃及十二指肠溃疡等。但有抗雄激素副作用，与雌激素受体有亲和力，长期应用可产生男子乳腺发育和阳痿等副作用。本品对细胞色素P-450（CYP）有抑制作用，故与本品同时使用的某些药物将会出现代谢缓慢、毒性增加的现象。

（三）构效关系

H_2受体拮抗剂分子由3个部分组成，即2个药效团部分（碱性的芳环结构和平面的极性基团）和连接它们的中间链状结构部分。

（1）碱性芳环结构。有碱性杂环或碱性基团取代的芳杂环，如咪唑、呋喃、噻唑、哌啶、碱性基团取代的苯环等。

（2）平面极性的基团。常见的极性基团有：

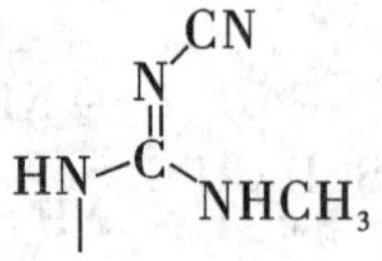

氰胍 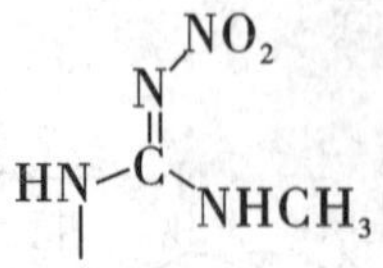　　硝乙烯二胺 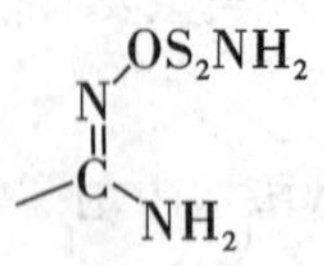　　氨磺酰脒 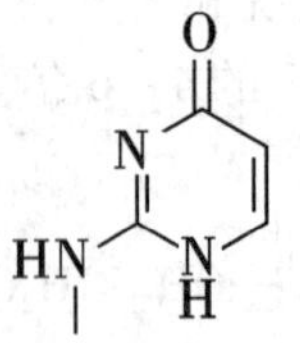　　异胞嘧啶 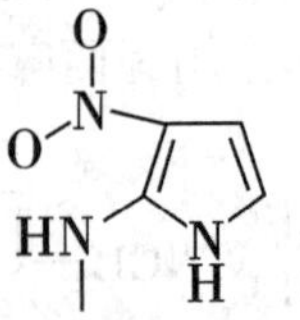　　硝基吡咯

（3）上述两药效团通过1条易曲挠旋转的柔性原子链连接。链的长度为组胺侧链的2倍，即4个原子。多数药物的链结构含有硫原子，增加了柔性，链的长度与拮抗性有关。

三、质子泵抑制剂

（一）类型

质子泵抑制剂按化学结构分为苯并咪唑类和杂环并咪唑类，前者包括奥美拉唑、兰索拉唑等，为早期开发的质子泵抑制剂。兰索拉唑抑制胃酸分泌的作用比奥美拉唑强2～10倍，治疗效果相似，生物利用度高。

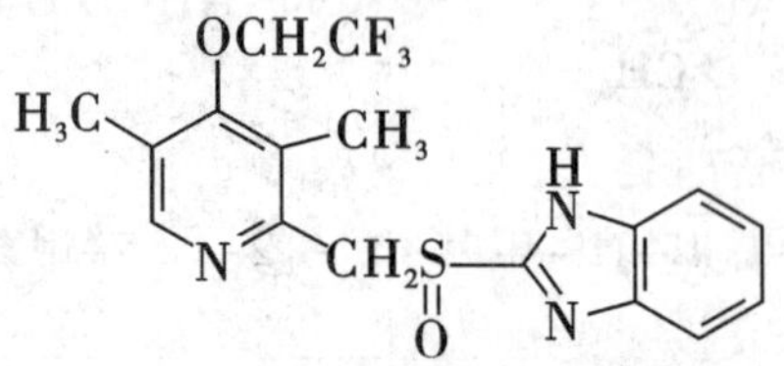

兰索拉唑

（二）典型药物

奥美拉唑

奥美拉唑，化学名为5-甲氧基-2-{[(4-甲氧基-3,5-二甲基-2-吡啶基)甲基]亚磺酰基}-1H-苯并咪唑，又名洛赛克、奥克。

本品为白色或类白色结晶性粉末，易溶于N,N-二甲基甲酰胺(DMF)，溶于甲醇，难溶于水。

本品分子由苯并咪唑、吡啶结构和连接这2个环系的亚磺酰基构成，为两性化合物，其钠盐可供药用。本品因亚砜基上的硫原子有手性，具光学活性，药用品为其外消旋体。

本品不稳定，在强酸性水溶液中很快分解，且须避光保存。故本品制剂为肠溶胶囊。

本品分子中结构有哌啶环，故有叔胺的特征性反应，与生物碱沉淀剂生成沉淀。

本品本身是无活性的前药，口服后迅速吸收，由于其为弱碱性，所以能选择性分布于胃壁细胞的胞膜和微管囊泡上的低pH值的酸性环境中，经H^+催化重排为活性物质。

本品临床上用于治疗十二指肠溃疡及胃溃疡等，愈合较快，治愈率高于H_2受体拮抗剂。

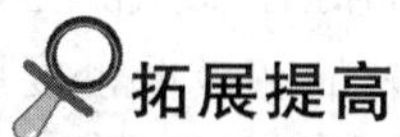

拓展提高

奥美拉唑的体内过程

经过体内实验研究，发现奥美拉唑进入胃壁细胞后，受质子催化影响，重排转化为次磺酸或次磺酰胺等形式。次磺酰胺是奥美拉唑的活性代谢物，与H^+/K^+-ATP酶的巯基形成以二硫键连接的次磺酰胺酶复合物。通过这种共价结合方式抑制酶的作用，从而抑制胃酸分泌。该复合物在pH<6时为稳定的状态。次磺酰胺-H^+/K^+-ATP酶复合物可以被谷胱甘肽和半胱氨酸等具有巯基的内源性活性物质还原得到巯基化合物，再经第二次重排反应生成硫醚化合物，后者在肝脏经氧化再转化为奥美拉唑，形成了循环过程。这一体内循环过程是一个有趣而特殊的现象，具有很重要的理论意义，使其血药浓度与其抑酸作用无相关性。即使血药浓度明显降低，甚至很难测出时，其抑制胃酸分泌作用却持久存在，推究原因应和作用机制有关。

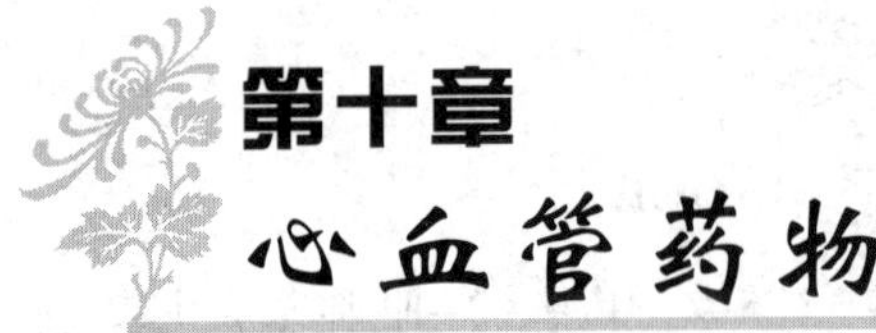

第十章 心血管药物

心血管系统药物是指主要作用于心脏或血管系统的药物，使用后能改善心脏功能，调整循环系统各部分的血液分配、心脏总输出量或改善血液成分。

第一节 降血脂药

动脉粥样硬化是缺血性心脑血管病的病理基础，由于动脉发生了非炎症性、退行性和增生性病变，导致管壁增厚变硬，失去弹性和管腔缩小，主要病理改变为动脉壁出现以胆固醇和胆固醇酯为主要成分的粥样斑块，严重影响供血器官的血液供应，并引起血栓性疾病。应用抗高脂蛋白药物和胆固醇合成抑制药，可减少血脂的含量，缓解动脉粥样硬化病症状。

根据药物的作用效果可以把调血脂药物分为：①主要降低三酰甘油和极低密度脂蛋白的药物，包括苯氧乙酸酯类和烟酸类；②主要降低胆固醇和低密度脂蛋白的药物，包括有胆汁酸结合树脂和羟甲戊二酰辅酶 A 还原酶抑制剂及植物固醇类。

一、烟酸及其衍生物

烟酸是一种维生素（维生素 B_5 或维生素 PP），首次由尼古丁氧化而得到，烟酸及其代谢物烟酰胺都是防止糙皮病的重要辅助药物。1955 年由 Altschul 和其同事们发现高剂量的烟酸可以降低人体中的胆固醇和血浆三酰甘油的水平，临床上用于高脂血症的治疗。但具有面部潮红、皮肤瘙痒和胃肠不适等副作用。另外，烟酸的刺激性较大。因此，围绕如何解决其副作用进行了结构修饰。烟酸的衍生物烟酰胺则无降低三酰甘油的作用，通常药用为烟酸酯，进入体内分解释放出烟酸后再现活性。所以烟酸类降血脂药物基本上为烟酸的前体药物，主要有烟酸肌醇酯、烟酸戊四醇酯、烟酸生育酚酯等。

尼古丁　　　　烟酸

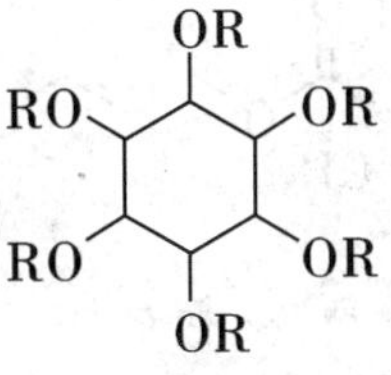

烟酸肌醇酯

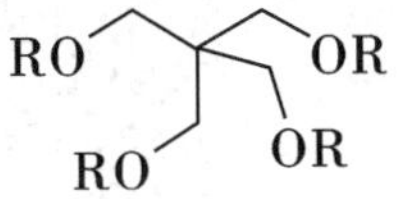

烟酸戊四醇酯

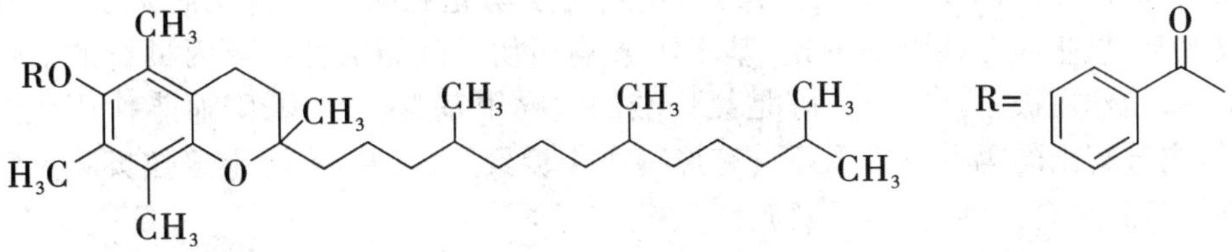

烟酸生育酚酯

在烟酸环上的一系列取代物中，5-氟烟酸的降脂活性最强，但其在降血浆极低密度脂蛋白（VLDL）和低密度脂蛋白（LDL）方面并不比烟酸强。烟酸类似物阿西莫司是氧化吡嗪羧酸衍生物，能增加高密度脂蛋白胆固醇（HDL），其降胆固醇和三酰甘油的作用与烟酸相同，未见烟酸的副作用，长期服用耐受性较好。不过在降低胆固醇和三酰甘油的活性方面，阿西莫司与烟酸相比，作用未见更优。也未见有烟酸样副作用。吡啶甲醇为烟酸的还原产物，在体内可被生物氧化为烟酸而起作用，不适反应较少。

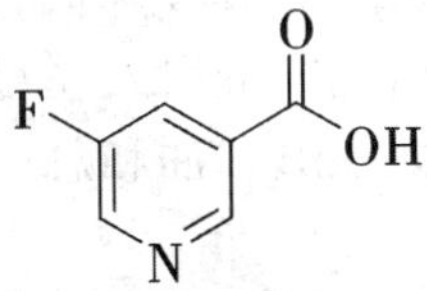

5-氟烟酸 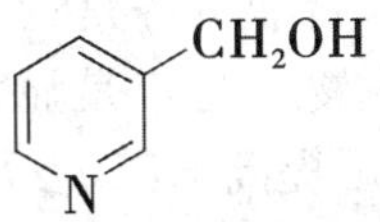　　吡啶甲醇 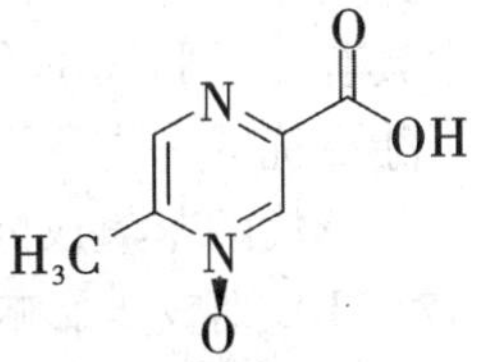　　阿西莫司

烟酸主要是影响酯代谢而发挥作用。烟酸抑制脂肪酶，使脂肪组织中的三酰甘油不能分解释放出游离脂肪酸，该脂肪酶为激素敏感性，可被儿茶酚胺通过 cAMP 激活，而烟酸则能降低 cAMP 的水平。烟酸还能抑制凝栓质的合成，增加前列腺素 PGI_2 的合成。作为药用后证明其抗动脉粥样硬化作用与烟酸的维生素作用无关。

二、苯氧乙酸类药物

（一）概述

自 1962 年发现苯氧乙酸类化合物可降低胆固醇和总血脂以来，这类药物有较大的发展，目前约有 30 个化学结构类似的苯氧基羧酸及其酯类化合物在临床上应用。其中氯贝丁酯为在临床上使用最广泛的苯氧乙酸类药物。氯贝丁酯为前体药物，在体内转化为氯贝丁酸而产生作用，因此，制备了类似的前药，如双贝特及氯贝丁酯的各种盐，双贝特体内代谢物为对氯苯氧异丁酸的丙二醇单酯，作用强度和持续时间都稍优于氯贝丁酯。

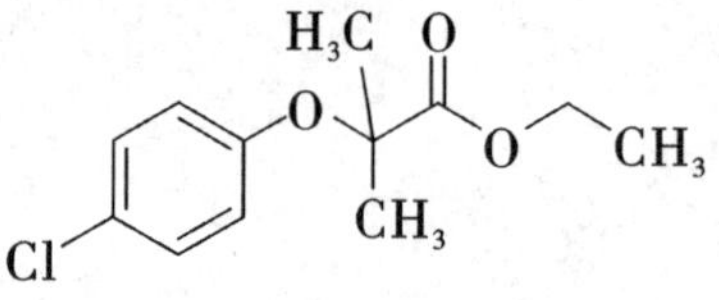

氯贝丁酯

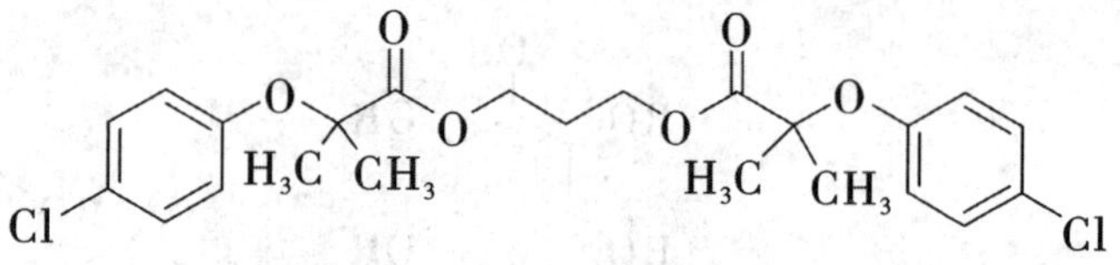

双贝特

对氯贝丁酯的结构修饰主要有两个方面,即芳核上的取代基和附带取代基空间因素,芳基的对位往往由氯原子取代,其作用是为了防止和减慢羟基化而延长作用时间。如果以烷基、氧基或三氟甲基置换,基本不影响药物的降脂活性。环丙贝特的活性较氯贝丁酯强,副作用极小。普拉贝脲是氯贝酸的吗啉甲基脲衍生物,降血脂作用比氯贝丁酯强,体内分解出的吗啉甲基脲还具有抑制血小板聚集作用。实际上普拉贝脲是氯贝酸和吗啉甲基脲拼合得到的前体药物。

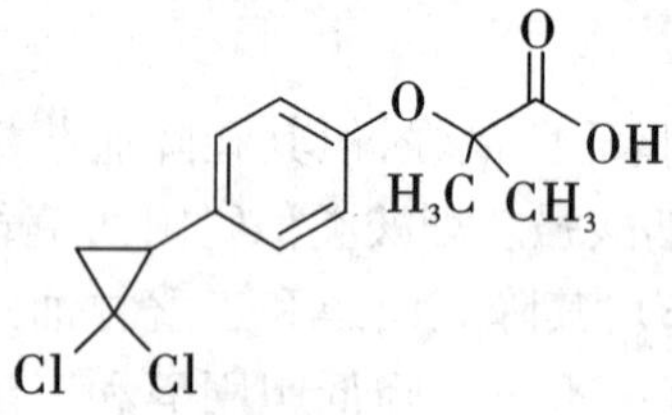

环丙贝特

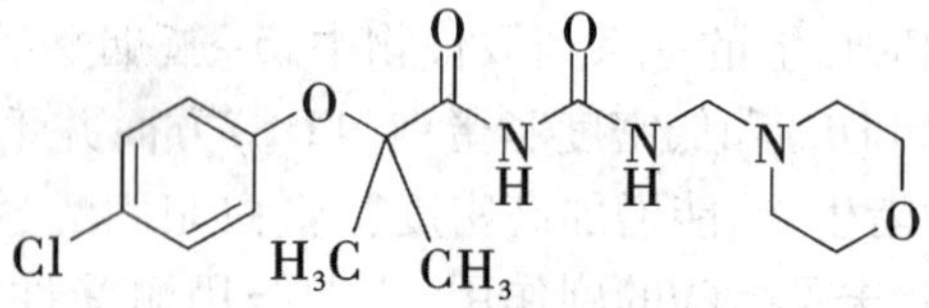

普拉贝脲

对氯贝丁酯的结构修饰得到的降血脂药物还有苄氯贝特、非诺贝特和非尼贝特,因这些药物结构与甲状腺素分子相类似,可竞争性地由与白蛋白结合的部位释放出甲状腺素,而甲状腺素具有促进胆固醇分解代谢的作用,致使 VLDL 和 LDL 降低,并使 HDL 升高,为较氯贝丁酯更优的一类降脂药。吉非贝齐是近年来出现的最引人注目的降血脂药物之一,是一种非卤代的苯氧戊酸衍生物。特点是显著降低三酰甘油和总胆固醇。主要降低 VLDL,而对 LDL 则较少影响,但可提高 HDL。

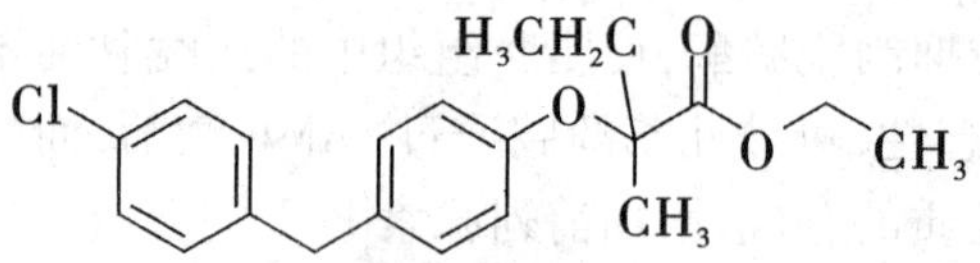

苄氯贝特

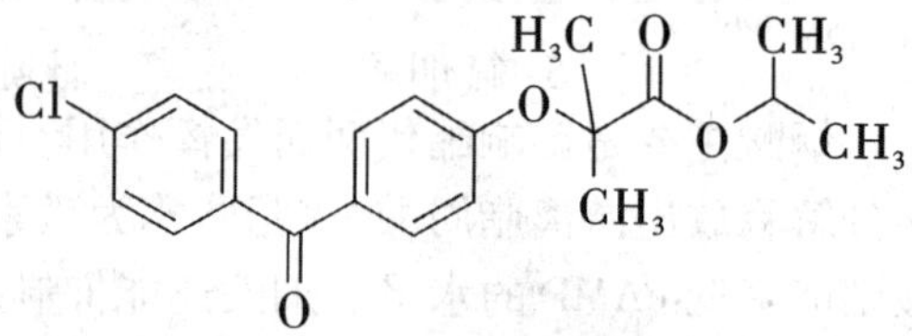

非诺贝特

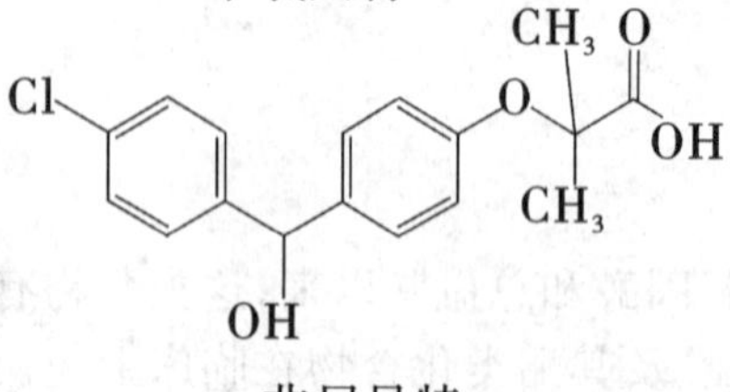

非尼贝特

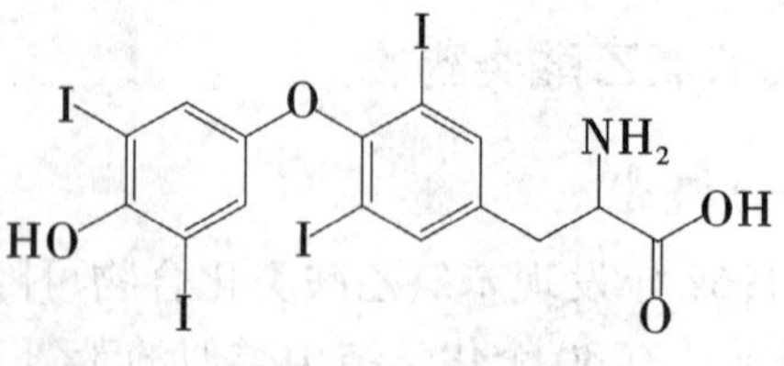

甲状腺素

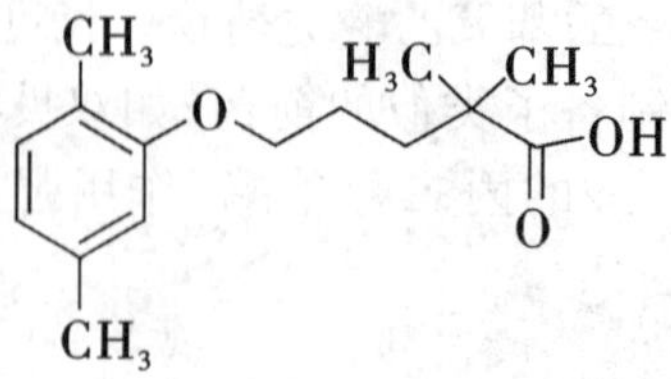

吉非贝齐

以硫取代芳基与羧基之间的氧得到的普罗布考及其代谢物也具有高度活性，分子中的双叔丁基酚作用于胆固醇合成的起始阶段，可使血胆固醇下降 20% 左右，结构中的叔丁基是必需的，它决定了分子的亲脂性。普罗布考为治疗原发性高胆固醇血症的药物，有阻滞动脉粥样硬化病变发展的作用，也有促使动脉粥样硬化病变消退的效应。普罗布考有较强降低胆固醇的作用，对三酰甘油无影响，但也有降 HDL 的作用。普罗布考本身为脂溶性很强的抗氧化剂，容易进入机体内的各类脂蛋白，可防止脂蛋白的氧化变性，减少血脂的生成。

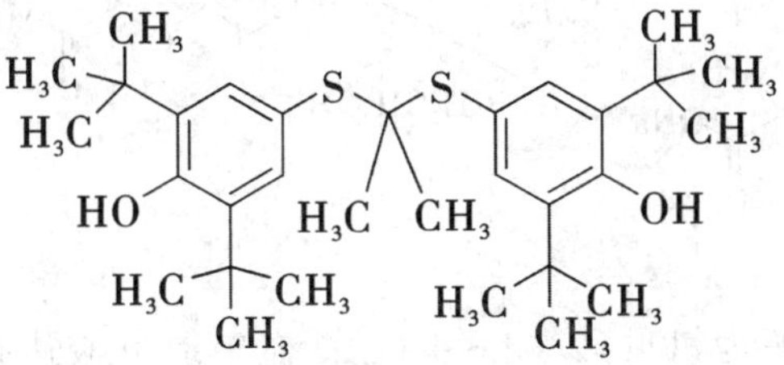

普罗布考 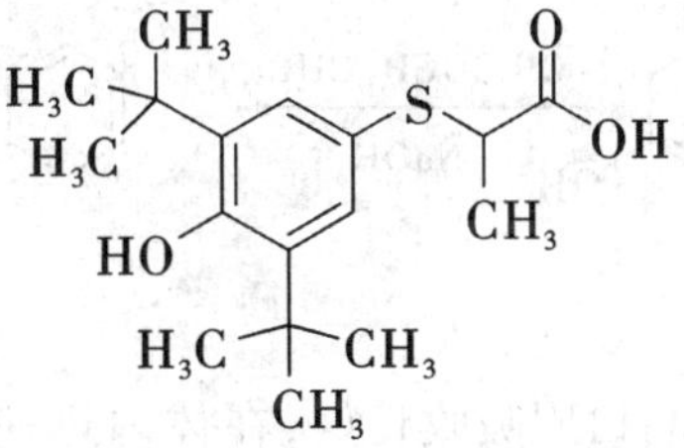　　　　普罗布考代谢物

(二)典型药物

氯贝丁酯

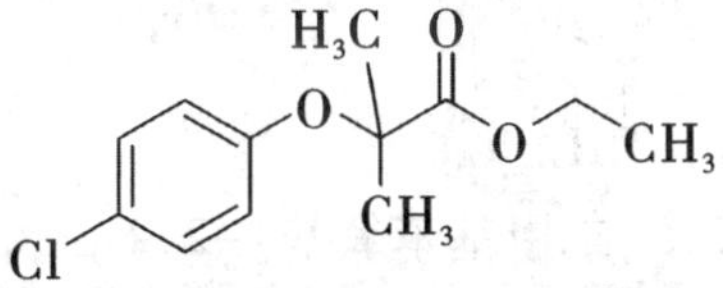

氯贝丁酯，化学名 2-(4-氯苯氧基)-2-甲基丙酸乙酯。

本品为无色或淡黄色的液体，带有微弱的特殊臭味。沸点 148～150 ℃。溶于丙酮、乙醇、苯和氯仿，不溶于水。

本品在体内首先由酯酶水解为对氯苯氧异丁酸，即氯贝酸，这也是一种有活性的代谢物，然后生成氧酰化葡萄糖醛酸化合物，为主要代谢形式，随尿液在 72 h 排出(>97% 的剂量)。在排出体外之前，氯贝酸的氧酰化葡萄糖醛酸化合物在肝脏、肠道中还会被葡萄糖酯酶水解成氯贝酸，氯贝酸可再次被吸收，形成肝-肠循环。

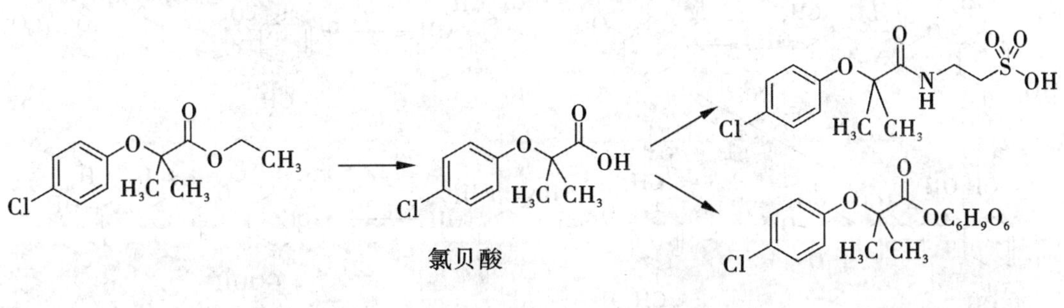

氯贝酸

本品的合成有两种方法：一种为对氯苯酚与丙酮、氯仿在碱性条件下缩合得对氯苯氧异丁酸，然后酯化得氯贝丁酯。此种方法中，对氯苯酚在缩合反应中反应不完全，因而

在氯贝丁酯的质量检查中，有对氯苯酚的限量检查。另一种为改良合成方法，以苯酚为原料，与丙酮、氯仿缩合再进行氯代反应和酯化。因苯氧异丁酸空间位阻大，主要得到对位氯取代的目标产物。

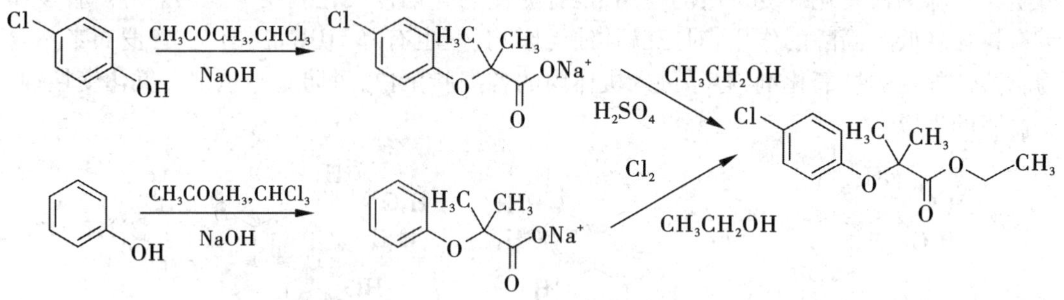

本品口服吸收良好，在体内迅速水解为氯贝酸。3～4 h 后，血中氯贝酸达到峰值。大约60%的氯贝酸在肝脏中与葡萄糖醛酸结合后，随尿液排出。

吉非贝齐

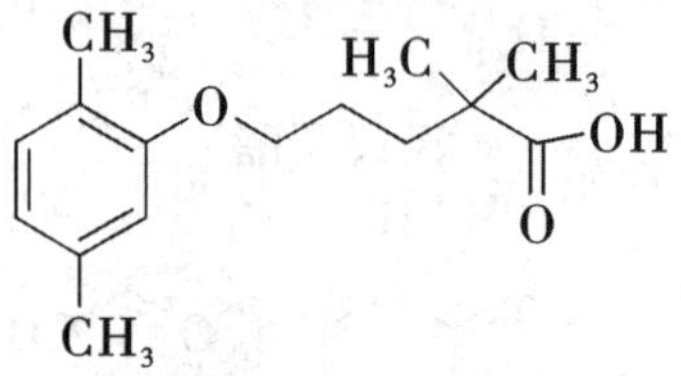

吉非贝齐，化学名为5-(2,5-二甲基苯氧基)-2,2-二甲基戊酸。

本品为白色固体，几乎不溶于水和酸性溶液，可溶于碱性溶液。

本品可降低总胆固醇和三酰甘油的水平，减少冠心病的发病概率，特别适用于VLDL-胆固醇、LDL-胆固醇及甘油三酯的水平升高的高脂血症及糖尿病引起的高血脂。

本品口服吸收快并完全，1～2 h 血药浓度达峰值，半衰期为8.5～35 h。进入体内后可被代谢，在尿中原型的排泄仅占5%，其主要代谢反应发生在苯核上，甲基被氧化为羟甲基和羧基，苯核被羟基化。

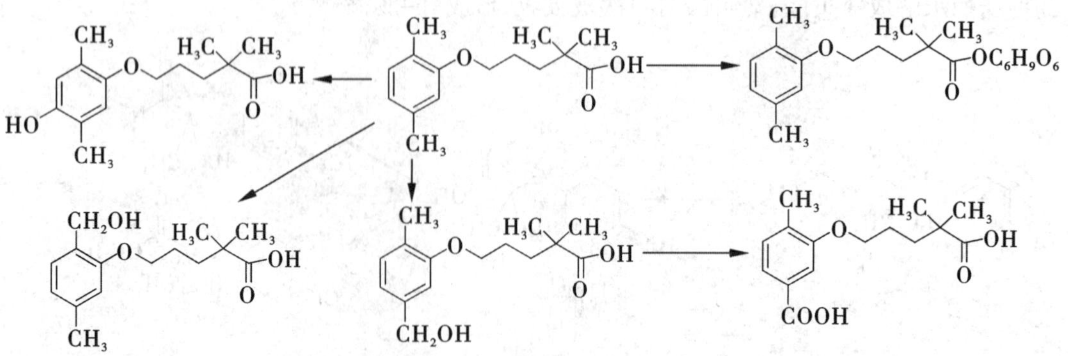

吉非贝齐的合成主要采用卤代烷的烃化反应，1-(2,5-二甲基苯氧基)-3-溴丙烷与

2-甲基丙二酸二乙酯发生烃化反应，经氢氧化钠水解脱羧后，再与碘甲烷甲基化后，酸化得吉非贝齐。

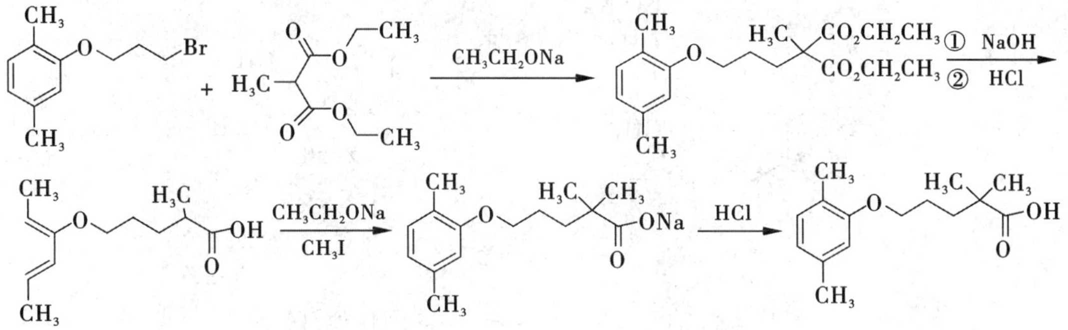

三、羟甲戊二酰辅酶 A 还原酶抑制剂

（一）概述

羟甲戊二酰辅酶 A（HMG-CoA）还原酶抑制剂的研究源于 1976 年美伐他汀的发现，它是从两个不同的青霉菌属分离得到的真菌代谢物，并确证它为 HMG-CoA 还原酶的有效竞争性抑制剂，它对 HMG-CoA 还原酶的亲和性为对底物亲和性的 10 000 倍。几年后从红曲霉菌和土曲霉菌中分离得到结构类似的美伐他汀，后被命名为洛伐他汀，它的作用为美伐他汀的 2 倍，它与美伐他汀在结构上的不同之处仅为在分子内双环上的 6’甲基，美伐他汀和洛伐他汀分子中的羟基内酯结构与还原酶的四面体结构十分相似，所以可与 HMG-CoA 还原酶紧密结合。该理论在 1985 年得到进一步的证实，但由于在狗的实验中发现肠形态学的改变，所以美伐他汀未在临床上使用，而洛伐他汀在 1987 年被 FDA 批准成为第一个上市的 HMG-CoA 还原酶的抑制剂。

现在临床上使用的 HMG-CoA 还原酶抑制剂主要有 6 个，它们依化学来源可分为天然和人工合成两类。

天然的 HMG-CoA 还原酶抑制剂：

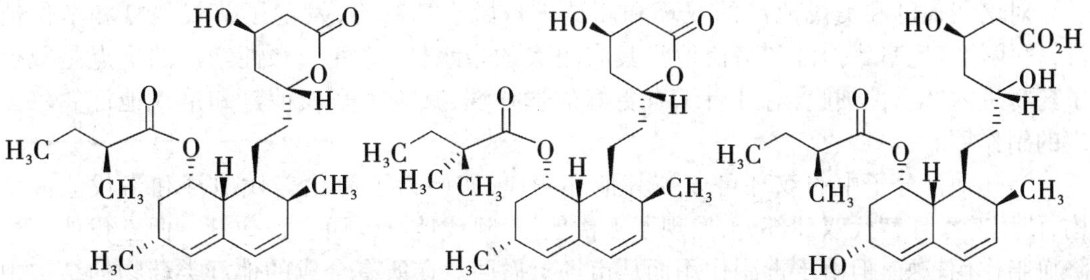

洛伐他汀　　辛伐他汀　　普伐他汀

人工合成的 HMG-CoA 还原酶抑制剂：

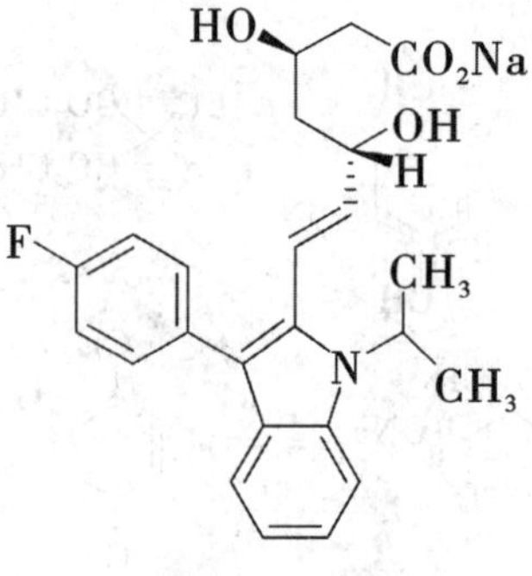

氟伐他汀钠 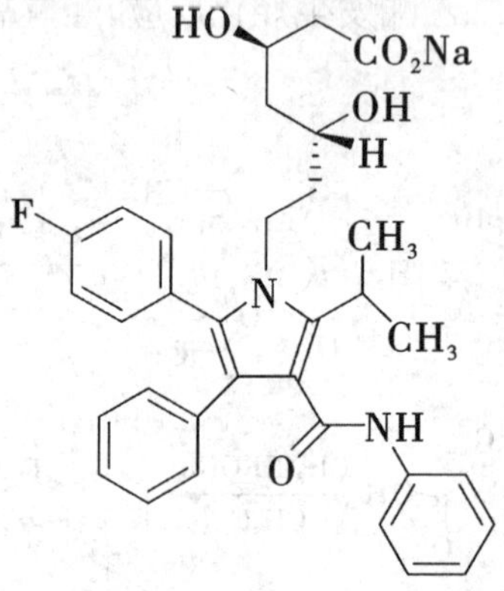　　阿伐他汀钠

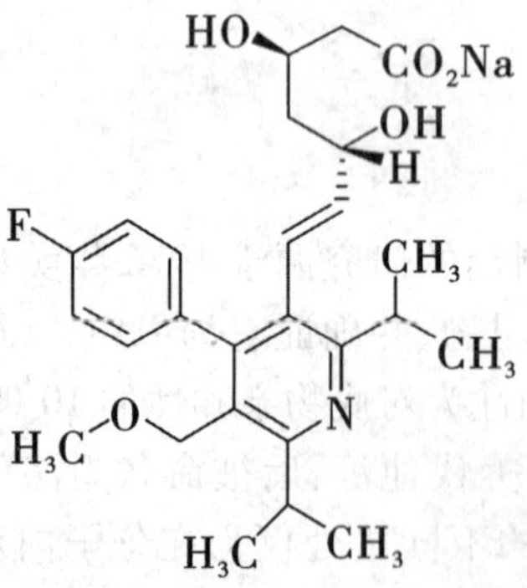

西伐他汀钠 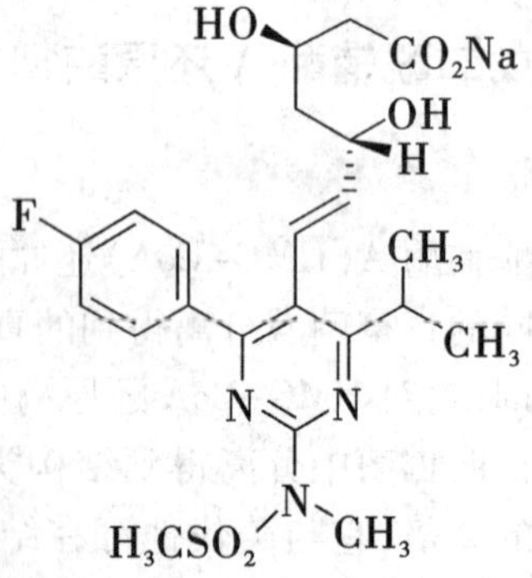　　罗苏伐他汀

美伐他汀和洛伐他汀在 HMG-CoA 还原酶抑制剂的发展中起到了先导化合物的作用,最初的结构改造为对其内酯环和双环及在这两者间的乙烯基桥的修饰,研究结果表明 HMG-CoA 还原酶抑制剂的活性与内酯环的立体化学、内酯环水解性和连接 2 个环桥的长度密切相关,其后发现双环可以被其他亲脂性的环系所替代,并且这些环的体积和形状对整个化合物的活性是至关重要的。

对洛伐他汀和美伐他汀的双环和侧链进行微小的修饰,发现了普伐他汀和辛伐他汀,普伐他汀比辛伐他汀和洛伐他汀具有更大的亲水性,这种亲水性增加的优点是减少了药物进入亲脂性细胞,对肝组织有更好的选择性,减少了辛伐他汀和洛伐他汀偶尔出现的副作用。

洛伐他汀分子中的双环可以被其他环替代,初始为了简化美伐他汀和洛伐他汀结构,使用芳香环替代双环部分,发现了氟伐他汀、阿伐他汀及西立伐他汀。西立伐他汀虽降血脂作用较好,但由于毒副作用而从市场上撤回。在所有合成的他汀类药物的结构中都引入了 4-氟苯基和异丙基,这些取代基都有助于产生较好的活性。

罗苏伐他汀在抑制胆固醇的合成方面是所有他汀类药物中最强的,可以显著降低 LDL 胆固醇的量,显著增加 HDL 胆固醇的量,并可降低总胆固醇和三酰甘油。

通过对天然和合成的 HMG- CoA 还原酶抑制剂的研究,将其结构与活性的关系归纳如下：

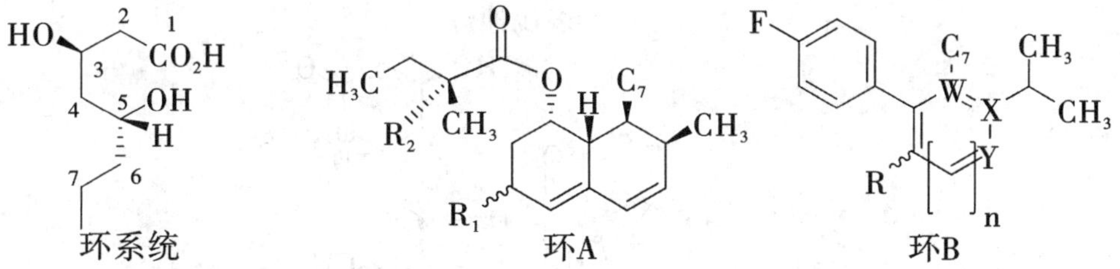

环系统　　环A　　环B

7-取代-3,5-二羟基庚酸

(1)3,5-二羟基羧酸是产生酶抑制活性的必需结构,含有内酯的化合物须经水解才能起效,可看作前体药物。

(2)3,5-二羟基的绝对构型必须与美伐他汀和洛伐他汀中3,5-二羟基的构型一致。

(3)改变 C_5 与环系之间两个碳的距离会使活性减弱或消失。

(4)在 C_6 和 C_7 间引入双键会使活性增加或减弱。当结构中环系为环 A 或某些杂环时,C_6 和 C_7 间为非双键结构,对活性有利;为其他环系时,C_6 和 C_7 间引入双键结构对活性有利。

环 A 部分:①十氢化萘环与酶活性部位结合是必需的,若以环已烷基取代则活性降低10 000倍;②酯侧链的立体化学对活性影响不大,若酯转换为醚则活性降低;③在2位引入甲基可增加活性;④当 R_1 为 β-羟基时可增加亲水性,对某些细胞显专属性。

环 B 部分:①W、X、Y 可以为碳或氮,n 为 0 或 1;②4-氟苯基与中心芳环不能共平面;③当 R 为芳烃时比 R 为烷烃时的亲脂性和抑制活性高。

HMG-CoA 还原酶抑制剂是肝脏合成胆固醇的限速酶,他汀类药物对 HMG-CoA 还原酶具有高度亲和力,可竞争性抑制 HMG-CoA 还原酶的活性,从而阻断 HMG-CoA 向甲羟戊酸的转化,使肝脏合成的胆固醇明显减少,使 LDL 受体基因脱抑制,LDL 受体表达增加。结果血浆中的 LDL 及 IDL 被大量摄入肝脏,导致 LDL 及 IDL 血浆浓度降低。另外,肝脏合成载脂量 B100(apoB100)减少,也使 VLDL 合成下降。所以此类药物能明显降低血浆总胆固醇、低密度脂蛋白胆固醇、VLDL、apoB100 和三酰甘油水平,而使高密度脂蛋白胆固醇轻度升高。

所有的 HMG-CoA 还原酶抑制剂活性形式都含有羧基,为保持对酶的抑制活性需要,此官能团的 pKa 值为 2.5～3.5,在生理 pH 值条件下才能保持离子化。洛伐他汀和辛伐他汀的羧基形成了内酯环,为中性物质,由于此内酯环形式,可视为前体药物。普伐他汀、阿伐他汀和氟伐他汀可视为酸性药物,氟伐他汀和阿伐他汀分子中的吲哚环和吡咯环上的氮原子为芳香核的一部分,其孤对电子为保持芳香性所必需,不能接受质子,故不能离子化。西伐他汀为两性化合物,其吡啶环上氮原子为弱碱,在生理 pH 值条件下,也不能离子化。

(二)典型药物

洛伐他汀

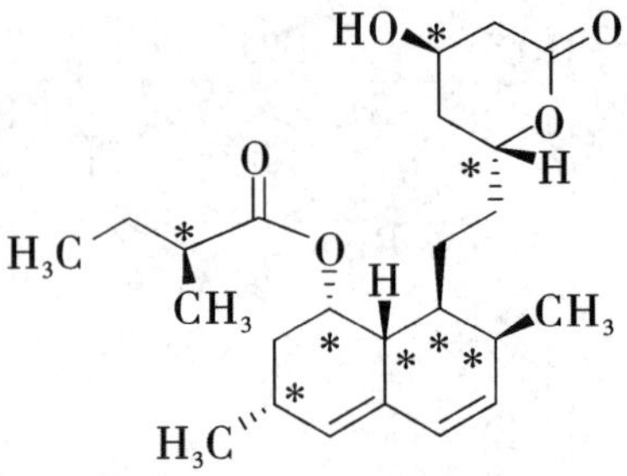

洛伐他汀,化学名为{1S-[1α(R*),3α,7β,8β(2S*,4S*)8αβ]}-2-甲基丁酸1,2,3,7,8a-六氢-3,7-二甲基-8-[2-(四氢-4-羟基-6-氧-2H-吡喃a-2-)乙基]-1-萘酯。

本品为白色结晶粉末,熔点174.5 ℃,洛伐他汀不溶于水,易溶于氯仿、DMF、丙酮、乙腈,略溶于甲醇、乙醇、异丙醇、丁醇等。$[\alpha]_D^{25}$ +32.3°(乙腈)。

洛伐他汀晶体在储存过程中,其六元内酯环上的羟基会发生氧化反应,生成二酮吡喃衍生物,洛伐他汀在水溶液中,特别在酸或碱水溶液中,内酯环能迅速水解,产生羟基酸,较为稳定,水解反应伴随的副反应较少。

洛伐他汀为无活性的前药。在体内水解为羟基酸衍生物,成为HMG-CoA(羟甲戊二酰辅酶A)还原酶的有效抑制剂。洛伐他汀可产生活性和无活性代谢产物。主要活性代谢产物是洛伐他汀开环羟基酸和3-羟基、3-亚甲基及3-羟基甲基衍生物,这些活性代谢物的活性比洛伐他汀略低,当3-羟基洛伐他汀进一步重排为6-羟基代谢物后,则失去活性。

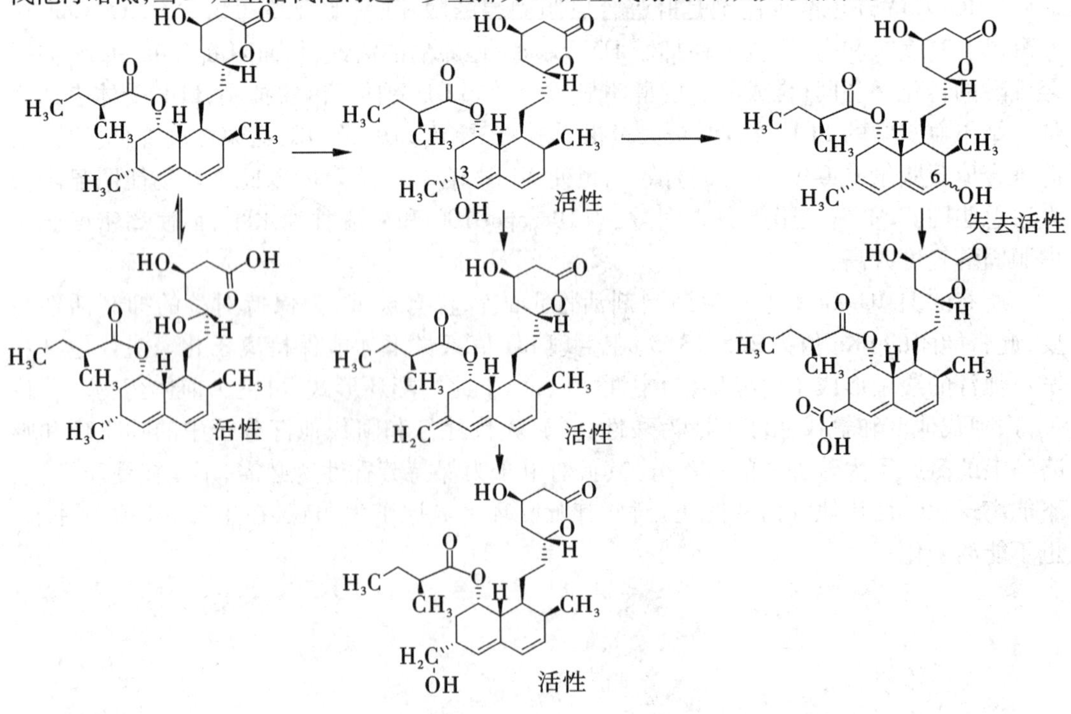

活性　活性　失去活性　活性　活性

这些代谢产物都存在内酯环结构和羟基酸结构两种形式。洛伐他汀代谢产物主要随胆汁排出。

洛伐他汀等天然他汀类药物降脂作用明显，耐受性良好，无严重不良反应，然而化学结构复杂，异构体多合成不易，故应寻找其合成代用品，在原天然他汀类药物结构基础上，保留与底物相似的结构，简化其他部分，开发结构简单而且安全有效的 HMG-CoA 还原酶抑制剂。

氟伐他汀

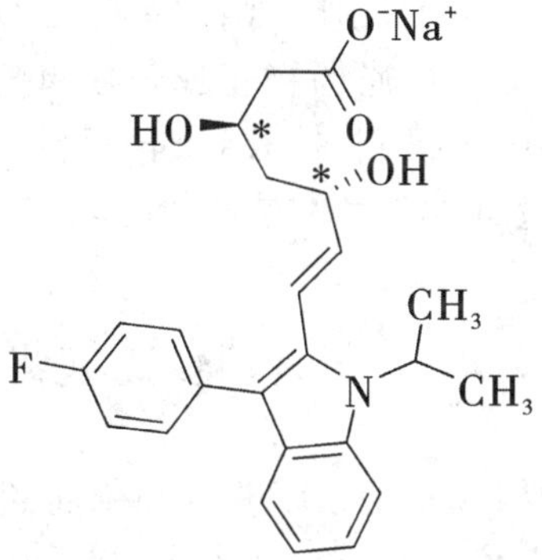

氟伐他汀，为白色粉末，有吸湿性，溶于水、甲醇、乙醇。对光敏感。

氟伐他汀分子中有 2 个手性碳原子，临床上使用赤型体，其中(3R,5S)活性最强。

氟伐他汀口服吸收迅速而完全，与蛋白结合率较高。在肝脏中被代谢为5-羟基和6-羟基衍生物，其代谢物有微弱的抗 HMG-CoA 的活性。本品除具强效降血脂作用外，还有抗动脉硬化的潜在功能，降低冠心病发病率及死亡率。

四、其他降血脂药物

胆汁酸类螯合剂主要有考来酰胺和考来替泊，它们为碱性阳离子交换树脂，不溶于水，不易被消化酶破坏，口服不吸收。它们在肠道与胆汁酸阴离子形成络合物随粪便排出，从而阻断胆汁酸的重吸收，使胆固醇向胆汁酸转化的限速酶(7α-羟化酶)处于激活状态，加强肝胆固醇向胆汁酸转化，在减少胆固醇吸收的同时，肝胆固醇水平下降。结果肝细胞表面 LDL 受体数量代偿性增加，促进血浆中 LDL 向肝转移，导致血浆低密度脂蛋白与胆固醇结合物(LDL-C)和血浆中总胆固醇(TC)浓度的降低。另外，由于 HMG-CoA 还原酶活性的增加，使肝脏合成胆固醇增多。因此，此类药物能明显降低血浆 TC 和 LDL-C浓度，轻度增高 HDL-C 浓度，与 HMG-CoA 还原酶抑制剂合用降血脂作用增强。

考来酰胺是由聚苯乙烯和少量的二乙烯基苯交联剂的聚合物，其相对分子质量约为 1 000 000，分子中含有大量季铵官能团，可与阴离子结合。考来替泊为由四乙撑基戊胺与环氧氯丙烷缩合的聚合物，其分子中含有的仲胺和季铵官能团可与阴离子结合。它们的 pKa 值均在 9 ~ 10.5，可确保在肠道中以离子形式存在。

甲状腺素结构中有一手性中心，其 L-对映异构体(左旋体)虽有刺激胆固醇分解代谢作用，但同时升高基础代谢和心肌代谢作用，对心脏疾患病人不利。然而其 D 型对映异构体，即右旋甲状腺素每日对男性给药 6 mg 剂量时，可显著地促进胆固醇分解和降低胆固醇的活性，但对体内的基础代谢和心肌代谢影响很小。而这种异构体之间的活性区别是因药物分子在体内相对分布不同所致。

第二节　抗心绞痛药物

缺血性心脏病的主要症状为心绞痛，其原因多为冠状动脉粥样硬化引起的心肌缺血的短暂发作。其病理生理基础为氧的供需平衡失调，心肌耗氧量增加、冠脉供氧不足或血携氧能力降低等均可诱发心绞痛的发作。因此治疗心绞痛的合理途径是增加供氧或降低耗氧。但目前已知有效的抗心绞痛药物主要是通过降低心肌耗氧量而达到缓解和治疗的目的。根据化学结构和作用机制，抗心绞痛药物可分为三类：硝酸酯及亚硝酸酯类，钙拮抗剂和β受体阻断剂及其他类型的抗心绞痛药物。

一、硝酸酯及亚硝酸酯类

（一）概述

硝酸酯及亚硝酸酯类是最早应用于临床的抗心绞痛药物。自1857年亚硝酸异戊酯引入临床以来，这类药物治疗心绞痛已有100多年，尽管随着钙拮抗剂和β受体阻断剂的发展，使心绞痛的治疗有了更多的选择，但硝酸酯及亚硝酸酯类仍为治疗心绞痛的可靠药物。

本类药物都是醇或多元醇与硝酸或亚硝酸生成的酯，目前在临床上使用的已超过10种。最早的亚硝酸异戊酯因其副作用多，现已少用。目前临床上使用的此类药物主要有硝酸甘油、丁四硝酯、戊四硝酯、硝酸异山梨醇酯及其代谢产物单硝酸异山梨醇酯，以及甘露六硝酯。除了有机硝酸酯类外，还有吗多明和硝普钠等。

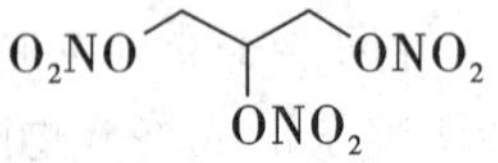

O_2NO　ONO_2　ONO_2

硝酸甘油

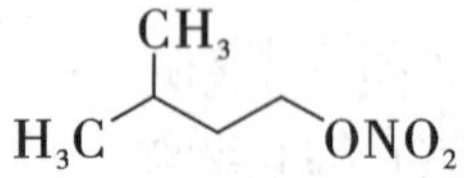

CH_3　H_3C　ONO_2

亚硝酸异戊酯

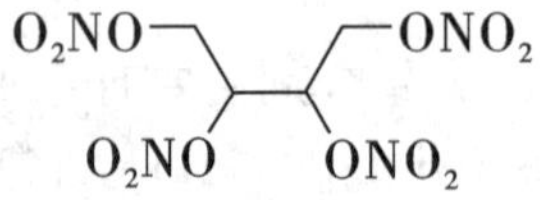

O_2NO　ONO_2　O_2NO　ONO_2

丁四硝酯

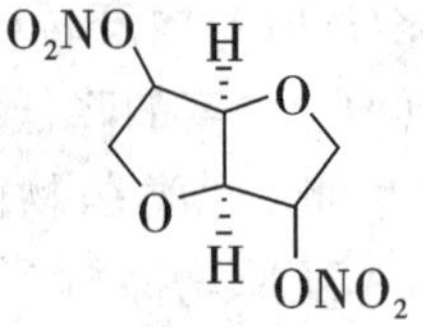

O_2NO　H　O　O　H　ONO_2

硝酸异山梨酯

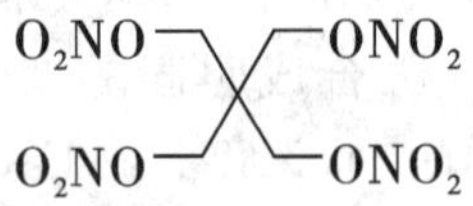

O_2NO　ONO_2　O_2NO　ONO_2

戊四硝酯

硝酸酯类药物进入体内后可通过生物转化形成一氧化氮（NO），NO具有高度的脂溶性，能通过细胞膜，激活鸟苷酸环化酶，使细胞内cGMP的含量增加，激动依赖性的蛋白激酶引起相应底物磷酸化状态的改变，结果导致肌凝蛋白轻链去磷酸化。由于肌凝蛋白轻链去磷酸化过程调控平滑肌细胞收缩状态的维持，因此，可松弛血管平滑肌。现已证明，NO为内皮衍生的松弛因子（EDRF），在冠状粥样硬化以及急性缺血时，EDRF释放减少，外源性硝酸酯可以补充内源性NO的不足,这些非内皮依赖性的NO供体,对冠状动脉病变处于痉挛状态血管的松弛作用远远强于对正常血管段的作用,见图10-1。

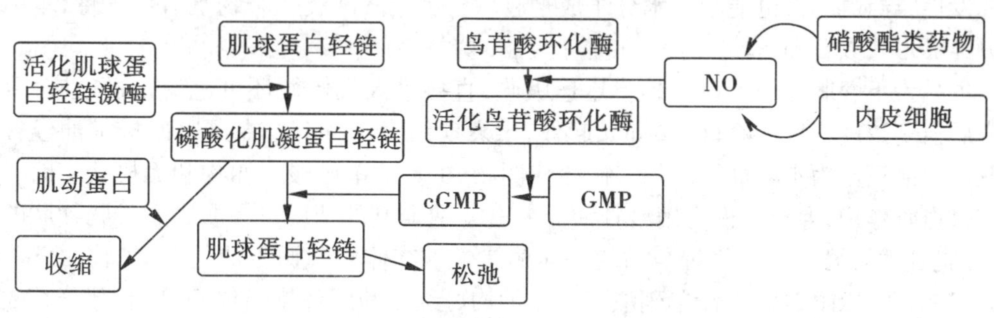

图10-1 硝酸酯类药物作用机制

硝酸酯类药物连续用药后会出现耐受性。耐受性的发生可能与"硝酸酯受体"中的巯基被耗竭有关,给予硫化物还原剂能迅速反转这一耐受现象。若在使用硝酸酯类药物的同时,给予保护体内硫醇类的化合物1,4-二巯基-3,3-丁二醇,就不易产生耐药性。

硝酸酯的作用比亚硝酸酯强,可能是由于前者较易吸收。硝酸酯及亚硝酸酯都易经黏膜或皮肤吸收,口服吸收较好,但经肝脏首过效应后大部分已被代谢,因此血药浓度极低。其药物代谢动力学特点是吸收快、起效快。各种硝酸酯类药物的作用特点见表10-1。本类药物在肝脏被谷胱甘肽、有机硝酸酯还原酶降解,脱去硝基成为硝酸盐而失效,并与葡萄糖酸结合。主要为肾脏排泄,其次为胆汁排泄。

表10-1 各种硝酸酯类药物的起效时间、最大有效时间和作用时程的关系

药物	起效时间(min)	最大有效时间(min)	作用时程(min)
亚硝酸异戊醇	0.25	0.5	1
硝酸甘油	2	8	30
硝酸异山梨醇酯	3	15	60
四硝酸赤藓醇酯	15	32	180
硝酸异戊四醇酯	20	70	330

(二)典型药物

硝酸甘油

$$O_2NO\diagdown\diagup\!\!\mid\diagdown\diagup ONO_2 \quad (\text{中间碳上 } ONO_2)$$

硝酸甘油,化学名为1,2,3-丙三醇三硝酸酯。

本品为浅黄色无臭带甜味的油状液体,沸点145 ℃,在低温条件下可凝固成为两种固体形式,一种为稳定的双棱型晶体,熔点13.2 ℃;在某些条件下,形成另一种不稳定的

三斜晶型，熔点 2.2 ℃，这种易变晶型可转变为稳定的晶型。硝酸甘油溶于乙醇，混溶于热乙醇、丙酮、乙醚、乙酸乙酯、苯、氯仿、苯酚，略溶于水（1.73 mg/mL，20 ℃）。硝酸甘油有挥发性，导致损失，也能吸收水分子成塑胶状。因硝酸酯类化合物具有爆炸性，本品不宜以纯品形式放置和运输。

本品舌下含服能通过口腔黏膜迅速吸收，直接进入人体循环可避免首过效应，舌下含服后血药浓度很快达峰，1 ~2 min 起效，半衰期约为 42 min。在肝脏硝酸甘油经谷胱甘肽还原酶还原为水溶性较高的二硝酸代谢物、少量的单硝酸代谢物和无机盐。前者仍有扩张血管作用，但作用仅为硝酸甘油的 1/10。脱硝基的速度主要取决于谷胱甘肽的含量，谷胱甘肽的消耗可导致对本品的快速耐受性。在体内代谢生成的 1,2-甘油三硝酸酯，1,3-甘油三硝酸酯，甘油单硝酸酯和甘油均可经尿和胆汁排出体外，也有部分甘油进一步转化成糖原、蛋白质、脂质和核苷参与生理过程，还有部分甘油氧化为二氧化碳排出。

硝酸异山梨酯

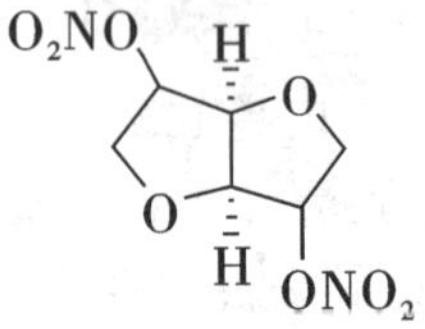

O_2NO H O O H ONO_2

硝酸异山梨酯，化学名为 1,4,3,6-二脱水-D-山梨醇-2,5-二硝酸酯，又名硝异梨醇、消心痛。

本品为白色结晶性粉末，熔点 68 ~72 ℃。在丙酮或氯仿中易溶，在乙醇中略溶，在水中微溶。在室温下呈干燥状态，较稳定，但遇强热会发生爆炸。

本品的结晶有稳定型和不稳定型两种，药用为稳定型。两种晶型的其他理化性质相同。不稳定型在 30 ℃放置数天后，即转为稳定型。本品干燥状态比较稳定，据报道45 ℃放置几个月，室温放置 60 个月未发生变化，但在酸、碱溶液中硝酸酯容易水解，在 0.1 mol/L盐酸中 100 ℃加热1 h，分解 25%，在 0.1 mol/L 氢氧化钠溶液中 100 ℃加热 1 h，分解 45%。

本品口服生物利用度仅为 3%，半衰期为 30 min，多数在胃肠道和肝脏被破坏，进入人体后很快被代谢为 2-单硝酸异山梨醇酯和 5-硝酸异山梨醇酯，两者均具有抗心绞痛活性，半衰期分别为 1.8 ~2 h 和 5 ~7.6 h。正是由于 5-硝酸异山梨醇酯的半衰期长，加之硝酸异山梨酯为二硝酸酯脂溶性大，易透过血-脑屏障，有头痛的不良作用。现将 5-单硝酸异山梨醇酯开发为临床用药，名为单硝酸异山梨酯，水溶性增大，副作用降低。

本品的合成以山梨醇为原料，在硫酸的作用下脱水，得到异山梨醇，用硝酸酯化制得。若利用 2 位的立体位阻相对小，将其选择性乙酰化保护，硝酸酯化后再水解可制备 5-单硝酸异山梨醇酯。

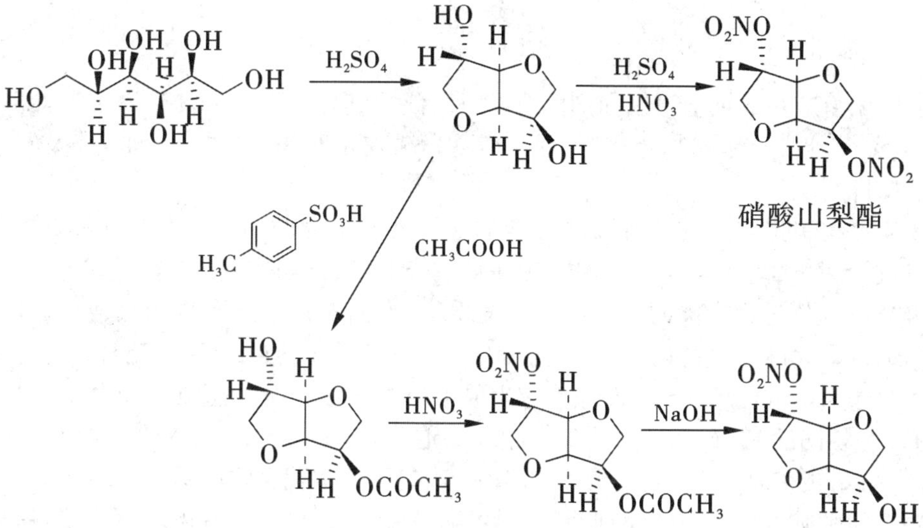

硝酸山梨酯

5-单硝酸异山梨醇酯

本品具有冠脉扩张作用，为一有效的长效抗心绞痛药。临床用于心绞痛、冠状循环功能不全、心肌梗死等的预防。

二、钙通道阻滞剂

（一）钙通道阻滞剂作用机制

Ca^{2+}是兴奋-收缩偶联作用的关键元素，兴奋-收缩偶联作用发生在心血管系统内，Ca^{2+}扮演了细胞信使这个角色，能够联结细胞内外的兴奋效应。细胞内Ca^{2+}浓度的增加将导致Ca^{2+}与调节蛋白结合，也就是与位于心肌和骨骼肌的心肌钙结合蛋白或者与位于血管平滑肌的钙调素结合。它们最初结合使位于肌动蛋白分子上的肌球蛋白结合位点显露出来，随后肌动蛋白与肌球蛋白之间的相互作用引起肌肉收缩。一旦细胞内Ca^{2+}浓度下降，所有这些过程将朝相反的方向发展。在这种情况中，Ca^{2+}从结合位点脱离，而肌球蛋白的结合位点被隐藏，肌动蛋白和肌球蛋白不再相互作用，肌肉收缩也停止。

依据Ca^{2+}通道的激活方式，Ca^{2+}通道可分为电压依赖性和受体操纵性，根据通道的电导和开放性，电压依赖性Ca^{2+}通道又进一步分为多种亚型，其中L-亚型的Ca^{2+}内流持续时间长达10～20 ms，亦称为慢Ca^{2+}内流，中介多种生理效应，并与多种疾病发病机制相关，为本节论述的Ca^{2+}通道阻断剂的作用靶点，是与这种慢Ca^{2+}内流有关的电压依赖性钙离子通道。

钙通道阻滞剂并不是简单地“塞住孔口”，也不是阻断钙离子通道。相反，钙通道阻滞剂是通过连接在位于L通道的α_1亚单位内的特异性受体部位而发挥作用的。维拉帕米、地尔硫䓬和1,4-二氢吡啶类钙通道阻滞剂三者与受体结合的相互关系已经明确，维拉帕米与其受体的结合抑制了地尔硫䓬和1,4-二氢吡啶类钙通道阻滞剂与它们各自的受体的结合，同样地，地尔硫䓬或1,4-二氢吡啶类钙通道阻滞剂与其受体的结合也抑制维拉帕米的结合。相反，地尔硫䓬与和1,4-二氢吡啶类钙通道阻滞剂可起到相互促进作用。

（二）钙通道阻滞剂的分类

目前临床上应用的钙通道阻滞剂已有10种，依据其化学结构将其分为四类：1,4-二氢吡啶类（如硝苯啶）、苯并噻嗪类（如地尔硫䓬）、芳烷基胺类（如维拉帕米）以及非选择性钙离子拮抗剂。

1. 1,4-二氢吡啶类　二氢吡啶类化合物最早出现在1882年，当时，Hantzsch在合成取代吡啶化合物时将此类化合物作为中间体。50年后，当1,4-二氢吡啶环与辅酶NADH的“氢转移”过程有关的这一性质被发现后，人们对这类化合物的兴趣日益增加，随后对其进行了大量的生物化学研究；直到20世纪70年代初，1,4-二氢吡啶类化合物的药理性质才完全被理解。Hantzsch反应生成1个对称化合物，在这个化合物的结构中，3、5位有两个相同的酯，而2、6位是2个相同的取代烷基。通过后续对C_4取代基，C_3和C_5的酯，C_2和C_6的烷基以及N_1-H取代基修饰，确定了这类化合物的基本结构。

1,4-二氢吡啶类钙通道阻滞剂为特异性高、作用很强的一类药物，具有很强的扩血管作用，在整体条件下不抑制心脏，适用于冠脉痉挛、高血压、心肌梗死等，可与β-受体阻滞剂、强心苷合用。硝苯地平及其他的钙离子阻滞剂主要有以下特点：①更高的血管选择性；②针对某些特定部位的血管系统（如冠状血管，脑血管），以增加这些部位的血流量；③减少迅速降压和交感激活的副作用；④改善和增强其抗动脉粥样硬化作用。

临床上可供使用的1,4-二氢吡啶类钙通道阻滞剂较多，主要具有代表性的药物有硝苯地平、非洛地平、尼卡地平、尼莫地平、尼群地平、氨氯地平、尼索地平、拉西地平、依拉地平等。

对1,4-二氢吡啶类钙通道阻滞剂衍生物的构效关系研究表明：

（1）C_4位常为苯环（芳杂环，如吡啶环，仍保持效用，但因动物实验有毒性而不被使用），若C_4位为小的非平面烷基或环烷基，则效用大为减小。

（2）C_4位苯环上取代基X的大小和位置对活性有很大的影响，但电子效应则影响不大。在邻位或间位取代，活性最大，而无取代或对位取代，则活性大为降低；当邻位或间位的X为吸电子基团或供电子基团时，仍具有良好的活性。因为邻位和间位取代基的重要性在于“锁定”1,4-二氢吡啶环的构型，以便使C_4位上的芳环垂直于1,4-二氢吡啶环，这种垂直构型已被证实对于1,4二氢吡啶类钙通道阻滞剂的活性是必需的。

（3）1,4-二氢吡啶环是必要的，N_1位上不宜带有取代基，若带有取代基或使用氧化性环（哌啶）或还原性环（吡啶），则活性大为降低，甚至作用消失。

（4）C_3、C_5位上的羧酸酯对活性的影响优于其他基团。若为其他吸电子基团，则拮抗活性降低，甚至可能表现为激动活性。例如，当以—NO_2取代依拉地平的羧酸酯时，则从钙通道阻断药变为钙通道开放剂或激动剂，因此，这类药物称为钙通道调节剂更为适合。

（5）当C_3、C_5位上的羧酸酯不一致时，C_4位的C原子将成为手性碳，因此将具有立体选择性。另外，有证据表明二氢吡啶环C_3、C_5位碳原子所表现的形成不一致。硝苯地平是一个结构对称的1,4-二氢吡啶类衍生物，它的晶体结构已经表明C_3位羧基与C_2-C_3键共平面，但C_5位羧基与C_5-C_6不共平面，研究表明，化合物的不对称性能提高其作用选择性,因此这类化合物已被优先发展。硝苯地平是第一个上市的1,4-二氢吡啶类钙通道阻滞剂,也是唯一的一个结构对称化合物。

(6)所有的1,4-二氢吡啶类钙通道阻滞剂的C_2、C_6位上的取代基都为甲基,但氨氯地平例外,和硝苯地平相比,氨氯地平具有更好的活性,这表明1,4-二氢吡啶类钙通道阻滞剂所作用的受体在此位置上能接受较大的取代基,因此可以通过改变这些取代基来提高活性。

通过对维拉帕米、地尔硫䓬和1,4-二氢吡啶类钙通道阻滞剂的酸碱性进行比较,发现所有的这化合物都呈碱性,并且1,4-二氢吡啶类钙通道阻滞剂的碱性远低于维拉帕米及地尔硫䓬的碱性,维拉帕米及地尔硫䓬结构中都含有叔胺基团,其pKa值分别为8.9和7.7。相反,1,4-二氢吡啶类钙通道阻滞剂环上的氮原子可看成是共轭的氨基羧酸酯的一部分,它的电子通过共振而离域,从而质子化作用减弱。在生理pH值条件下,维拉帕米和地尔硫䓬主要以离子化形式存在,而1,4-二氢吡啶类钙通道阻滞剂基本上不被解离。由于药物与受体的最初相互作用是离子吸引,因此1,4-二氢吡啶类钙通道阻滞剂环上氮原子与维拉帕米和地尔硫䓬的叔胺间的碱性差异使1,4-二氢吡啶类钙通道阻滞剂的结合部位与维拉帕米和地尔硫䓬的结合部位不同。但氨氯地平和尼卡地平例外,与氨氯地平和尼卡地平的1,4-二氢吡啶环相连的侧链上都含有碱性氨基,在生理pH值条件下,侧链上的胺将基本上被离子化。因此氨氯地平和尼卡地平存在双重结合位点。

典型药物:

硝苯地平

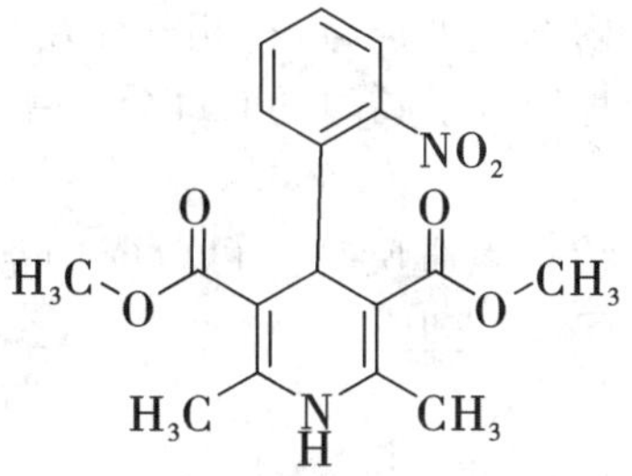

NO_2
H_3C　O　O　CH_3
H_3C　N H　CH_3

硝苯地平,化学名为1,4-二氢-2,6-二甲基-4-(2-硝基苯基)-吡啶-3,5-二羧酸二甲酯。

本品为黄色无臭无味的结晶粉末。熔点172～174 ℃,无吸湿性,极易溶于丙酮、二氯甲烷、氯仿,溶于乙酸乙酯,微溶于甲醇、乙醇,几乎不溶于水。

本品在光照和氧化剂存在条件下分别生成2种降解氧化产物,其中光催化氧化反应除了将二氢吡啶芳构化以外,还能将硝基转化成亚硝基。

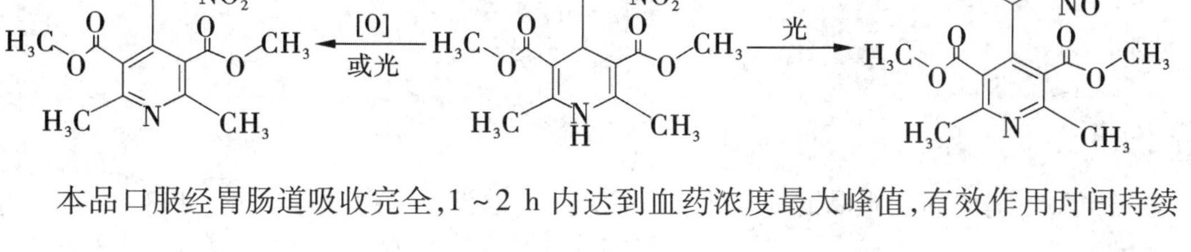

NO_2　NO_2　NO
H_3C O O CH_3 ←[O] 或光— H_3C O O CH_3 —光→ H_3C O O CH_3
H_3C N CH_3　H_3C N H CH_3　H_3C N CH_3

本品口服经胃肠道吸收完全,1～2 h内达到血药浓度最大峰值,有效作用时间持续

12 h,经肝脏代谢,硝苯地平的体内代谢物均无活性,80%由肾脏排泄。

除尼索地平外,所有的钙通道阻滞剂都经历肝首过效应,1,4-二氢吡啶类钙通道阻滞剂被肝脏细胞色素 P450 酶系(CYP50)氧化代谢,产生一系列失活的代谢物。二氢吡啶环首先被氧化成一个失活的吡啶类似物,随后这些代谢物通过水解、聚合以及氧化进一步被代谢。

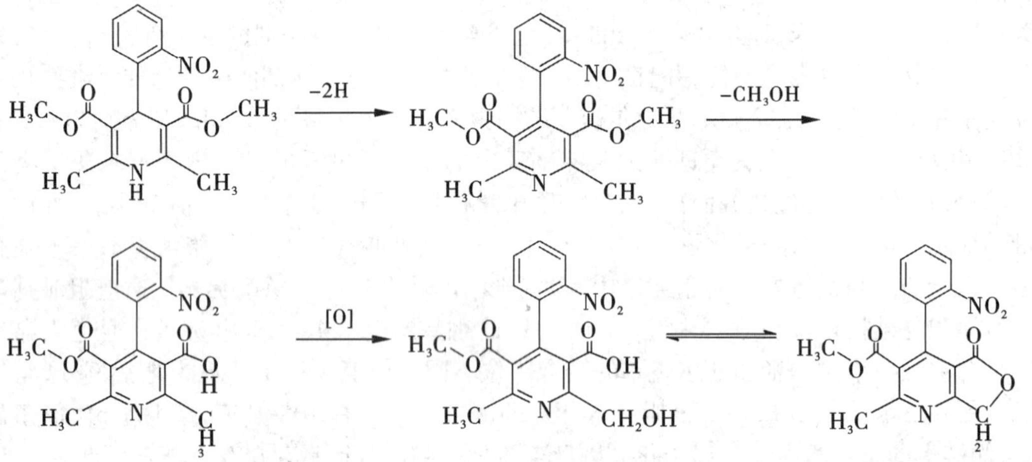

$$\xrightarrow{-2H} \quad \xrightarrow{-CH_3OH} \quad \xrightarrow{[O]} \quad \rightleftharpoons$$

1,4-二氢吡啶类钙拮抗剂与柚子汁一起服用时,会产生药物-食物相互作用,导致1,4-二氢吡啶类钙拮抗剂的体内浓度增加,这种相互作用的机制可能是由于存在于柚子汁中的黄酮类和香豆素类化合物抑制了肠内的 CYP450 酶,减慢了1,4-二氢吡啶类钙拮抗剂的代谢速度。

硝苯地平结构含有一个对称二氢吡啶环。可以邻硝基苯甲醛为原料与二分子乙酰乙酸甲酯和过量氨水在甲醇中回流得到。

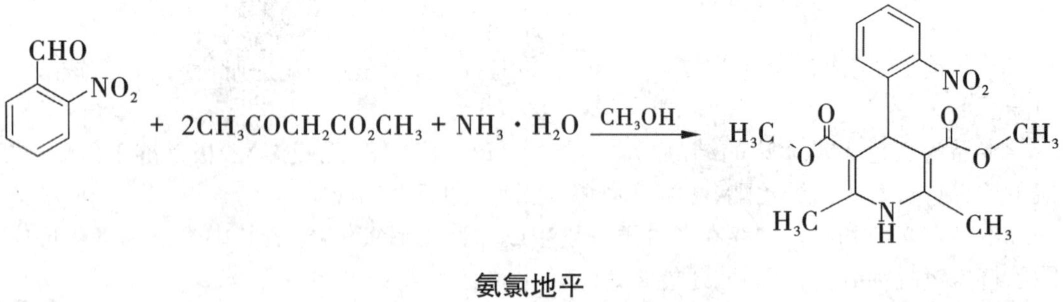

$$+\ 2CH_3COCH_2CO_2CH_3 + NH_3 \cdot H_2O \xrightarrow{CH_3OH}$$

氨氯地平

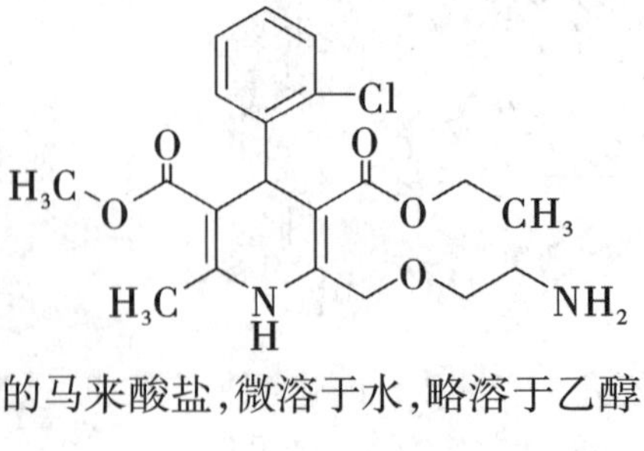

氨氯地平,临床用本品的马来酸盐,微溶于水,略溶于乙醇,熔点 178~178 ℃。

本品既作用于 Ca^{2+} 通道的 1,4-二氢吡啶类结合位点，也作用于硫氮䓬类结合位点，因此，起效较慢，但作用时间较长。可直接舒张血管平滑肌，具有抗高血压作用。可扩张外周小动脉，使外周阻力降低，从而降低心肌耗氧量。另外，扩张缺血区的冠状动脉及冠状小动脉，使冠心病人的心肌供氧量增加。用于治疗高血压和缺血性心脏病。

本品的生物利用度近 100%，其吸收不受食物影响，血药浓度稳定。主要在肝脏代谢，为氧化的吡啶衍生物，无药理活性。

本品的 1,4-二氢吡啶环上所连接的两羧酸酯结构不同，使其 4 位 C 原子具手性。但目前临床仍用外消旋体。

2. 苯并噻嗪类　此类药物主要有地尔硫䓬和尼克硫䓬。

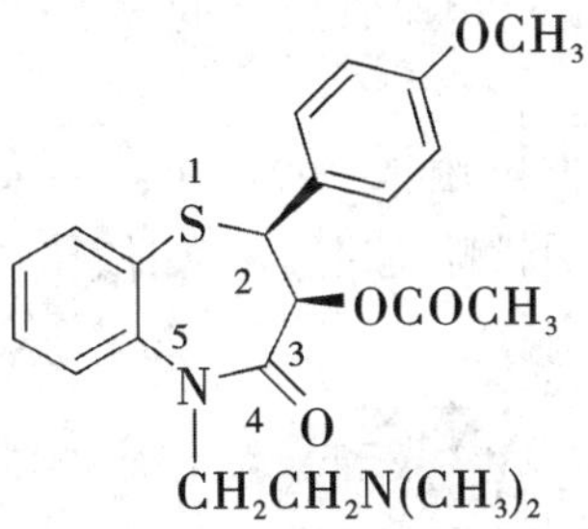

地尔硫䓬 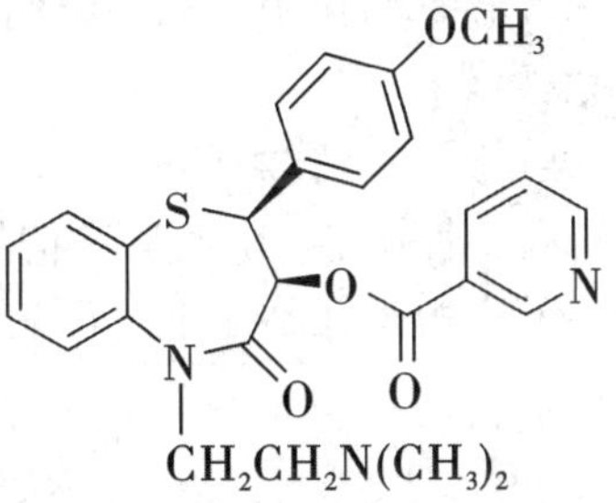　　尼克硫䓬

以地尔硫䓬为例，对其进行改造发现 2 位苯环上的 4 位以甲基或甲氧基取代活性最强，但增加苯环上的甲氧基数目或以 4-氯、2,4-二氯、4-羟基取代，其活性都会减弱或消失，而无取代时活性也会减弱。5 位氮上的取代基对其活性也有较大的影响，仅叔胺有效，伯胺、仲胺、季铵均无效。若氮原子上无取代基，也无活性。在所有取代基中，以二甲胺基乙基的活性最强。

典型药物：

地尔硫䓬

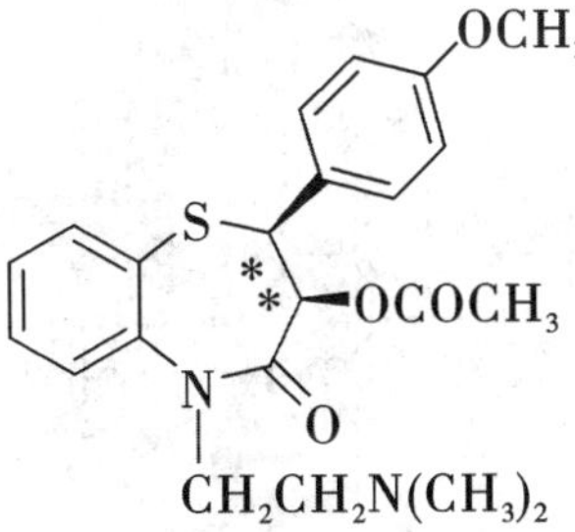

地尔硫䓬，其盐酸盐为针状结晶，熔点 207.5～212 ℃，有旋光性，$[\alpha]_D^{25}$ +98.3°(C=1.002 甲醇)，易溶于水、甲醇、氯仿，不溶于苯。

地尔硫䓬为苯并硫氮䓬类衍生物，分子结构中有 2 个手性碳原子，具有 4 个立体异构体，即反式 d-和 l-异构体，以及顺式 d-和 l-异构体，其中以顺式 d-异构体活性最高，其活性大小顺序依次为顺式 d->顺式 dl->顺式 l->反式 dl-。冠脉扩张作用对 d-cis 异构体具立体选择性，临床仅用其 d-cis 异构体。

本品口服吸收迅速完全，但有较高的首过效应，导致生物利用度下降，为 25% ~ 60%，体内有效期为 6 ~ 8 h。地尔硫䓬经肝-肠循环，主要代谢途径为脱乙酰基、N-脱甲基和 O-脱甲基化。去乙酰基地尔硫䓬保持了母体冠状血管扩张作用的 25% ~ 50%，并且达到母体血药浓度的 10% ~ 45%。

地尔硫䓬的合成是以 2-氨基硫酚与 4-甲氧苯基缩水甘油酸酯反应而得。反应除了生成产物苯并硫氮䓬环衍生物外，还有开环化合物，不过这个开环化合物加热到 150 ~ 160 ℃，即可环合生成产物。

地尔硫䓬也是一个高选择性的钙离子拮抗剂，具有扩血管作用，特别是对大的冠状动脉和侧支循环均有较强扩张作用，临床常用于治疗包括变异型心绞痛在内的各种缺血性心脏病，也有减缓心率的作用。长期服用，对预防心血管意外的发生是有效的，无耐药性或明显副作用发生。

3. 芳烷基胺类　芳烷基胺类的药物主要有维拉帕米、戈洛帕米、依莫帕米及法利帕米，此类药物都具有手性中心，其光学异构体的活性略有不同。如依莫帕米的左旋体较右旋体的活性大，戈洛帕米在临床上使用为左旋体。

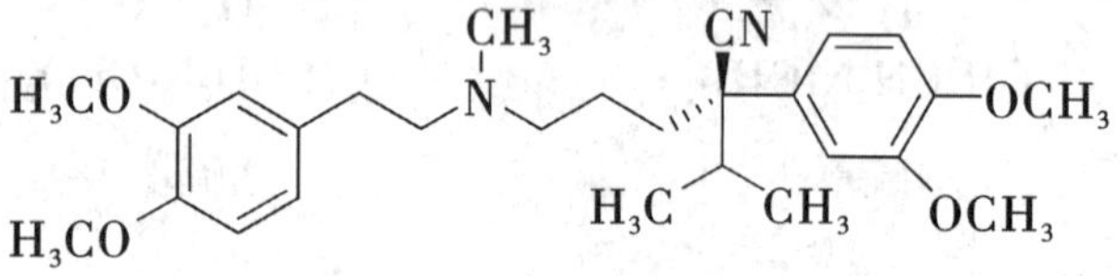

(R)-(+)-维拉帕米

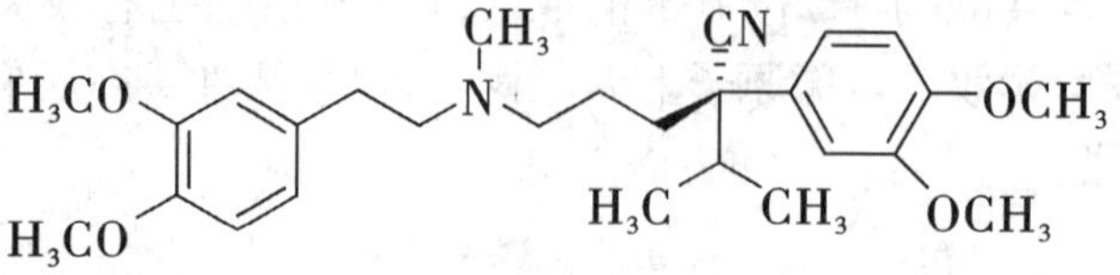

(S)-(-)-维拉帕米

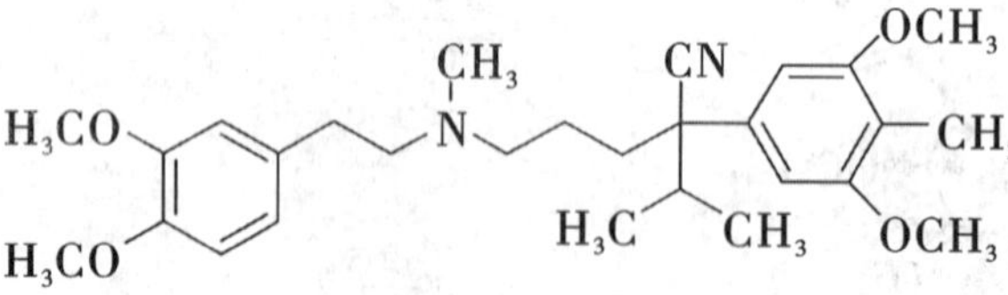

戈洛帕米

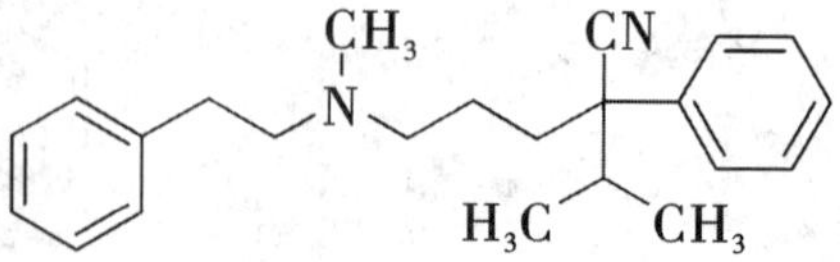

依莫帕米

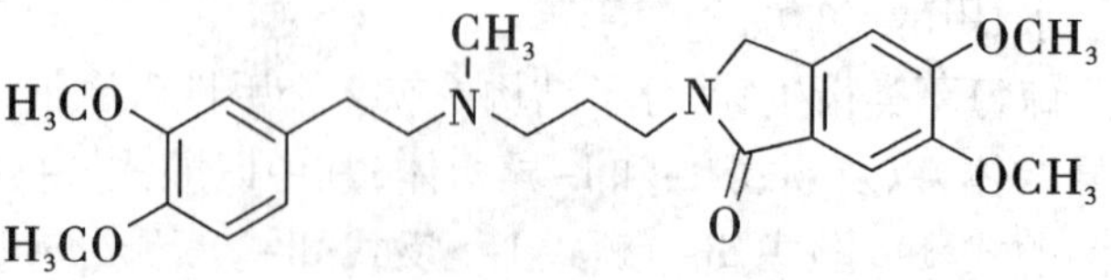

法利帕米

典型药物：

盐酸维拉帕米

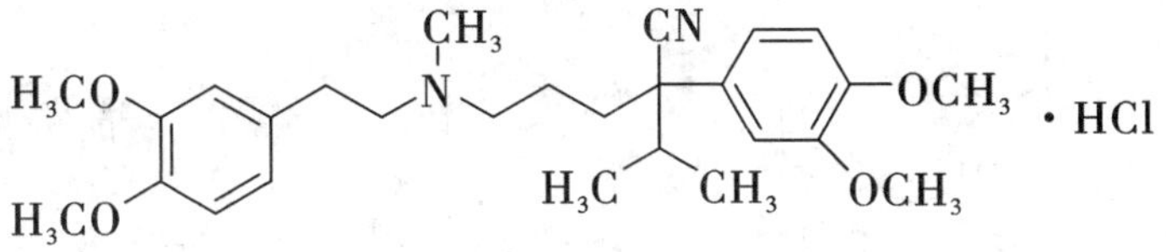

盐酸维拉帕米，化学名为5-[(3,4-二甲氧基苯乙基)甲氨基]-2-(3,4-二甲氧基苯基)-2-异丙基-戊腈盐酸盐。

维拉帕米易溶于酸性水中(pH<6.7)，难溶于中性或碱性水中。本品为白色无臭结晶粉末，易溶于水、乙醇、甲醇、DMF、二氯甲烷，微溶于异丙醇、乙酸乙酯，难溶于己烷。熔点140～144 ℃。

本品呈弱酸性，pKa为8.6。化学稳定性良好，不管是在加热、光化学降解条件，还是在酸、碱水溶液中，均能不变，然而维拉帕米的甲醇溶液，经紫外线照射2 h后，则降解50%。

维拉帕米口服吸收后，经肝脏代谢，生物利用度为20%，维拉帕米的代谢物主要为N-脱甲基化合物，也就是去甲维拉帕米。去甲维拉帕米保持了大概20%的母体活性，并且能够达到甚至超过母体的稳定血药浓度。令人感兴趣的是，活性较高的S(-)异构体的肝脏首过效应高于活性较低的R(+)异构体，这一点是很重要的，因为当静脉给药时，维拉帕米将延长肺动脉回流(PR)的时间间隔直至大于口服给药时的PR间隔，原因在于当肠外注射给药时，活性较高的对映体并没有优先被代谢。

维拉帕米主要阻滞心脏Ca^{2+}通道，抑制慢反应电活动，降低舒张期自动除极化速率，减慢窦房结冲动发放频率。使房室结传导减慢。作用有剂量依赖性和频率依赖性。对血管Ca^{2+}通道也有阻滞作用，能舒张冠脉及心肌缺血区的侧支小动脉。舒张外周血管作用弱于硝苯地平，降压和继发反射性交感兴奋较弱。对心脏的负性肌力作用特别强，除Ca^{2+}通道阻断外，还能阻断α-肾上腺素能受体和5-HT受体。

4. 非选择性钙离子拮抗剂　非选择性的钙离子拮抗剂主要有二苯基哌嗪类的氟桂嗪、桂利嗪、利多氟嗪和普克拉明及苄普地尔。

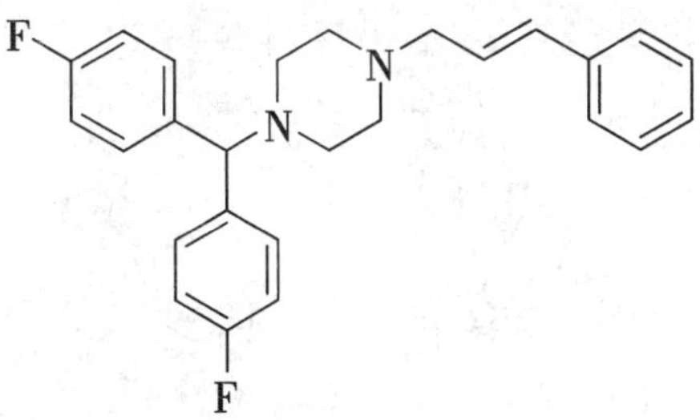

氟桂嗪

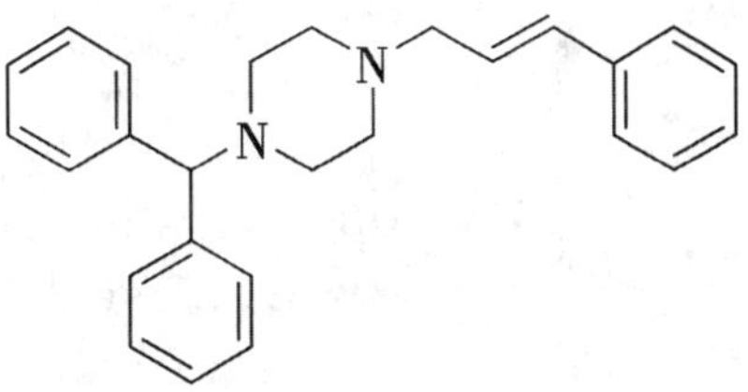

桂利嗪

利多氟嗪和氟桂嗪主要作用于脑细胞和脑血管的钙通道，治疗缺血性脑缺氧引起的脑损伤和代谢异常，也能增加脑血流量，减轻脑血管痉挛、脑水肿。

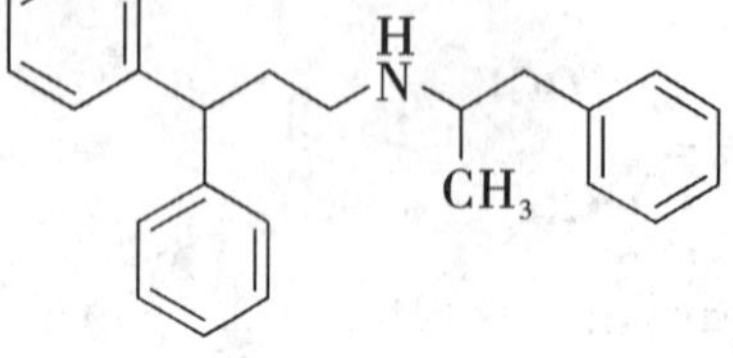

普克拉明

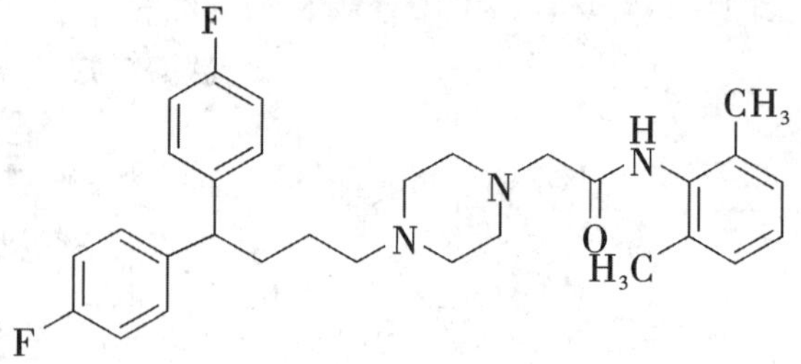

利多氟嗪

普克拉明能阻止胞膜 Ca^{2+} 通道和 Na^{+} 通道，对心脏作用明显高于血管平滑肌，抑制窦房结及房室结功能，负性肌力作用较弱，用于心绞痛、心肌梗死及冠脉粥样硬化。

苄普地尔

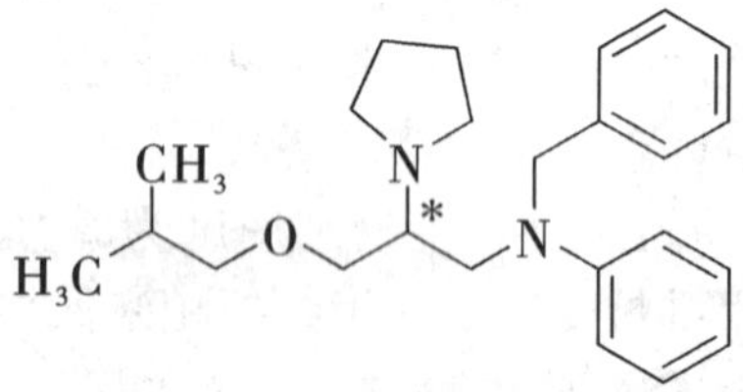

苄普地尔，化学名为(±)β-[(2-甲基丙氧基)甲基]-N-苯基-N-(苯甲基)-1-吡咯烷乙胺。

本品为黏性液体，$bp_{0.1}$ 184 ℃，n_D^{20} 1.553 8。

本品的作用机制与其他钙离子拮抗剂不同，它不仅阻断电势-依赖性的 L 钙离子通道，还能阻断快速 Na^{+} 通道和阻断受体-操纵性的钙离子通道。这些附加作用使苄普地尔具有抑制心脏传导、减慢 AV 结传导、延长不应期、减慢心跳频率以及延长 QT 间隔等作用。

苄普地尔是一个碱性药物，其氮杂戊环的 pKa 值大约为 10，在生理 pH 值条件下，氮杂戊环基本上被离子化。苄普地尔本身具有高脂溶性。在非离子化的状态下，它的理论 pKa 值为 5.8，而在生理 pH 值情况下，它的实测 pKa 值为 2.0。

苄普地尔的合成主要为卤烃的氨化反应，环氧氯丙烷在氯化锌的作用下，与 2-甲基丙醇反应后，和四氢吡咯烃化，再经氯化亚砜将醇羟基氯化，最后与 N-苯基苄胺缩合而制得。

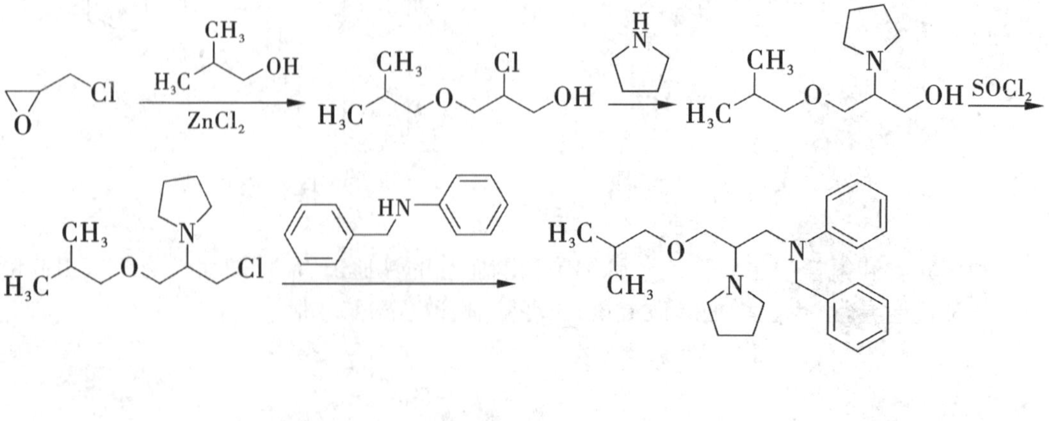

苄普地尔能治疗慢性稳定性心绞痛，鉴于潜在的不良作用，建议只有对其他治疗药物不耐受或者没有达到最佳回应的患者才能服用。苄普地尔可以单独使用，也可以与β受体拮抗剂联合使用。

三、β受体阻断剂

β受体阻断剂是20世纪60年代发展起来的一类治疗心血管疾病的药物，它能对抗兴奋心脏的作用，降低血压，减慢心率，减弱心肌收缩力，降低心肌耗氧量，临床上主要用于治疗心律失常、心绞痛、高血压、心肌梗死等心血管疾病。

β受体阻断剂可分为有内源性拟交感活性和无内源性拟交感活性两类。有内源性拟交感活性的阻断剂对心率、心功能和房室传导影响较小，可慎用于伴心动过缓和高龄患者。按脂溶性大小可分为亲脂性和亲水性两类。亲脂性多为非心脏选择性，如普萘洛尔、希丙洛尔，一般经肝脏代谢，易通过血-脑屏障。水溶性β受体阻断剂，如阿替洛尔、索他洛尔，多属心脏选择性，通常不经肝脏代谢，由肾脏排泄，半衰期长，首过效应小。根据半衰期长短可分为长效类（如阿替洛尔）、短效类（如美托洛尔）和超短效类（如艾司洛尔）。

能同时阻断β_1受体和β_2受体的非选择性β受体阻断剂也称为一般β受体阻断剂，临床使用时会产生β_2阻断副作用。例如普萘洛尔，在治疗心血管疾病时，因β_2受体同时被阻断而引起支气管痉挛和糖代谢的副反应，故禁用于哮喘和糖尿病患者。另一类称为选择性β_1受体阻断剂，它对β_1受体具有较高的选择性，主要影响心脏，对气管和糖代谢影响较少，可慎用于哮喘和糖尿病患者。

在衰竭心脏中，β_2受体比例上调正常心肌中β_2受体的比例，如果β受体阻断剂能同时阻断β_1和β_2 2个亚型的受体，在治疗心力衰竭中将发挥重要作用。在排除支气管哮喘、外周血管阻塞性疾病的情况下，采用一般β受体阻断剂可能会产生比选择性β_1受体阻断剂更强的抗高血压作用。

异丙肾上腺素是一个较强的β受体兴奋剂，当苯环上3,4位羟基移至2,3位或3,5位后，其β受体兴奋作用减弱。如除去2个酚羟基，内源性拟交感活性将大大减弱。异丙肾上腺素结构中2个酚羟基分别被氯原子取代得到二氯特诺，这是第一个发现的β受体阻断剂，由于有较强的内源性拟交感活性而未能应用于临床。经构效关系分析，这种拟交感活性与儿茶酚胺芳环上的极性取代基的结构有关。因此将二氯特诺结构上的2个氯原子以稠合的苯环取代，得到丙萘洛尔，该药有着很强的β受体阻断作用，且几乎没有内源性拟交感作用，但由于存在中枢神经系统的副作用及致癌作用，未被临床应用。

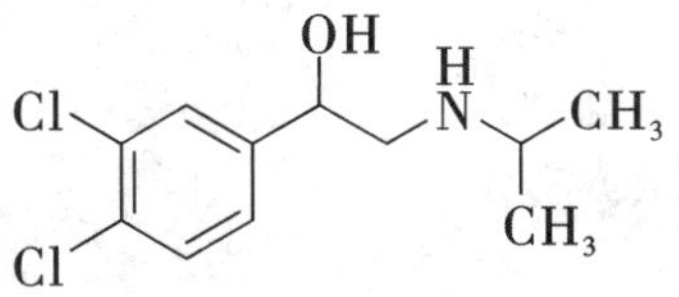

OH H Cl N CH3 Cl CH3

二氯特诺

OH H N CH3 CH3

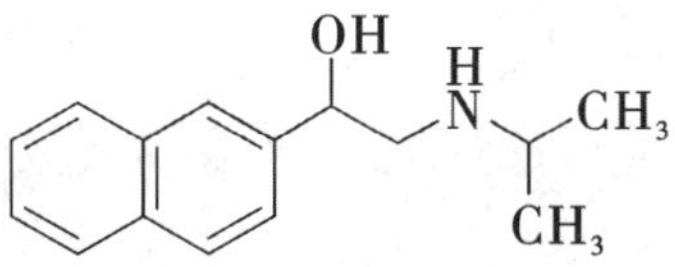

丙萘洛尔

研究发现，在苯乙醇胺的芳环和β碳原子之间插入次甲氧基—OCH_2—，得芳氧丙醇胺类，其中许多化合物无拟交感活性，并且阻断 β 受体作用强于苯乙醇胺类。比如丙萘洛尔分子的 β-萘基为 α-萘基取代，并插入—OCH_2—基，得到 β 受体阻断剂普萘洛尔。

1. β 受体阻断剂的基本结构类型

$$Ar-(OCH_2)n\ -\overset{\beta}{\underset{OH}{CH}}\overset{\alpha}{CH_2}NHR$$

n=0:苯乙醇胺类

n=1:芳氧丙醇胺类

(1)非选择性 β 受体阻断剂：

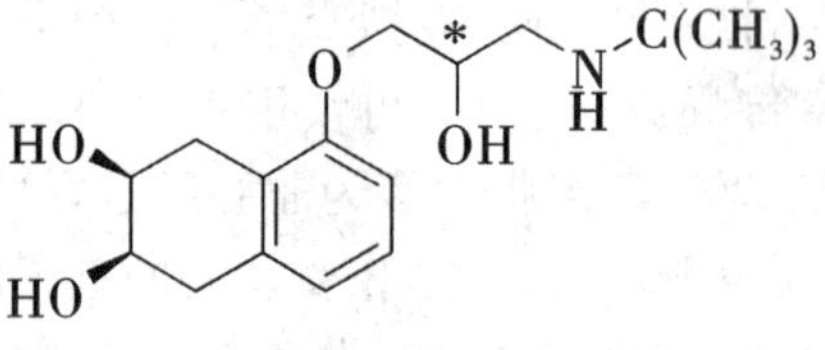

纳多洛尔

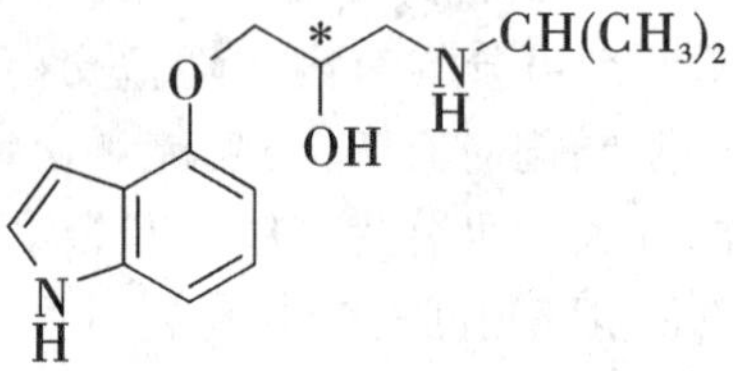

吲哚洛尔

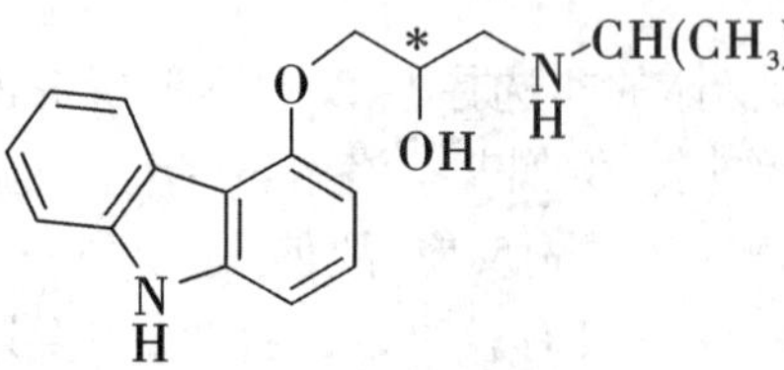

卡拉洛尔

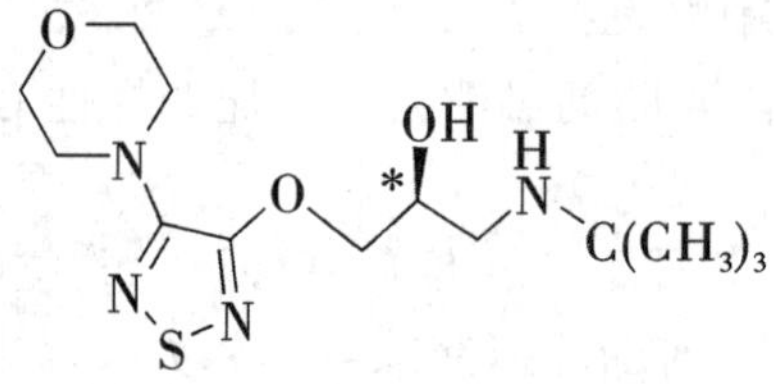

(S)-噻吗洛尔

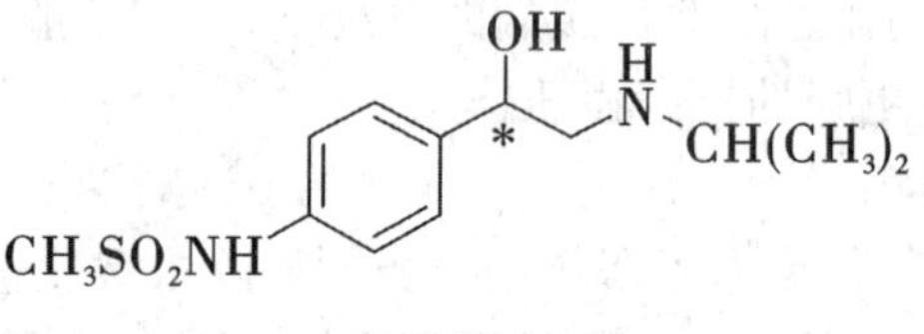

索他洛尔

(2)选择性 $β_1$ 受体阻断剂：

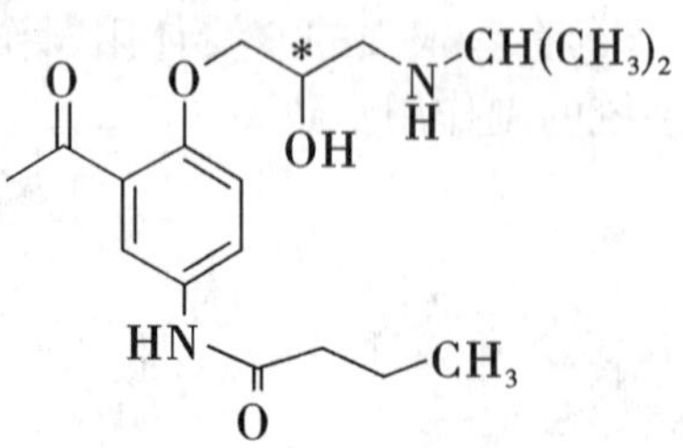

醋丁洛尔

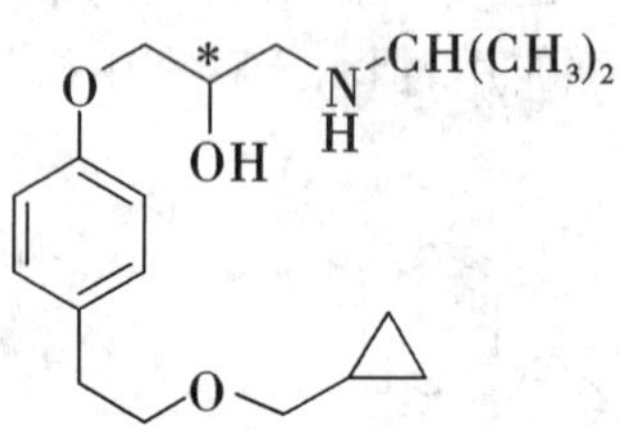

倍他洛尔

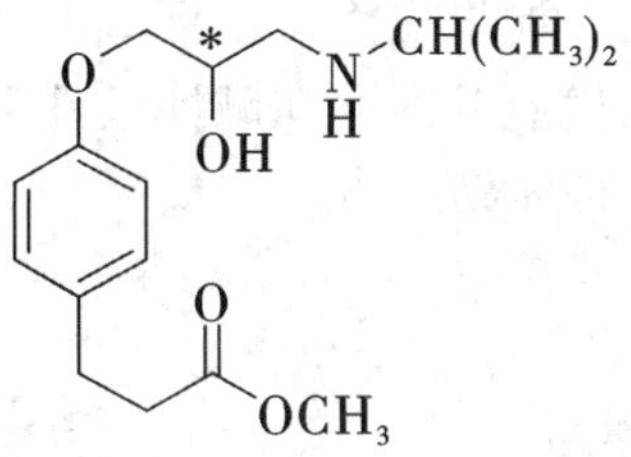

艾司洛尔 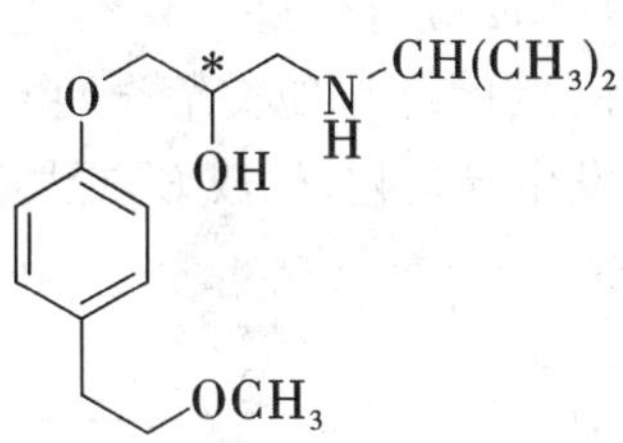　　美托洛尔 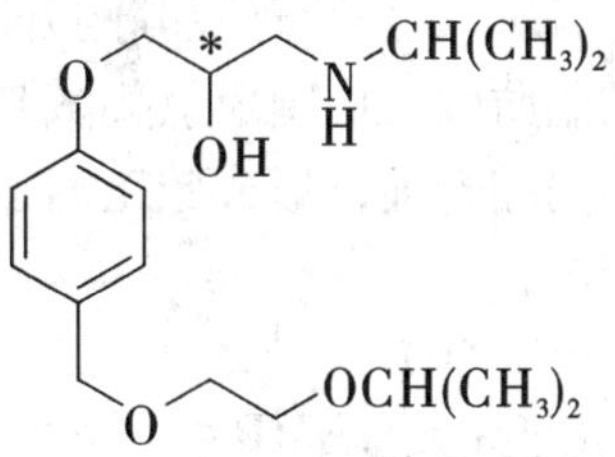　　比索洛尔

2. β 受体阻断剂的典型药物

盐酸普萘洛尔

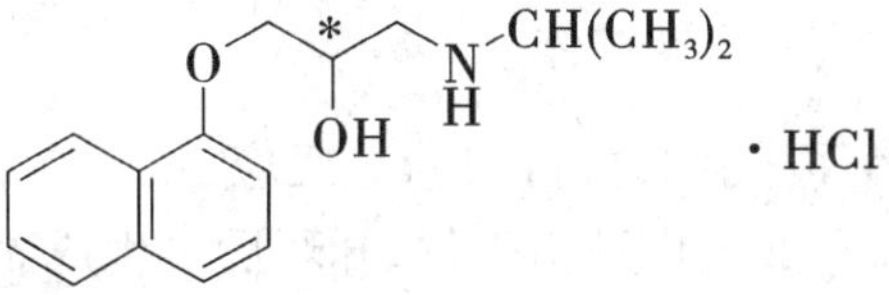

$\cdot HCl$

盐酸普萘洛尔，化学名为1-异丙氨基-3-(1-萘氧基)-2-丙醇盐酸盐，又名心得安。

本品为白色或类白色结晶性粉末；无臭，味微甜后苦。水或乙醇中溶解，氯仿中微溶。1%水溶液pH值为5.0～6.5。熔点161～165 ℃。在稀酸中易分解，碱性时较稳定。

本品可使心率减慢，心肌收缩力减弱，心输出量减少，心肌耗氧量下降，能降低心肌自律性，还可使血压下降。临床上用于预防心绞痛，治疗心律失常。

普萘洛尔对 β_1 受体和 β_2 受体均有阻断作用。分子侧链含1个手性碳原子，其S构型具有强效的β受体阻断作用，而R构型的阻断作用很弱，对映体活性比(ER)为40。临床上应用其外消旋体。研究发现R构型在体内竞争性取代S构型，导致后者血浆蛋白结合率下降，发生药动学相互作用，外消旋体的毒性比单个对映体强。

普萘洛尔游离碱的亲脂性较大，主要在肝脏代谢，因此肝损害病人慎用。此外由于游离碱的高度脂溶性，易产生中枢效应，还有较强的抑制心肌收缩力和引起支气管痉挛及哮喘的副作用。

本品合成可用α-萘酚在碱性条件下以氯代环氧丙烷进行O-烃化反应，得中间体1,2-环氧-3-(α-萘氧基)丙烷，再以异丙胺胺化，成盐后即得。

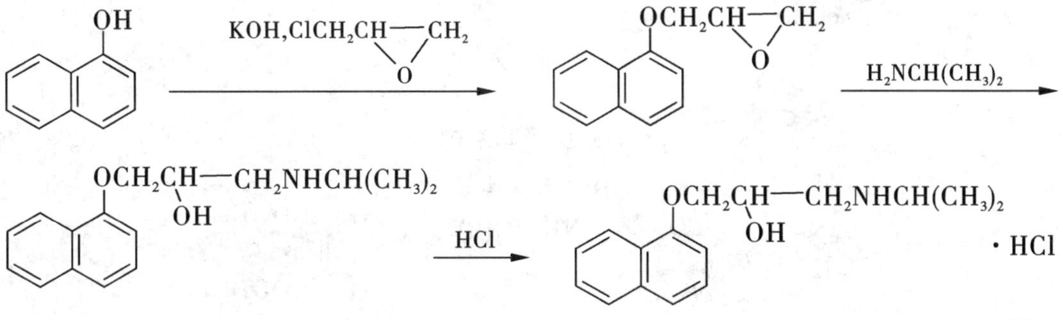

OH　KOH, $ClCH_2CH—CH_2$ (O)　→　$OCH_2CH—CH_2$ (O)　$H_2NCH(CH_3)_2$ →

$OCH_2CH—CH_2NHCH(CH_3)_2$ (OH)　HCl →　$OCH_2CH—CH_2NHCH(CH_3)_2$ (OH)　$\cdot HCl$

本路线是合成芳氧丙醇胺类β受体阻断剂时引入侧链的通用方法。在O-烃化反应中α-萘酚在强碱下形成酚盐，优先进攻含正电荷较多的氯代环氧丙烷中的氯甲基碳原

子，而很少发生环氧基的开环反应，反应有较好的化学选择性。如果先将氯代环氧丙烷与脂肪胺反应制成氯代氨基丙醇，然后再与酚类缩合，由于氯代氨基丙醇在碱性条件下与酚缩合前易形成碳正离子，会发生异构化，生成β-羟甲基异构体副产物。

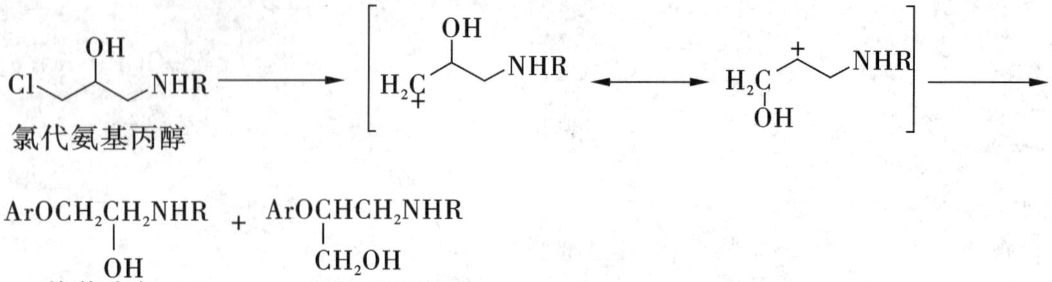

Cl—CH₂—CH(OH)—CH₂—NHR（氯代氨基丙醇）⟶ [$H_2\overset{+}{C}$—CH(OH)—CH₂—NHR ⟷ $H_2C(OH)$—$\overset{+}{C}H$—CH₂—NHR] ⟶

$ArOCH_2CH(OH)CH_2NHR$（普萘洛尔） + $ArOCH(CH_2OH)CH_2NHR$（β-羟甲基异构体）

如果先制成烷氨基环氧丙烷侧链，再与酚盐反应，由于在碱性条件下环氧化物分子内的碱性部分能发生重排，形成氮丙环衍生物，开环后可生成副产物β-羟甲基异构体和α-羟甲基异构体。

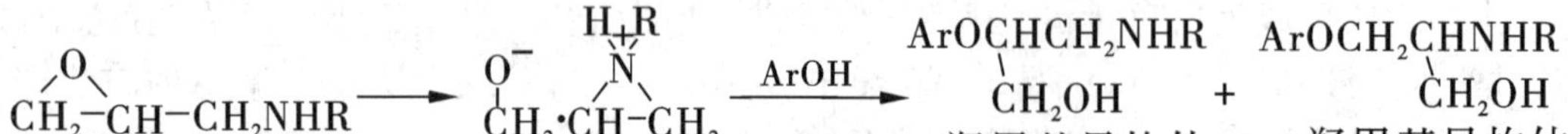

$CH_2(O)CH-CH_2NHR$ ⟶ $^{-}O-CH_2\cdot CH(\overset{+}{N}HR)CH_2$ $\xrightarrow{ArOH}$ $ArOCH(CH_2OH)CH_2NHR$（β-羟甲基异构体） + $ArOCH_2CH(CH_2OH)NHR$（α-羟甲基异构体）

阿替洛尔是目前应用的选择性最高的β_1受体阻断剂，它对血管和支气管的作用很小，可使心脏收缩力减弱，心率减慢。阿替洛尔的脂溶性很小（脂/水分配系数为0.008），与中枢神经系统有关的副作用小，但主要在肾脏消除，因此肾功能不全患者慎用。本品能有效地治疗心绞痛、高血压和心律失常，作用快速、持久。

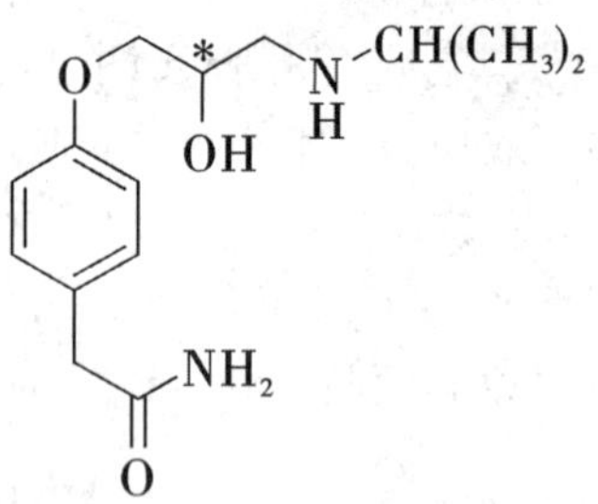

阿替洛尔

马来酸噻吗洛尔

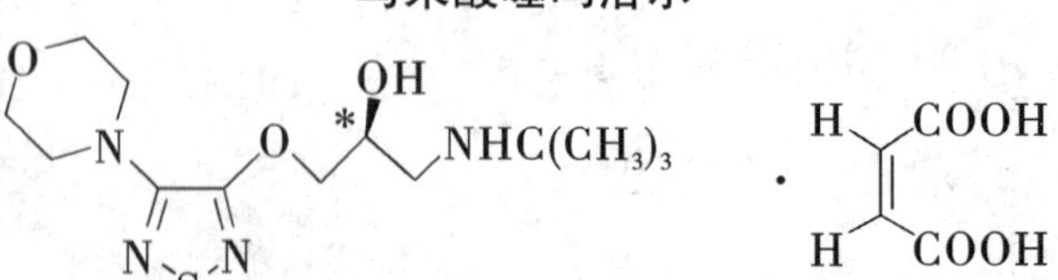

马来酸噻吗洛尔，为白色结晶性粉末，在甲醇或水中溶解，在环己烷或乙醚中几乎不溶。在pH值为12以下的水溶液中稳定。

本品为强效非选择性 β 受体阻断剂,作用比普萘洛尔强 8 倍以上。无内源性拟交感活性,临床上可用于治疗心绞痛和高血压。本品还能减少眼房水生成、降低眼内压,用于治疗青光眼。在治疗心绞痛、高血压方面优对映体是 S(-)体,ER 值为 50 ~ 90;但在减少眼液生成的作用方面,优对映体 S(-)体的 ER 值仅为 3。用于治疗青光眼时,使用 R(+)体,虽然抑制眼液生成的作用较 S(-)体弱,但由于几乎没有 β 阻断作用,且不缩小瞳孔,为较理想的降眼压药物。

噻吗洛尔的芳环部分 3-氯-4-吗啉-1,2,5-噻二唑的合成,可用氨基乙腈硫酸盐与二氯化硫在通氯下反应得 3,4-二氯噻二唑,再与吗啉缩合制得。

光学活性的侧链部分可用 D-甘露醇为手性源,氧化制备手性的甘油醛,然后与叔丁胺反应成希夫碱,钯炭氢化,水解得侧链 S-叔丁氨基丙二醇,再用苯甲醛保护成噁唑烷衍生物。这一不对称的转化方法也可用来合成其他手性的芳氧丙醇胺类药物的侧链。最后将噁唑烷衍生物在强碱性条件下与 3-氯-4-吗啉基-1,2,5-噻二唑反应,水解,成盐即得。

本品也可由氯代甘油与叔丁胺反应制得外消旋的叔丁氨基丙二醇侧链后,按上述路线制成 dl-噻吗洛尔游离碱,再经光学拆分后与顺丁烯二酸成盐制得。

美托洛尔,又名倍他洛克,临床应用的是其酒石酸盐。该药物具有 4-甲氧乙基取代芳氧丙醇胺结构,为选择性的 β_1受体阻断剂,其 β_1 : β_2值约为 3。抑制 β_1受体的强度与普萘洛尔相仿,但阻断 β_2受体的作用比普萘洛尔弱,只有普萘洛尔的 1/50 ~ 1/100。有轻度局部麻醉作用,无内源性拟交感活性。临床用于治疗心绞痛、心律失常和高血压等。

倍他洛尔的结构类型同美托洛尔,临床应用的是其盐酸盐。为较新的选择性 β_1受体阻断剂,其 β_1受体阻断作用为普萘洛尔的 4 倍。脂溶性较大,口服后在胃肠道易于吸收,生物利用度较高,无首过效应,半衰期为 14 ~ 22 h。每天给药 1 次,可控制血压与心率达 24 h。

盐酸艾司洛尔,因其化学结构中含有酯的侧链,易被酯酶水解,血浆内半衰期约为 10 min,是一超短作用的 β_1受体阻断剂。静脉滴注给药,停药后 20 min 内作用全部或基本消失。

盐酸索他洛尔,又名甲磺胺心定,是一强效非选择性 β 受体阻断剂。临床使用外消旋体,但仅 l-索他洛尔有 β 受体阻断活性,故本品的作用低于普萘洛尔。

3. β 受体阻断剂的构效关系

(1)芳环。在 β 受体阻断剂基本结构苯乙醇胺类或芳氧丙醇胺类分子中,芳香环及环上取代基的结构要求不甚严格,可以是苯、萘、芳香杂环或稠环,以及不饱和杂环等。环上的取代基既可以是吸电子基,也可以是推电子基。取代基的位置与 β_1受体阻断作用的选择性相关。萘基或结构上类似于萘的邻位取代苯基化合物,如普萘洛尔、氧烯洛尔、希丙洛尔等对 β_1受体和 β_2受体选择性较低,为一般 β 受体阻断剂。引入取代基(特别是酰氨基),虽 β 阻断作用强度减小,但对 β_1受体的选择性增加,如阿替洛尔。如苯环 4 位取代基含烷氧基醚结构时,如美托洛尔、倍他洛尔和比索洛尔,对 β_1受体有较高的特异性,为选择性 β_1受体阻断剂。在苯环引入极性的甲磺酰氨基或乙酰氨基,可降低脂溶性,避免产生抑制心脏的副作用。

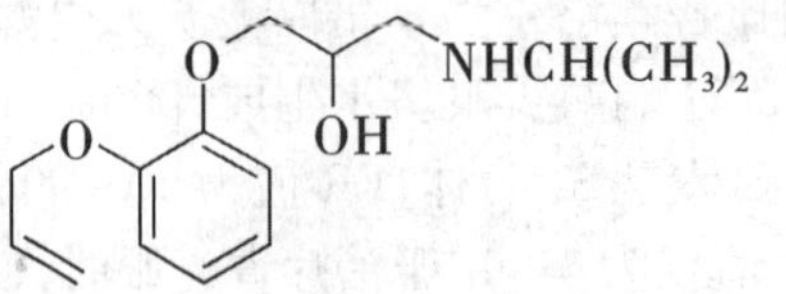

氧烯洛尔 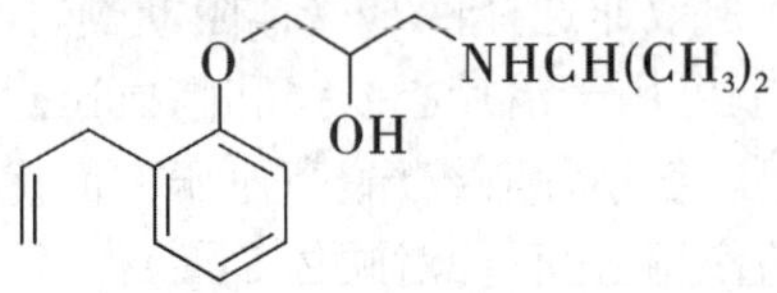　　　希丙洛尔

(2)侧链取代基。侧链 α 位一般无取代基,如果被烷基或芳基取代后,阻断作用便减弱,且取代基越大,减弱程度越大。但 α 位引入甲基,可增加对 β_2受体的选择性。

在芳氧丙醇胺类结构中,除了与苯乙醇胺类相同的醇羟基可以与氧或氮原子上的氢形成氢键外,分子中的醚氧原子还可以与氮原子上氢形成第 2 个氢键。分子内双氢键使芳氧丙醇胺类的结构具有一定的刚性,氮原子与芳环之间的距离正好符合与 β 受体契合的空间要求。而苯乙醇胺类分子中只能形成 1 个分子内氢键,分子具有较大柔性,芳环与氮原子之间的距离存在一定程度的可变性。显然,前者与 β 受体契合程度要比后者好,因此,芳氧丙醇胺类的 β 受体阻断作用比苯乙醇胺类强。

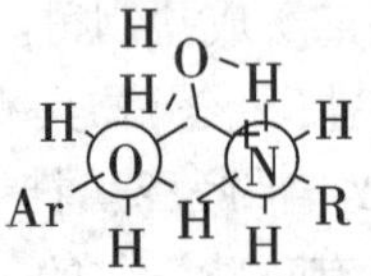

芳氧丙醇胺类双氢键构象 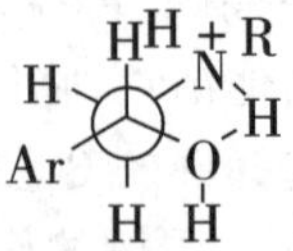　　　苯乙醇胺类单氢键构象

(3)N-取代基。侧链氨基上取代基对 β 受体阻断活性的影响大体上与 β 激动剂相平行。氮原子没有任何取代的伯胺化合物活性较小,异丙基和叔丁基取代的活性最高。活性次序为叔丁基>异丙基>仲丁基>异丁基>仲戊基。烷基碳原子小于 3,或烷基碳链更长,或 N,N-双取代的叔胺,均使活性下降。用芳基或金刚烷类基团取代的仲胺活性全部丧失。氮原子季铵化后只有很低的活性。

(4)手性碳的立体化学 β 受体阻断剂的侧链部分在受体上的结合部位与 β 激动剂相同,它们的立体选择性是一致的。在苯乙醇胺类中,与醇羟基相连的 β 碳原子 R 构型具有较强的 β 受体阻断作用,而对映体 S 构型的活性则在大大降低甚至消失。在芳氧丙醇胺类中,由于插入了氧原子,命名时优先基团顺序发生改变,而绝对构型是等同的,因此 S 构型的立体结构与苯乙醇胺类 R 构型相当。

(5)两种结构类型的分子构象。芳氧丙醇胺类的侧链比苯乙醇胺类长,似乎会影响官能团与同一受点的结合,但从分子模型中可见,芳氧丙醇胺仍然可以采取类似于苯乙醇胺的构象,其中两者侧链上的羟基和氨基可定位于空间上近似相同的位置,见图 10-2。理论计算证实了芳氧丙醇胺与苯乙醇胺重叠的构象为低能构象。

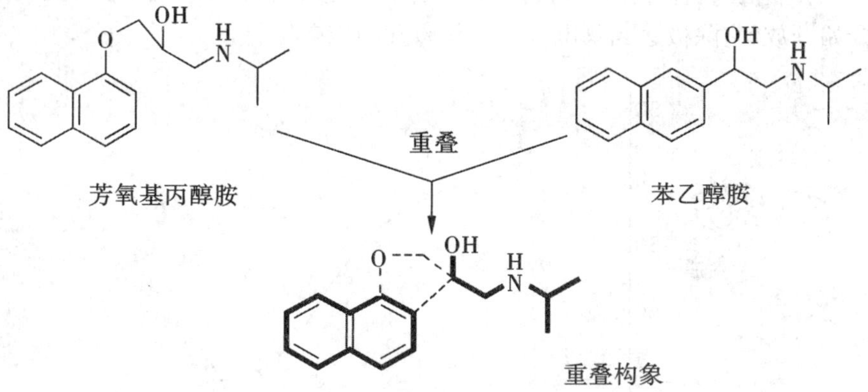

重叠

芳氧基丙醇胺

苯乙醇胺

重叠构象

图 10-2 芳氧丙醇胺与苯乙醇胺的重叠

普萘洛尔和丙萘洛尔可以在空间上重叠，关键的官能团占据近似相同的位置，如重叠图中粗线所示，虚线为不能重叠的部分，在与受体作用中并非必需。

4. β 受体阻断剂的药物受体作用模型 最近在 G-蛋白偶联受体结构研究上取得的重大进展，为揭示药物-受体作用机制提供了证据。以 T4 溶菌酶稳定化的 β_2 受体与卡拉洛尔复合物的晶体结构表明，卡拉洛尔结合于残基 Phe290、Phe208 和 Phe289 形成的一环形芳香作用区域，残基 Trp286 经构象变化使 Phe290 位置改变，受体由非活性态转化为活化态，见图 10-3。

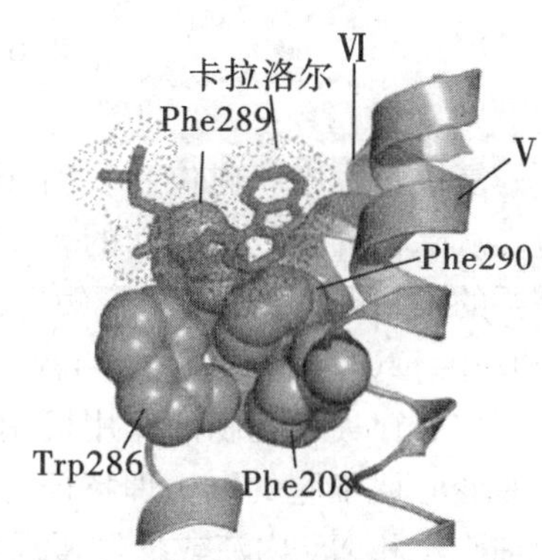

图 10-3 卡拉洛尔-β_2 受体复合物的作用模型

第三节 抗心律失常药物

心律失常是心动规律和频率异常，此时心房心室异常激活，运动顺序发生障碍。心律失常分为心动过速型和心动过缓型两种，心动过缓可用阿托品或异丙肾上腺素治疗，见有关章节。这里仅介绍用于心动过速型疾病的抗心律失常药物。

一、抗心律失常药物的作用机制

心脏电生理活动的正常节律受到很多因素的影响。起搏细胞功能失调或房室节传导阻滞都可以引起心律失常。一些疾病如动脉粥样硬化、甲状腺功能亢进以及肺病都可能是诱发因素。心律失常可由冲动形成障碍和冲动传导障碍或二者兼有所引起。

心肌细胞的静息膜电位（心肌的动作电位见图 10-4），膜内负于膜外约 90 mV，处于极化状态。心肌细胞兴奋时，发生除极和复极，形成动作电位。它分为 5 个时相，0 相为除极，是 Na^+快速内流所致。1 相为快速复极初期，由 K^+短暂外流所致。2 相平台期，缓慢复极，由 Ca^{2+}及少量 Na^+经慢通道内流与 K^+外流所致。3 相为快速复极末期，由 K^+外流所致。0 相至 3 相的时程合称为动作电位时程。4 相为静息期，非自律细胞中膜电位维持在静息水平，在自律细胞则为自发性舒张期除极，是特殊 Na^+ 内流所致，其通道在 -50 mV开始开放，它除极达到阈电位就重新激发动作电位。

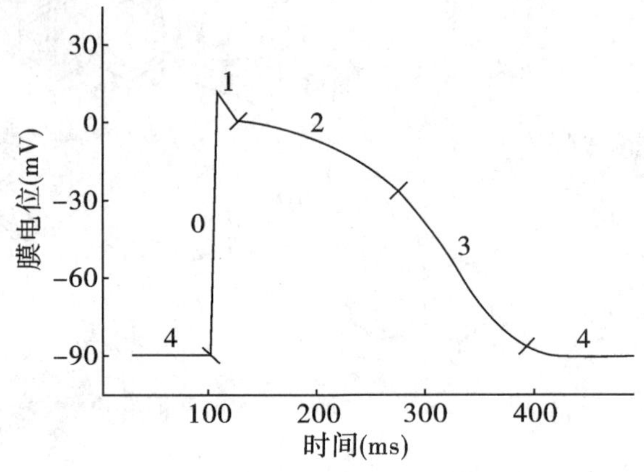

图 10-4　浦肯野纤维的心肌动作电位

复极过程中膜电位恢复到-60 ~ -50 mV 时，细胞才对刺激发生可发生扩布的动作电位。从除极开始到这以前的一段时间即为有效不应期，它反映快钠通道恢复有效开放所需要的最短时间，其时间长短一般与 AOD 的长短变化相应，但程度可有所不同。一个 APD 中，ERP 数值大，就意味着心肌不起反应的时间延长，不易发生快速性心律失常。

抗心律失常药物的作用机制，主要是通过影响心肌细胞膜的离子通道，改变离子流而改变心肌细胞的电生理特征，其途径主要有以下 4 种。①降低自律性：药物抑制快反应细胞 4 相 Na^+内流或抑制慢反应细胞 4 相 Ca^{2+}内流就能降低自律性。药物促使 K^+外流，增大最大舒张电位，使其较远离阈电位，也降低自律性。②减少后除极与触发活动：早后除极的发生与 Ca^{2+}内流增多有关，因此钙拮抗剂药物对之有效。迟后除极所致的触发活动与细胞内 Ca^{2+}过多和短暂的 Na^+内流有关，因此钙拮抗剂药物和钠通道阻滞药对之有效。③改变膜反应性而改变传导性：增强膜反应性改善传导或减弱膜反应性而减弱传导都能取消折返激动，前者因改善传导而取消了单向阻滞，因此可停止折返激动，某些促 K^+外流，加大最大舒张电位的药物，如苯妥英钠有此作用；后者因减慢传导而使单向传导阻滞发展成双向传导阻滞，从而停止折返激动，某些抑制 Na^+内流的药物，如奎尼丁有此作用。④改变有效不应期及动作电位时程而减少折返。

二、抗心律失常药的分类

通常依 Vaugha Williams 法，将抗心律失常药分为四类：Ⅰ类为钠通道阻滞剂，Ⅰ类还可进一步分为 $Ⅰ_A$、$Ⅰ_B$、$Ⅰ_C$三类；Ⅱ类为 β-受体阻断剂；Ⅲ类为延长动作电位时程药物；Ⅳ类为钙拮抗剂。见表 10-2。

表 10-2 抗心律失常药物的作用及分类

分类	典型药物	作用
Ⅰ$_A$	奎尼丁、普鲁卡因胺、丙吡胺	降低去极化最大速率，延长动作电位时间
Ⅰ$_B$	利多卡因、妥卡尼、美西律	降低去极化最大通量，缩短动作电位时间
Ⅰ$_C$	氟尼卡	降低去极化最大速率，对动作电位时间无影响
Ⅱ	普萘洛尔	抑制交感神经活性
Ⅲ	胺碘酮、托西溴苄胺、索他洛尔	抑制钾离子外流，延长心肌动脉电位时程
Ⅳ	维拉帕米	抑制钙离子缓慢内流

1. Ⅰ$_A$类抗心律失常药物　奎尼丁是此类药物中最早被发现并应用于临床的，主要用于治疗阵发性心动过速、心房颤动和早搏。临床上使用的Ⅰ$_A$类还有局麻药普鲁卡因及普鲁卡因胺、丙吡胺和西苯唑啉。普鲁卡因虽具有活性，但由于易水解，不宜口服，所以常使用其同系物普鲁卡因胺，它的作用与奎尼丁相似，但更为安全，既可口服也可注射给药。丙吡胺为广谱抗心律失常药，其作用和用途与奎尼丁相似，但对某些奎尼丁无效的病例亦有效，副作用小，故认为可以代替奎尼丁和普鲁卡因胺。西苯唑啉既可口服，又可注射，疗效准确，副作用少，优于奎尼丁和普鲁卡因胺。吡美诺为近年来开发的较好的Ⅰ$_A$类抗心律失常药，能减慢心房、心室肌和特殊传导系统的传导速度，延长心房和心室复极，可口服或注射给药，吸收完全，抗心律失常谱宽，安全范围大，不良反应少。

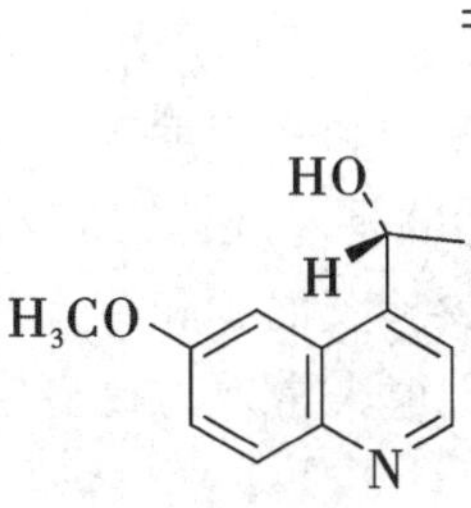

HO H H_3CO N H N

奎尼丁

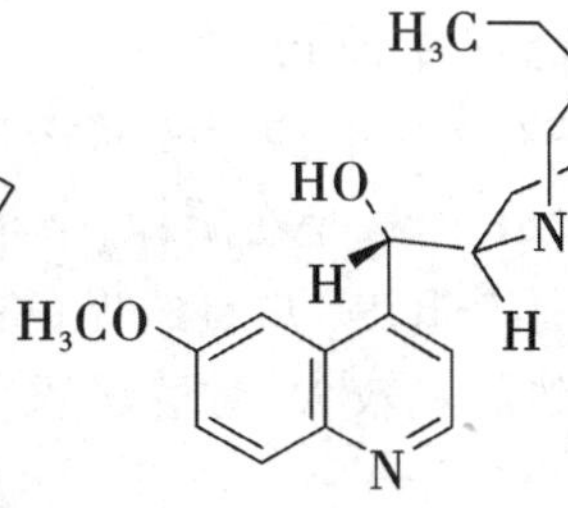

H_3C HO H H_3CO N H N

双氢奎尼丁

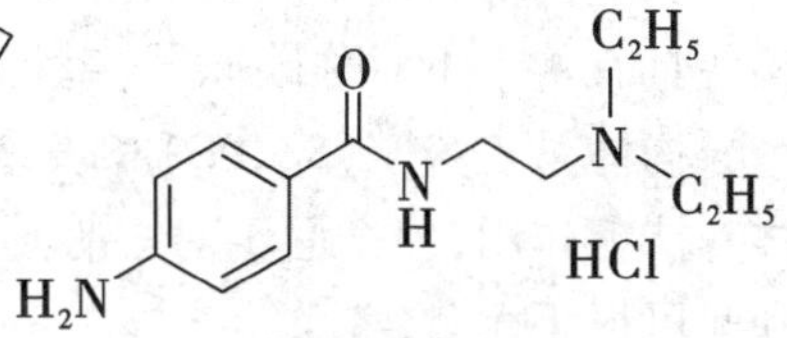

O N H C_2H_5 N C_2H_5 HCl H_2N

普鲁卡因胺

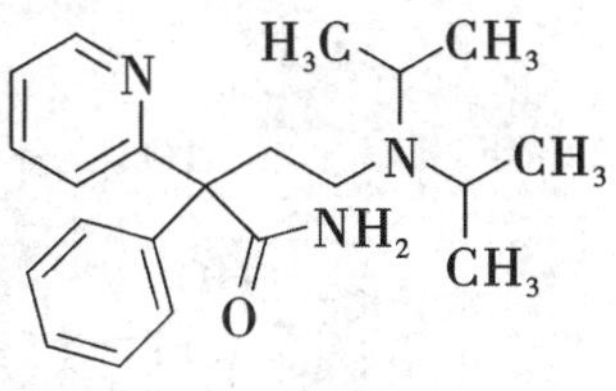

N H_3C CH_3 N CH_3 NH_2 O CH_3

丙吡胺

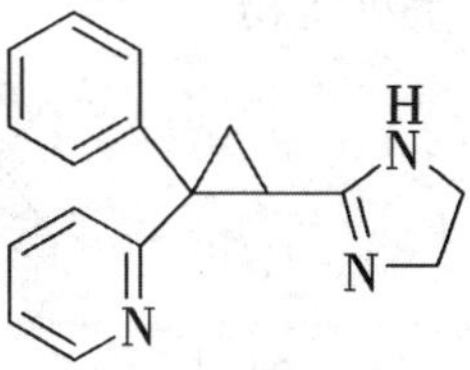

H N N N

西苯唑啉

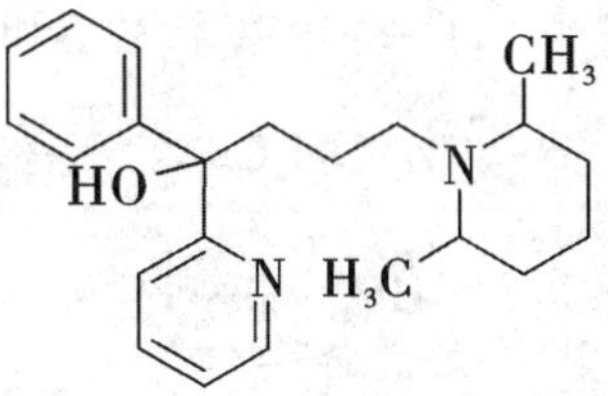

CH_3 HO N N H_3C

吡美诺

典型药物：

奎尼丁

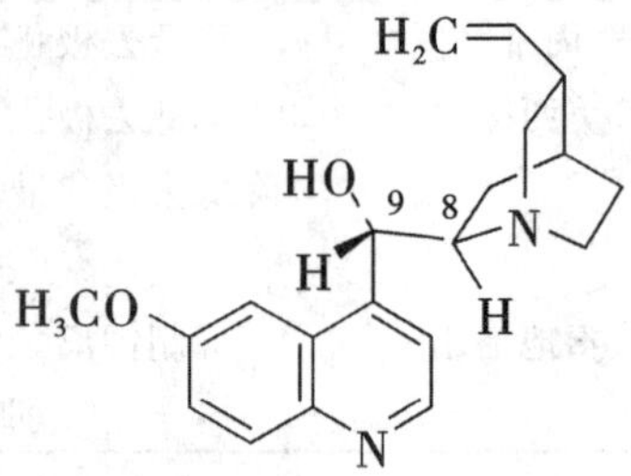

奎尼丁，化学名为(9S)-6'-甲氧基辛可宁-9-醇。

本品游离碱为白色无定形粉末，味苦。微溶于水，溶于乙醇、乙醚、氯仿，奎尼丁硫酸盐为白色针状结晶，见光变暗，溶于水、沸水、乙醇、氯仿，不溶于乙醚。在不同的溶剂中，其比旋度不同，$[\alpha]_D^{25}$+212°(95%乙醇)，$[\alpha]_D^{25}$+260°(HCl)。其游离碱的 pKa_1 5.4，pKa_2 10.0。1%的硫酸盐水溶液的 pH 值为 6.0～6.8。

奎尼丁是从金鸡纳树皮中发现的生物碱之一，与奎宁为非对映体。奎尼丁分子中有 2 个氮原子，其中奎宁环的叔氮原子碱性较强。可制成各种盐类应用，常用的有硫酸盐、葡萄糖酸盐、聚半乳糖醛酸盐等。口服时这些盐都有较好的吸收(大约 95%)，由于硫酸盐水溶性小，只适于制作片剂。而葡萄糖酸盐则水溶性大、刺激性少，适于制成注射液，但在临床上奎尼丁的注射液使用较少。双氢奎尼丁为将分子中的双键氢化的衍生物，与奎尼丁具类似的药效和药代动力性质，但毒性稍大。

从金鸡纳树皮中发现的生物碱还有奎宁和脱甲氧基衍生物辛可宁和辛可尼丁。它们各具有 4 个不对称碳原子，奎尼丁(8R,9S)是右旋体，奎宁(8S,9R)是左旋体，其他 2 个异构体是表奎宁(8S,9S)和表奎尼丁(8R,9R)，自然界存在量极少。奎尼丁和奎宁一样有抗疟作用，但奎尼丁对心脏传导的影响较大，对房颤病人的抗心律失常效力比奎宁和辛可尼丁大 2 倍。

本品的硫酸盐和葡萄酸盐的生物利用度分别为 80%～85%和 70%～75%。吸收后约 85%与血浆蛋白结合，半衰期为 6 h。其代谢主要发生在肝脏，代谢产物主要有 2-羟基奎尼丁、O-去甲基奎尼丁和乙烯基氧化物。

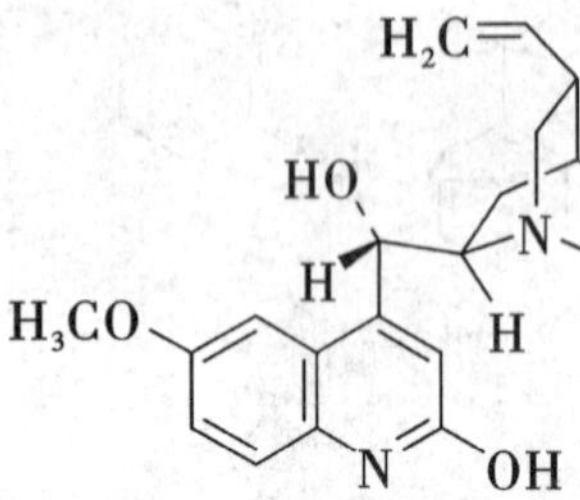

2-羟基奎尼丁 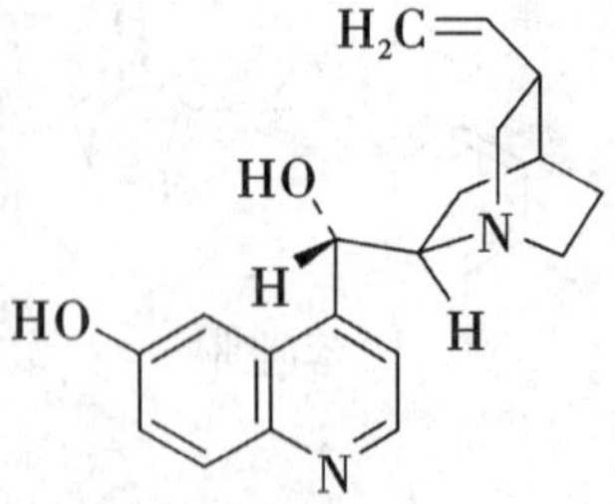　　O-去甲基奎尼丁 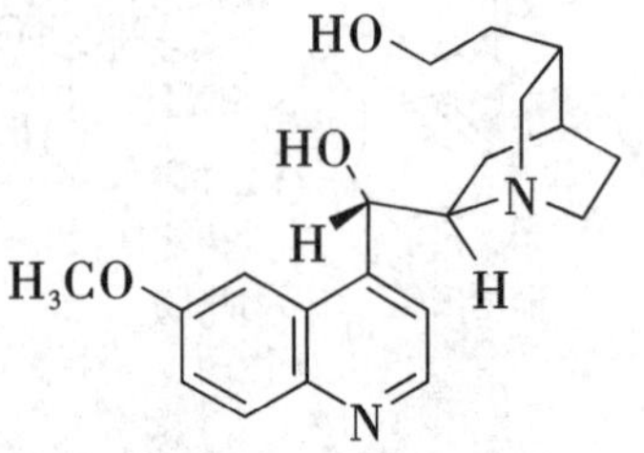　　乙烯基氧化物

本品抑制钠通道的开放，延长通道失活恢复所需时间，降低细胞膜的钠离子通透性而起作用，但不明显影响钾和钙离子的通透。临床用于治疗心房颤动，阵发性心动过速

和心房扑动。但大量服用本品可发生蓄积而中毒。本品可抑制地高辛在肾小管的排泄，导致地高辛在血浆中浓度增加。

本品的分子中含有 4 个手性碳，因此其化学合成难度较大，在 1944 年由 Woodward 首次合成。

2. I_B类抗心律失常药物　属于 I_B类抗心律失常药物主要有利多卡因、美西律、妥卡胺和苯妥英，前 3 种药物既是钠通道阻滞剂，也是局部麻醉药。临床上可以治疗各种室性心律失常。这种治疗作用的二重性与其作用机制相似、作用部位不同。利多卡因是一个安全有效的药物，口服后很快被肝脏破坏，故一般经静脉给药。

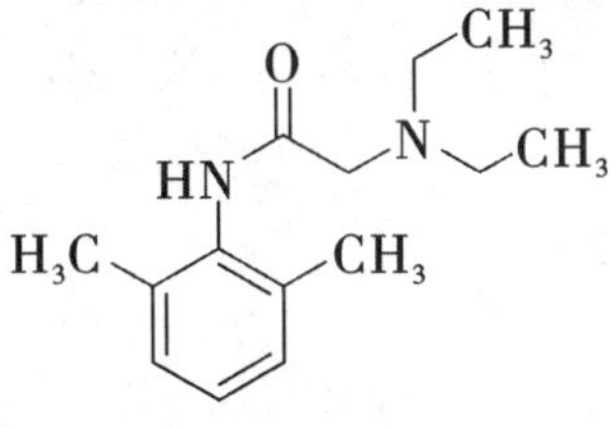

利多卡因 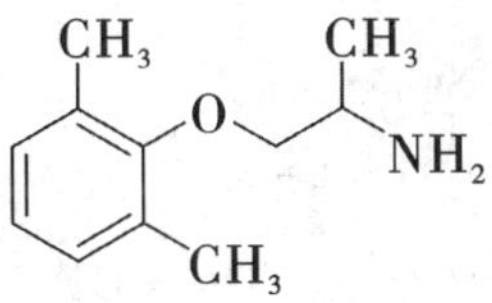　美西律 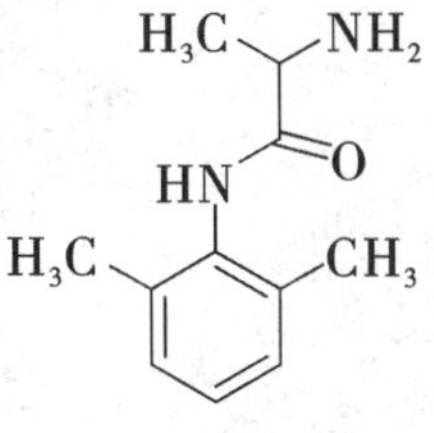　妥卡胺 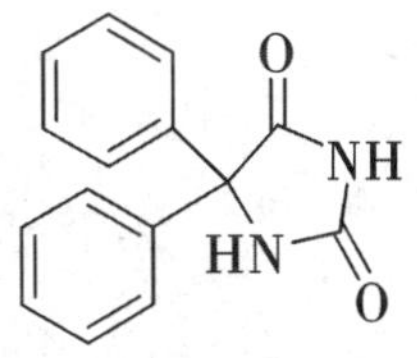　苯妥英

妥卡胺可以口服治疗室性早博，优点是无明显负性肌力作用，致心律失常作用小，也比较安全，容易被肝脏代谢破坏。苯妥英能抑制洋地黄中毒时所出现的触发活动，并可改善洋地黄中毒时伴发的传导阻滞，故成为洋地黄中毒而致心律失常的首选药物。

3. I_C类抗心律失常药物　I_C类抗心律失常药物降低去极化最大速率，对动作电位时间无影响。其代表药物为氟卡尼，氟卡尼具有 I_C 类药物的共同特点，具有强的钠通道抑制能力，对心肌自律性及传导性有强的抑制作用，明显延长有效不应期，在消除冲动形成及传导异常上均有作用，消失室性早博的效率很强。恩卡尼为其同类药物，适用于持续性心动过速，亦用于有症状的非持续性室性心动过速和频发室性早搏复合波患者。普罗帕酮对心肌传导细胞有局部麻醉作用和膜稳定作用，由于结构中含有 β 受体阻断剂的结构片断，所以有一定程度的 β 受体阻滞活性还具有钙拮抗活性。

莫雷西嗪是一新的抗心律失常药物，化学结构与冠脉扩张剂氯吩嗪相似，也有中度扩张作用和解痉作用等。兼有 I_B和 I_C类抗心律失常的特性。主要作用是加速复极的第 2,3 位相，缩短动作电位时间和延长有效不应期，用于治疗房性和室性早搏、阵发性心动过速、心房颤动或扑动。禁忌证为心脏传导严重障碍、严重低血压及肝肾功能不全。

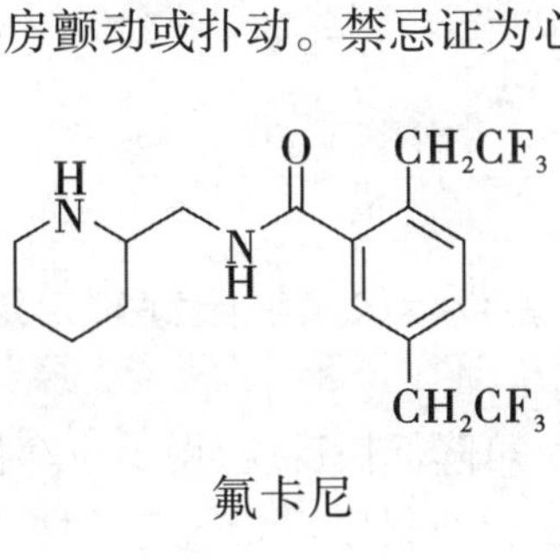

氟卡尼 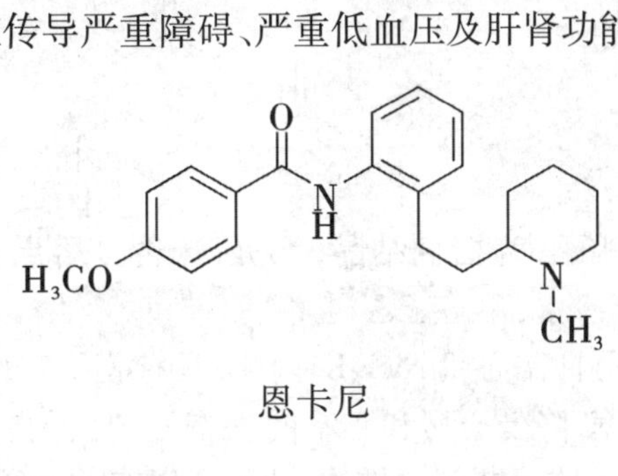　恩卡尼

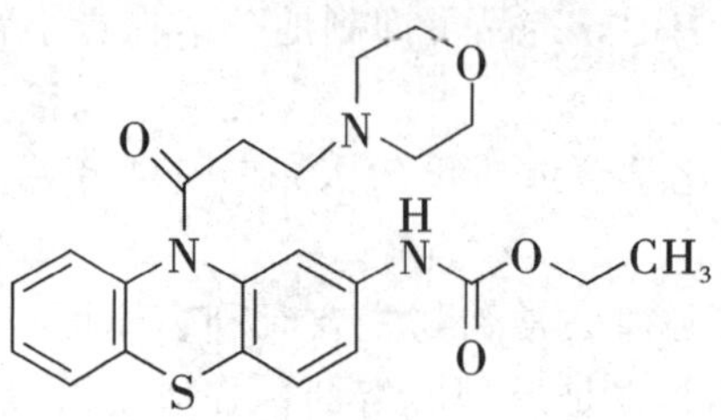

莫雷西嗪 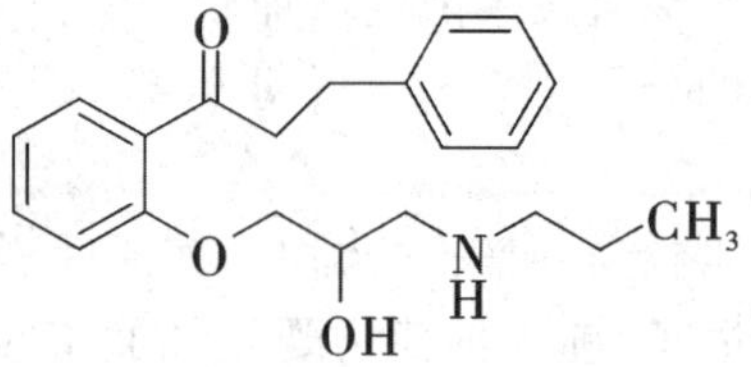　　普罗帕酮

典型药物：

醋酸氟卡尼

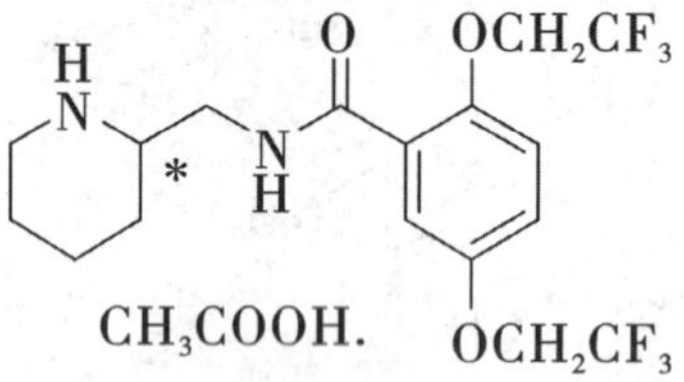

CH_3COOH.

醋酸氟卡尼，为白色颗粒状固体，无臭，熔点 105～107 ℃，因结构中含有哌啶环。碱性比较强，既能和盐酸成盐，也能和醋酸成盐，药用醋酸盐，醋酸氟卡尼为白色结晶固体，熔点 145～147 ℃，解离常数 pKa 9.3。能溶于水，在乙醇中溶解度更大(300 mg/mL，37 ℃)。

本品有 2 个光学异构体，R 型异构体为左旋$[\alpha]_D^{26}$-3.30°(甲醇)，熔点 102～104 ℃，S 型异构体为右旋$[\alpha]_D^{26}$+3.4°(甲醇)，熔点 104～105 ℃。

本品为广谱的抗心律失常药，有稳定心肌细胞膜、延长复极化作用，用于抑制和控制室和室上心律失常，而对房性心律过速也是有效的，口服后，在胃肠道能迅速吸收完全，生物利用度达到 85%～90%。首过效应也很微弱。在体内广泛分布在许多器官中。但只有极少量进入中枢，消除半衰期大约为 19 h，尿液 pH 值能影响消除速度，碱性(pH 值为 7.2～8.3)延长作用时间，酸性(pH 值为 4.4～5.8)则缩短作用时间。

该类药物也有相当严重的致心律失常作用，甚而导致罕见的不能复苏的室性心动过速或纤维性颤动，经大规模实验调查后发现氟卡尼可明显增加心肌梗死患者的死亡率。

普罗帕酮

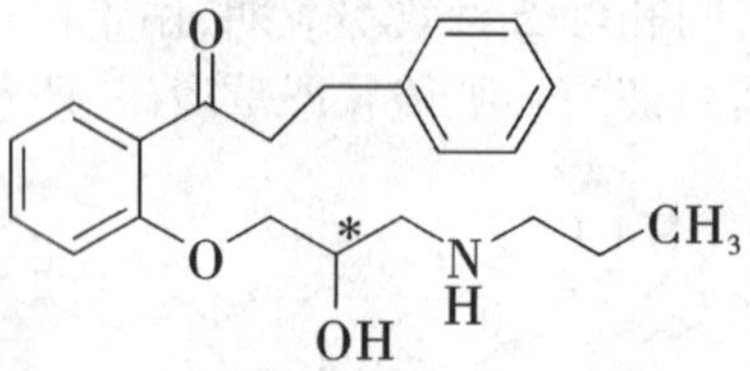

普罗帕酮，为白色结晶，无臭，味苦。熔点 171～174 ℃。溶于乙醇、四氯化碳和热水，略溶于冷水，不溶于乙醚。

本品可抑制心肌 Na^+、K^+内流，具有膜稳定作用，可降低快反应、慢反应动作电位和 4 相除极速率，降低心房和心室的兴奋性，降低自律性和抑制房室结的传导性。由于结构中含有 β 受体阻断剂的结构片断，所以有一定程度的 β 阻滞活性并还具有钙拮抗活性。

本品的合成是以苯甲酸乙酯为起始原料，在三氯化铝的催化下发生重排，得到邻羟基苯乙酮。邻羟基苯乙酮与苯甲醛反应，催化氢化将其分子中双键还原，再与环氧氯丙烷反应，按β受体阻断剂合成方法引入胺基丙醇结构。

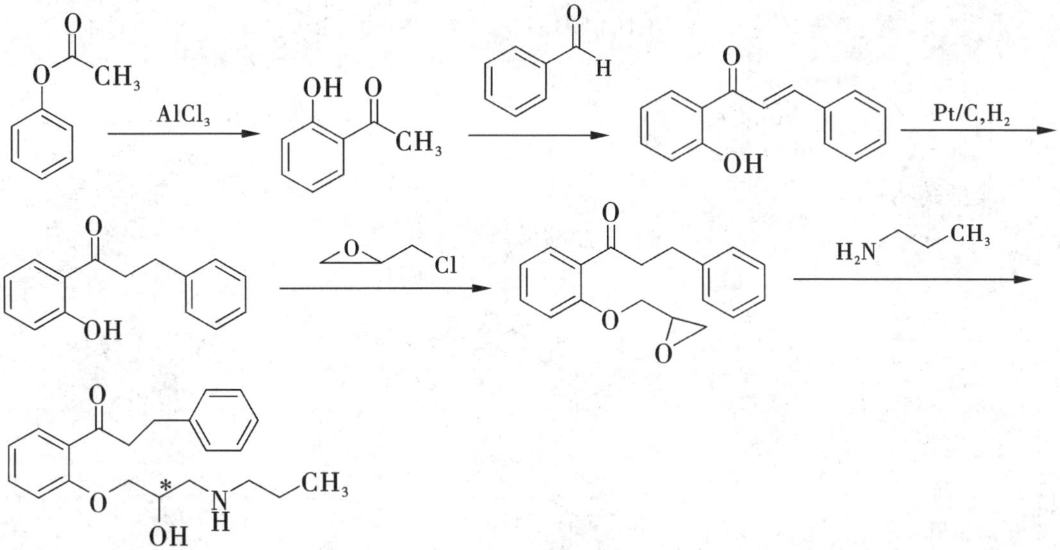

本品口服吸收完全，肝脏内迅速代谢，代谢产物为5-羟基普罗帕酮和N-去丙基普罗帕酮，二者均有抗心律失常作用。

本品在临床上用于室性或室上性异位搏动和心动过速、预激综合征等。

4. 钾通道阻断剂　钾通道阻断剂也被称为Ⅲ类药物，它可产生APD延长效应，这主要取决于对各种钾外流通道的抑制作用。这类药物的作用原理是选择作用于心肌延迟整流钾通道，延长动作电位的时程，即延长二期平台期。

胺碘酮为其代表药物，属于苯并呋喃衍生物，在改造具有解痉和扩冠作用的天然产物凯林的结构时获得的，主要作用是延长房室结、心房肌和心室肌的动作电位时程和有效不应期。胺碘酮还有抗颤动作用。对其他抗心律失常药无效的顽固性阵发性心动过速常能奏效。

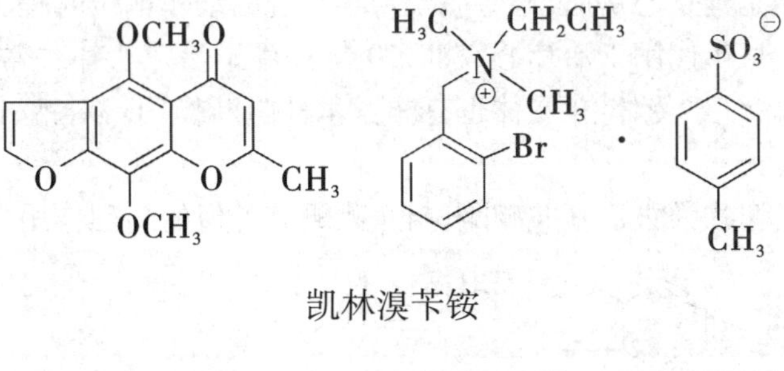

凯林溴苄铵

临床上使用的同类药物还有溴苄铵、氯非铵、索他洛尔和N-乙酰普鲁卡因胺等。这类药物的电生理特点是延长心肌细胞动作电位时程，从而延长有效不应期。但不影响传导及最大除极速率，并能够使传导循环中的折返兴奋到心肌组织时，组织仍处于不应期，从而使心律失常消失，恢复窦性心律。这类药物被称为延长动作电位时程药物，又称复极化抑制药，进一步研究表明这类药物作用机制是抑制钾通道。

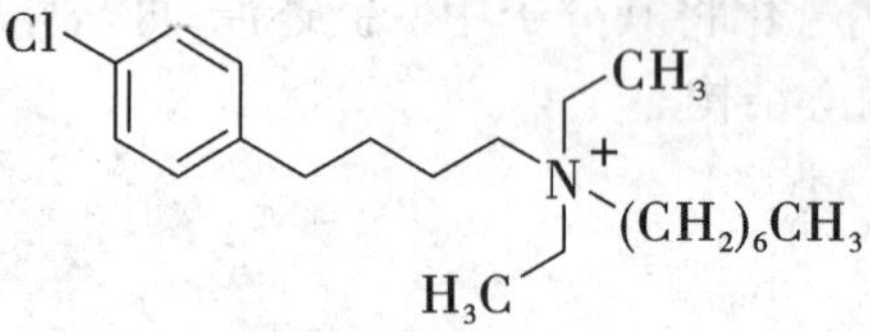

氯非铵 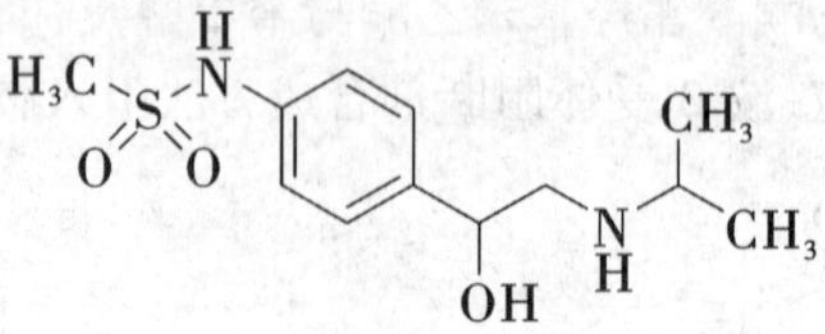　　　　索他洛尔

典型药物：

盐酸胺碘酮

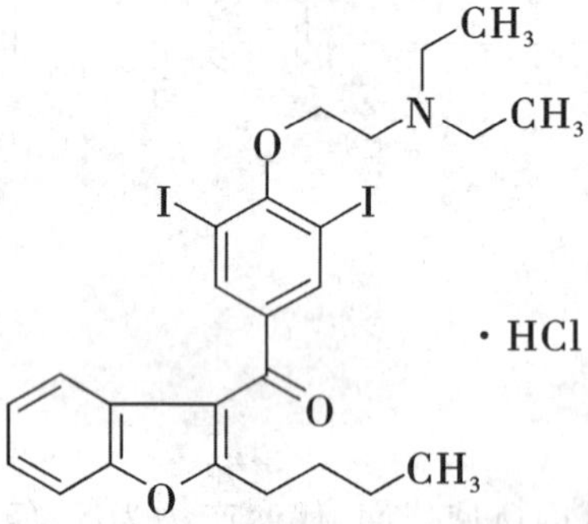

$\cdot HCl$

盐酸胺碘酮，化学名为(2-丁基-3-苯并呋喃基){4-[2-(二乙胺基)乙氧基]-3,5-二碘苯基}甲酮盐酸盐。

本品为类白色或淡黄色结晶粉末，无臭无味。易溶于氯仿、甲醇，溶于乙醇，微溶于丙酮、四氯化碳、乙醚，几乎不溶于水，pKa 6.56(25 ℃)。熔点 156～158 ℃。

虽然固态的胺碘酮盐酸盐较为稳定，但应避光密闭贮藏。在水溶液(包括 pH=7.4 的磷酸缓冲液)则可发生不同程度的降解，而它的有机溶液(如甲醇、乙醇、乙腈、氯仿等)的稳定性比水溶液好。

本品口服吸收慢，生物利用度约为30%，蛋白结合率高达95%，因此起效极慢，一般在一周左右才出现作用，体内半衰期平均25 d，体内分布广泛，可蓄积在多种器官和组织内。其电生理作用是延长心房肌、心室肌及传导系统的动作电位时程和有效不应期。

本品20世纪60年代用于治疗心绞痛，70年代用于治疗心律失常，为广谱抗心律失常药物。另外，本品对α受体、β受体也有非竞争性阻断作用。对钠、钙通道均有一定阻滞作用。

本品的主要代谢物为去乙基胺碘酮，与胺碘酮有类似的药理作用。

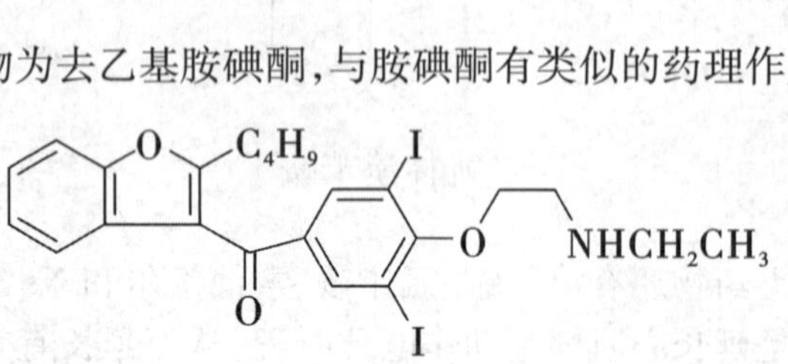

去乙基胺碘酮

本品的合成是以苯并呋喃为起始原料，与丁酸酐进行酰化反应，经黄鸣龙反应将酮

羰基还原成甲基，引入丁基，再进行 Friedel-Crafts 酰化反应在苯并呋喃的 3 位上引入对甲氧基苯甲酰基，利用其甲氧基对苯核活化和定位作用，引入 3、5 位的碘，最后经氧烃化反应得到。

$(CH_3CH_2CH_2CO)_2O, H_3PO_4$ / $CH_3CH_2CH_2COOH$ → CH_3 → $H_2NNH_2 \cdot H_2O$ / KOH →

CH_3 → H3CO–C_6H_4–COCl / $AlCl_3, ClCH_2CH_2Cl$ → CH_3, O, OCH_3 → I_2, KIO_3 →

CH_3, O, I, OH, I → $ClCH_2CH_2N(CH_2CH_3)_2$ / $KOH, ClCH_2CH_2Cl$ → CH_3, O, I, $OCH_2CH_2N(CH_2CH_3)_2$, I

长期使用本品会导致皮肤色素沉积，眼角膜亦可发生微弱沉着。因与甲状腺素有相似的结构，故能引起甲状腺功能紊乱。大剂量用药时，少数病例可发生低血压、心力衰竭等。

5. Ⅱ类 β 受体阻断剂和Ⅳ类钙离子拮抗剂　β 受体阻断剂具有较好的抗心律失常作用，约占所有抗心律失常药物数目的一半，为抗心律失常的重要药物。这类药物还有良好的抗高血压和抗心绞痛作用。

第四节　抗高血压药物

一、交感神经药物

交感神经药物主要包括中枢作用的降压药物、神经节的阻断药物、β 肾上腺素受体拮抗剂、α 肾上腺素受体拮抗剂、混合 α/β 肾上腺素受体拮抗剂及肾上腺素能神经元阻滞剂。

1. 作用于中枢神经系统的药物　中枢肾上腺素神经元可有效地调节血压，原发性高血压患者脑脊液与血液中去甲肾上腺素水平较高，肾上腺素神经控制去甲肾上腺素的释放。激活 α_2受体导致去甲肾上腺素释放减少，心率减慢，血管平滑肌松弛，血压下降。

由于此类药物须进入血-脑屏障，因此该类药物多具有高度脂溶性，产生中等强度的降压作用，其主要代表药物有甲基多巴和盐酸可乐定及其类似物，如胍那苄和胍法辛。

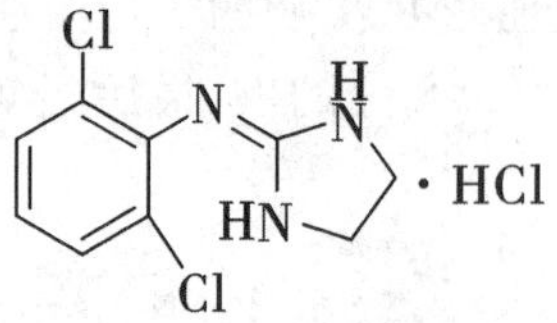

盐酸可乐定 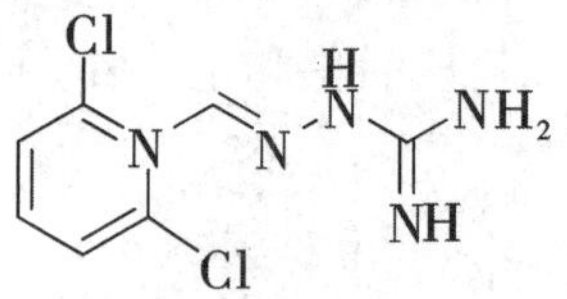　　胍那苄 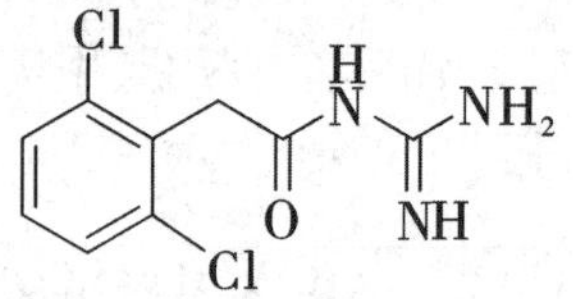　　胍法辛

这类药物通过选择性地激动位于延髓孤束核次级神经元突触后膜的α_2受体和位于延髓腹外侧网状结构的I_1咪唑啉受体，使外周交感神经活性降低，从而导致血压下降。由于发现盐酸可乐定和其结构类似物所产生的中枢降压作用是由于刺激了α_2肾上腺素受体和I_1咪唑啉受体，从而导致了新一代中枢抗高血压药物，即对I_1咪唑啉受体拮抗剂的开发，莫索尼定和利美尼定对I_1咪唑啉受体显示出高度的亲和性，而对α_2肾上腺素受体的亲和性较弱，因此在产生抗高血压作用时，几乎没有像盐酸可乐定等激动α_2肾上腺素受体所产生那样的镇静、心动过缓和精神抑郁的副作用。构效关系研究表明，苯环的邻位须由一个卤素或甲基取代，若2个邻位均有取代基时，降压活性更强。取代基不同的衍生物脂溶性有差异，脂溶性越大者，越易渗入中枢神经产生作用；可乐定的咪唑环扩大，活性降低，氮杂环开环化合物仍保留活性，如胍法辛等。

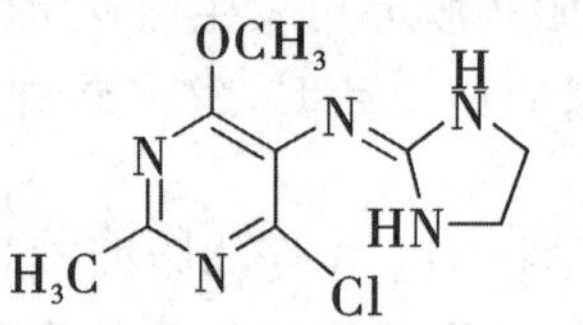

莫索尼定 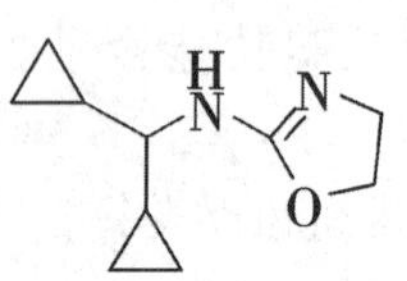　　利美尼定

莫索尼定为盐酸可乐定结构中的苯环置换为嘧啶环后的衍生物。莫索尼定降压作用可靠，疗效与盐酸可乐定相当。利美尼定为噁唑类化合物，是咪唑经生物电子等排置换后所得。对咪唑啉受体I亚型的亲和力是α_2受体的2.5倍，不抑制心脏收缩，不改变肾功能，副作用较小。利美尼定的另一重要作用是减少钠潴留。

2.作用于神经末梢的药物　1918年印度首次报道了一种萝芙木植物根提取物的降压作用，这种植物的根在印度用于治疗毒蛇咬伤以及作为镇静、镇痛药物已被使用了数百年。1949年西方也做了报道，其中有效成分为利舍平、地舍平和美索舍平等。

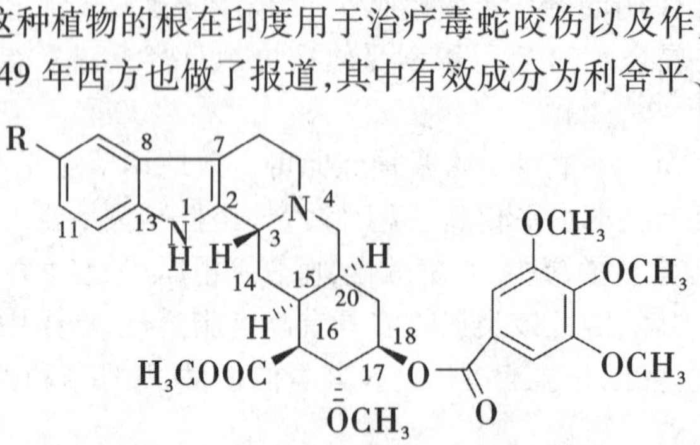

R=H　地舍平

R=CH_3O　美索舍平

利舍平抑制转运Mg-ATP酶的活性和影响去甲肾上腺素、肾上腺素、多巴胺、5-羟色胺进入神经细胞内囊束泡中储存，使这些神经递质不能被重新吸收、储存和再利用，而被

单胺氧化酶很快破坏失活，导致神经末梢递质耗竭，使肾上腺素能传递受阻，降低交感神经紧张和引起血管舒张，因而表现出降压作用。其降压作用特点是缓慢、温和而持久。利舍平能进入中枢神经系统，耗竭中枢的神经递质去甲肾上腺素和5-羟色胺，也可以治疗某些精神疾病。

此类药物还有胍乙啶及类似物胍甲啶和胍那决尔，它们的降压机制为干扰交感神经末梢去甲肾上腺素的释放，也耗竭去甲肾上腺素的储存。胍乙啶作用较强，用于中度和重度舒张压高的高血压以及由肾盂肾炎、肾炎及肾动脉狭窄引起的高血压。由于不能通过血-脑屏障，没有利舍平的镇静、忧郁等症状，但能导致起立性低血压、血流不足等副作用。

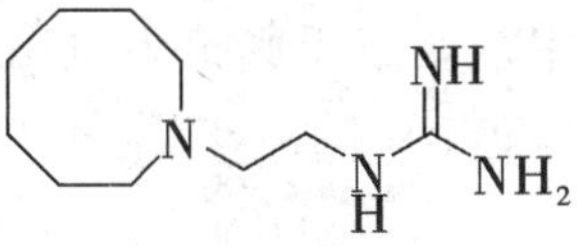

胍乙啶 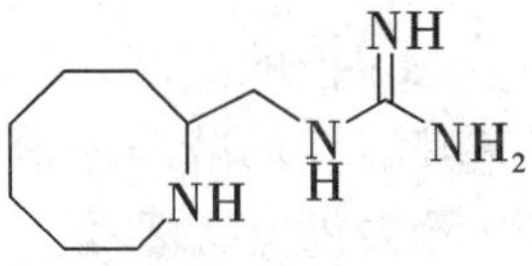　　胍甲啶 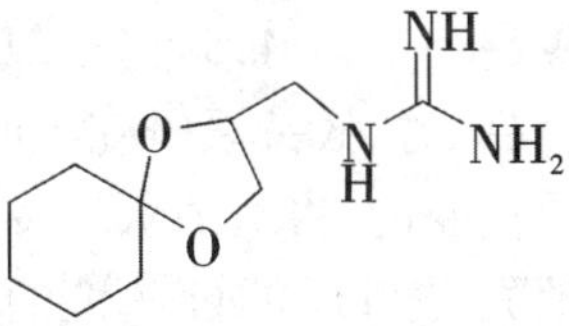　　胍那决尔

典型药物：

利舍平

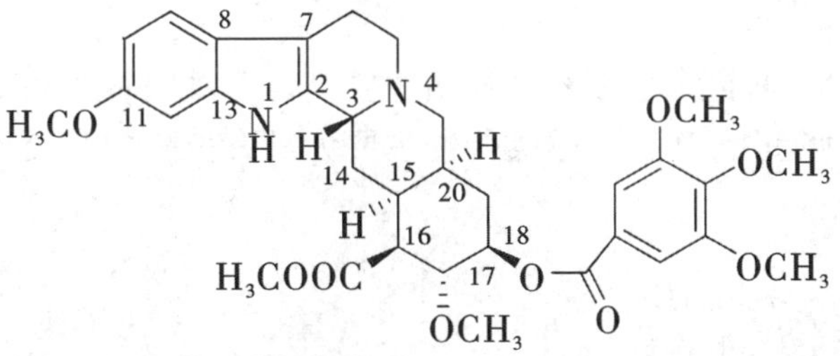

利舍平，化学名为11，17α-二甲氧基-18β-[(3，4，5-三甲氧基苯甲酰)氧]-3β，20α-育亨烷-16β-羧酸甲酯，又名利血平。

本品为棱柱形结晶，略溶于水，易溶于氯仿、二氯甲烷、冰乙酸，溶于甲醇、乙醇、乙醚等。

本品 C_{15}，C_{20}上的氢和 C_{17}上的甲氧基为 α 构型。根据利舍平酸易形成 γ-内酯而不发生转向的事实，证明 C_{16}和 C_{18}的取代基处于同边为 β 构型。

在光和热的影响下，本品的3β-H 能发生差向异构化，生成无效的3-异利舍平。

本品在光和氧的作用下发生氧化。氧化是引起利舍平分解的主要因素。先生成3，4-二去氢利舍平，为黄色物质，具有黄绿色荧光。进一步氧化生成3，4，5，6-四去氢利舍平，有蓝色荧光，再进一步氧化则生成无荧光的褐色和黄色聚合物，所以应避光保存。

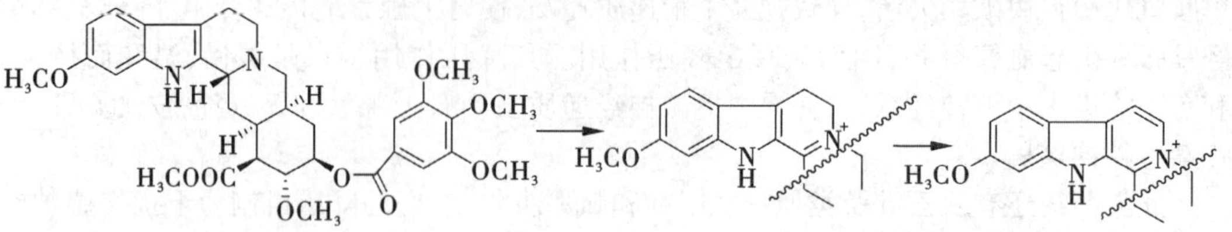

3,4-二去氢利舍平　3,4,5,6-四去氢利舍平

本品及其水溶液都比较稳定，最稳定的 pH 值为 3.0。但在酸、碱催化下水溶液可发生水解。碱性水解断裂两个酯基，生成利舍平酸。研究表明，利舍平酸也有活性。

本品体内代谢途径较为复杂。尿中含有多种分解产物，如 11-去甲氧利舍平酸，11-去甲氧利舍平，3,4,5-三甲氧基苯甲酸，3,5-二甲氧基-4-羟基苯甲酸。

本品的构效关系研究表明：16 位、18 位的酯基，17 位的甲氧基对于其抗高血压活性是至关重要的，将酯键水解或脱甲基其活性均减弱或消失，如分子中的 C、D 环芳构化活性也消失，将 11 位或 17 位的甲氧基除去仍保持活性。

本品分子中有 6 个手性碳，且集中在 D、E 环，其全合成难度较大，1958 年有机合成大师 Woodward 发表了该化合物的全合成，本品的全合成被认定为天然产物合成的范例。

本品用于治疗轻度至中度的早期高血压，作用缓慢、温和而持久。因有安定作用，故对老年和有精神病症状的患者尤为适宜。对严重和晚期病例，常与肼屈嗪、双氢氯噻嗪等合用，以增加疗效。

3. 神经节阻断药　神经节阻断药的作用主要是与乙酰胆碱竞争受体，切断神经冲动的传导，引起血管舒张、血压下降。这类药物主要为具有位阻的胺类或季铵类化合物，如美卡拉明、潘必定等。

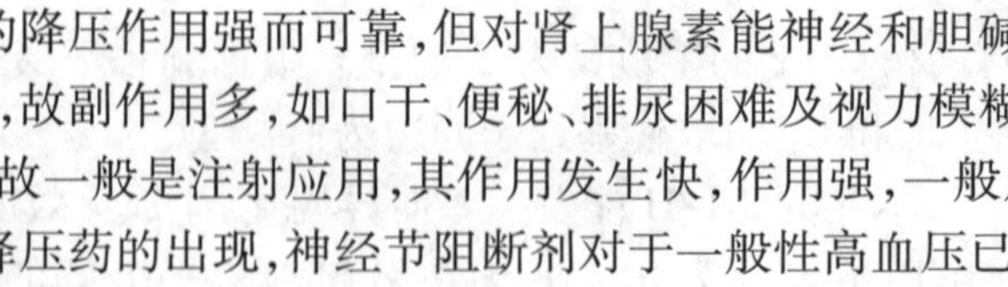

美卡拉明　潘必定

神经节阻断药的降压作用强而可靠，但对肾上腺素能神经和胆碱能神经均可产生重大作用，没有选择性，故副作用多，如口干、便秘、排尿困难及视力模糊等。季铵类药物口服给药吸收效果差，故一般是注射应用，其作用发生快，作用强，一般用于高血压危象，由于近年来其他较新降压药的出现，神经节阻断剂对于一般性高血压已很少使用。

二、血管扩张药物

血管扩张药为不通过调节血压的交感神经和体液系统而直接松弛血管平滑肌的药物，此类药物具有较强的降压作用，并且由于不抑制交感神经活性，所以体位性低血压作用不明显。但长期使用可引起血浆中儿茶酚胺水平和肾素活性的升高，从而引起心律增快、心肌耗氧量增加以及体液潴留，因而诱发心绞痛及削弱降压效果，与 β 肾上腺素受体拮抗剂或利尿药合用可加强其降压作用并抵消其副作用。

此类药物按作用机制可分为两类:钾通道调节剂和 NO 供体药物。

1. 钾通道调节剂　钾通道调节剂有苯并肽嗪类衍生物,如米诺地尔和吡那地尔。

苯并肽嗪类衍生物的代表为肼屈嗪,具有中等强度的降压作用。其类似物多有降压作用,在其分子中引入肼基,得到双肼屈嗪,其作用较缓慢、持久,适用于肾功能不全型高血压。将肼屈嗪的肼基以乙氧羰基酰化后以其前体药物托屈嗪起作用,可减少副反应。将肼屈嗪与甲基丙烯甲酮成腙得布屈嗪,作用时间长,对心脏的刺激作用弱。

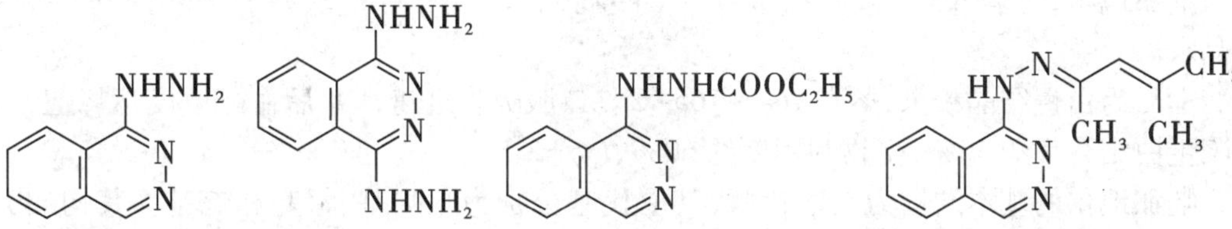

$NHNH_2$　$NHNH_2$ / $NHNH_2$　$NHNHCOOC_2H_5$　CH_3 CH_3 CH_3

肼屈嗪　双肼屈嗪　托屈嗪　布屈嗪

苯并肽嗪类药物的作用靶点激活 ATP 敏感钾通道,通过激活此通道在血管平滑肌上产生直接松弛作用,这种激活增加了来自引起血管平滑肌细胞超极化,细胞的钾离子外流,延长了钾通道的开放,导致在动脉有比静脉更大的松弛作用。

苯并肽嗪类药物在胃肠道吸收较好,其代谢反应为乙酰化、羟基化和与葡萄糖醛酸共轭。

米诺地尔又名长压定,本身无药理活性,但在胃肠道被吸收后,在肝脏中经磺基转移酶代谢生成活性代谢物米诺地尔硫酸酯,使血管平滑肌细胞上的 ATP 敏感性钾通道开放,发挥降压作用。米诺地尔口服吸收后,30 min 内起效,2 ~ 8 h 其作用达最大,持续时间为 2 ~ 5 d,这种持续的降压作用为其活性代谢物的贡献。另一代谢物为 N-O-葡萄糖醛酸苷结合物,为失活物质。米诺地尔的副作用之一为多毛症,其促进毛发生长的原因为激活调解毛发杆蛋白基因而促进毛发杆的生长和成熟。已有将米诺地尔作为治疗男性脱发外用药的报道。

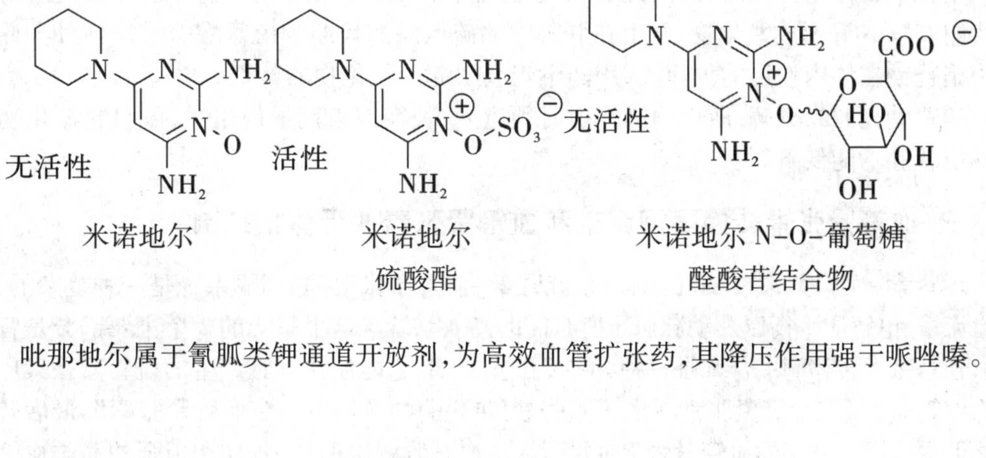

无活性　活性　无活性

米诺地尔　米诺地尔硫酸酯　米诺地尔 N-O-葡萄糖醛酸苷结合物

吡那地尔属于氰胍类钾通道开放剂,为高效血管扩张药,其降压作用强于哌唑嗪。

典型药物：

吡那地尔

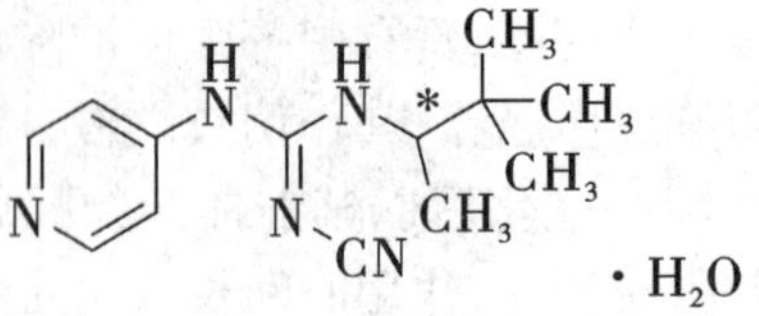

$\cdot H_2O$

吡那地尔，化学名为(±)N-氰基-N'-(4-吡啶基)-N''-(1,2,2-三甲基丙基)-胍-结晶水。

本品为白色结晶粉末，熔点164～165 ℃。口服吸收迅速，1 h后血药浓度达峰值，与血浆蛋白结合率约50%，生物利用度约60%，$t_{1/2}=3$ h。

吡那地尔的基本结构为三取代胍，其取代基分别为吡啶基、氰基和烷基。其构效关系大致如下，氰基亚胺基团被硫和—NH—取代后，活性较低；吡啶基与胍基连接的位置，以4位吡啶基取代活性较好。吡啶基虽可以由苯环置换，但苯环的对位应有NO_2或CN取代；烷基一般是短的支链烷基。吡那地尔分子中有一个手性碳原子，药用虽为消旋体，但活性的贡献却是(-)R构型的立体异构体。

本品的合成以4-吡啶氨基磺酸为原料，在DCC存在下与3,3-二甲基-2-丁胺反应，再与氨氰缩合制得。

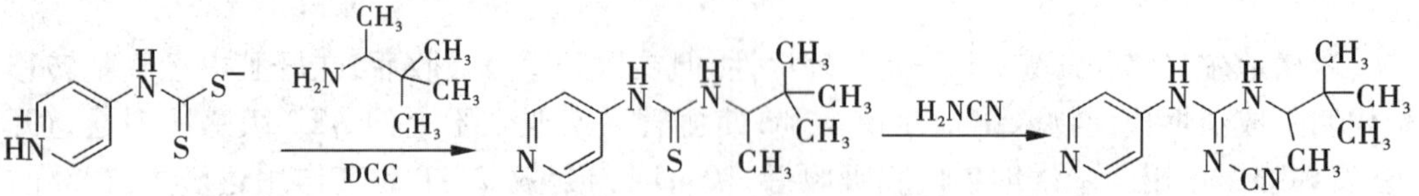

DCC　H_2NCN

2. NO供体药物　NO供体药物的代表为硝普钠，化学名为亚硝酸铁氰化钠，其作用机制为：在体内被代谢为NO，激活血管平滑肌细胞及血小板的鸟苷酸环化酶，使cGMP的形成增加，导致血管扩张。临床上静脉注射硝普钠，可产生迅速的降压作用，控制其滴速可达到控制血压下降，用以治疗高血压危象和难治性心力衰竭。

硝普钠在体内可能由谷胱甘肽，或与红细胞和组织内的巯基反应，迅速被代谢为活性代谢产物NO，形成氰化物，并由在肝脏中的硫氰酸酶代谢为硫氰酸盐排出体外。此代谢为硝普钠在体内作用的限速段，用药不当会引起硫氰化物的蓄积。

硝普钠光照易分解，所以静脉注射时须避光，长期或大剂量使用时，可引起氰化物中毒和甲状腺功能低下。

三、血管紧张素转换酶抑制剂和血管紧张素Ⅱ受体拮抗剂

1. 肾素-血管紧张素-醛固酮　系统肾素-血管紧张素-醛固酮系统是一种复杂的、调节血流量、电解质平衡以及动脉血压所必需的高效系统。这个系统的2个主要部分是肾素和血管紧张素转移酶。肾素是一种天冬氨酰蛋白酶，它能使在肝脏产生的血管紧张素原转化为血管紧张素Ⅰ，血管紧张素在血管紧张素Ⅰ转化酶的作用下生成血管紧张素Ⅱ，最后转化为能促进醛固酮分泌的血管紧张素Ⅲ并灭活。血管紧张素Ⅱ是一种作用极强的肽类血管收缩剂并能促进去甲肾上腺素从神经末梢释放，在高血压病中产生重要的作用。

血管紧张素原是一种 α_2 球蛋白，相对分子质量为 58 000～61 000。血管紧张素原包含了 452 个氨基酸，主要存在于血浆，它由肝脏不断地合成和分泌。包括糖皮质激素、甲状腺激素，以及血管紧张素Ⅱ在内的大量激素都可刺激血管紧张素原的合成，这种化合物的活性部分是 N-端，特别是肾素可以催化的 Leu_{10}-Val_{11} 肽键，将这个键断开，生成十肽的血管紧张素Ⅰ（一种非活性十肽），然后，ACE 催化血管紧张素Ⅰ的 Phe_8-His_9 肽键断开，生成了八肽的血管紧张素Ⅱ（一种活性八肽），氨肽酶能够通过去掉 N-端的天冬氨酸残基，进一步使血管紧张素Ⅱ转化成七肽的血管紧张素Ⅲ，最后，通过羧肽酶、氨肽酶以及肽链内切酶的进一步作用，导致非活性肽片段的生成。

肾素对血管紧张素Ⅱ的生成速率起决定作用，肾素的释放受到血液动力学信号、神经元信号以及体液信号的精确控制。

血管紧张素转换酶是一种锌蛋白酶，在血管紧张素Ⅱ生成过程中，ACE 的酶催化作用并不是一个速率限制步骤，ACE 是一种相对非特异性的二肽羧肽酶，它对底物要求仅是一个三肽，这个三肽的唯一结构特征是在肽序列中倒数的第二个氨基酸不能为脯氨酸，而血管紧张素Ⅱ肽序列中倒数第二位含有一个脯氨酸，因此，血管紧张素Ⅱ不能被 ACE 进一步催化代谢。ACE 对缓激肽通道也有作用，缓激肽能引起局部血管舒张、产生疼痛、增加血管渗透性以及刺激前列腺素的合成。在 ACE 的作用下，缓激肽被降解，生成非活性肽，因此 ACE 也称为激肽酶Ⅱ，它不仅可产生有效血管收缩作用，而且还可以使血管舒张物质失活。血管紧张素转化酶的作用机制如图 10-5 所示。

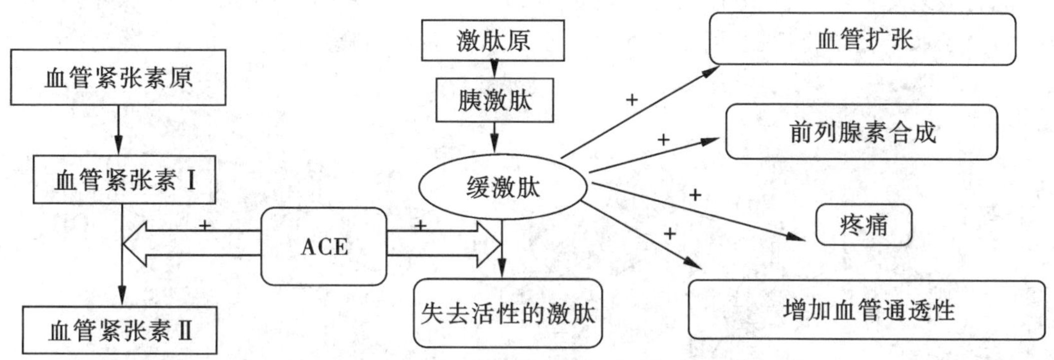

图 10-5　血管紧张素转化酶的作用

血管紧张素Ⅱ所产生的大部分作用都归因于肾素-血管紧张素-醛固酮系统，因此，此系统已经成为抗高血压药物研究的作用靶点，能阻断血管紧张素Ⅱ的合成或阻断血管紧张素Ⅱ与受体结合的化合物，即可减弱肾素-血管紧张素-醛固酮系统的作用。

2. ACE 抑制剂　目前，已有多种 ACE 抑制剂被批准上市，基于化学组成将此类药物分成三类：含巯基的 ACE 抑制剂、含二羧基的 ACE 抑制剂和含磷酰基的 ACE 抑制剂。所有 ACE 抑制剂都能有效地阻断血管紧张素Ⅰ向血管紧张素Ⅱ转化，同时都具有相似的治疗与生理作用。这些药物的主要不同之处在于它们的作用效果和药代参数。

ACE 抑制剂可用于治疗高血压、CHF、左心室功能障碍或肥大（LVD or LVH）、急性心肌梗死以及糖尿病性肾病。所有的 ACE 抑制剂都具有相同的生理作用，因此应该有相同的治疗效果，在当前临床上使用药物中，它们的用途各不相同。在众多用于治疗高血压的药物中，ACE 抑制剂是其中的一类，在许多情况下，它们都有效。ACE 抑制剂可以单独使用，也可以与其他药物联合使用。ACE 抑制剂特别适用于患有 CHF、LVD 或糖尿病的高血压病人。ACE 抑制剂能引起动脉和静脉的扩张，这不仅降低血压，而且对患有 CHF 的病人的前负荷和后负荷都有较好的效果。

ACE 抑制剂的不良作用为血压过低、血钾过多、咳嗽、皮疹、味觉障碍、头痛、头晕、疲劳、恶心、呕吐、痢疾、急性肾衰竭、嗜中性白细胞减少症、蛋白尿以及血管浮肿等，其中一部分副作用归因于个别药物的特定官能团，而其他则直接与这类药物的作用机制有关。这类药物最主要的副作用是引起干咳，其产生原因是由于在发挥 ACE 抑制的同时也阻断了缓激肽的分解，增加呼吸道平滑肌分泌前列腺素、慢反应物质以及神经激肽 A 等刺激咽喉-气道的 C 受体所致。研究表明，斑丘疹和味觉障碍的高发生率与卡托普利的巯基有关。

(1)含巯基的 ACE 抑制剂。在 1965 年，Ferreira 报道了巴西窍蝮蛇的毒液含有能增强缓激肽作用效果的因子 BPFs，经分离发现它们是一种含有 5～13 个氨基酸残基的肽类。BPFs 增强缓激肽的作用的原因，可能在于抑制了酶对缓激肽的降解。此后，Bakhle 和他的合作者报道了这些肽还能抑制血管紧张素Ⅰ向血管紧张素Ⅱ转化。因为 BPFs 具有双重功能，既能抑制激肽酶的降解，又能抑制血管紧张素Ⅱ的生物合成。因此，将 BPFs 看为抗高血压药的先导化合物。

最初从 BPFs 分离出的替普罗肽是一种九肽，它在人体内对 ACE 具有较大的抑制作用，能有效地降低继发性高血压患者的血压，在治疗心力衰竭方面也具有良好的效果。然而，由于肽类化合物口服活性差，替普罗肽并没有表现出良好的临床价值。

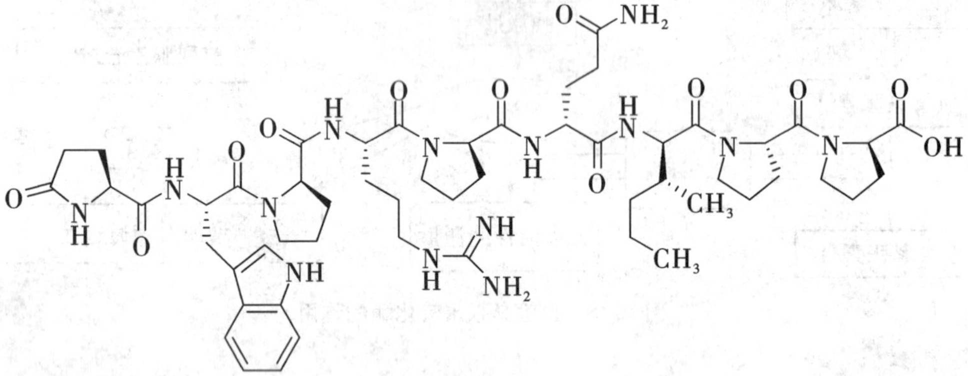

替普罗肽

对替普罗肽和其他肽类类似物的研究，加深了对 ACE 性质的认识，根据酶对底物结合的特异性并借助于对 ACE 具有类似的性质的羧肽酶 A 的研究，提出此酶活性位点的假想模型。羧肽酶 A 与 ACE 都是一种含锌的外肽酶，底物与羧肽酶 A 的结合包括 3 种主要的相互作用：首先，带负电荷的氨基酸底物的羧基与酶上带正电荷的 Arg-145 氨基相互作用；其次，酶的疏水“口袋”提供与 C-端芳香或非极性残基特异性的结合；最后，锌离子位于不稳定的肽键附近，其作用是当一个水分子进攻倒数第二个氨基酸残基与C-端氨基酸之间的肽键时，它能够使带负电荷的四面体中间态保持稳定。与之相似，底物与

ACE 的结合也被认为有三种或四种相互作用。第一,假定血管紧张素 I 带负电荷羧基与 ACE 带正电荷的氨基以离子键形式结合。第二,ACE 中锌离子的作用与羧肽酶的锌离子相似,由于 ACE 切断的是二肽而不是单独的氨基酸,因此,锌离子被假定定位于远离正离子中心的两个氨基酸之间,以便靠近不稳定的肽键。第三,侧链 R_1 和 R_2 能够有助于总体结合亲和力。然而,与羧肽酶 A 不同的是,ACE 没有与 C-端疏水氨基酸结合的特异性位点和疏水“口袋”。第四,其终端肽键是稳定的,这被假定作为氢键与底物结合。

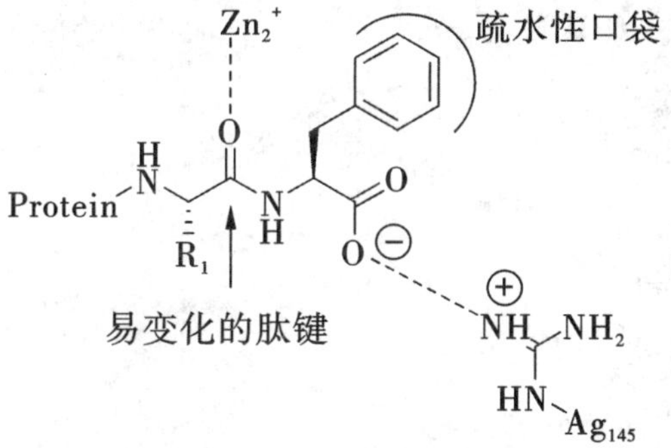

羧肽酶 A 与底物的键合模型

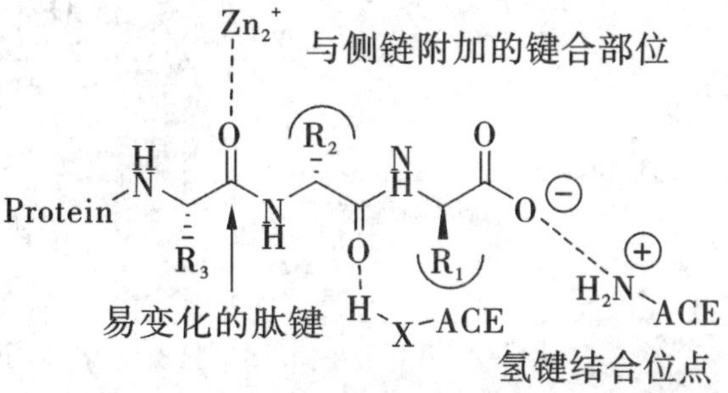

ACE 与底物的键合模型

卡托普利和其他 ACE 抑制剂的发展,起源于对羧肽酶 A 抑制剂 D-2-苯基琥珀酸的认识。D-2-苯基琥珀酸与羧肽酶 A 结合时,锌离子连接到羧基上,而并不是连接到不稳定的肽键上,琥珀酸类衍生物的作用模式包含了肽的两个水解产物的结构特征。应用上述对 ACE 描述的假想模型,研究人员合成了一系列琥珀酸衍生物,由于脯氨酸是对 ACE 有抑制作用的结构特征,因此设计的 ACE 抑制剂都含有脯氨酸结构。第一个合成得到的 ACE 抑制剂是琥珀酰-L-脯氨酸,尽管它对 ACE 有特异性抑制作用,但它的作用效果仅为替普罗肽的 1/500。以其他氨基酸取代脯氨酸得到的衍生物,对 ACE 抑制作用都较差,因此使用 L-脯氨酸的类似物来研究其构效关系。为使琥珀酰-L-脯氨酸的结构与肽的结构相似,在其 2 位上引入甲基,得到 D-2-甲基琥珀酰-L-脯氨酸,其作用与替普罗肽类似,作用强度也有所提高,约为替普罗肽的 1/300。D-2-甲基琥珀酰-L-脯氨酸的亚甲基可以看作氨基酸中氨基的替代基团,所以 D-构型比 L-构型更为重要。通过对 D-2-甲基琥珀酰-L-脯氨酸的 2 位甲基与底物的 R_2 取代基比较,可以看出甲基占据了与L-氨基酸侧链相同的位点。在对琥珀酰-L-脯氨酸的结构修饰中,发现若引入对锌离子亲和力较大的其他基团时,活性可以增强。

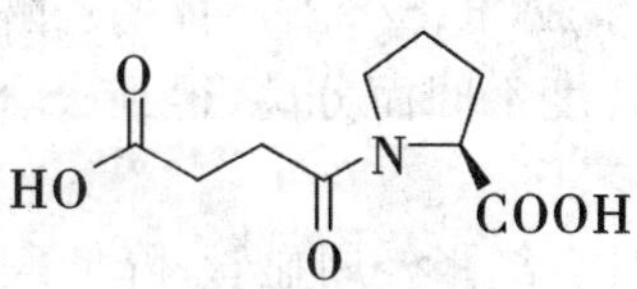

琥珀酰-L-脯氨酸

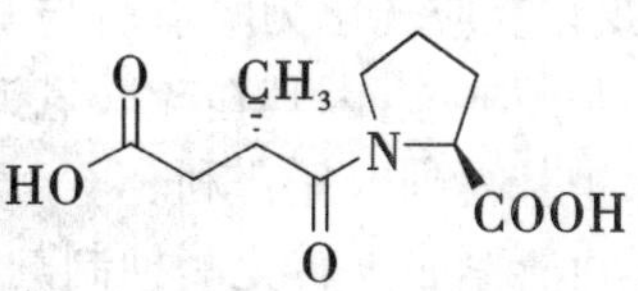

D-2-甲基琥珀酰-L-脯氨酸

用巯基丙酸来取代琥珀酸，得到3-巯基丙酰基-L-脯氨酸，该化合物的 IC_{50} 值为200 nm，其作用比琥珀酰-L-脯氨酸强100倍，另外，在抑制血管紧张素Ⅱ引起的血管收缩和血管加压的效应方面，其作用是替普罗肽的10～20倍。当在3-巯基丙酰基-L-脯氨酸的2位引入甲基时，其活性得到进一步的提高，即为卡托普利，为第一个上市的ACE竞争性抑制剂。

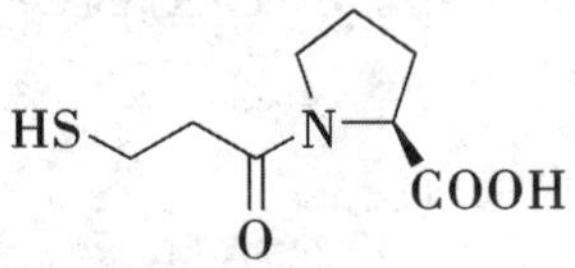

3-巯基丙酰基-L-脯氨酸

典型药物：

卡托普利

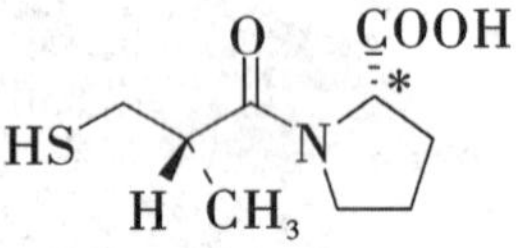

卡托普利，化学名为1-(3-巯基-2-D-甲基-1-氧丙基)-L-脯氨酸，又名巯甲丙脯酸。

本品是一种白色或类白色结晶粉末，略带有大蒜气味。卡托普利有两种晶形，一种为不稳定型，熔点较低，熔点87～88 ℃；另一种为稳定型，熔点较高，熔点105.2～105.9 ℃。

本品结构中有2个手性中心，都是S,S构型，用无水乙醇溶解后，测得其比旋度为 $[\alpha]_D^{25}$ -127.8°。在生产过程中可出现R,S的异构体，其比旋度大约为+50°，卡托普利具有酸性，其羧酸的 pKa_1 3.7，其巯基也显示一定弱酸性，pKa_2 9.8。本品在25 ℃下可溶于水、甲醇、乙醇、异丙醇、氯仿、二氯甲烷，在乙酸乙酯中略溶，在玉米油的溶解度低于1 mg/mL，但在合成的甘油三醋酸酯25 ℃时溶解度超过20 mg/mL。

由于巯基的存在，卡托普利易被氧化，能够发生二聚反应而形成二硫键，体内代谢有40%～50%的药物以原药形式排泄，而剩下的以二巯聚合体或卡托普利-半胱氨酸二硫化物形式排泄。

本品的合成是用2-甲基丙烯酸和硫代乙酸加成，得到外消旋2-甲基-3-乙酰巯基丙酸，该酸经氯化反应转化为酰氯后与L-脯氨酸反应生成(R,S/S,S)-体的乙酰卡托普利。加入二环己基胺成盐，因其在硫酸氢钾溶液中的溶解度不同而分离，得到(S,S)-体。碱水解除去保护基得到卡托普利。

本品是血管紧张素转化酶抑制剂的代表药物，具有舒张外周血管，降低醛固酮分泌，影响钠离子的重吸收，降低血容量的作用。使用后无反射性心率加快，不减少脑、肾的血流量，无中枢副作用，无耐受性，停药后也无反跳现象。

卡托普利的巯基具有优良的抑制ACE活性，但同时还与2个副作用有关，即会引起皮肤发疹和味觉障碍。当卡托普利的剂量减少或停药后,这些副作用通常可以消除。青霉胺也有相似的副作用,再次证实了这些副作用与巯基的存在有关。

(2)含双羧基的 ACE 抑制剂。此类药物的结构特征是以羧基和锌配位,虽然羧基的配位不及巯基,但可克服巯基所带来的副作用。这些化合物的一般结构:

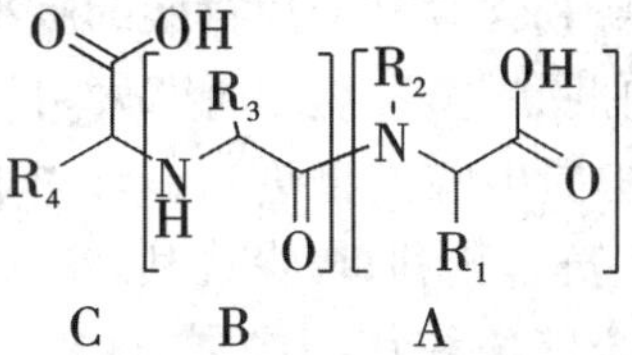

C　B　A

这些化合物为三肽底物的类似物,其中 C 端(A)和倒数第二末端(B)氨基酸被保留,但第三个氨基酸被电子等排体 N-羧甲基(C)取代,与卡托普利相似,C 端脯氨酸类似物可提供最佳的抑制活性。当 R_3 为甲基(即 B 为丙氨酸)和 R_4 位为苯乙基时,得到了依那普利拉,其活性比卡托普利强 10 倍,研究表明依那普利拉与锌离子螯合的能力低于卡托普利。但参照血管紧张素Ⅰ水解作用时的过渡态模型,可发现水解时,肽链的羰基形成双氧的四面体结构,而依那普利拉结构中也有一个类似的四面体碳、仲胺和苯乙基,仲胺位于与不稳定的酰胺氮原子相同的位置,离子化的羧酸能够与锌离子形成离子键,苯乙基模拟血管紧张素Ⅰ中苯丙氨酸的疏水侧链。这样的结构体系有助于药物和酶的相互作用。

尽管依那普利拉静脉注射时,具有良好的活性。但其口服生物利用度较低。将依那普利拉酯化后,生成依那普利,依那普利是一个有着良好口服生物利用度的化合物。依那普利拉的 2 个羧酸基和仲胺导致了其亲脂性低和口服生物利用度较低,另外,口服活性低也被认为与两性离子的形成有关。

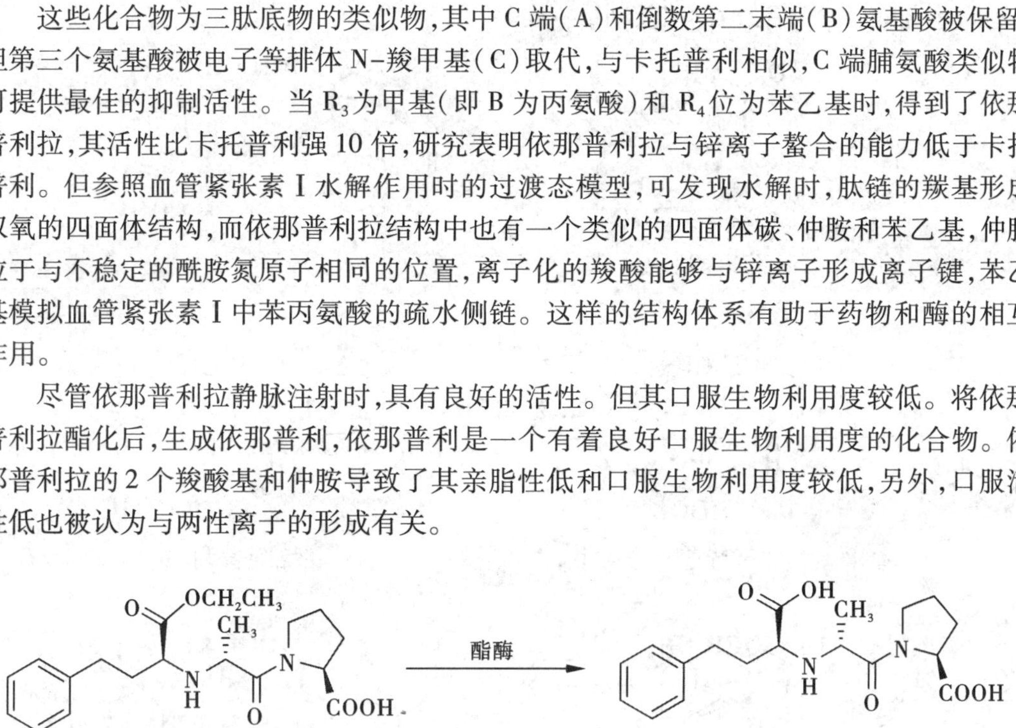

依那普利　酯酶　依那普利拉

依那普利拉中仲胺邻近的羧基离子化后,能有效地提高仲胺的碱性,使其 pKa 值达到 8.02,而在依那普利中,其 pKa 值仅为 5.49。因此,在小肠内,依那普利拉中仲胺易被离子化,与邻近的羧基形成两性离子;而在依那普利中,它主要以非离子形式存在。

尽管依那普利在体外实验中,其活性将降低 1 000 倍,但它和依那普利拉在小肠内对 ACE 都有相同的抑制作用,随后研究表明依那普利在体内会经历一个生物活化过程,它为依那普利拉的前药。

临床上使用的其他 8 种含双羧基的 ACE 抑制剂结构如下,从化学角度来说赖诺普利有两个较为特殊的地方。其一,碱性赖氨酸基团($R_1=CH_2CH_2CH_2NH_2$)取代了标准非极性丙氨酸($R=CH_3$)残基;其二,由于 2 个羧基没有被酯化,因此它不需要代谢激活。赖诺普利与依那普利相比，尽管增加了一个可离子化羧基基团，口服活性不如依那普利，但赖诺普利的口服吸收却优于依那普利拉。赖诺普利和卡托普利也是当前仅有的2个非前药的ACE抑制剂。

临床上使用的其他ACE抑制剂在结构上主要区别在于C端连有与依那普利和卡托普利类似的环状氨基酸。赖诺普利含有一个脯氨酸的吡咯啉环，而所有其他药物含有较大的二环或螺环。卡托普利的吲哚啉类似物的研究表明与羧肽酶A一样，ACE也含有类似的疏水“口袋”，这导致了当初提出的模型进行修改并促进了含有较大的疏水环系的ACE抑制剂的进展。贝那普利、莫昔普利、培哚普利、喹那普利、雷米普利、螺普利以及群多普利结构中环系使与药物结合能力和作用增强，这样的环系也导致药物吸收、蛋白黏合、排泄、起效、作用持续时间以及剂量不同。

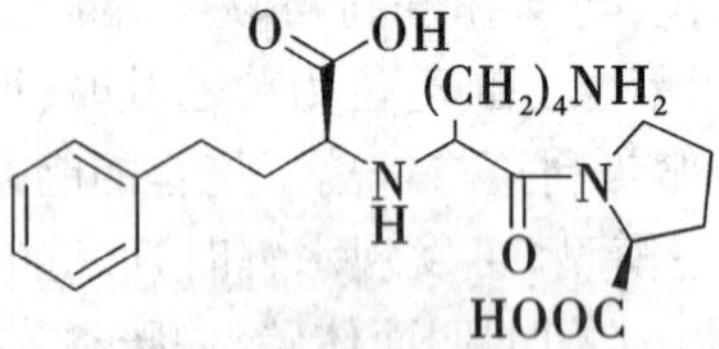

赖诺普利 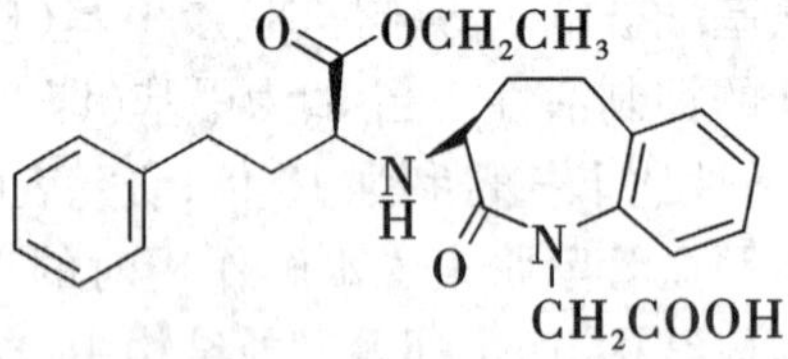　　贝那普利

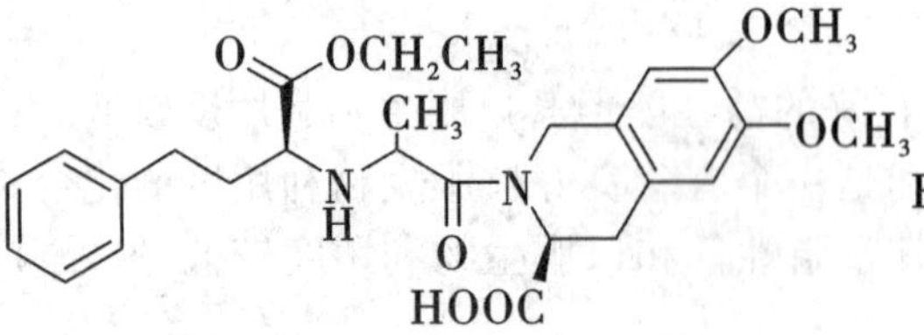

莫昔普利 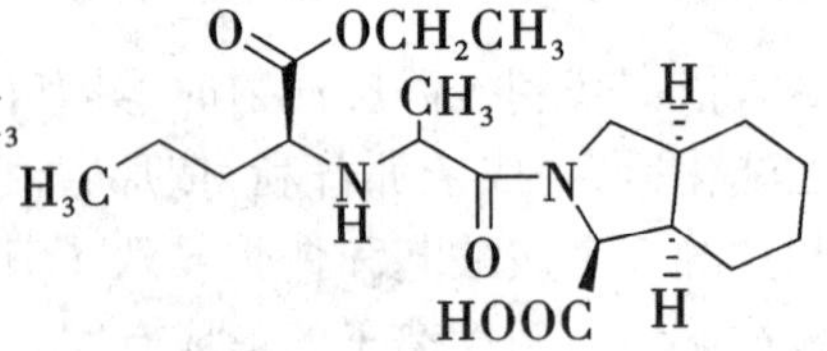　　培哚普利

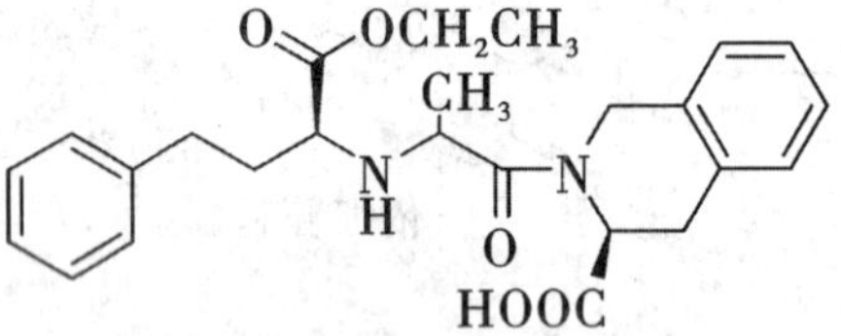

喹那普利 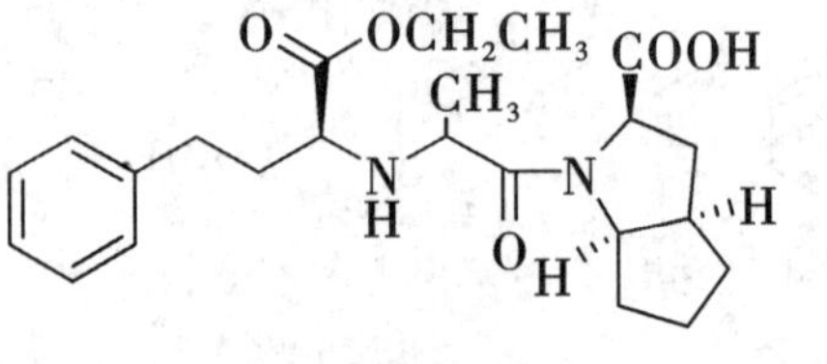　　雷米普利

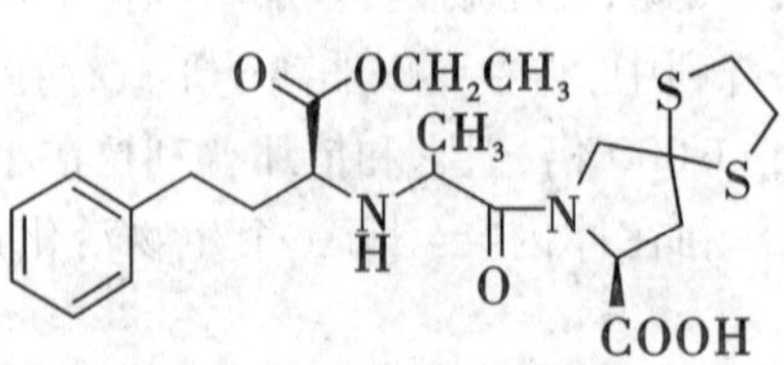

螺普利 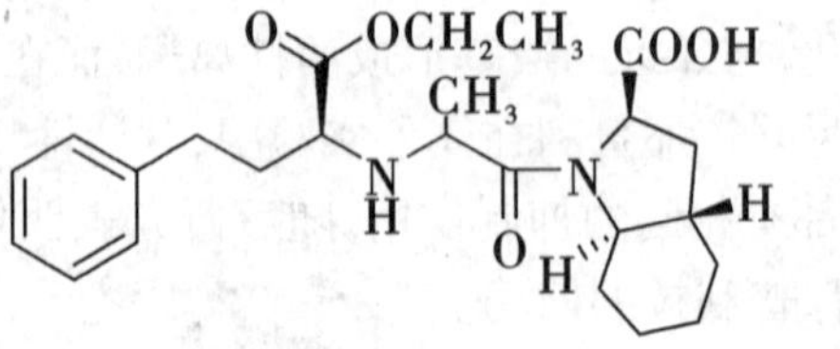　　群多普利

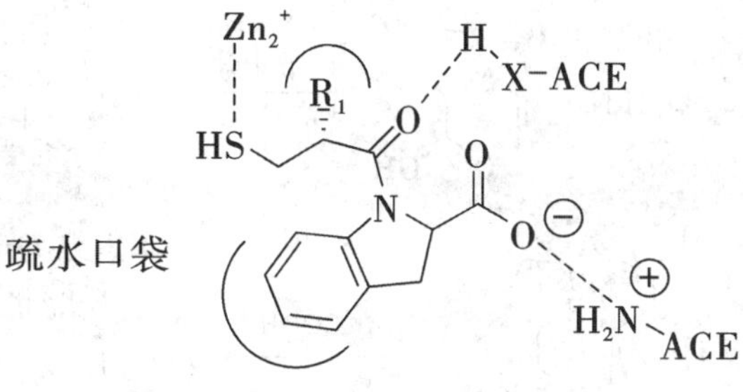

修改的 ACE 抑制剂键合模型

典型药物：

马来酸依那普利

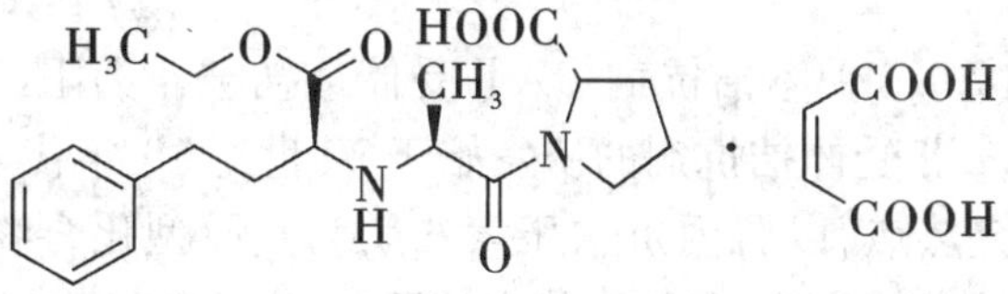

马来酸依那普利，化学名为(S)-1-{N-[1-(乙氧羰基)-3-苯丙基]-L-丙氨酰}-L-脯氨酸-顺-2-丁烯二酸盐（1∶1）。

本品是一种白色无臭结晶粉末。熔点 143～144 ℃，其中 pKa_1 2.97，pKa_2 5.35。依那普利结构中有 3 个手性中心，故呈现旋光性，$[\alpha]_D^{25}$ -42.30（甲醇 1%），能溶于水、丙酮，易溶于甲醇、乙醇和 DMF，难溶于氯仿、乙醚、正己烷等。

通过核磁共振确定依那普利结构中的丙氨酰脯氨酸的酰胺键，发生慢旋转现象，由此断定脯氨酸的吡咯环存在顺、反两种异构体（cis 和 trans）。

依那普利水溶液在 pH=3 时，最为稳定。降解速率与 pH 值有关。在室温条件，pH=3，t_{90} 262 天，大约 10% 主要降解为吡嗪双酮衍生物。相同温度条件，pH 值为 2 或 5，t_{90}114 d。pH=2 条件下，其降解主产物为吡嗪双酮衍生物；pH=5 条件下，降解产物为依那普利拉。

与卡托普利一样，固体状态的马来酸依那普利非常稳定，室温储存数年不会降解，马来酸依那普利水溶液可水解为依那普利拉和吡嗪双酮衍生物。

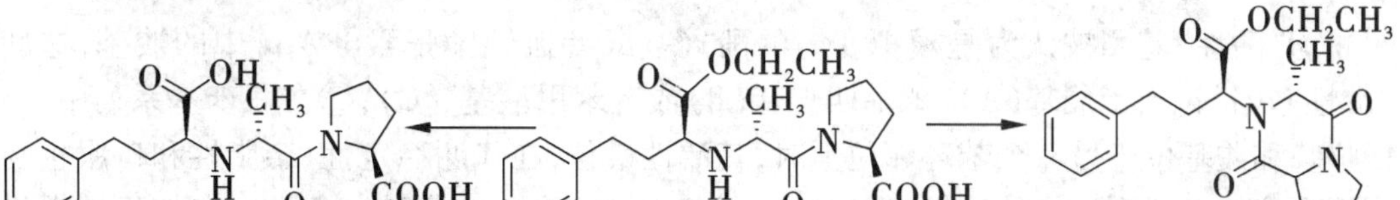

依那普利是依那普利拉的乙酯，依那普利拉为一种长效的血管紧张素转化酶抑制剂，依那普利为其前体药物。经口服给药，依那普利水解代谢活化为依那普利拉，可治疗原发性高血压。

马来酸依那普利的合成是以 α-酮基-苯丁酸乙酯和 L-丙氨酰-L-脯氨酸缩合得希夫氏碱，经氢化还原亚胺键，得到 SSS 和 RSS 两种旋光异构体。与马来酸成盐在乙腈中分部结晶制得。或用 2-溴苯丁酸乙酯与 L-丙氨酰-L-脯氨酸缩合制得。

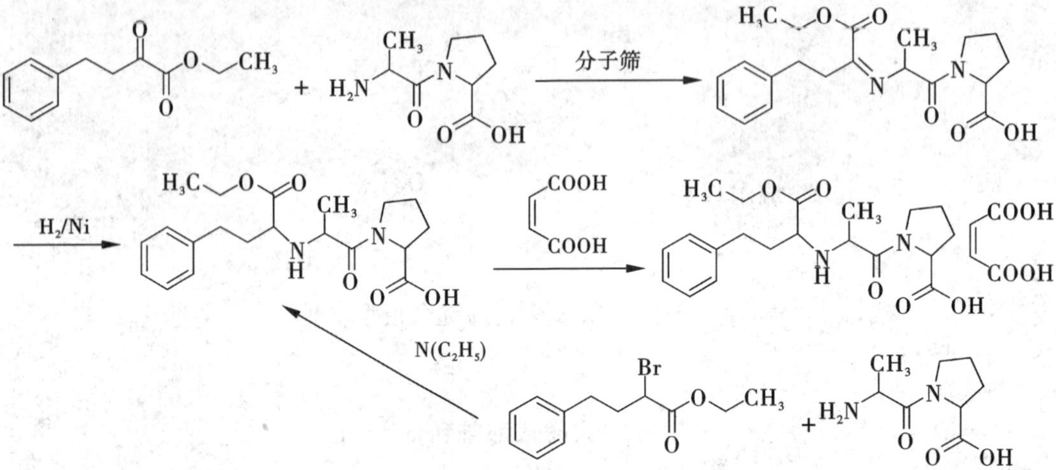

3. 血管紧张素Ⅱ(AⅡ)受体拮抗剂 AⅡ受体最初被作为阻断高血压蛋白原酶-血管紧张素途径的靶点，AⅡ受体拮抗剂的研发始于20世纪70年代早期，以天然激动剂类似物为基础肽类的研究热点，以肌丙抗增压素八肽为其原型化合物，在其结构中，AⅡ的 Asp_1 和 Phe_8 残基分别被Sar和Ile残基取代。肌丙抗增压素以及其他肽类似物具有降低血压的功能，然而，这些化合物缺乏口服吸收度，并且还显示部分不必要的激动剂活性。因此，近年来的研究方向主要集中在对肽拟态物的研究，洛沙坦是第一个非肽的AⅡ受体拮抗剂。

(1) AⅡ受体拮抗剂构效关系。通常AⅡ受体拮抗剂都具有下面的基本结构：

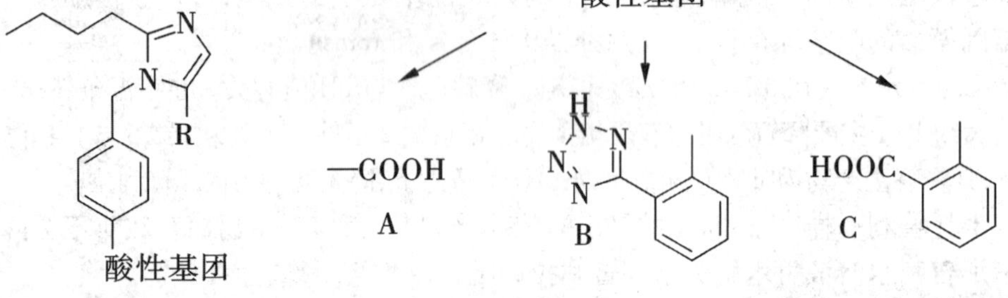

①"酸性"基团被认为是模拟 Tyr_4 的酚羟基或者血管紧张素Ⅱ Asp_1 中的羧基，这些"酸性基团"包括了羧基(A)、苯基四唑基(B)或者苯甲酸基(C)；②在联苯基系列中，当四唑基和羧基位于另一个苯环邻位上时，其活性最佳，在代谢稳定性、亲脂性和口服生物利用度这三方面到达最佳比例，而四唑基优于其他基团；③模型化合物中的叔丁基提供疏水性，它为模拟血管紧张素Ⅱ的 Ile_5 的侧链，正如在坎地沙坦和替米沙坦中所看那样，此叔丁基可以被苯并咪唑环取代；④咪唑环或其电子等排体模拟了血管紧张素Ⅱ的 His_6 侧链；⑤取代基R包括羧基、羟甲基、醚基或者烷基链，取代基R可模拟血管紧张素Ⅱ Phe_8。所有这些基团被认为与 AT_1 受体相互作用，其作用方式包括离子键、离子偶极键和疏水作用。

几乎所有AⅡ受体拮抗剂都为酸性，在洛沙坦、缬沙坦、依贝沙坦和坎地沙坦中的四唑环基的pKa值大约为6，在正常的生理pH值条件下，四唑环基至少有90%被离子化；在缬沙坦、坎地沙坦、替米沙坦和依普沙坦中的羧基的 pKa 值为 3～4，因此在体内基本上被离子化。目前临床上使用的 AⅡ受体拮抗剂虽具有多种类型的结构，脂溶性都不是很好。但四唑环基的亲脂性高于羧基的亲脂性，加之由于四唑环含有 4 个氮原子，与羧基相比四唑环基更易贡献电荷。因此，含四唑环基的化合物具有更高的亲和力和生物利用度。

（2）典型药物：

洛沙坦

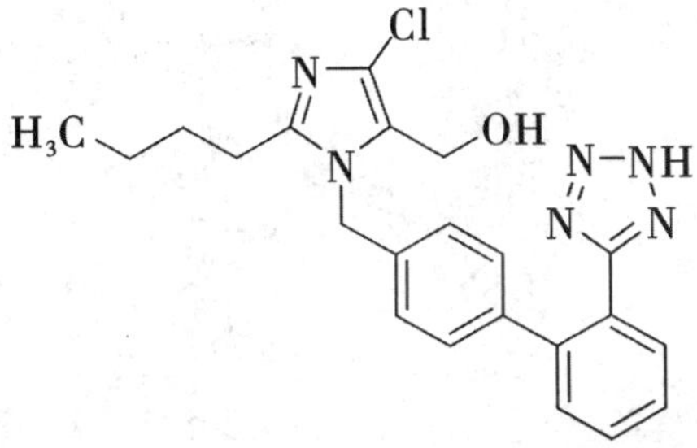

洛沙坦，为淡黄色结晶，熔点 183.5～184.5 ℃，为中等强度的酸，其 pKa 5～6，能与钾离子成盐。

本品能特异性拮抗血管紧张素Ⅱ受体 AT_1，阻断了循环和局部组织中血管紧张素Ⅱ所致的动脉血管收缩、交感神经兴奋和压力感受其敏感性增加等效应，强力和持久性地降低血压，使收缩压和舒张压均下降。

本品在胃肠道可迅速被吸收，生物利用度为 35%。大约 14% 的洛沙坦剂量被同工酶 CYP2C9 和 CYP3A4 氧化形成 EXP-3174，EXP-3174 为一种非竞争性 AT_1受体拮抗剂，其作用为洛沙坦的 10～14 倍，因此，服用洛沙坦所引起的综合性心血管效应归因于母体药物和代谢物的联合作用，因此，洛沙坦应被看作前体药物。

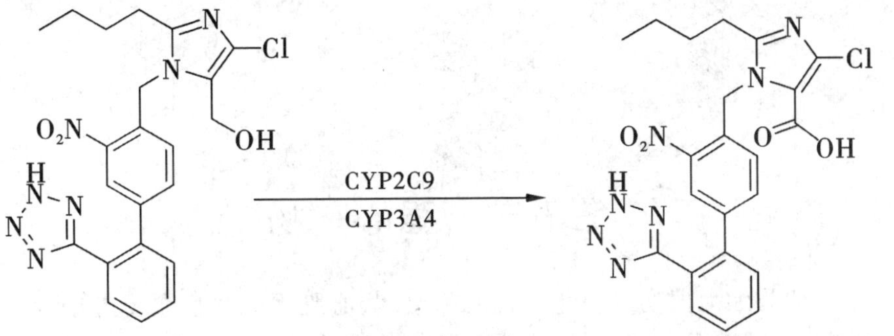

CYP2C9
CYP3A4

洛沙坦　　EXP-3174

本品的制备有多种方法，可将其分子分成 3 个部分，即联苯片断、咪唑片断和四氮唑片断，制备时可将联苯部分与咪唑片断或四氮唑片断连接，然后再连接另一片段。

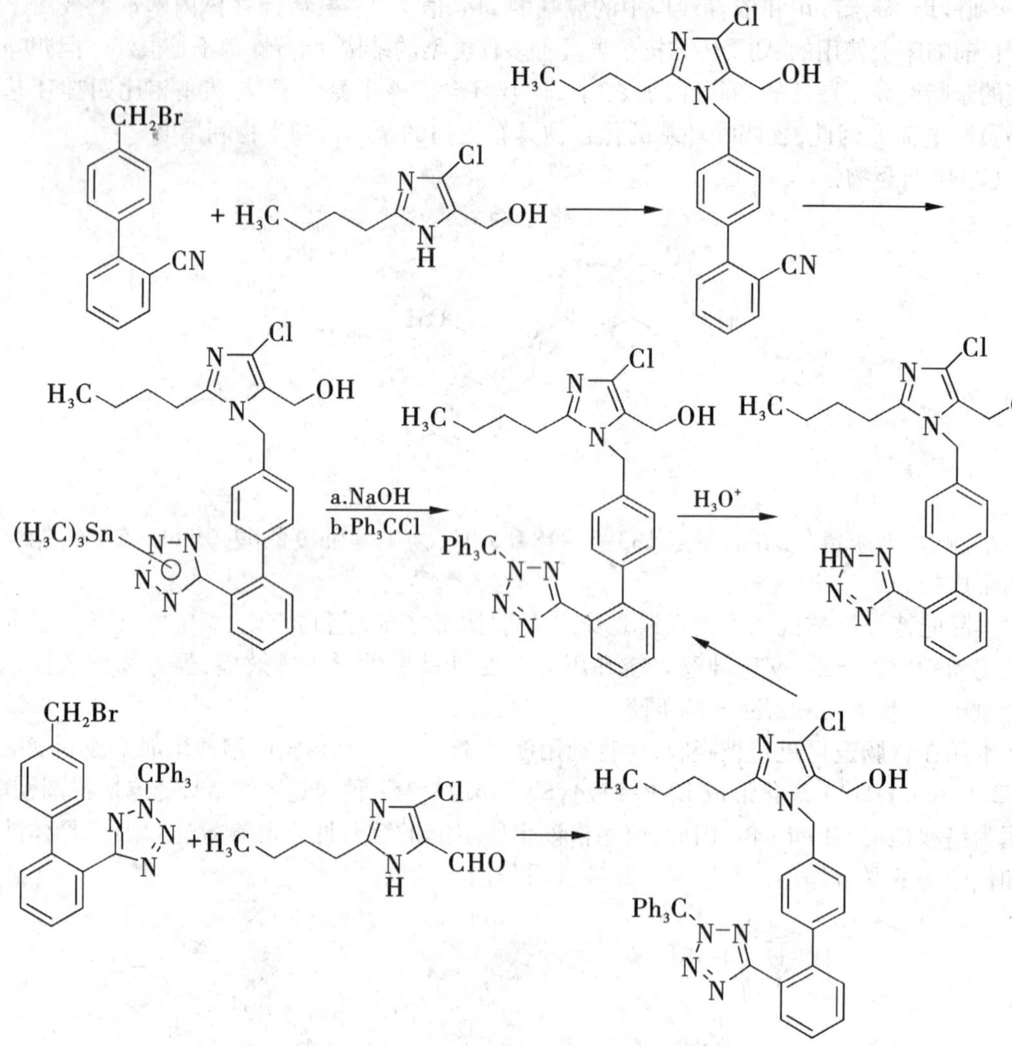

第五节 强心药物

严重的心肌收缩力损伤可引起慢性心力衰竭，心脏不能将血泵至外周部位，无法满足机体代谢需要，这种心力衰竭称为充血性心力衰竭（Congestive Heart Failure，CHF），CHF 是一种常见病，诱发因素较多，如心肌局部缺血、高血压、非阻塞性心肌病变及先天性心脏病等。

强心药为可以加强心肌收缩力的药物，又称为正性肌力药。按产生正性肌力作用的途径，将强心药分为如下四类：①抑制膜结合的 Na^+、K^+-ATP 酶活性的强心苷；②β-受体激动剂；③磷酸二酯酶抑制剂；④加强肌纤维丝对 Ca^+ 的敏感性的钙敏化药。

一、强心苷类

（一）概述

强心苷类早在前 1 500 年便作为药用，该类药物对心肌收缩力较强，使用不当将产生严重的心脏毒性。强心苷纯品的使用至今已有百余年。目前，仍是治疗心力衰竭的重要药物。

临床上应用的强心苷类的种类较多，主要有紫花洋地黄强心苷类、毛花洋地黄强心苷类、毒毛旋花子强心苷类、羊角拗强心苷类、夹竹桃强心苷类和铃兰强心苷类等。其中，主要品种有洋地黄毒苷、地高辛、毛花苷 C、毒毛花苷 K 以及铃兰毒苷。

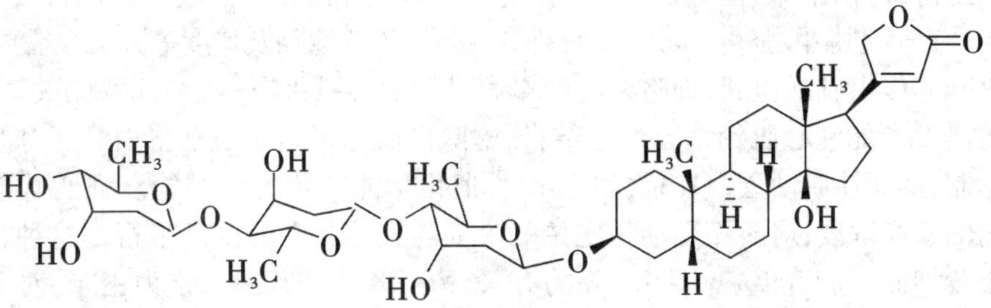

洋地黄毒苷

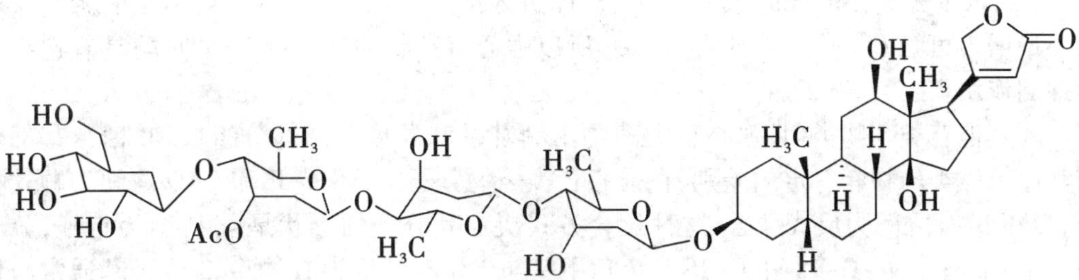

毛花苷 C

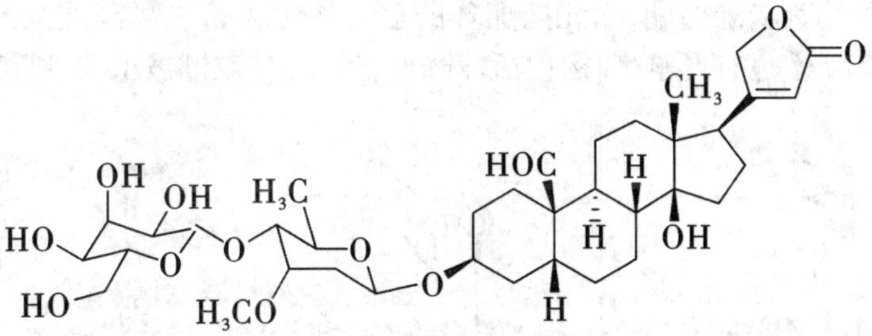

毒毛花苷 K

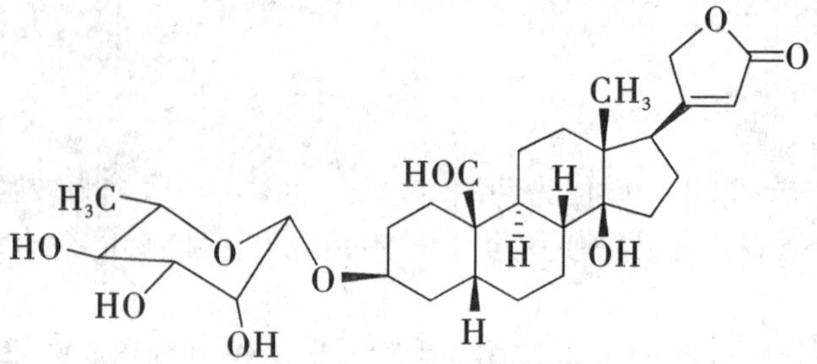

铃兰毒苷

这类药物的作用性质基本相似,不同点在于起效速度、作用强度和作用持续时间。其主要缺点是安全范围小、强度不够大。另外,在吸收、消除途径及速度等方面也需要改进。

强心苷的作用机制:心肌细胞浆内的 Ca^{2+} 是触发心肌兴奋-收缩偶联的关键物质,胞浆内的游离 Ca^{2+} 能和心肌钙结合蛋白结合,解除向肌球蛋白对肌动蛋白和肌球蛋白相互作用的抑制,从而使肌动蛋白在横桥间滑动,把化学能转化为机械能。强心苷能升高胞浆内游离的 Ca^{2+} 浓度,对时相和动作电位的改变与收缩张力的提高平行。这种作用被认为与强心苷抑制细胞膜 Na^+-K^+-ATP 酶有关,Na^+-K^+-ATP 酶又称为钠泵,对于维持细胞内外的离子梯度有重要的作用,它能利用水解释放的能量,使 3 个 Na^+ 逆浓度梯度主动转运出细胞外的同时 2 个 K^+ 主动转运进入细胞内。Na^+-K^+-ATP 酶受到抑制时,细胞内 Ca^{2+} 游离浓度升高,Na^+/Ca^{2+} 交换加强,从而进入细胞内的 Ca^{2+} 增多,细胞浆内游离 Ca^{2+} 的小量增多可触发 Ca^{2+} 从内浆网释放。所以强心苷药物对 Na^+-K^+-ATP 酶具有选择性的抑制作用。

同其他苷类药物类似,强心苷类药物由糖苷基和配糖基两部分组成,其糖苷基部分与其他甾体类药物有一定的差别,在强心苷类药物分子中,环 A-B 和 C-D 之间为顺式稠合,而环 B-C 之间为反式稠合,这种稠合方式决定其分子的形状是以 U 型为特征,分子中位于 C_{10} 和 C_{13} 的 C-18 和 C-19 2 个角甲基与 3 位羟基均为 β 构型,3 位羟基通常与糖相连接。而 14 位的 β-羟基通常为游离。在 17 位的内酯环也是此类药物的特征之一,植物来源的强心苷类化合物内酯环通常为五元环,而动物来源的强心苷则为六元环。五元内酯环的化合物称为卡烯内酯,六元内酯环的化合物称为蟾二烯羟酸内酯,C_{17} 位上的内酯环的构型对其活性也有影响,β 构型活性降低,另外,若双键被饱和,则活性也降低。

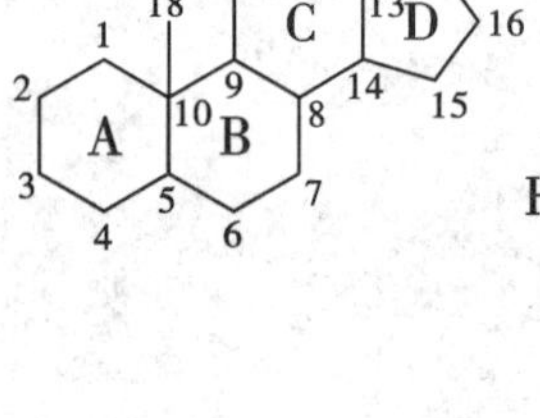

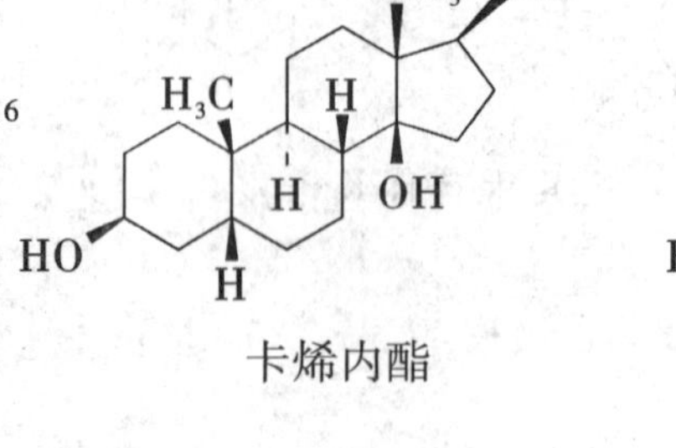

卡烯内酯

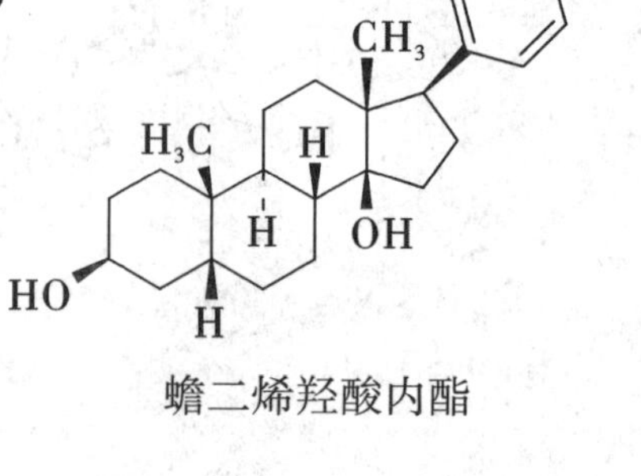

蟾二烯羟酸内酯

强心苷的糖多连接在3位的羟基上，这些糖多为D-葡萄糖、D-洋地黄毒糖、L-鼠李糖以及D-加拿大麻糖。

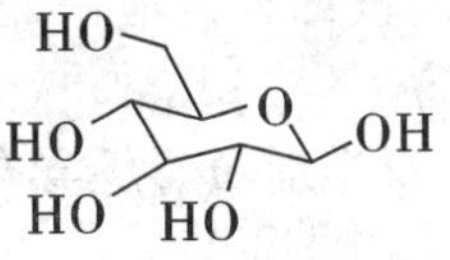

β-D-葡萄糖 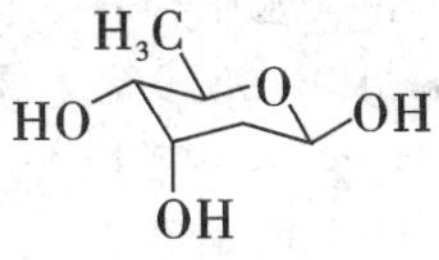　β-D-洋地黄毒糖 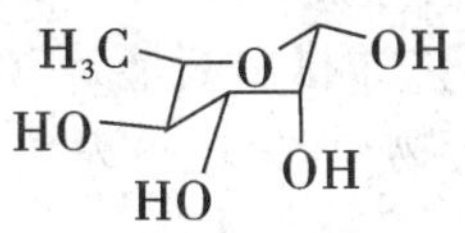　β-L-鼠李糖 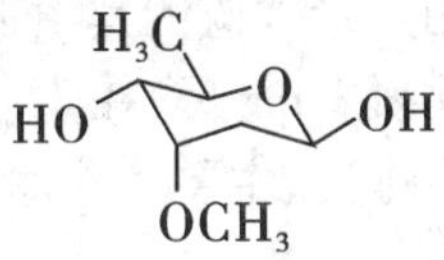　β-D-加拿大麻糖

糖的连接方式多为β-1,4-苷键，有些糖会以乙酰化的形式出现，由于改变了苷的脂溶性，所以对药物代谢动力学的影响很大。

强心苷中的糖苷基并不具有强心作用，但它却可以影响配糖基的作用强度，3位羟基上的糖越少，其强心作用越强。而糖苷基与配糖基相连的键为α体或β体，对活性并无影响。

强心苷的结构与活性的关系研究表明：17位的α,β-不饱和内酯环和甾体环对应的酶抑制是非常重要的，饱和的内酯环活性较低，此内酯环也可以被立体、电性与内酯环相似的开链不饱和腈取代，其活性还有所提高。研究表明；17位的羰基氧或腈基的氮对药物与心肌上 Na^+-K^+-ATP酶的相互作用是至关重要的。另外，强心苷分子的甾环部分对于其活性的贡献也是必不可少的，单独的α,β-不饱和内酯环是无强心作用的，甾核的四个环的结合方式中，尤其以C-D环的顺式是至关重要的。

在甾核上的其他位置，如在 C_1，C_5，C_{11}，C_{12} 和 C_{16} 等位置引入羟基，可以增加强心苷的极性，口服时吸收率降低，因此强心作用持续较短。若当羟基酯化后，口服生效速度较快，蓄积时间长。但静脉注射给药时酯化化合物的强心作用较游离的羟基化合物弱。

C-19角甲基被氧化为羟甲基或醛基时活性增强，若再进一步氧化为羧基，则活性显著降低。以氢置换C-19甲基，活性也显著降低。

将强心苷水解成苷元后，水溶性减小，正性肌力作用明显减弱，苷元脂溶性增大，易进入中枢神经系统，产生严重的中枢毒副作用，因此，苷元不能作为治疗药物。

（二）典型药物

地高辛

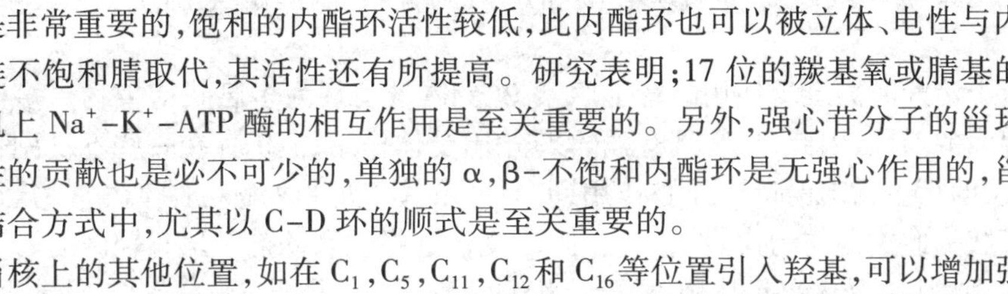

地高辛，化学名为(3β,5β,12β)-3β-[O-2,6-脱氧-β-D-核-己吡喃糖基-(1→4)-O-2,6-二脱氧-β-D-核-己吡喃糖基-(1→4)-2,6-二脱氧-β-D-核-己吡喃糖基]氧代-12,14-二羟基卡-20(22)烯内酯。

本品为白色透明结晶性粉末，味苦，难溶于水和醚，易溶于吡啶，微溶于烯醇和氯仿。

本品在体内可迅速吸收并分布于组织中，生物利用度为60% ~80%，治疗血药浓度为0.5 ~1.5 ng/mL，而中毒血药浓度为2 ng/mL，治疗窗狭窄。因此，应严格控制药品的使用剂量并监测其生物利用度。本品主要以原型在尿中排泄，比洋地黄毒苷排泄快，静脉注射1 mg后，在24 h内尿排出剂量为26.8%，其中93.9%为原型，剂量的14.8%从粪便中排泄，主要为代谢产物，其中之一为地高辛失去一分子糖产生的双洋地黄毒糖异羟洋地黄毒苷。

地高辛临床上主要用于治疗急性或慢性心力衰竭，尤其对心房颤动及室上性心动过速有利，不宜与酸、碱类药物配伍。

二、β 受体激动剂类

β 受体激动剂中也有部分药物在临床上用作强心药物，心肌上的肾上腺素受体多为 β_1受体，当兴奋 β_1受体时，可产生一个有效的心肌收缩作用，其机制在于能激活腺苷环化酶，使ATP转化为cAMP，促进钙离子进入心肌细胞膜，从而增强心肌收缩力。然而，大多数的肾上腺素激动剂由于可加速心率和产生血管收缩作用，限制了治疗心力衰竭的价值。

临床上治疗心力衰竭使用的肾上腺素 β_1受体激动剂为多巴胺衍生物。多巴胺为去甲肾上腺素的前体，因此，尽管具有强的兴奋 β_1受体作用，但仍存在一些不良副作用。然而，多巴胺的衍生物却保持了强心作用，并且对心率、动脉收缩及心律失常的影响较小。多巴酚丁胺为此类药物的代表，它为心脏 β_1受体选择性激动剂。虽有轻微的 α 受体兴奋作用，但主要为 β_1受体兴奋作用，用于治疗心力衰竭。

但由于在体内可由儿茶酚-O-甲基转移酶催化代谢，所以仅限注射剂。为解决其口服问题，对多巴酚丁胺进行一些结构修饰，得到异波帕胺、地诺帕明、多培沙明及布托巴胺等。

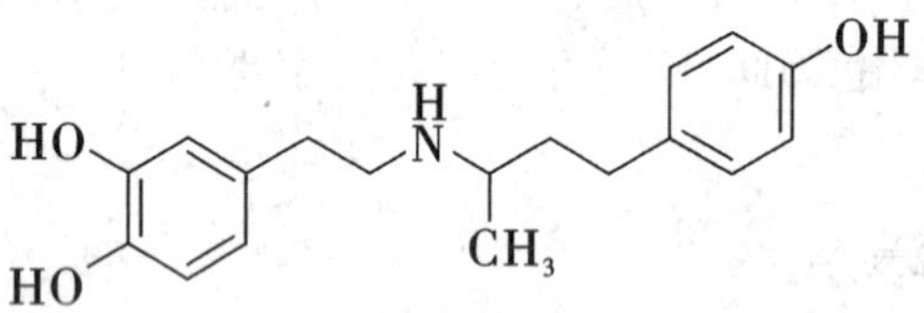

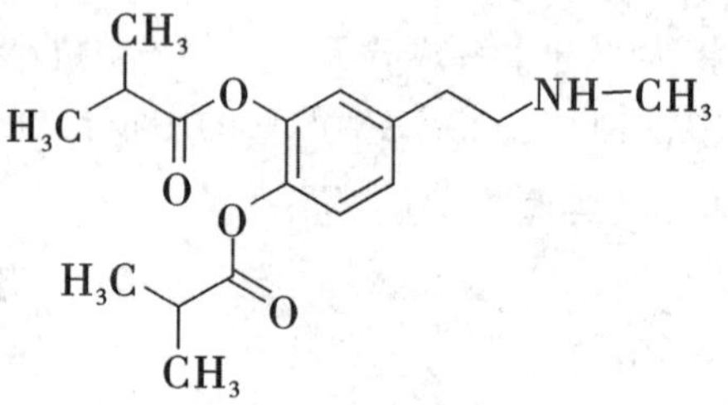

多巴酚丁胺异波帕胺

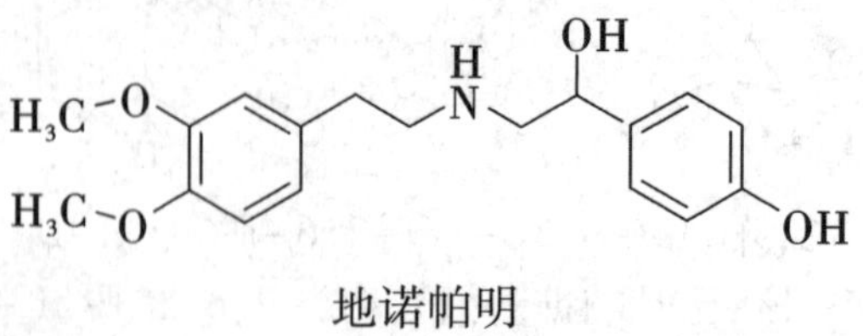

地诺帕明

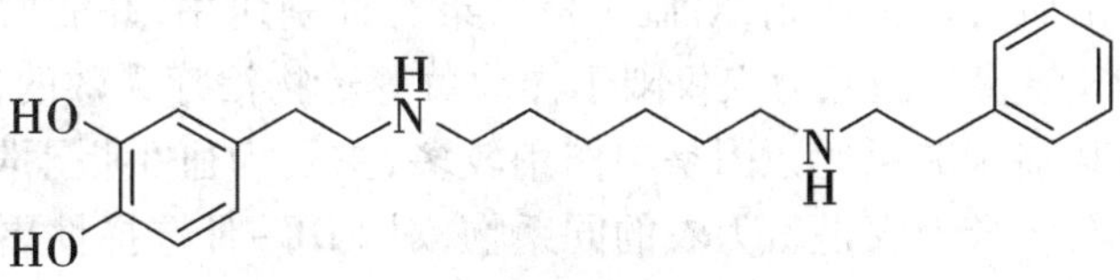

多培沙明

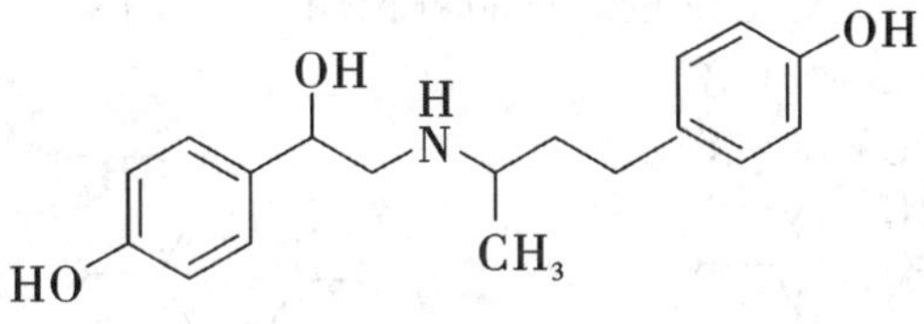

布托巴胺

非多巴胺衍生物的 β 受体激动剂，主要有扎莫特罗和普瑞特洛。扎莫特罗对心脏具有选择性兴奋作用，当交感神经功能低下时，可产生正性肌力作用和正性频率作用，而当交感神经亢进时，可产生负性肌力作用。适用于对使用普萘洛尔等其他 β 受体阻断剂可能在休息时产生心肌抑制或心动过速的中速心衰患者。普瑞特洛是选择性的心脏 β_1 受体激动剂，对肺与血管的 β_2 受体则无明显兴奋作用，用于治疗伴有心肌梗死的心力衰竭的治疗。

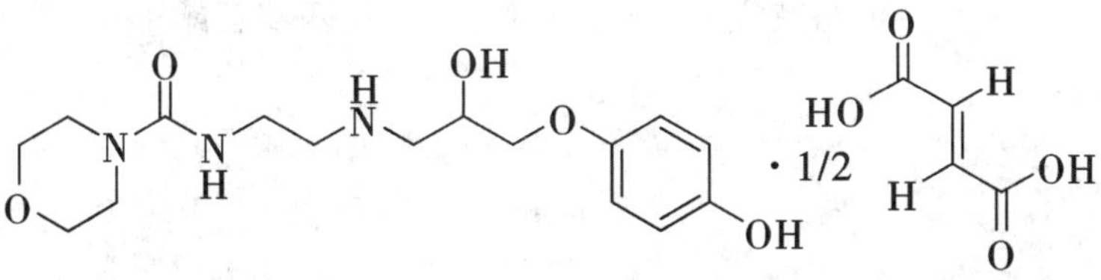

扎莫特罗

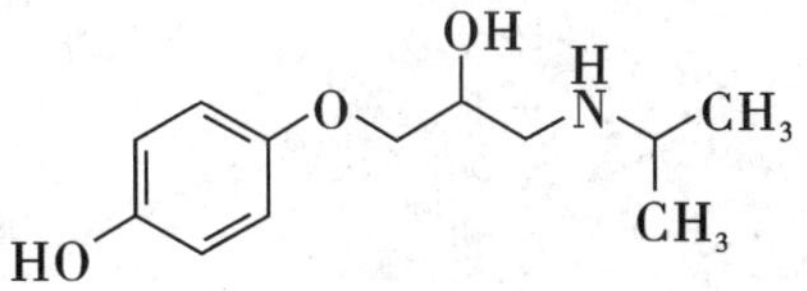

普瑞特洛

三、磷酸二酯酶抑制剂

磷酸二酯酶抑制剂为与强心苷类作用靶点不同的强心药。其作用为水解和灭活 cAMP 和 cGMP，目前已经发现 7 种同工酶，其中 PDE-Ⅲ型位于细胞膜，活性也高、选择性强，为心肌细胞降解 cAMP 的主要亚型，抑制 PDE-Ⅲ的活性，将明显减少心肌细胞 cAMP 的降解而提高 cAMP 含量。因此，将研究强心药的靶点集中在 PDE-Ⅲ。1978 年，氨力农作为磷酸二酯酶抑制剂第一次在临床上使用。此类药物对心脏有正性肌力作用，对血管平滑肌和支气管平滑肌有松弛作用,对血小板聚集有抑制作用,并能增加心排出量,减轻前后负荷,缓解 CHF 症状。但氨力农仅限于洋地黄等药物治疗无效的住院患者心力衰竭时短期治疗。限制其临床应用的原因是副作用较多,主要为血小板下降、肝酶异常、心律失常及严重低血压等。米力农是氨力农的同系物,对 PDE-Ⅲ选择性更高,强心活性为氨力农的 10 ~ 20 倍,不良反应很少,且口服有效,但仍有致心律失常的潜在危险。依洛昔酮是咪唑酮类衍生物,为 PDE-Ⅲ强效选择性抑制剂,主要代谢产物为亚砜衍生物和痕量的酮。二者均有较母体弱的强心活性。本品可长期口服,耐受性良好。匹罗昔酮为依洛昔酮的类似物,但作用强 5 ~ 10 倍。

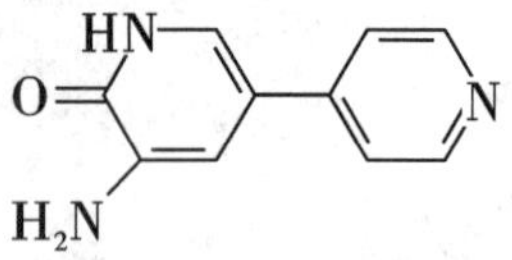

氨力农 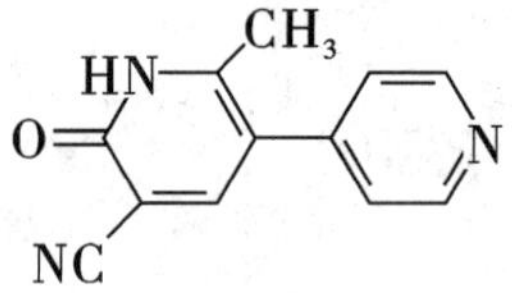　　米力农

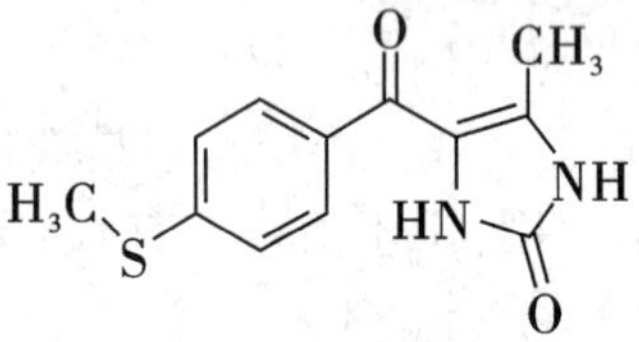

依洛昔酮 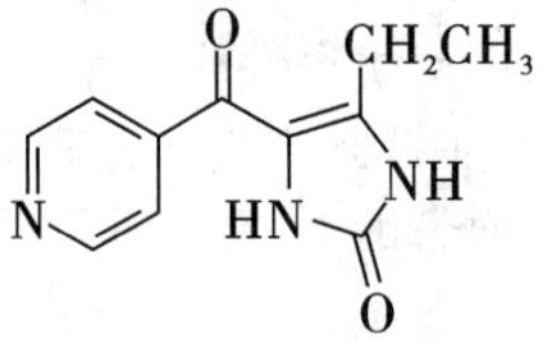　　匹罗昔酮

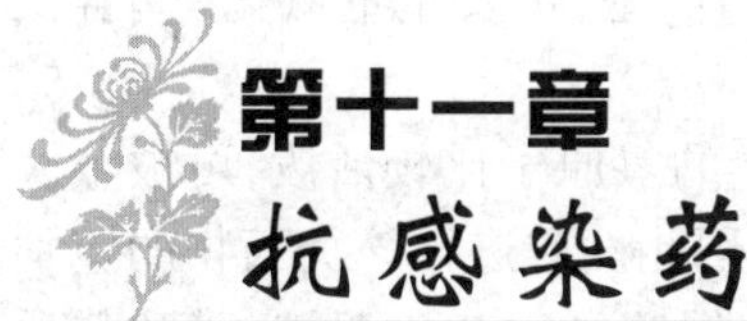

第十一章 抗感染药

抗感染药是一类能抑制或杀灭病原微生物的药物。自发现磺胺类药物和青霉素以来,抗感染药发展很快,在临床各科得到了广泛应用。

第一节 磺胺类抗菌药及抗菌增效剂

对氨基苯磺酰胺及其衍生物统称为磺胺类,磺胺类药物是从发现、应用到作用机制的阐明时间短、种类多的合成抗菌药,主要用于预防和治疗细菌感染性疾病的化学治疗药物。

一、磺胺类药物的基本结构通式与类型

磺胺类药物的母体为对氨基苯磺酰胺,将磺酰胺基的氮原子称为 N_1,芳伯氨基的氮原子称为 N_4。

$$H_2N-C_6H_4-SO_2NHR$$

磺胺类药物的结构通式

由于磺胺类药物 N_1、N_4 上含有不同的取代基,所以分类方法可有 3 种,分别是:按 N_1、N_4 上的取代基的不同分类,按作用时间长短分类,按作用部位分类。按作用时间长短可分为长效磺胺如磺胺甲基异噁唑,中效磺胺如磺胺嘧啶,短效磺胺如磺胺。按作用部位可分为肠道磺胺如磺胺脒,眼部磺胺如磺胺醋酰等。

二、磺胺类药物的理化性质

1. 性状　磺胺类药物多为白色或淡黄色结晶或结晶性粉末,无臭,几乎无味,难溶于水,易溶于乙醇、丙酮,具有一定的熔点。

2. 灼烧熔融变色　不同的磺胺类药物,以直火加热可熔融,呈现不同的颜色,产生不同的分解产物。如磺胺显紫蓝色,磺胺嘧啶显红棕色,磺胺醋酰显棕色。

3. 具酸碱两性　磺胺类药物显酸碱两性(磺胺脒除外),碱性来源于芳伯氨基,酸性来源于磺酰胺基,可溶于酸或碱(氢氧化钠和碳酸钠)。但其弱酸性小于碳酸的酸性(磺胺类药物的 pKa 一般为 7 ~ 8,碳酸 pKa 为 6.37),所以其钠盐注射液与其他酸性注射液不能配伍使用。

4. 芳伯氨基的反应　磺胺类药物一般含有游离的芳伯氨基,可发生重氮化-偶合反应。另芳伯氨基的存在会导致磺胺类药物易被氧化变色。

5. 磺酰胺基的反应　本类药物分子结构中磺酰胺基上的氢原子比较活泼,可被金属离子(如银、铜、钴等)取代,生成不同颜色的金属盐。可利用此性质进行该类药物的鉴别反应。如与硫酸铜作用生成不同颜色的铜盐沉淀:磺胺为绿蓝色—蓝色沉淀,磺胺醋酰为蓝绿色沉淀,磺胺嘧啶可发生黄绿—青绿—紫灰色沉淀反应。

6. 苯环上的反应　本类药物分子结构中的苯环因受芳伯氨基的影响,在酸性条件下可发生卤代反应,如易起溴代反应,生成白色或黄白色的溴化物沉淀。

7. N_1、N_4上取代基的反应　主要是 N_1上取代基的反应,取代基为含氮杂环的可与生物碱沉淀剂反应生成沉淀,还可以发生溴代反应。

8. 典型药物

磺胺嘧啶

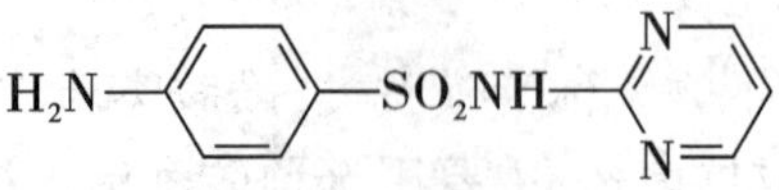

H_2N—C₆H₄—SO_2NH—(2-嘧啶基)

磺胺嘧啶,化学名为 4-氨基-N-2-嘧啶基-苯磺酰胺,简称 SD。

本品遇光色渐变暗。其他性质同磺胺类药物的理化通性。

本品与硝酸银溶液反应则生成磺胺嘧啶银,具有抗菌作用和收敛作用,特别是对铜绿假单胞菌有抑制作用,临床上用于治疗烧伤、烫伤创面的抗感染。磺胺嘧啶的锌盐作用同其银盐。

本品的抗菌作用和疗效均较好,其优点为血中浓度较高,血清蛋白结合率低,易通过血-脑屏障渗入脑脊液,为治疗和预防流行性脑膜炎的首选药物。

磺胺甲基异噁唑

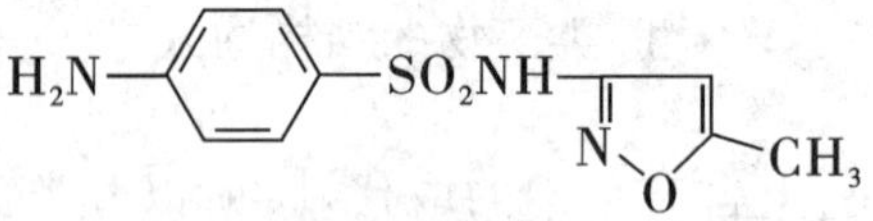

H_2N—C₆H₄—SO_2NH—(5-甲基异噁唑-3-基, CH_3)

磺胺甲基异噁唑,曾用名新诺明,又名磺胺甲噁唑,简称 SMZ。性质同磺胺类药物理化通性。

本品的抗菌谱与磺胺嘧啶相似,临床主要用于治疗尿路感染、外伤及软组织感染、呼吸道感染等。本品与甲氧苄胺嘧啶合用其作用增强,为目前应用较广的磺胺类药物,名称为复方新诺明,又名百炎净。

磺胺醋酰钠

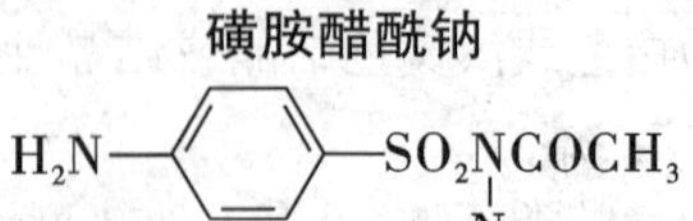

H_2N—C₆H₄—$SO_2N(Na)COCH_3$

磺胺醋酰钠,简称 SA-Na。

本品易溶于水。其他性质同磺胺类药物理化通性。

本品主要用于结膜炎、砂眼及其他眼部感染，一般配制本品10%水溶液用作滴眼剂，所以本品的原料药应严格控制质量，滴眼剂应控制其pH值为7.8～9.0。

三、抗菌增效剂

1.类型　抗菌增效剂是指与抗菌药配伍使用后，能通过不同的作用机制增强抗菌药的抗菌活性的一类药物。目前临床上使用的抗菌增效剂不多，按增效机制不同可分为三类：①本身具有抗菌活性，与其他抗菌药合用可增强其他抗菌药的抗菌活性，如甲氧苄胺嘧啶；②本身不具有抗菌活性或抗菌活性很弱，与其他抗菌药合用可增强其他抗菌药的抗菌活性，如棒酸；③本身不具有抗菌活性，与其他抗菌药合用时通过影响其代谢可增强其他抗菌药的抗菌活性，如丙磺舒。

2.典型药物

甲氧苄胺嘧啶

甲氧苄胺嘧啶，化学名为2,4-二氨基-5-[(3,4,5-三甲氧基苯基)甲基]嘧啶，又名甲氧苄啶，简称TMP。

本品为白色或类白色结晶性粉末，无臭，味苦。极微溶于水，微溶于乙醇、丙酮，略溶于氯仿，可溶于冰醋酸或无机酸溶液。本品性质较稳定。

本品具含氮杂环，加入80%的乙醇中温热溶解后，与稀硫酸、碘-碘化钾试液反应，即发生棕褐色沉淀。

本品为广谱抗菌及抗菌增效药，抗菌谱和磺胺类药物相似，抗菌作用强，对多种革兰氏阳性和阴性细菌有效，半衰期比较长，达16 h。本品很少单独使用，因为易产生耐药性。

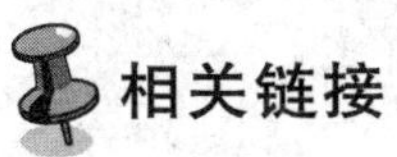

临床常用抗菌增效剂的作用特点

甲氧苄胺嘧啶为广谱抗菌增效剂。其作用机制是通过可逆性地抑制二氢叶酸还原酶，影响细菌DNA、RNA及蛋白质的合成。与磺胺类药物联合使用，可使细菌叶酸代谢受到双重阻断，产生协同抗菌作用，抗菌药效可增强数倍乃至数十倍，甚至有杀菌作用，故TMP又称为磺胺增效剂。TMP与其他抗生素如庆大霉素、四环素等合用也可增强其抗菌活性。

棒酸本身抗菌活性很弱，但具有抑制β-内酰胺酶的作用，可显著增强β-内酰胺类抗生素的作用，如与头孢霉素、羟氨苄西林合用分别可增强其抗菌活性

2 ~8 倍与 130 倍。

丙磺舒(增加尿酸排泄药)可抑制有机酸从哺乳动物肾脏的排泄,因而可以抑制青霉素类、头孢菌素类及对氨基水杨酸等有机酸类抗菌药物的排泄。如与青霉素合用可降低青霉素的排泄速度,提高其在血中的浓度而增强青霉素的抗菌作用。

第二节 喹诺酮类抗菌药

喹诺酮类抗菌药自 1962 年萘啶酸问世以来,经 40 多年的发展,已经产生了四代。

一、结构类型、结构特点和理化性质

1. 结构类型 喹诺酮类抗菌药主要是由吡啶酮酸并联苯环、吡啶环或嘧啶环等芳香环组成的化合物,按其基本母核结构特征可分为:①萘啶羧酸类;②噌啉羧酸类;③吡啶并嘧啶羧酸类;④喹啉羧酸类。其中噌啉羧酸类药物仅有西诺沙星,因其已少用,所以喹诺酮类抗菌药也可分为 3 种结构类型。其中第一代主要有萘啶酸;第二代主要有吡哌酸和西诺沙星;第三代主要有诺氟沙星、培氟沙星、环丙沙星、氧氟沙星、左氧氟沙星等;第四代目前主要有莫西沙星、加替沙星、司帕沙星等。

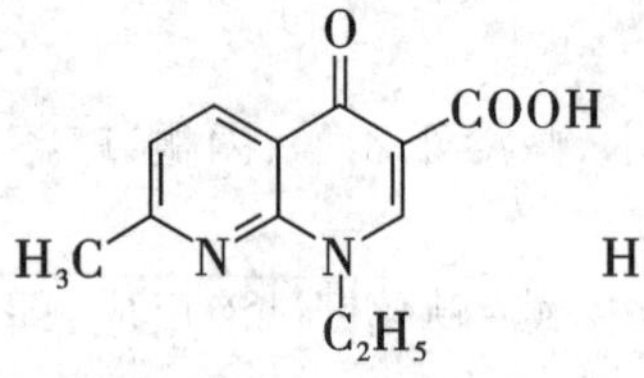

萘啶酸 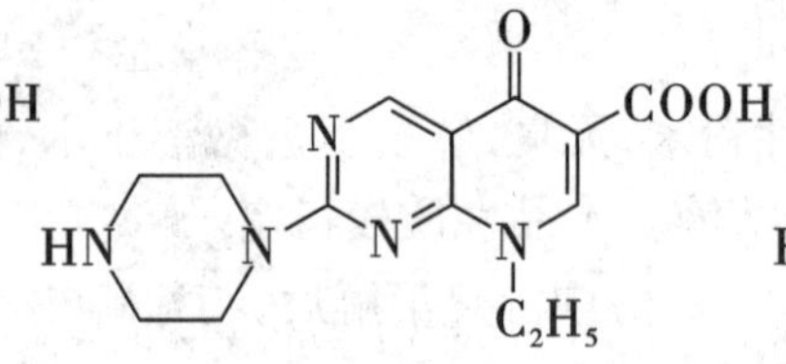　　吡哌酸 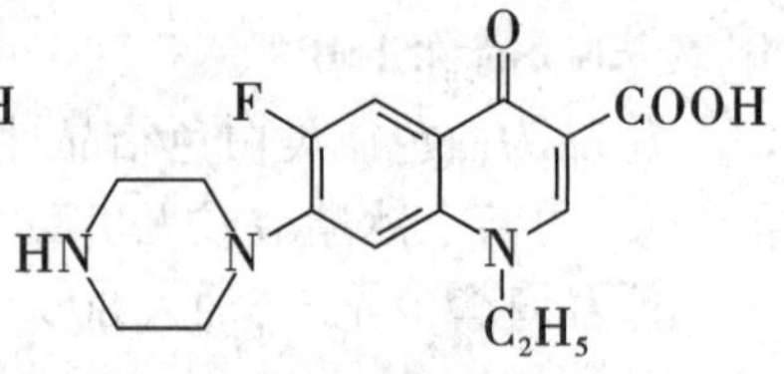　　诺氟沙星

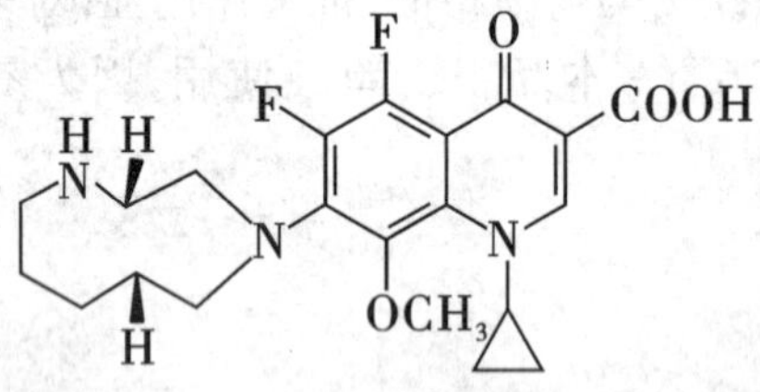

莫西沙星 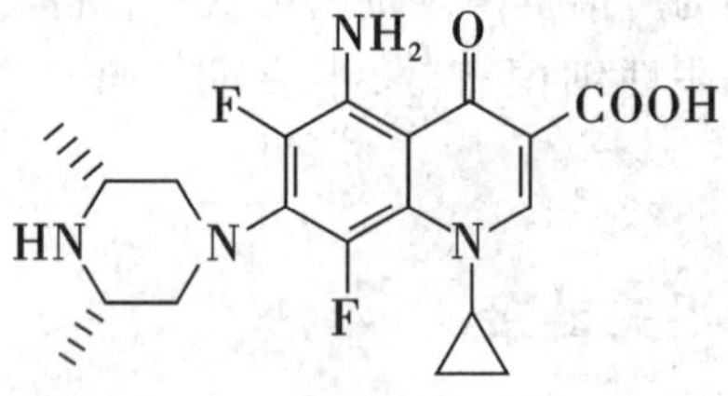　　司帕沙星

2. 结构特点 综合临床使用的四代喹诺酮类抗菌药的结构,归纳其基本结构通式如下:

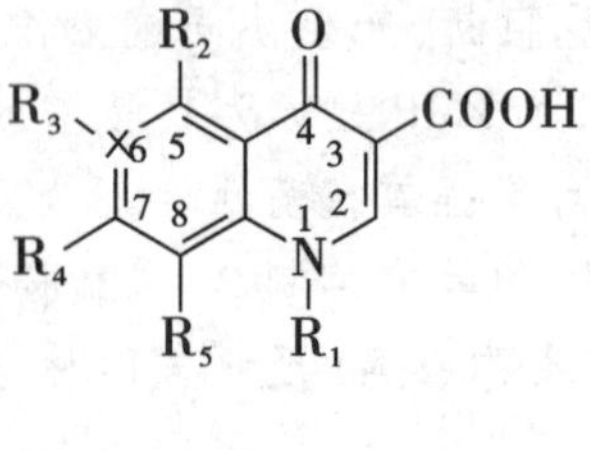

该类药物的结构特点是在其基本母核结构上 1 位为取代的氮原子,3 位羧基,4 位酮羰基,第三、四代喹诺酮类抗菌药 6 位为氟原子,5、7、8 位可有不同的取代基。

3. 理化性质

(1)本类药物因含有羧基显酸性,在水中溶解度小,但在强碱水溶液中有一定溶解度。

(2)喹诺酮类抗菌药遇光照可分解,对病人产生光毒性反应,应采取避光措施。

(3)本类药物结构中 3,4 位为羧基和酮羰基,极易和金属离子如钙、镁、铁、锌等形成螯合物,不仅降低了药物的抗菌活性,同时长时间使用也使体内的金属离子流失。

二、典型药物

诺氟沙星

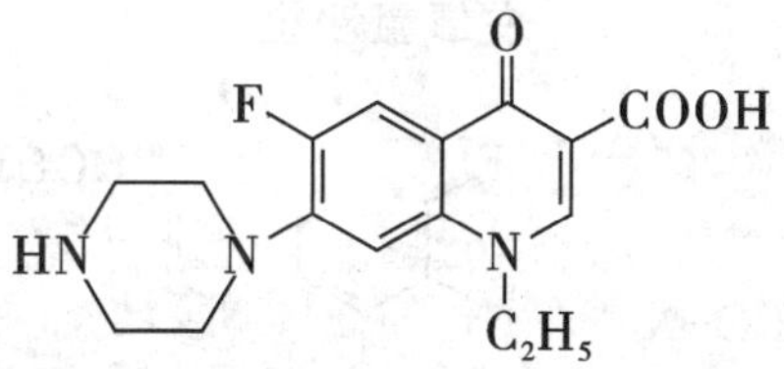

O
F COOH
HN N N
C_2H_5

诺氟沙星,化学名为 1-乙基-6-氟-1,4-二氢-4-氧代-7-(1-哌嗪基)-3-喹啉羧酸,又名氟哌酸。

本品为类白色或淡黄色结晶性粉末,无臭,味微苦;在空气中可吸收少量水分。在水中或乙醇中极微溶解,氯仿中微溶,在醋酸、盐酸或氢氧化钠溶液中易溶。

本品避光保存 5 年未变化,日光照射 30 d 可检出 3 种分解产物。

取本品少许置干燥试管中,加少许丙二酸与醋酐,在 80 ~ 90 ℃ 水浴中保温 5 ~ 10 min,显红棕色,可用于本品与其他药物的区别。

本品为最早应用于临床的第三代喹诺酮类抗菌药,临床用于敏感菌所致泌尿道、肠道、妇科、外科和皮肤科等感染性疾病。

环丙沙星

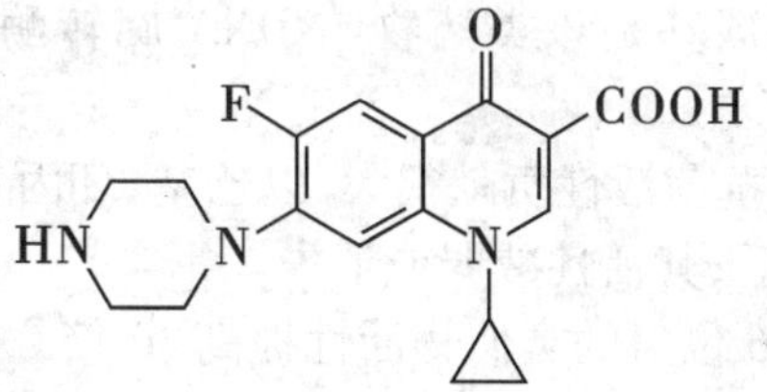

O
F COOH
HN N N

环丙沙星,又名环丙氟哌酸。

本品性状、稳定性与诺氟沙星相似。但强光照射 12 h 即可检出分解产物。

环丙沙星向体内各组织移行良好,组织中药物浓度以肾脏和肝脏最高,本品主要用于革兰氏阴性细菌包括铜绿假单胞菌感染,适应证有:敏感性细菌引起的泌尿生殖系统感染、胃肠道感染(包括其他抗生素耐药菌株所致伤寒和沙门菌感染)、呼吸系统感染、骨骼系统感染、皮肤、软组织感染、耳鼻喉与口腔感染以及外科创伤感染等。

氧氟沙星

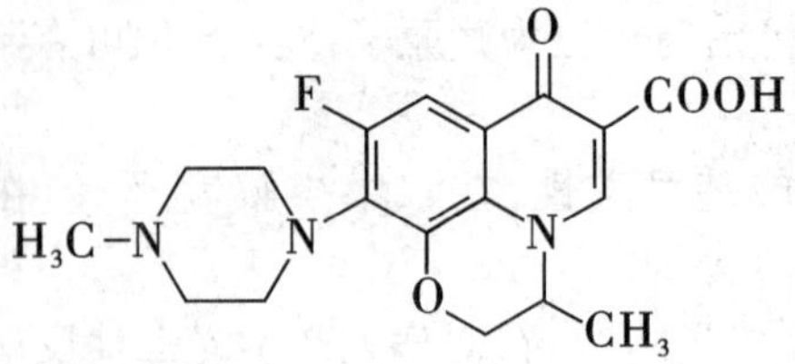

氧氟沙星,又名氟嗪酸。

本品稳定性与诺氟沙星相似。

本品临床上主要用于革兰氏阴性菌所致的呼吸道、消化系统、生殖系统感染、尿路感染、口腔感染等。但对革兰氏阳性菌的作用,氧氟沙星显得稍强。综合喹诺酮类抗菌药各品种的药理性质,口服以氧氟沙星为优。

左氧氟沙星

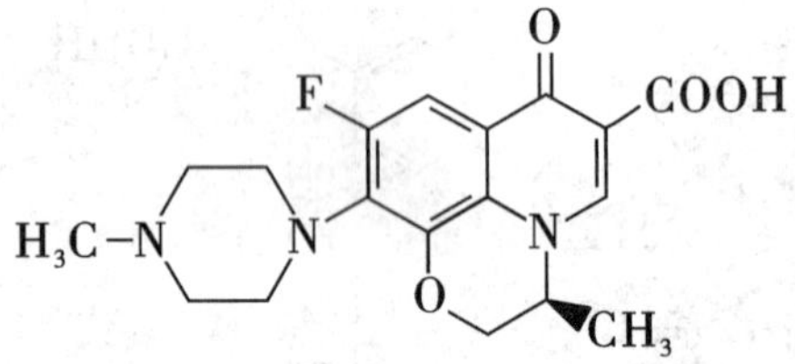

左氧氟沙星,本品为氧氟沙星的左旋光学活性体,理化性质与氧氟沙星相似,但其甲磺酸盐和盐酸盐的水溶性更好。抗菌活性是氧氟沙星的2倍,对革兰氏阳性球菌的抗菌作用亦明显优于环丙沙星,对革兰氏阴性杆菌的抗菌活性强,抗铜绿假单胞菌是喹诺酮类中最强者。左氧氟沙星在喹诺酮类药物中亦被认为安全性最好,光毒性等不良反应在现有喹诺酮类药物中最轻。口服吸收率达100%,血药浓度及消除半衰期均与氧氟沙星相似。不良反应发生率低于氧氟沙星,故临床实用价值大。

三、喹诺酮类抗菌药的构效关系

综合临床使用的喹诺酮类药物结构特点和药效评价可归纳构效关系如下。

(1)3位羧基和4位酮羰基是该类药物与DNA旋转酶结合产生药效的必需结构部分。

(2)N^1位上的取代基对抗菌活性贡献很大,以乙基、环丙基、氟乙基取代时活性最佳。

(3)2位上引入取代基后,其活性减弱或消失。

(4)6位引入氟原子比6位氢的类似物活性提高30倍。这归因于6位氟原子的引入可以使药物对DNA旋转酶的结合力增加2~17倍,对细菌细胞壁的穿透性增加1~70倍。

(5)7位引入五元或六元杂环可明显增加抗菌活性,其中以哌嗪最佳。

(6)8位引入取代基后,使其对紫外光稳定性增加,光毒性减小。

第三节 抗结核病药

结核病是由结核分枝杆菌引起的一种常见的慢性传染性疾病,用于治疗结核病并防止该病传播、传染的药物称为抗结核病药。抗结核病药物按其来源可分为抗生素类抗结核病药和合成抗结核病药。

一、抗生素类抗结核病药物

1. 简介　抗生素类抗结核病药主要有硫酸链霉素、利福霉素、紫霉素、卷曲(卷须)霉素等。硫酸链霉素临床用于治疗各种结核病,尤其对结核性脑膜炎和急性浸润型肺结核有很好的疗效,缺点是容易产生耐药性(详细内容见本书第十一章抗生素)。紫霉素对结核菌有效,但毒性比链霉素大。卷曲(卷须)霉素为活性多肽抗结核病药,包括4种,但一般与合成抗结核病药,如对氨基水杨酸钠和异烟肼合用,不宜与硫酸链霉素或紫霉素合用。利福霉素口服吸收好,抗结核活性强,对结核杆菌、麻风杆菌和革兰氏阳性菌都有很强的抑制作用,特别是对耐药性金黄色葡萄球菌也具有很强的抗菌作用。

2. 典型药物

利福平

利福平,别名甲哌利福霉素。

本品为鲜红或暗红色结晶性粉末,无臭,无味。在氯仿中易溶,在甲醇中溶解,在水中几乎不溶。其1%水混悬液的pH值为4.0~6.5。

本品分子结构中含有1,4-萘二酚,遇光水溶液易氧化损失效价,在碱性条件下易被氧化成醌型化合物。强酸性条件下易分解,即其醛缩氨基哌嗪易在 C═N 处分解,成为缩合前的醛和氨基哌嗪2个化合物。在弱酸性下较稳定,故本品酸度应控制在pH值为4.0~6.5。

本品与亚硝酸钠试液反应,显橙色—暗红色的变化,这是因为利福霉素类抗生素均易被亚硝酸氧化生成醌类化合物,可用于本品的鉴别反应。

本品临床上主要用于肺结核及其他结核病,也可用于麻风病或厌氧菌感染。与异烟肼、乙胺丁醇合用有协同作用,可延缓耐药性的产生。

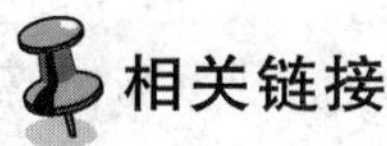

相关链接

结核病及其药物治疗

结核病是由结核分枝杆菌引起的一种常见的慢性传染性疾病,结核分枝杆菌为一种耐酸杆菌,它对酸、碱和某些消毒剂等具有高度的稳定性。因此导致结核杆菌可以通过呼吸道、血液和淋巴系统被带到机体的各组织、器官,感染部位很广,如肺、脑、骨、皮肤和眼等,其中以肺结核最为常见。

自发现结核菌后,人们曾先后试用铜、锰、钙等金属化合物和磺胺、砜类来治疗结核病,但均因效果不佳或毒性太大而逐渐被淘汰。直到1944年后相继发现链霉素、对氨基水杨酸钠和异烟肼及其衍生物后,开始了结核病化学治疗的新时期。进入20世纪60年代,又开发了利福平和盐酸乙胺丁醇等具有较强的抗结核菌作用药,并且可以成为首选药物,治疗结核病的化学药物得到了进一步发展。

二、合成抗结核药物

1. 简介　合成抗结核药物主要包括水杨酸类的对氨基水杨酸钠、异烟肼及其与香草醛缩合得到衍生物异烟腙、盐酸乙胺丁醇等。

2. 典型药物

对氨基水杨酸钠

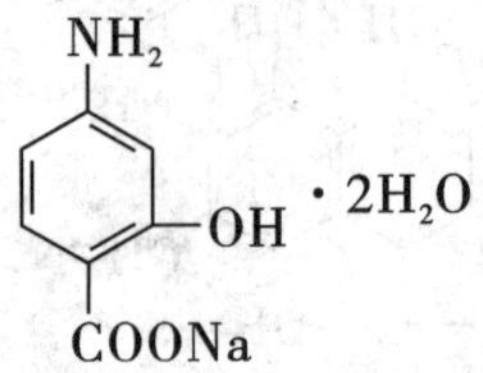

NH_2 / OH / $COONa$ $\cdot 2H_2O$

对氨基水杨酸钠,化学名为4-氨基-2-羟基苯甲酸钠盐二水合物,别名PAS-Na。

本品的合成是以间氨基酚为原料,在碳酸氢钠的溶液中,于加热、加压下分次通入二氧化碳气体进行羧化反应制备。反应过程中高温和加压对羧化反应有利。本品精制时采用加酸调pH值和再加入碳酸氢钠制备钠盐的方法。

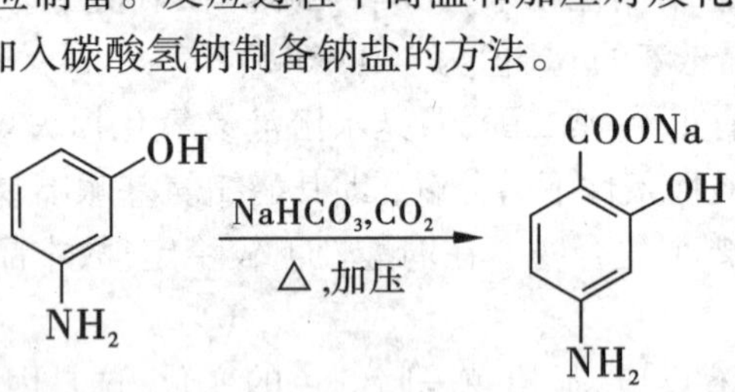

OH / NH_2 $\xrightarrow[\triangle,\text{加压}]{NaHCO_3,CO_2}$ COONa / OH / NH_2

本品为白色或类白色结晶或结晶性粉末,无臭,味甜带咸。易溶于水,乙醇中略溶。

本品的原料药及钠盐水溶液露置日光下或遇热,其颜色变深,可显淡黄、黄或红棕色。

本品可用于治疗各种结核病,对肠、骨结核及渗出性肺结核有较好疗效,但易产生耐药性,又因在体内吸收和排泄均较快,为保持有效浓度,使用剂量较大。现多与链霉素、异烟肼合用,既可增加疗效,又减少病菌的抗药性。

异烟肼

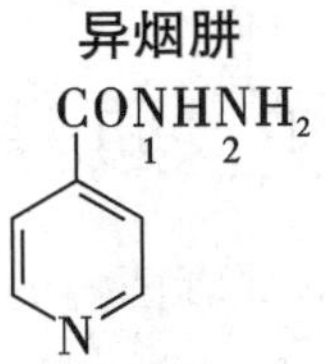

异烟肼，化学名为4-吡啶甲酰肼，别名雷米封。

本品为无色结晶或白色结晶性粉末，无臭，味微甜后苦。易溶于水，微溶于乙醇，几乎不溶于乙醚。

本品含有酰肼基，水溶液露置日光下或遇热颜色变深，可显黄或红棕色，必须避光保存。本品水溶液还易水解失效。

本品具有很强的还原性，与氨制硝酸银试液作用，即被氧化生成异烟酸铵，并生成氮气与金属银，在管壁有银镜生成。此反应可作为异烟肼的鉴别反应。

$$C_5H_4N\text{-}CONHNH_2 + 4AgNO_3 + H_2O \longrightarrow C_5H_4N\text{-}COOH + 4Ag\downarrow + N_2\uparrow + 4HNO_3$$

本品可与铜离子、铁离子、锌离子等多种金属离子螯合，形成有色螯合物，使本品溶液变色。如与铜离子在酸性条件下生成单分子螯合物呈红色。因此在本品精制过程使用活性炭脱色时，也应注意铁盐杂质的含量。

本品因含有吡啶环，与生物碱沉淀剂可以产生沉淀反应，如与碘化铋钾（酸性）作用生成红棕色沉淀。

本品可用于治疗各种结核病，高效、低毒。由于单独使用易产生耐药性，常与链霉素、对氨基水杨酸钠合用，既可有协同作用，又减少结核病菌的抗药性。

盐酸乙胺丁醇

$$CH_3CH_2\underset{\displaystyle CH_2OH}{\underset{|}{C}}HNHCH_2CH_2NH\underset{\displaystyle CH_2OH}{\underset{|}{C}}HCH_2CH_3 \cdot 2HCl$$

盐酸乙胺丁醇，为白色结晶性粉末，无臭。略有引湿性，水中极易溶解，乙醇中略溶，几乎不溶于乙醚。

本品含2个手性碳，有3个旋光异构体，药用品为右旋体，右旋体的活性是内消旋体的12倍，是左旋体的200～500倍。人类对乙胺丁醇结构优化过程中合成了大量的衍生物，但没有发现活性更好的衍生物。

本品水溶液对热稳定，加热120 ℃ 10 min不会失活。

本品水溶液加入氢氧化钠溶液与硫酸铜试液反应，充分摇匀，生成深蓝色络合物（1∶1），此反应可用于该药的鉴别。本品水溶液与苦味酸试液反应生成苦味酸盐沉淀。

本品的抗菌机制可能与二价金属离子的络合有关，通过干扰多胺及金属离子的功能，干扰细菌RNA的合成。主要适用于对异烟肼、链霉素有耐药性的结核杆菌引起的各型肺结核及肺外结核，多与异烟肼、链霉素合用，单纯使用本品易产生耐药性。

第四节 抗真菌药

抗真菌药物的发展较快，尤以抗深部真菌病的药物更为显著。目前，临床使用的抗真菌药物可分类为抗真菌抗生素、唑类抗真菌药物和烯丙胺类化合物等。

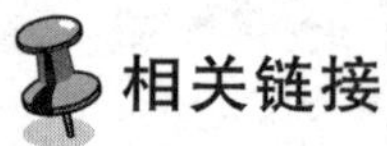

真菌感染疾病

真菌感染疾病仍是危害人类健康的重要疾病之一。真菌感染可分为浅表真菌感染（主要侵犯皮肤、黏膜、毛发、指甲、皮下组织引起各种癣病）及深部真菌感染（侵犯内脏器官、泌尿系统、脑和骨骼等引起炎症、坏死或脓疡）。其中浅表性真菌感染为一种传染较强的常见病和多发病，占真菌感染患者的90%；此外，深部真菌感染发病率低，但危害性大，常导致死亡。近年来，由于抗生素的大量使用和滥用，破坏了细菌和真菌间正常菌丛的共存关系；皮质激素、放射治疗和其他免疫抑制药物的大量使用，心脏、肾脏移植手术和严重损害人免疫力的艾滋病传播等使机体对真菌的抵抗力降低，真菌感染特别是深部真菌的感染疾病发病率明显增加，越发严重，因此，抗真菌药物的研究与开发受到极大的重视。

一、概述

1. 抗真菌抗生素　该类分为多烯和非多烯两类，多烯类主要对深部真菌感染有效，其分子内都含有具12~14到35~37的亲脂大环内酯结构，并连有4~7个共轭双键及氨基糖，此类药物性质不稳定，遇光、热及空气中的氧可迅速被破坏。常见的多烯类抗真菌药有两性霉素B、曲古霉素、制霉菌素、哈霉素等。非多烯主要用于浅表真菌感染，主要有灰黄霉素和癣可宁等。虽然可以口服，但由于其生物利用度差和毒副作用大，不宜长期服用，一般外用较多。

2. 唑类抗真菌药物　主要药物有克霉唑、益康唑、咪康唑、酮康唑、伊曲康唑、氟康唑等。益康唑分子中含有1个手性碳原子，药用品为外消旋体，其左旋体与右旋体的活性相同。酮康唑是第一个口服有效的咪唑类广谱抗真菌药物，对皮肤真菌、头皮、指甲及深部真菌感染均有效。用三氮唑环替换咪唑环后，抗菌活性不变，合成了三氮唑类药物伊曲康唑，具有广谱抗真菌作用，体内体外抗真菌作用比酮康唑强。

3. 烯丙胺类化合物　为一类新型抗真菌药物，其中萘替芬具有较高的抗真菌活性，局部用药治疗皮肤真菌感染的效果优于益康唑，治疗白念珠菌引起感染的效果同克霉唑。继而在此基础上又发现了抗菌作用更强、毒性更低的特比萘芬，用于治疗脚、股、体癣，指甲真菌感染，有更高的杀真菌治愈率和短期内较低的复发率，口服及外用均可。

二、典型药物

克霉唑

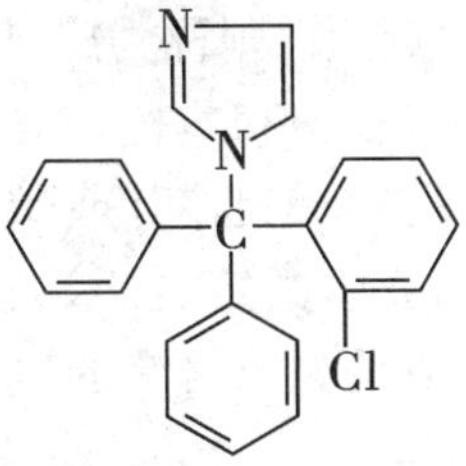

克霉唑,化学名为 1-[(2-氯苯基)二苯甲基]-1H 咪唑。

本品为白色或微黄色结晶性粉末,无臭,无味,几乎不溶于水,易溶于甲醇或氯仿,可溶于乙醇或丙酮。显碱性,可溶于强酸。

本品分子中含有咪唑环,能够产生咪唑类化合物的一般鉴别反应,即加硫酸溶解后显橙黄色,经水稀释后颜色消失,再加硫酸复染显橙黄色。

本品溶于丙酮,与苦味酸试液产生沉淀。

本品为广谱抗真菌药,对念珠菌、曲霉菌、隐球菌等均有抑制作用,临床上既可外用治疗皮肤癣症及阴道霉菌病,又可用于肺部、胃肠道的感染及脑膜炎、败血症等。

氟康唑

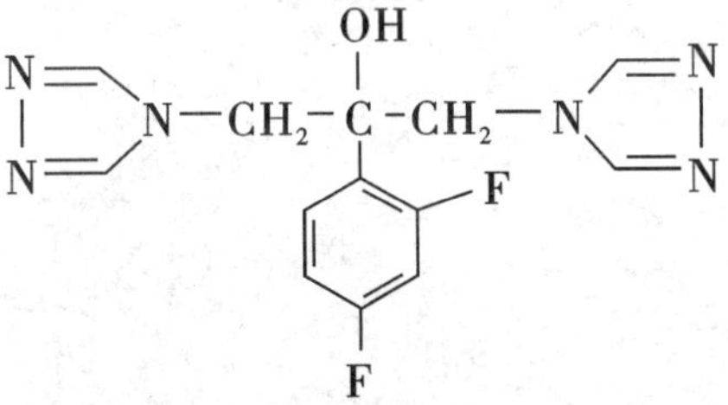

氟康唑,是根据咪唑类抗真菌药物的构效关系研究结果,以三氮唑环替代咪唑环后,得到的具有较高生物利用度并能够进入中枢的抗真菌药物。

本品空腹给药,吸收后可分布到全身所有器官,但在脑脊液中的浓度低于血浆浓度,口服生物利用度可以达到 90% 以上,在人体内的半衰期约为 30 h。该药在体内很少被代谢,大量在尿液中以原型排泄,因而可用于有效治疗肾脏及尿路真菌感染。

本品选择性抑制真菌依赖的细胞色素 P450 的去甲基酶,破坏真菌细胞的完整性,影响真菌的生长、繁殖,对新型隐球菌、白念珠菌及其他念珠菌、黄曲菌、烟曲菌等都有抗菌作用。既可治疗浅表性真菌感染,如各种皮肤癣症,又可治疗深部真菌感染。该药可能成为本类抗真菌药中最引人注目的品种。

第五节　抗病毒药

抗病毒药是指用于预防和治疗病毒感染性疾病的药物。

一、概述

现临床使用的抗病毒药根据干扰病毒遗传物质的类型可分为抗 DNA 病毒药和抗 RNA 病毒药，也有少数药物对两者均有效，则称为广谱抗病毒药。

抗病毒药依据其结构又可分为核苷类和非核苷类两类。

1. 核苷类　核苷类抗病毒药物具有嘧啶核苷或嘌呤核苷的结构，可以分为开环和非开环核苷类。主要药物有利巴韦林、齐多夫定、拉米夫定、阿昔洛韦、更昔洛韦、喷昔洛韦等，后三者为开环核苷类，且喷昔洛韦是更昔洛韦的电子等排体，阿昔洛韦有相同的抗病毒谱。

2. 非核苷类　非核苷类抗病毒药物有盐酸金刚烷胺、金刚乙胺和膦甲酸钠等。金刚烷胺、金刚乙胺结构上均为三环状胺，在临床上对预防和治疗各种 A 型的流感病毒有效。尤其对亚洲 A-2 型流感病毒特别有效，在流感流行期人群的预防用药，保护率可达 50% ~79%。膦甲酸钠是结构最简单的抗病毒药物，可以选择性作用于病毒的 DNA 聚合酶和逆转录酶的靶点上，抑制疱疹病毒的复制，还可以抑制 HIV 逆转录病毒，用于治疗艾滋病的综合征。

二、典型药物

利巴韦林

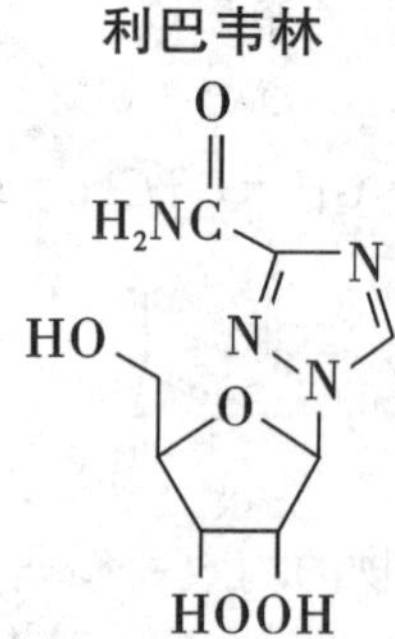

利巴韦林，又名三氮唑核苷、病毒唑。本品为白色结晶性粉末，无臭、无味，易溶于水，微溶于乙醇，几乎不溶于氯仿、乙醚。本品在常温下较稳定。

本品为广谱抗病毒药，临床上可用于多种病毒性疾病的防治。

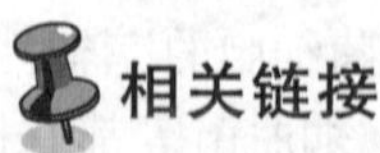

利巴韦林的作用特点

体内和体外实验表明本品对 DNA 和 RNA 病毒均有效，对多种病毒，如呼吸道合胞病毒、流感病毒、单纯疱疹病毒、带状疱疹病毒等有抑制作用，为广谱抗病毒药。可用于治疗麻疹、水痘等，对病毒性上呼吸道感染、乙型脑炎、腮腺炎、带状疱疹、病毒性肺炎和流行性出血热有特效。

该药还可以抑制免疫缺陷病毒（HIV）感染者出现艾滋病前期症状。高浓度时还能抑制癌细胞生成和 HIV 的增殖，近年在英国、瑞士、意大利等国已批准作为艾滋病的预防用药。由于本品毒副作用小,我国还将其用于治疗乙型肝炎。本品可透过胎盘,也能进入乳汁,具有致畸和胚胎毒性,故妊娠期和预期要怀孕的妇女禁用。本品口服或吸入给药,吸收迅速而完全。口服后1.5 h血药浓度可达峰值。

齐多夫定

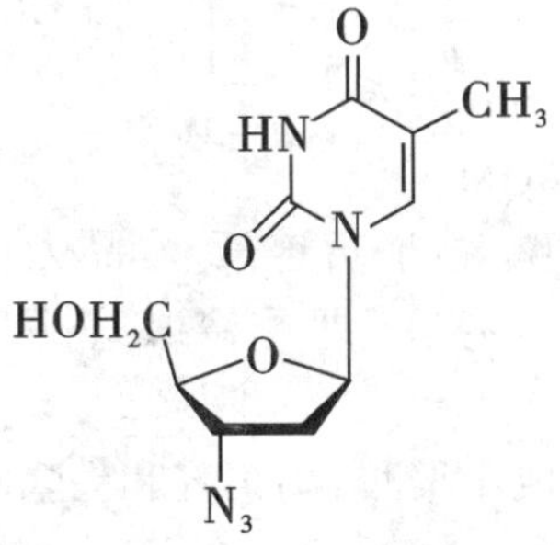

齐多夫定,又名叠氮胸苷。

本品对光、热敏感,所以应控制储存温度并避光保管。

本品为胸苷类似物,由叠氮基取代,它对艾滋病病毒和引起T细胞白血病的DNA病毒有抑制作用,具抗逆转录酶作用,美国FDA批准的第一个用于艾滋病及其相关症状治疗的药物。

阿昔洛韦

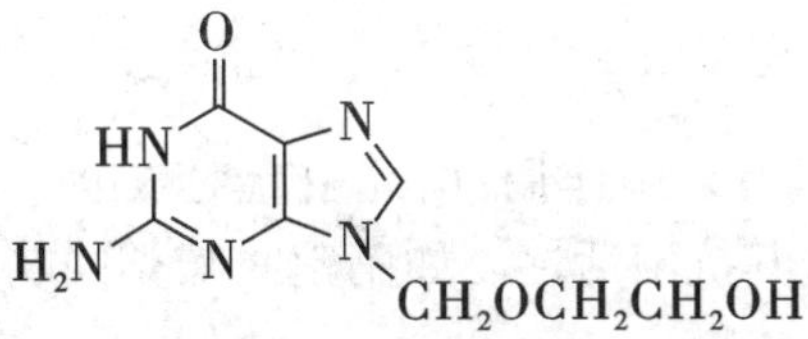

阿昔洛韦,为白色结晶性粉末,微溶于水,溶于氢氧化钠或碳酸钠溶液,其钠盐可做成注射剂。

阿昔洛韦是第一个上市的开环核苷类抗病毒药物,又称无环鸟苷,系广谱抗病毒药,现已作为抗疱疹病毒的首选药物。被广泛用于治疗疱疹性角膜炎、生殖器疱疹、全身性带状疱疹和疱疹性脑炎及病毒性乙型肝炎。

第六节 其他类型抗菌药

其他类型抗菌药主要包括异喹啉类抗菌药、硝基呋喃类抗菌药和消毒防腐药。

一、异喹啉类抗菌药

1. 简介 异喹啉类抗菌药的典型药物盐酸小檗碱,它是黄连和三棵针等植物的抗菌成分,小檗碱用于抗菌的历史悠久。主要适应证是肠道感染。具有抗菌活性强、毒性低、副作用小、应用广的特点,但其抗菌机制至今仍未阐明。近来还发现其具有阻断β受体和抗心律失常的作用。

2. 典型药物

盐酸小檗碱

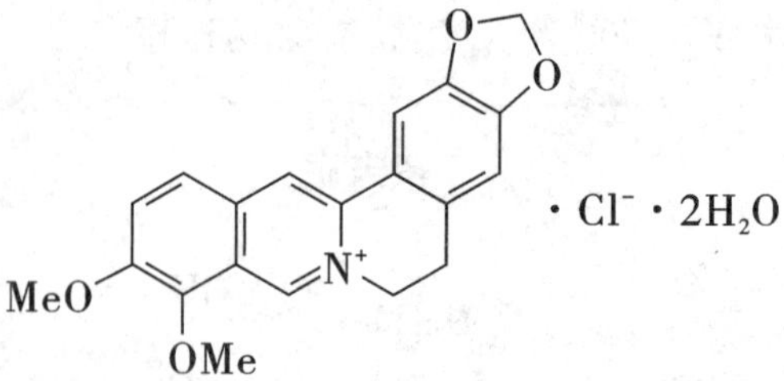

$\cdot Cl^- \cdot 2H_2O$

MeO

OMe

盐酸小檗碱，别名氯化小檗碱、盐酸黄连素，本品为黄色针状结晶或结晶性粉末，溶于热水。游离小檗碱以三种形式存在，即季铵碱式、醇式和醛式，其中以季铵碱式最稳定。

本品可被高锰酸钾氧化，生成小檗酸、小檗醛和去氢小檗碱。本品属于生物碱类，可与多种生物碱沉淀试剂反应，如与钒钼酸试液作用呈紫色；与苦味酸试液作用，生成苦味酸小檗碱沉淀，与碘化钾溶液作用生成碘化小檗碱黄色沉淀。

由于水中溶解度低等问题导致本品的生物利用度低，于是合成了一系列原小檗碱类化合物，考察抗菌活性并确定其构效关系，指出原小檗碱盐具有的季铵结构(带正电荷的N原子处于芳环中)是抗菌活性所必需的结构，进一步证实其取代基的亲脂性能增强抗菌活性。

二、硝基呋喃类抗菌药

1923年人们确定糠醛具有杀菌作用，由此引起对呋喃类衍生物抗菌作用的研究，合成了许多类似化合物并筛选其抗菌活性。如硝基呋喃类的呋喃唑酮、呋喃妥因和呋喃西林等开始在临床上使用。

硝基呋喃类抗菌药分子结构中均具硝基，其抗菌作用的共同特点为：

(1)抗菌谱广。对金黄色葡萄球菌、肠球菌属等革兰氏阳性菌及肠杆菌科为主的革兰氏阴性杆菌具一定的抗菌活性，但对铜绿假单胞菌无作用。

(2)主要通过干扰细菌的酶系统抑制乙酰辅酶A，干扰微生物的糖代谢，而起抑菌作用。细菌对其不易产生耐药性，故在临床上对相应的长期感染仍保持一定的疗效。

(3)口服吸收率低，组织渗透性差，只适用于肠道、下尿路感染及皮肤黏膜局部感染。

(4)不良反应相对较多，包括消化道反应、过敏及长期用药致周围神经炎。全身用药时对肝、肾功能不全者和新生儿忌用，孕妇可致溶血反应，故避免应用。

本类药物由于具有硝基，具有一些相似的理化性质，如性状方面一般为黄色结晶或结晶性粉末，在水中溶解度极小，在乙醇中溶解度较水中大。与NaOH试液作用呈橙红色，与Zn及H_2SO_4作用，将硝基还原成氨基而生成无色溶液。

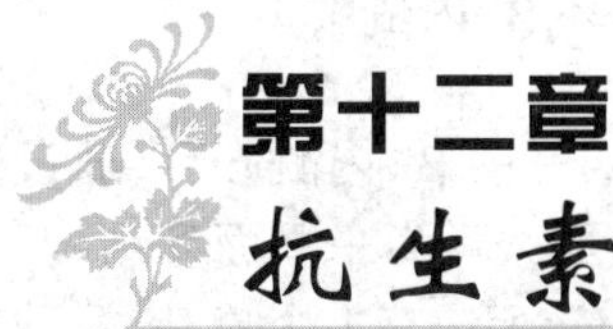

第十二章 抗生素

抗生素是某些微生物(如细菌、放线菌、真菌等)的代谢产物或其半合成衍生物,它能以极低的浓度对某些病原微生物产生抑制或杀灭作用,而对宿主则不会产生严重的毒副作用。临床上多数抗生素用于治疗细菌感染性疾病;某些抗生素还具有抗肿瘤活性、免疫抑制和刺激动植物生长的作用。抗生素按化学结构可分为 β-内酰胺类、大环内酯类、氨基糖苷类、四环素类和其他类。

抗生素的作用机制如下。

(1)干扰细菌细胞壁合成:使细胞破裂死亡,包括青霉素类和头孢菌素类。

(2)损伤细菌细胞膜:影响膜的渗透性,包括多黏菌素和短杆菌素。

(3)抑制细菌蛋白质合成:干扰必需的酶的合成,包括大环内酯类、氨基苷类、四环素类和氯霉素。

(4)抑制细菌核酸合成:阻止细胞分裂和酶的合成,包括利福平等。

第一节　β-内酰胺类抗生素

一、基本结构特点和作用机制

β-内酰胺类抗生素是指分子结构中具有 β-内酰胺四元环的抗生素。根据 β-内酰胺环是否连接其他杂环以及所连接杂环的化学结构,β-内酰胺类抗生素又可被分为青霉素类、头孢菌素类及非经典的 β-内酰胺类抗生素。非经典的 β-内酰胺类抗生素主要有头霉素类、碳青霉烯类、青霉烯类、单环 β-内酰胺类等。各类型的基本结构通式如下:

青霉素类　　　　头孢菌素类　　　　β-内酰胺类

头霉素类　　碳青霉烯类　　单环 β-内酰胺类

β-内酰胺类抗生素共同结构特点是：①分子内都具有1个四元的β-内酰胺环，通过N原子和相邻第三碳原子与另一个五元或六元环相稠合。β-内酰胺环为一平面型结构，但2个稠合环不在一个平面上；②绝大部分β-内酰胺类抗生素 C_2 上连有1个羧基，显酸性，能与碱成盐增大水溶性；③β-内酰胺环羰基α-碳都有1个酰胺基侧链，通过引入不同的取代基(R)，可调节抗菌谱、理化性质、对酶的作用方式和抗菌作用的强度；④含有手性碳原子，均有旋光性。青霉素类抗生素的母核上有3个手性碳原子，具有活性的绝对构型是2S,5R,6R。头孢菌素类抗生素的母核上有2个手性碳原子，具有活性的绝对构型是6R,7R。β-内酰胺类抗菌活性不仅与母核的构型有关，而且还与酰胺基上取代基的手性碳原子有关，旋光异构体间的活性有很大的差异。

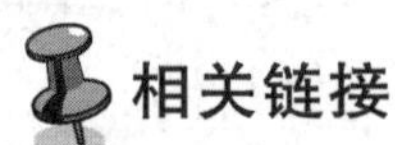
相关链接

β-内酰胺类抗生素的作用机制

β-内酰胺类抗生素的抗菌机制是通过抑制黏肽转肽酶，阻碍细菌细胞壁的合成而杀菌。由于β-内酰胺类抗生素的结构与黏肽D-丙氨酰-D-丙氨酸的末端结构和构象相似，使酶识别错误，不能合成黏肽，使细胞壁缺损，水分不断向高渗菌体渗透，导致细菌膨胀、裂解而死亡，呈现杀菌作用。人体细胞没有细胞壁，因此β-内酰胺类抗生素对人体细胞无影响，故毒性很低。革兰氏阴性杆菌的细胞壁主成分不是黏肽，而且菌体内的渗透压较低，故对青霉素不敏感。

二、青霉素及半合成类青霉素类抗生素

(一)天然青霉素类

1. 简介　目前已知的利用生物合成途径获得的天然青霉素主要有7种，分别是青霉素G(苄青霉素)、青霉素K、青霉素X、青霉素V、青霉素N、青霉素F及双氢青霉素，具有临床应用价值，是第一个临床应用的抗生素。

青霉素G　　青霉素X

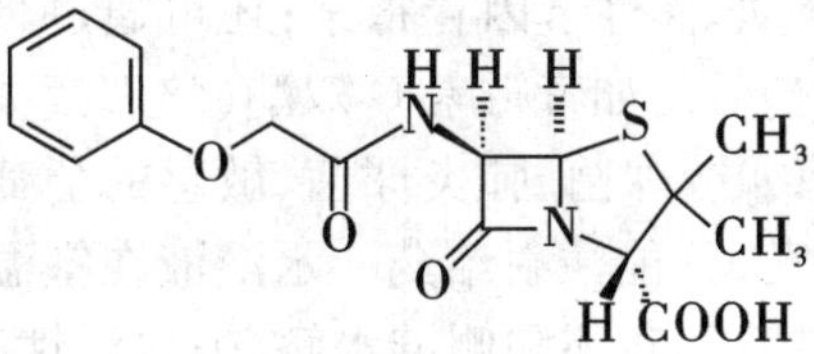

青霉素 V

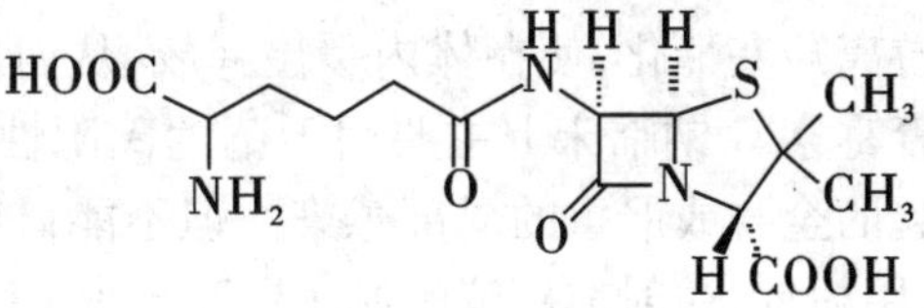

青霉素 N

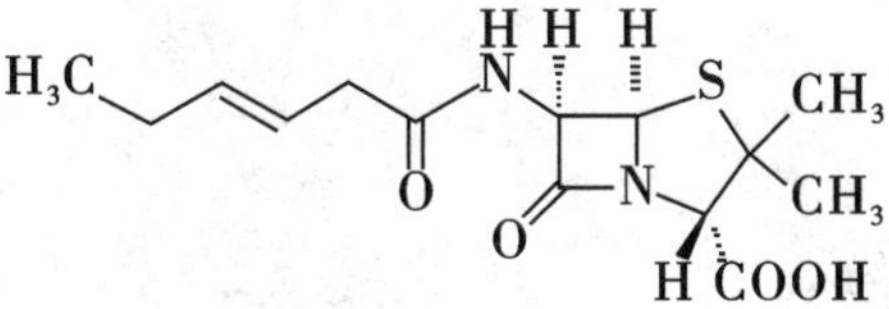

青霉素 F

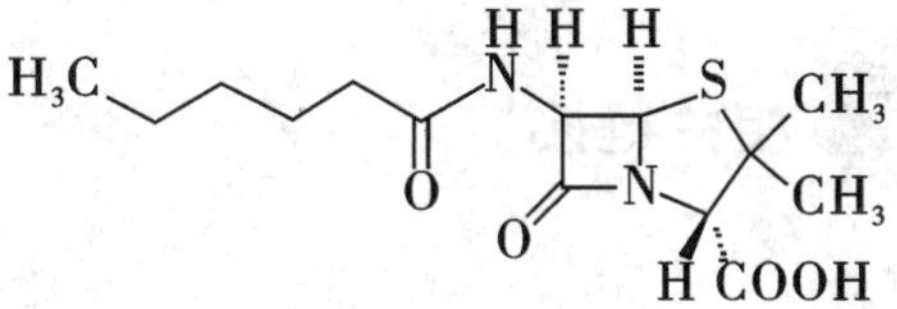

双氢青霉素

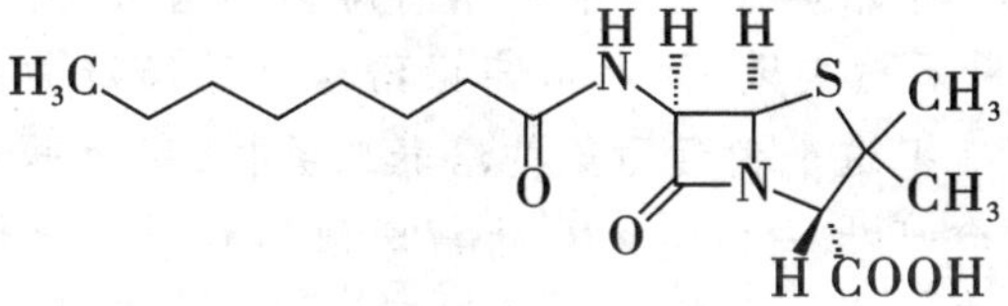

青霉素 K

2. 典型药物

青霉素钠

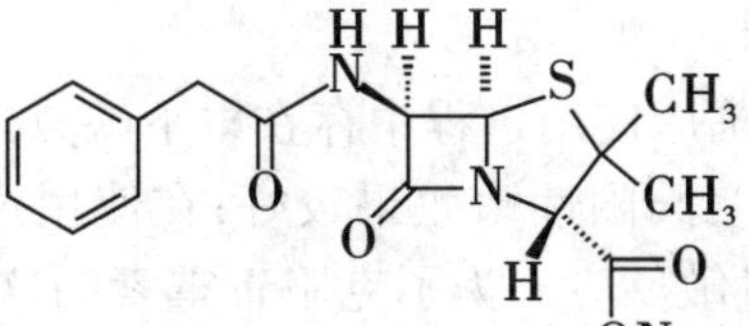

青霉素钠，青霉素 G 的钠盐，化学名为(2S,5R,6R)-3,3-二甲基-6-(2-苯乙酰氨基)-7-氧代-4-硫杂-1-氮杂双环[3.2.0]庚烷-2-甲酸钠，又名苄青霉素钠、青霉素 G 钠。

本品为白色结晶性粉末；无臭或微有特异性臭；有引湿性；遇酸、碱或氧化剂即迅速失效，水溶液在室温放置易失效。本品在水中极易溶解，在乙醇中溶解，在脂肪油或液状石蜡中不溶。

青霉素的稳定性差，其原因是由于四元环和五元环的张力较大且 2 个环不共平面，致使 β-内酰胺环上的羰基与氮上的孤对电子对未形成共轭，在酸性、碱性条件下，容易受到亲核性或亲电性试剂的进攻，使 β-内酰胺环破裂而失效，温度、金属离子和氧化剂均可加速此反应。

青霉素 G 是一种有机弱酸(pKa 为 2.65～2.70)，不溶于水，故青霉素钠的水溶液遇稀盐酸，即可生成白色沉淀；该沉淀能在乙醇、三氯甲烷、醋酸戊酯、乙醚或过量的盐酸中溶解。

青霉素钠或钾盐经注射给药后，很快以游离酸的形式经肾脏排出。为延长青霉素在体内作用的时间，减慢青霉素在体内的排泄速度，可将其与丙磺舒(抗痛风药)合用；也可将青霉素与相对分子质量较大的胺制成难溶性盐,如普鲁卡因青霉素;还可通过将青霉素的游离羧基酯化,使在体内缓慢释放,从而提高药效。如青霉素 G 双酯(培那西林)。

青霉素 G 钠临床上主要用于革兰氏阳性球菌如链球菌、肺炎球菌、敏感的葡萄球菌等引起的全身或严重的局部感染。但不能口服给药,只能注射给药。水溶液在室温下易分解,用粉针,注射前新鲜配制(胃酸导致 β-内酰胺环开环和侧链水解,失去活性)。某些患者中易引起过敏反应,严重时会导致死亡。长期使用过程中,细菌逐渐产生一些分解酶,如 β-内酰胺酶,产生耐药性。

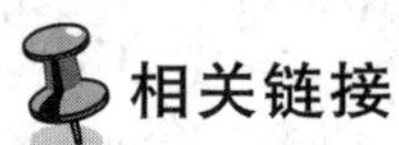

相关链接

青霉素的发现

青霉素的发现纯属偶然:1928 年 9 月的一天,从事葡萄球菌研究的弗莱明度假回来后发现在一个培养皿边上有一个青霉菌的菌落,周围的葡萄球菌没有生长,作为实验结果显然失败,因为他忘记给这个已经接种葡萄球菌的培养皿盖上盖子。但他没有把这个受到污染的培养皿丢掉,反而思考这种现象并推论污染培养皿的霉菌会产生一种能杀死葡萄球菌的物质。他称这种物质为盘尼西林,即青霉素,后来证明这种物质能够杀死许多种病原菌。1940 年青霉素应用于临床,成为人类使用的第一个抗生素。1945 年弗莱明因此杰出贡献获得诺贝尔奖。

(二)半合成青霉素类

1. 简介　天然青霉素在临床使用过程中存在以下缺点:对酸不稳定,只能注射给药,不能口服;抗菌谱较窄,对革兰氏阳性菌效果较好;在使用过程中细菌产生分解酶,对青霉素产生耐药性;有严重的过敏反应。为了克服青霉素的这些缺点,人们以 6-氨基青霉烷酸母核结构为靶标,对青霉素的结构进行了修饰,通过 6 位上不同的酰基取代制得了一系列耐酸、耐酶及广谱的半合成青霉素。

(1)耐酸青霉素在耐酸青霉素 V 的化学结构启发下,通过青霉素 6 位侧链酰胺基 α 位引入吸电子基团,阻碍了青霉素在酸性溶液中的电子转移重排,使其对酸稳定,如非奈西林、阿莫西林、丙匹西林等。耐酸青霉素结构中的吸电子基能够阻碍青霉素分子内的酸性催化分解作用,故不易被胃酸破坏,适于口服。

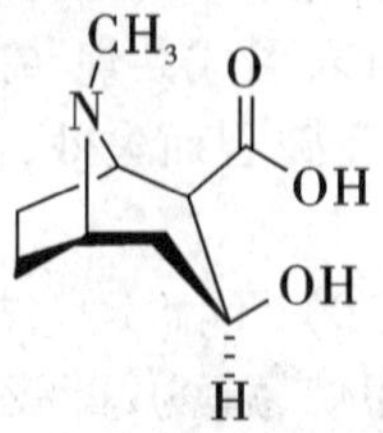

非奈西林 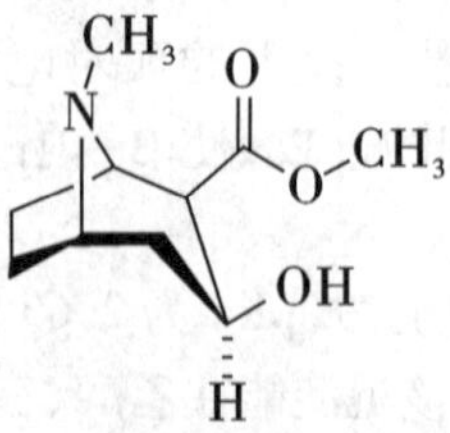　　丙匹西林

(2)耐酶青霉素在半合成青霉素的研究过程中发现侧链引入三苯甲基可产生较大的空间位阻,能有效阻碍与β-内酰胺酶或青霉素酶等的活性中心结合,从而提高了β-内酰胺环的稳定性。虽然三苯甲基青霉素对酶非常稳定,但是抗菌活性较低,根据酰胺侧链空间位阻效应这一启发,合成了大量的类似物应用于临床,如苯唑西林、氯唑西林、萘夫西林、替莫西林等。替莫西林在β-内酰胺环6位有甲氧基取代,对β-内酰胺酶较稳定。苯唑西林是第一个耐酶、耐酸的青霉素,可口服、注射,引入苯甲异噁唑环是重大进展。

(3)广谱青霉素研究发现青霉素N对革兰氏阳性菌的作用远低于青霉素,但对革兰氏阴性菌的效用优于青霉素,进一步研究发现青霉素N的侧链氨基是影响革兰氏阴性菌活性的重要基团,由此出现了一系列的半合成广谱青霉素,如氨苄西林、羧苄西林等。而在氨苄西林苯环对位上引入羟基,可得到口服的阿莫西林。在氨苄西林侧链的氨基上引入极性较大的哌嗪二酮,使抗菌谱改变,具有抗假单胞菌活性,对铜绿假单胞菌和变形杆菌作用强,如哌拉西林。

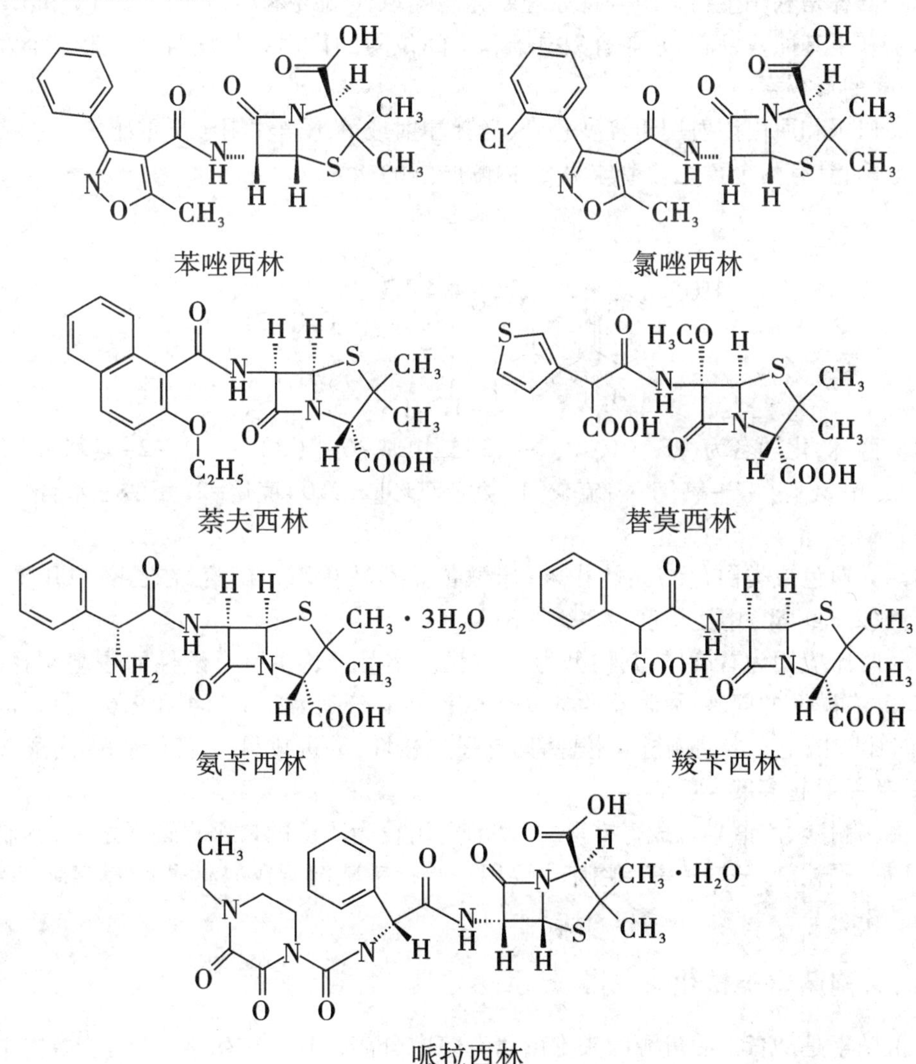

苯唑西林　　氯唑西林

萘夫西林　　替莫西林

氨苄西林　　羧苄西林

哌拉西林

苯唑西林钠

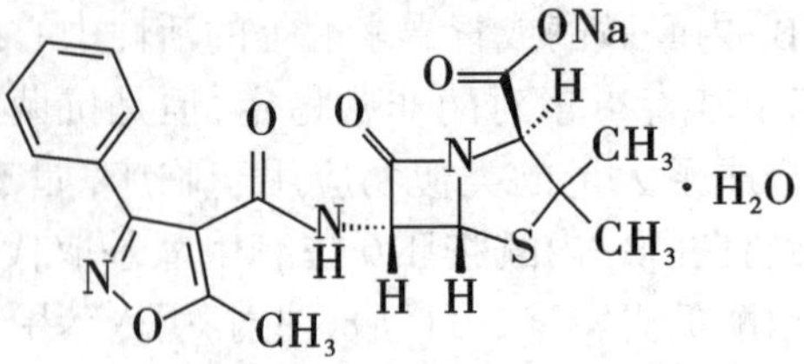

苯唑西林钠,化学名为(2S,5R,6R)-3,3-二甲基-6-(5-甲基-3-苯基-4-异恶唑甲酰氨基)-7-氧代-4-硫杂-1-氮杂双环[3.2.0]庚烷-2-甲酸钠盐一水合物。

本品为白色粉末或结晶性粉末;无臭或微臭。本品在水中易溶,在丙酮或丁醇中极微溶解,在乙酸乙酯或石油醚中几乎不溶。在水溶液(10 mg/mL)中比旋度为+195°~+214°。本品的水溶液 pH 值为5.0~7.0,游离酸的 pKa 为2.8。

苯唑西林是利用生物电子等排原理以异恶唑取代侧链苯环,同时在其 C_3 和 C_5 上分别以苯基和甲基取代,而苯基兼有吸电子和空间位阻的作用。苯唑西林为第一个发现的耐酶、耐酸的青霉素。

本品口服和肌内注射用于轻度感染,静脉注射或静脉滴注用于严重感染。主要用于抗葡萄球菌,具有耐金黄色葡萄球菌 β-内酰胺酶的能力。

阿莫西林

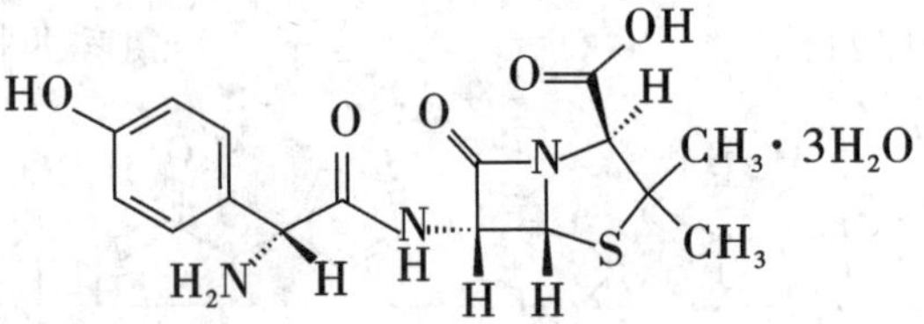

阿莫西林,化学名为(2S,5R,6R)-3,3-二甲基-6-[(R)-(-)-2-氨基-2-(4-羟基苯基)乙酰氨基]-7-氧代-4-硫杂-1-氮杂双环[3.2.0]庚烷-2-甲酸三水合物,又名羟氨苄青霉素。

本品为白色或类白色结晶性粉末;味微苦。本品在水中微溶,在乙醇中几乎不溶。在水溶液(2 mg/mL)中比旋度为290°~315°。

本品临床应用为右旋体,其构型为 R 构型。本品结构中既有酸性的羧基、弱酸性的酚羟基,又有碱性的氨基,故阿莫西林具有3个 pKa,分别为2.4、7.4 和9.6。其水溶液在 pH=6 时比较稳定。本品侧链 α-氨基具有强亲核性,易进攻另一分子的 β-内酰胺环上的羰基,从而引起多聚合反应。

本品为耐酸、广谱半合成青霉素,是目前应用较为广泛的口服青霉素之一,其制剂有胶囊、片剂、颗粒剂、分散片等。临床主要用于治疗敏感菌所致的泌尿系统、呼吸系统、胆道等的感染。

三、头孢菌素类抗生素

头孢菌素是从青霉菌近源的头孢菌属真菌中分离得到的抗生素,其化学结构中均含有 β-内酰胺环并合氢化噻嗪环,天然的有3种,即头孢菌素 C、头孢菌素 N 和头孢菌素

P。头孢菌素类抗生素又称先锋霉素，是一类发展迅速、临床应用广泛的药物。

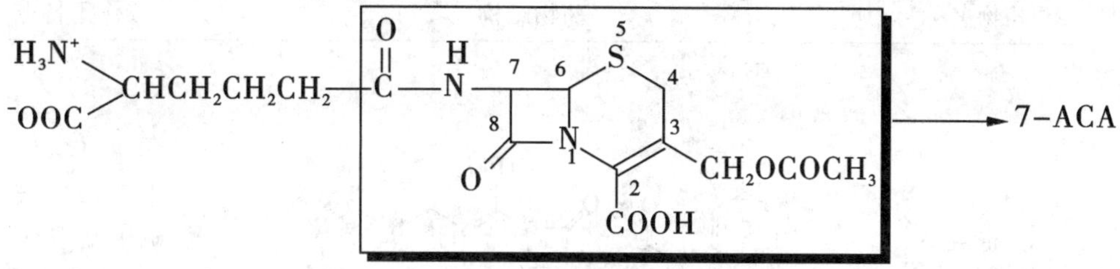

头孢菌素C

多数头孢菌素类抗生素对酸稳定，在头孢菌素分子结构中，由于 C_3 位乙酰氧基是一个较好的离去基团，与 C_2，C_3 间的双键及 N_1 形成一个较大的共轭体系，易受到亲核试剂对 β-内酰胺羰基的进攻，乙酰氧基带着负电离去，并导致 β-内酰胺环破裂，使头孢菌素活性降低。

半合成头孢菌素主要是从天然头孢菌素类的结构出发对其进行结构改造，即以7-氨基头孢烷酸或7-氨基-3-去乙酰氧基头孢烷酸为母核结构进行改造。可以改造的位置有四处：①7-酰基部分，此为抗菌谱的决定性基团；②7-α 氢原子，它能影响对 β-内酰胺酶的稳定性；③环中的硫原子，影响其抗菌效力；④3 位取代基，影响抗生素效力和药物动力学性质。

常用的头孢类抗生素药物如表12-1所示。

表12-1　头孢类抗生素代表药物

类型	药物名称	药物结构	作用特点
第一代头孢菌素类抗生素	头孢唑林	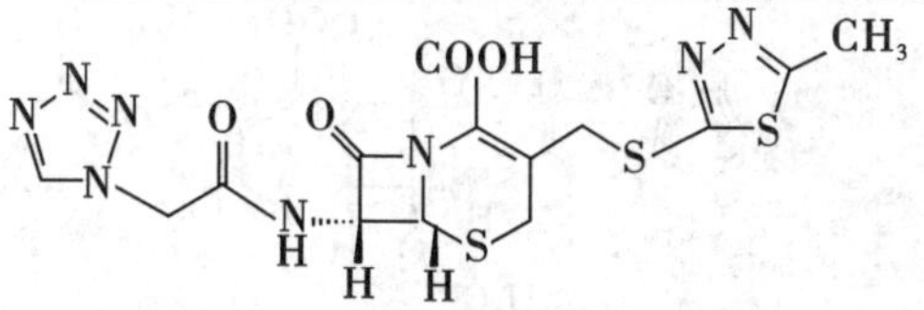	对革兰氏阴性菌作用强，耐酸，耐酶，注射给药
	头孢噻吩	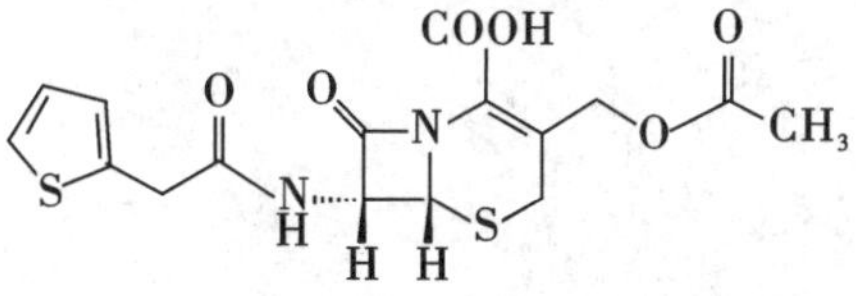	临床主要用于革兰氏阳性菌感染，耐酶
	头孢羟氨苄	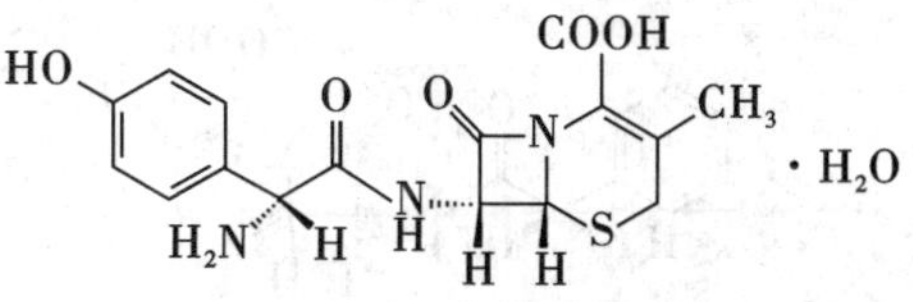 · H_2O	对革兰氏阴性菌作用强，血药浓度高且持久，可口服和注射给药
	头孢拉定	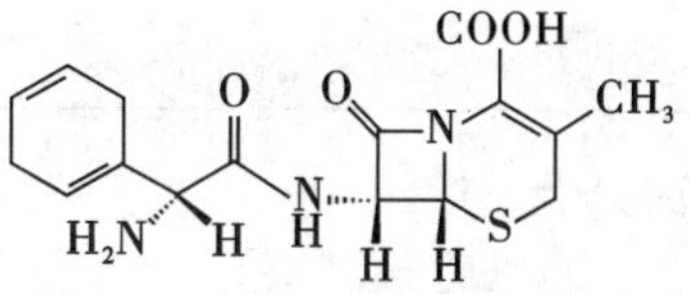	对抗耐药金黄色葡萄球菌和耐药杆菌感染疗效好，可口服和注射给药

续表 12-1

类型	药物名称	药物结构	作用特点
第二代头孢菌素类抗生素	头孢孟多	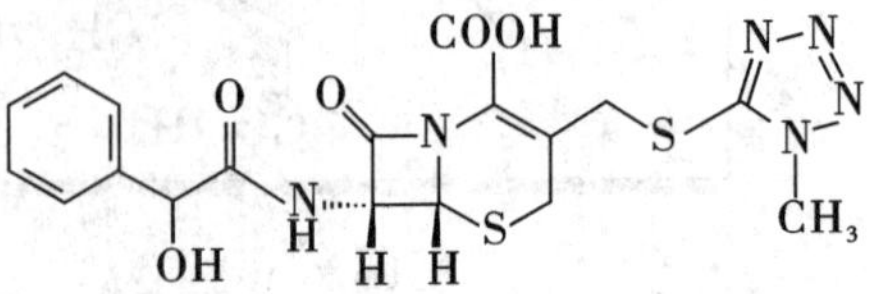	在 C_3 位以(1-甲基四氮唑)-硫甲基取代,对革兰氏阴性菌有效,须注射给药
	头孢呋辛	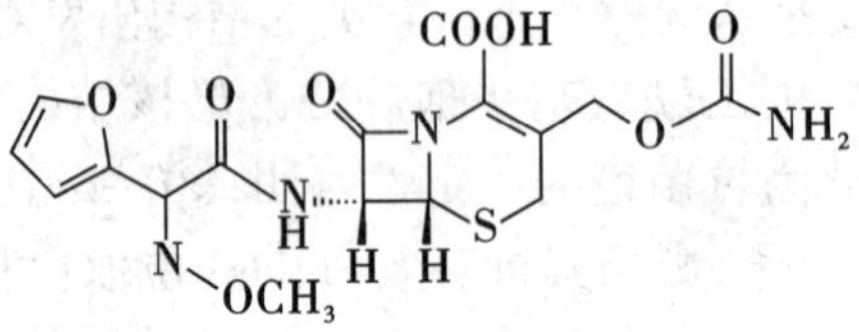	在 C_7 位侧链上有顺式的甲氧肟基,耐酶,临床用其钠盐或酯,前者只能注射
	头孢西丁	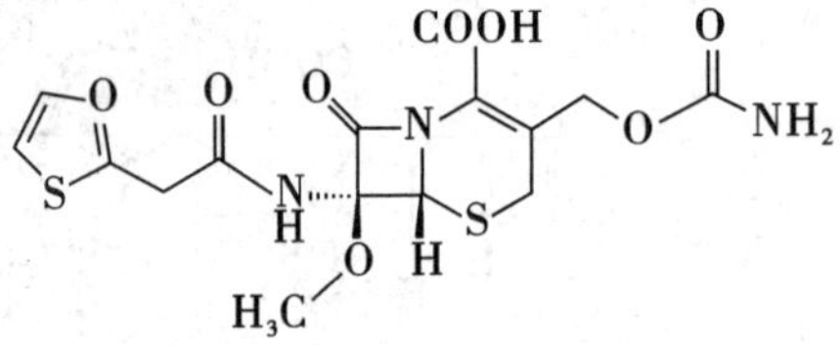	对革兰氏阴性菌活性强,但与多数头孢菌素类药物有拮抗作用
	头孢克洛	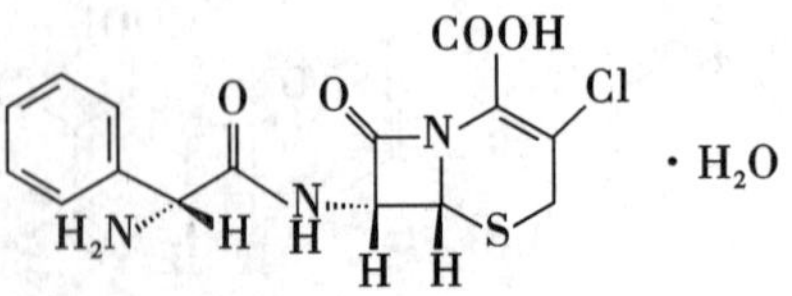 · H_2O	在3位上以氯原子取代,抗菌活性与头孢唑林相似,对胃酸稳定,可口服给药

续表 12-1

类型	药物名称	药物结构	作用特点
第三代头孢菌素类抗生素	头孢哌酮	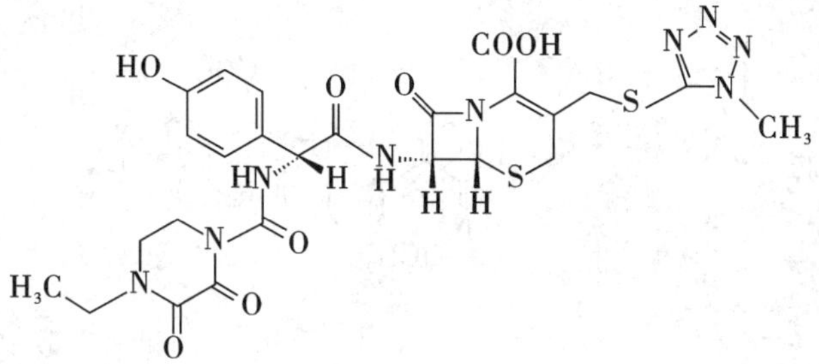	在3位甲基上以硫代杂环取代，可提高其抗菌活性，血药浓度较高，对铜绿假单胞菌的作用较强，注射给药
	头孢曲松	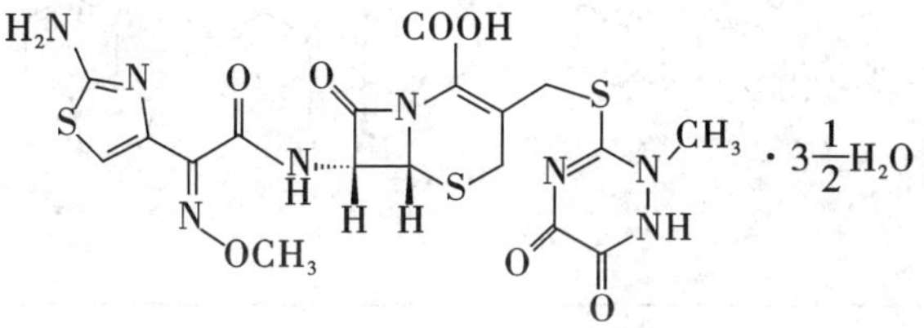 $\cdot 3\frac{1}{2}H_2O$	在 C_3 位引入酸性较强的基团，对肠杆菌科细菌活性强，该药在消化道不吸收
	头孢他啶	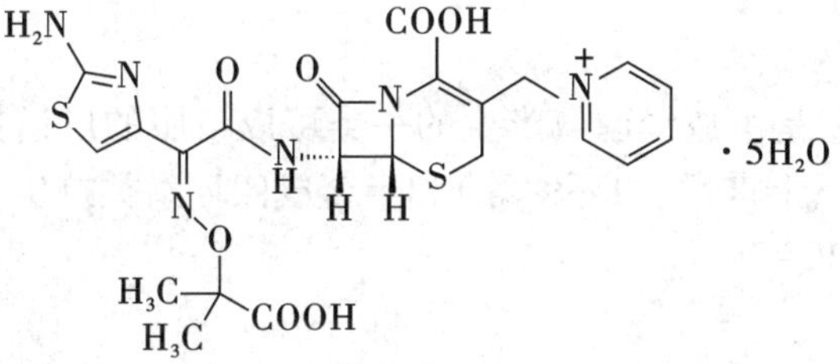 $\cdot 5H_2O$	对革兰氏阴性菌活性突出，尤其对抗铜绿假单胞菌感染的效果比其他抗生素强
	头孢克肟	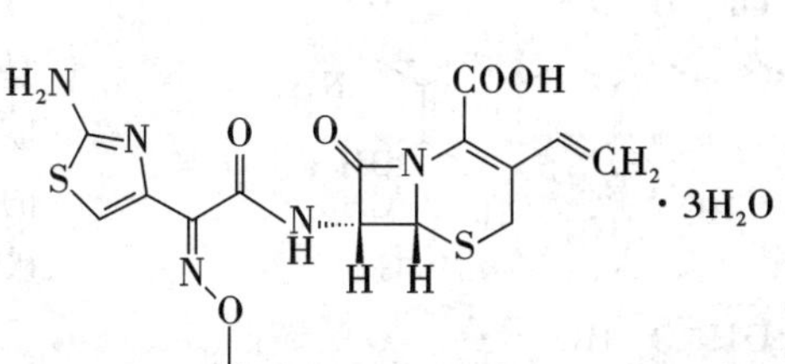 $\cdot 3H_2O$	在 C_7 位侧链上连有乙酸氧肟基，对β-内酰胺酶非常稳定，用于链球菌、肺炎球菌、大肠埃希菌、淋球菌等感染

续表 12-1

类型	药物名称	药物结构	作用特点
第四代头孢菌素类抗生素	头孢吡肟	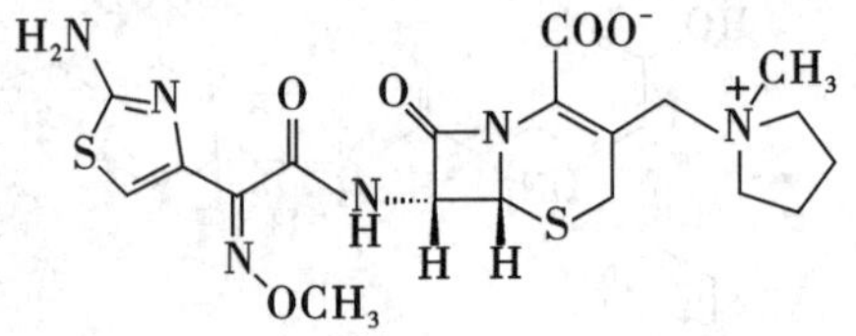	抗菌谱比三代进一步扩大，如革兰氏阳性菌，革兰氏阴性菌包括肠杆菌属、铜绿假单胞菌、葡萄球菌等活性较强，对酶稳定
	头孢匹罗	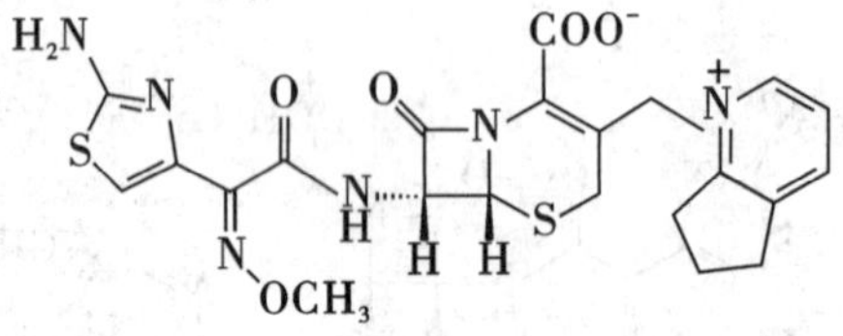	C_3 位甲基引入季铵基团，抗菌谱广，对甲氧西林敏感的葡萄球菌、耐青霉素的肺炎球菌活性较好

第二节　四环素类抗生素

一、概述

四环素类抗生素是由放线菌属产生的一类可以口服的广谱抗生素，主要有天然四环素类抗生素（金霉素、土霉素、四环素等）和半合成四环素类抗生素（米诺环素、美他环素、多西环素等），见表 12-2。

表 12-2　四环素类抗生素

药物名称	药物结构	作用特点
四环素	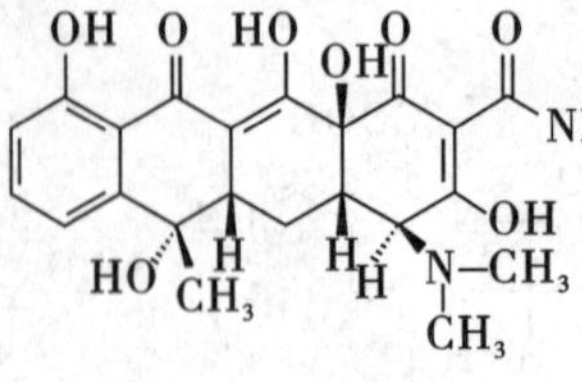	目前多数细菌已对其产生耐药。是立克次体病、支原体感染、衣原体感染、回归热、霍乱、鼠疫等的首选药，也对对青霉素过敏的破伤风、梅毒、淋病患者有效
土霉素	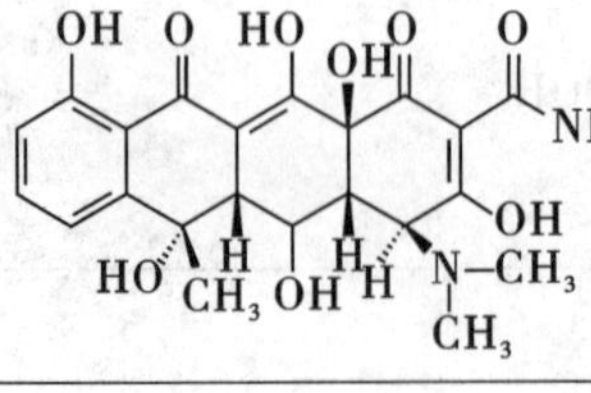	5 位羟基取代的四环素，用途与四环素相同

续表 12-2

药物名称	药物结构	作用特点
金霉素	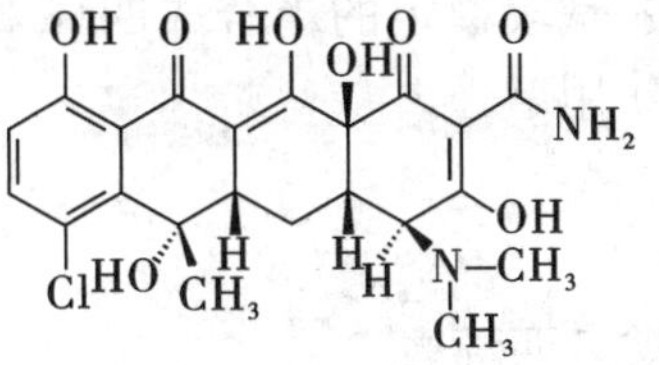	7 位氯取代的四环素，抗菌谱与四环素相似。但因刺激性较大，现已不作内服或注射，多为外用药
米诺环素	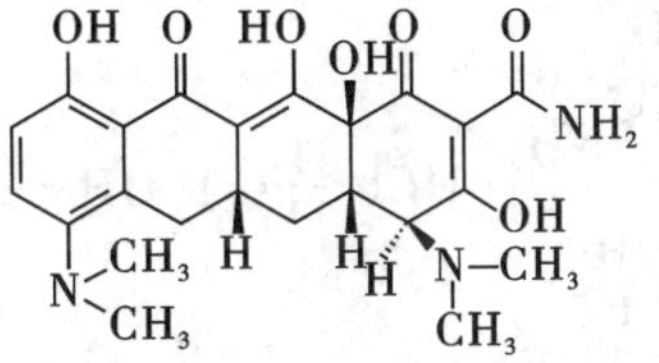	又名二甲胺四环素，是目前治疗活性最好的四环素，具有高效、速效、长效的特点
美他环素	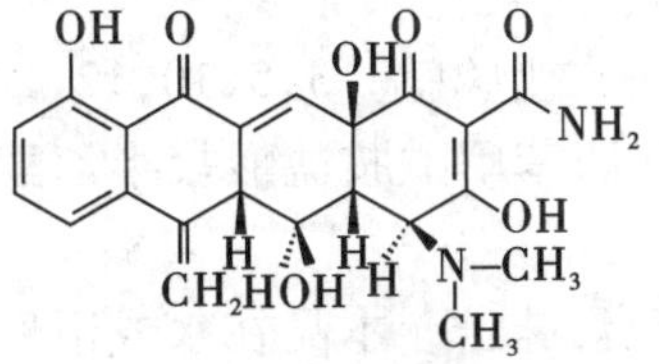	又名甲烯土霉素，口服吸收良好，血药浓度维持时间长，活性比四环素强

四环素类抗生素是十二氢化并四苯的衍生物，故本类化合物具有一系列的共同性质。

(1)此类抗生素绝大部分为黄色结晶性粉末，味苦，水溶性差。

(2)含有烯醇式羟基、酚羟基及二甲氨基，故该类抗生素都为两性化合物，在临床使用其盐酸盐。

(3)本类药物在干燥时性质较稳定，遇光渐变色，故须避光密闭保存。

(4)其盐在酸、碱性溶液中均不稳定，失去活性。

在强酸(pH<2)条件下，C_6 位上的羟基和 C_5 位上的氢发生反式消除反应。生成无活性的橙黄色脱水物。

在酸性(pH 值为 2～6)条件下，C_4 位上的二甲氨基易发生差向异构化，生成无活性的差向异构体，毒性增大。磷酸根离子、醋酸根离子等阴离子可促进差向异构化反应的速度。差向异构化的顺序为金霉素>四环素>土霉素。

在碱性(pH>7.5)条件下，C_6 位上羟基向 C_{11} 位进行分子内亲核进攻，使 C 环破裂，生成含内酯结构的异构体。

(5)含多羟基、烯醇羟基和羰基，在近中性条件下能与多种金属离子形成不溶性螯合物。与钙或镁离子形成不溶性的钙盐和镁盐；与铁离子形成红色配合物；与铝离子形成黄色配合物。

(6)均与浓硫酸发生显色反应。如金霉素初显蓝色，后转为橄榄绿色；土霉素显深朱红色；四环素显深紫色。

(7)本类药物的盐酸盐显较强酸性，如盐酸金霉素 pH 值为 2.3～3.3；盐酸土霉素 pH 值为 2.3～2.9；盐酸四环素 pH 值为 1.8～2.8；盐酸多西环素 pH 值为 2.0～3.0。故与碱性药物配伍时，可析出沉淀，使用时应注意。

上述共同性质中，C_6 位上的羟基发生脱水反应和重排成内酯是引起本类药物不稳定的主要因素，故改造此部位可以得到对酸、碱较稳定的半合成四环素，如米诺环素和多西环素等，其显著特点是半衰期延长、抗菌作用增强。

二、典型药物

盐酸多西环素

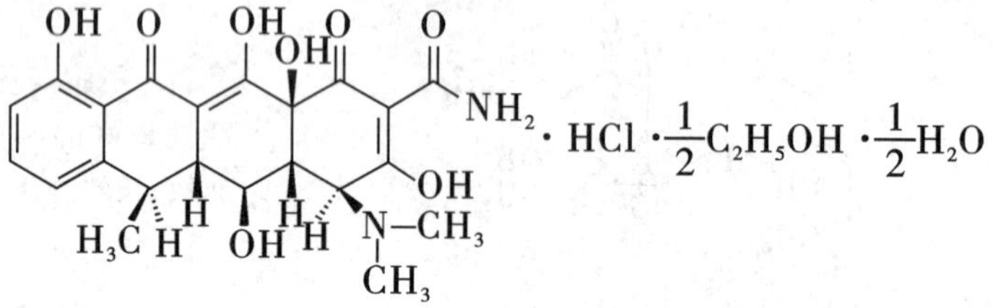

$$\cdot HCl \cdot \frac{1}{2}C_2H_5OH \cdot \frac{1}{2}H_2O$$

盐酸多西环素，化学名为6-甲基-4-(二甲氨基)3,5,10,12,12a-五羟基-1,11-二氧代-1,4,4a,5,5a,6,11,12a-八氢-2-并四苯甲酰胺盐酸盐半乙醇半水合物，又名盐酸脱氧土霉素、盐酸强力霉素。

本品为淡黄色至黄色结晶性粉末；无臭，味苦。本品在水或甲醇中易溶，在乙醇或丙酮中微溶，在三氯甲烷中几乎不溶。有引湿性，室温下较稳定，遇光易变质。减压干燥到100 ℃时失去结晶水和结晶醇。在盐酸(9→100)、甲醇(1→100)溶液(10 mg/mL)中比旋度为-105°～-120°。

本品临床上主要用于治疗慢性支气管炎、肺炎、泌尿系统等感染，抗菌活性比四环素强，对四环素耐药菌有效。对支原体肺炎、霍乱和出血热等也具有较好的疗效。

第三节　氨基糖苷类抗生素

一、概述

氨基糖苷类抗生素是由链霉菌、小单胞菌及细菌产生的一类具有氨基糖苷结构的抗生素，为广谱抗生素。临床常用的氨基糖苷类抗生素主要有链霉素、卡那霉素、庆大霉素、新霉素、巴龙霉素和核糖霉素。

氨基糖苷类抗生素是由碱性多元环己醇与氨基糖缩合而成，形成了本类抗生素的母核结构，故本类药物的理化通性为：①分子结构中含有苷键，易发生水解反应；②因该类抗生素为极性化合物，水溶性较高，故在胃肠道吸收差，须注射给药；③分子结构中含碱性基团，可与硫酸、盐酸成盐等。见表12-3。

表 12-3　常用的氨基糖苷类抗生素

药物名称	药物结构	作用特点
卡那霉素 A	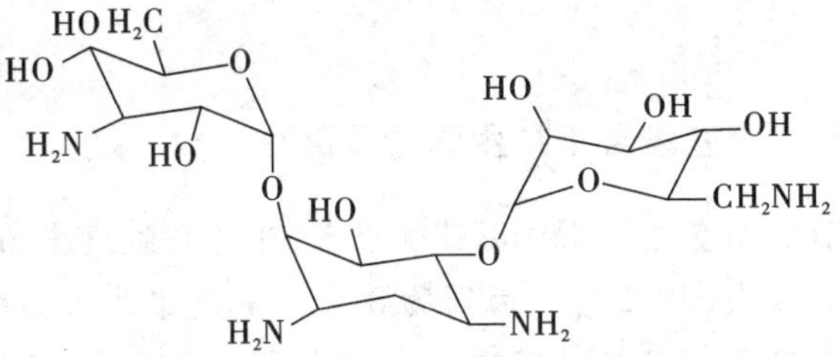	是卡那霉素临床使用的主要组分，为广谱抗生素，对革兰氏阴性杆菌和结核杆菌均有效
庆大霉素 C_1	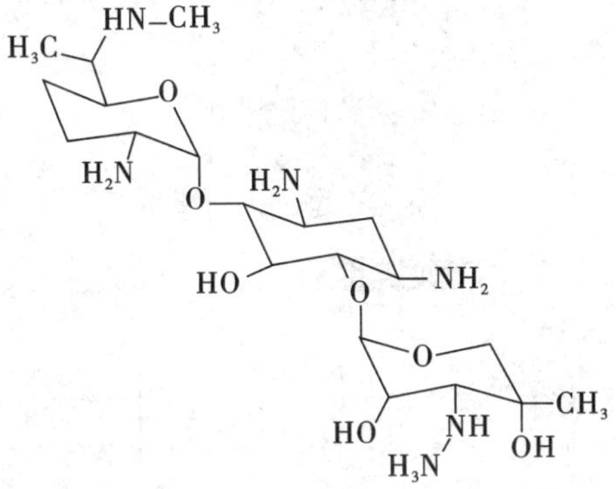	为广谱抗生素，尤其对铜绿假单胞菌、大肠杆菌、肺炎杆菌、痢疾杆菌等革兰氏阴性菌有强效，主要用于尿路感染、脑膜炎、烧伤感染和败血症
依替米星	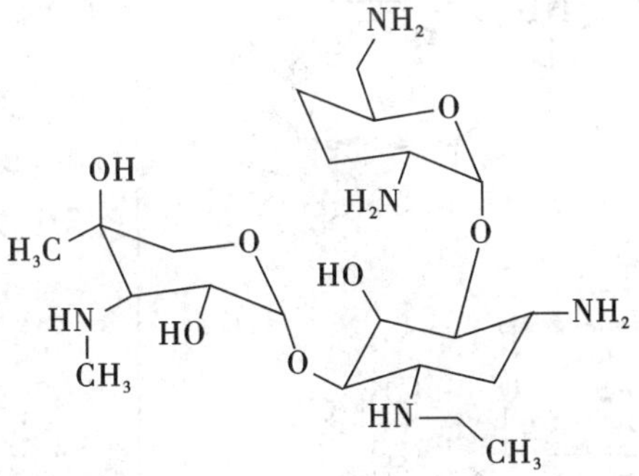	为我国自主研发的半合成氨基糖苷类抗生素，抗菌谱似庆大霉素，具有抗菌谱广、抗菌活性强、抗交叉耐药性好等特点
奈替米星	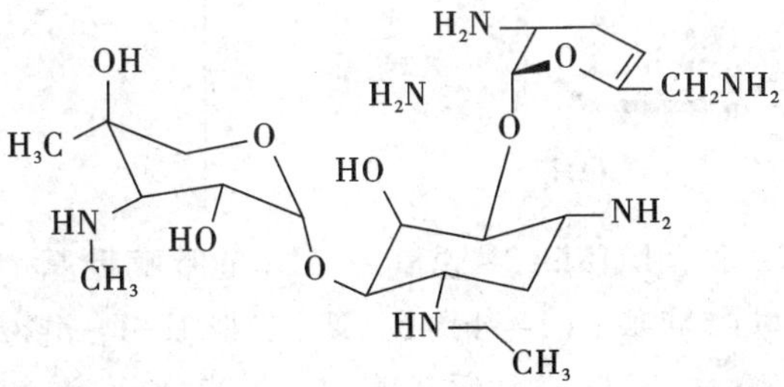	用于严重革兰氏阴性杆菌感染，常与β-内酰胺类抗生素联用。耳毒性发生率低，程度轻
地贝卡星	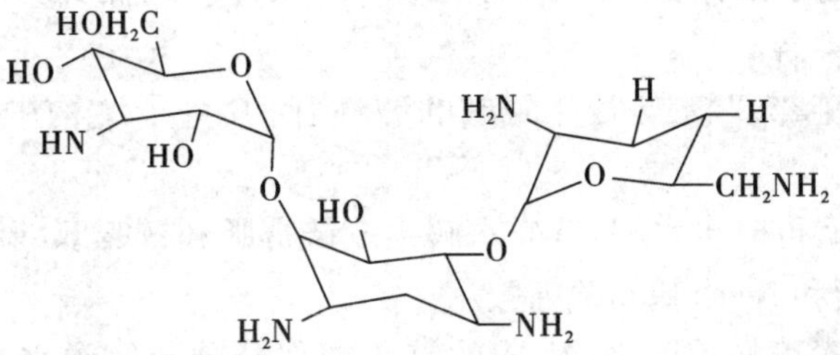	抗菌谱与庆大霉素相似，对革兰氏阳性菌作用较弱，对铜绿假单胞菌有较强的抗菌活性

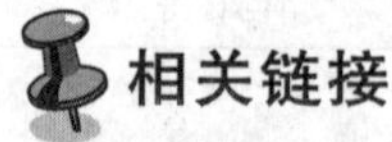

相关链接

氨基糖苷类抗生素的耳毒性

据北京临床药学研究所分析 1 039 例聋哑患者，在各种致聋原因的人数中，因药物致聋的竟高达 618 人(59.5%)，而药物致聋又都是小儿时因病使用氨基糖苷类抗生素引起的。特别是多种氨基糖苷类抗生素联合应用，使很多发育正常的儿童造成终生残疾。

二、典型药物

硫酸链霉素

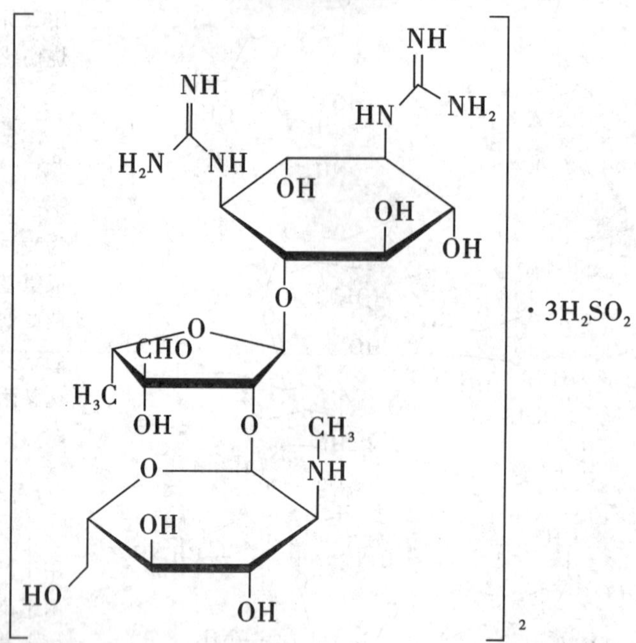

硫酸链霉素，化学名为 O-2-甲氨基-2-脱氧-α-L-葡吡喃糖基-(1→2)-O-5-脱氧-3-C-甲酰基-α-L-来苏呋喃糖基 α(1→4)-N_1，N_3-二脒基-D-链霉胺硫酸盐。

本品为白色或类白色的粉末；无臭或几乎无臭，味微苦；有引湿性。本品在水中易溶，在乙醇或三氯甲烷中不溶。

本品是由链霉胍和链霉双糖胺缩合而成的碱性苷，其分子结构中含有 3 个碱性中心。

在酸性条件下，链霉素可分步水解，首先水解生成链霉胍和链霉双糖胺，然后链霉双糖胺进一步水解为链霉糖和 N-甲基葡萄糖胺。

在碱性条件下，链霉素可快速水解，生成的链霉糖部分分子经脱水重排为麦芽酚。

麦芽酚在酸性溶液中,与三价铁离子生成紫红色配位化合物,此为麦芽酚反应。

本品加入氢氧化钠试液,水解生成的链霉胍与8-羟基喹啉和次溴酸钠试液反应,呈橙红色,此为坂口反应。

本品分子结构中含有醛基,遇氧化剂(如高锰酸钾、氯酸钾、过氧化氢等)易被氧化成链霉素酸而失效;遇还原剂(如维生素C、葡萄糖、半胱氨酸等)易被还原成双氢链霉素而使毒性增强。

硫酸阿米卡星

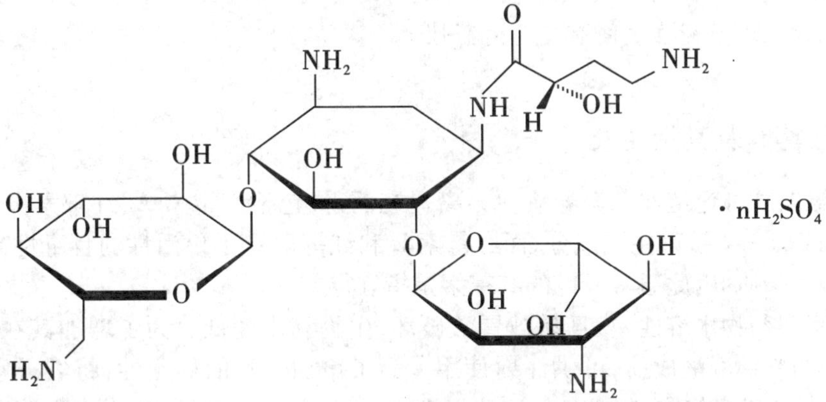

硫酸阿米卡星,化学名为O-3-氨基-3-脱氧-α-D-葡吡喃糖基-(1→6)-O-[6-氨基-6-脱氧-α-D-葡吡喃糖基-(1→4)]-N-(4-氨基-2-羟基-1-氧丁基)-2-脱氧-D-链霉胺硫酸盐,又名硫酸丁胺卡那霉素。

本品为白色或类白色的结晶性粉末;几乎无臭,无味。本品在水中极易溶解,在甲醇、丙酮、乙醚或三氯甲烷中几乎不溶。在水溶液(20 mg/mL)中比旋度为+76°～+84°。

本品与蒽酮的硫酸试液反应,呈蓝紫色。

本品在碱性溶液中与硝酸钴试液反应,生成蓝紫色絮状沉淀。

本品结构中引入的α-羟基酰胺结构含有手性碳,为L-(-)型;若为D-(+)型,则抗菌活性大大减低;若为DL-(±)型,抗菌活性只有L-(-)型的一半。

本品主要用于铜绿假单胞菌及其他假单胞菌、大肠埃希菌、变形杆菌属、克雷伯菌属、肠杆菌属、沙雷菌属、不动杆菌属等敏感菌所致严重感染,如细菌性心内膜炎、呼吸道、骨关节、胆道、腹腔、尿路、皮肤、软组织等感染。

第四节　大环内酯类抗生素

大环内酯类抗生素的特征是化学结构中含有一个十四元、十五元或十六元的内酯环,并通过内酯环上的羟基与6-去氧糖或去氧氨基糖缩合成碱性苷,大环内酯基团和糖衍生物以苷键相连形成的大分子抗生素。多为碱性亲脂性化合物,对革兰氏阳性菌及支原体抑制活性较高。十四元大环内酯类抗生素主要是红霉素类及其衍生物;十五元大环内酯类抗生素主要有阿奇霉素;十六元环大环内酯类抗生素主要有麦迪霉素类、螺旋霉素类等。

相关链接

大环内酯类抗生素的作用机制与特点

本类药物的作用机制是作用于细菌的50S核糖体而抑制细菌蛋白质的合成，从而抗菌。这类抗生素对革兰氏阳性菌、某些革兰氏阴性菌、支原体等有较强的作用，与临床常用的其他抗生素之间无交叉耐药性，但由于本类药物结构近似，故在本类药物之间有交叉耐药性。

一、红霉素及其衍生物

红霉素是从红色链丝菌培养液中分离提纯而得，包括红霉素 A、红霉素 B 和红霉素 C，其中红霉素 A 为抗菌主要成分，而红霉素 B 和红霉素 C 不仅活性弱且毒性高，无药用价值，被视为杂质，因此通常所说的红霉素是指红霉素 A。

红霉素类药物水溶性差，且易被胃酸破坏，生物利用度低。为了增加其在水中的溶解性，将其与乳糖醛酸成盐，可供注射使用。为了增加药物的稳定性，将红霉素 C_5 位的氨基糖-2-OH 成酯修饰，制成各种酯的衍生物，如红霉素碳酸酯、红霉素硬脂酸酯、琥乙红霉素。琥乙红霉素可使红霉素苦味消失，是口服红霉素的替代品，见表 12-4。

表 12-4　红霉素成酯衍生物

基本结构	取代基	药物名称
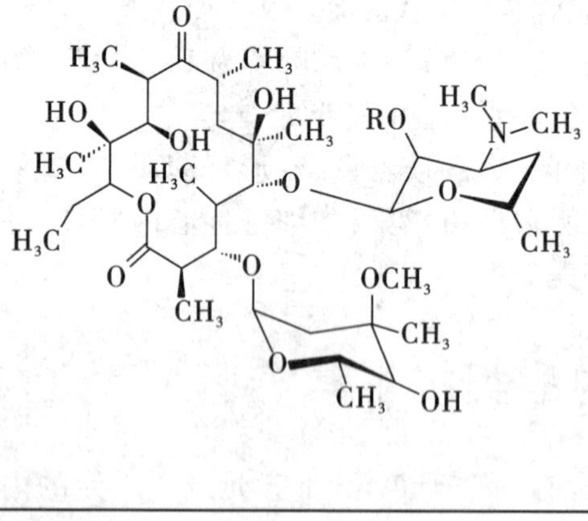	R=—H	红霉素
	R=—$COOCH_2CH_3$	红霉素碳酸酯
	R=—$CO(CH_2)_{16}CH_3$	红霉素硬脂酸酯
	R= —$CO(CH_2)_2OCOCH_2CH_3$	琥乙红霉素

红霉素在酸性条件下主要发生 C_9 羰基和 C_6 羟基脱水环合，导致进一步反应而失活。通过改变 C_6 羟基、C_9 羰基及 C_8 氢，阻断降解反应的发生来提高药物对酸的稳定性，得到一系列红霉素的半合成衍生物。见表 12-5。

表 12-5　红霉素的半合成衍生物

药物名称	药物结构	作用特点
克拉霉素	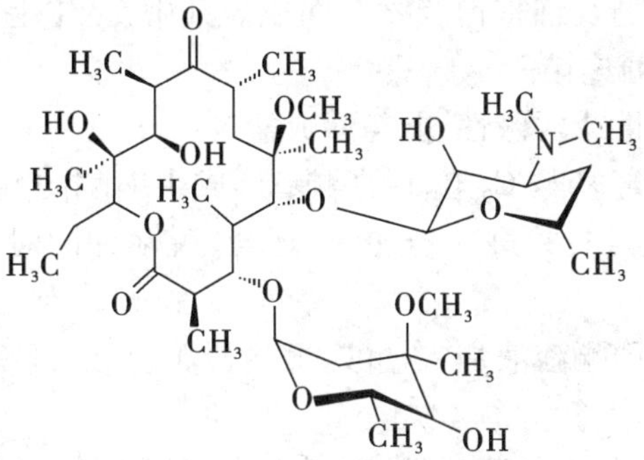	将红霉素 6 位羟基甲基化，使其不能与 9 位羰基形成半缩醛而表现为耐酸性。体内活性比红霉素强 2～4 倍，毒性低，血药浓度高而持久，对需氧菌、厌氧菌、支原体、衣原体均有效。对细胞色素 P450 酶有抑制作用，和其他药物一起使用时须注意
罗红霉素	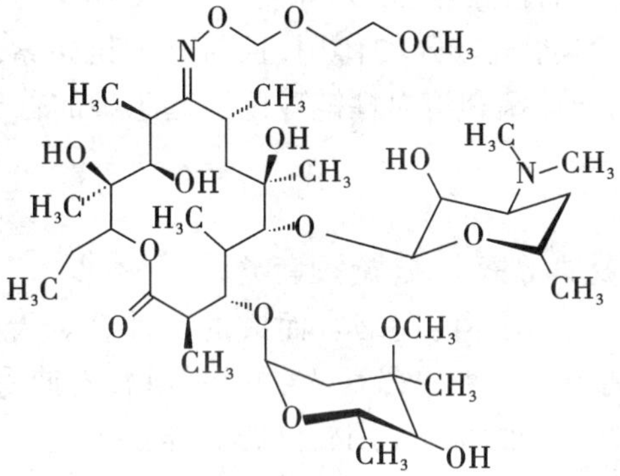	将红霉素 9 位羰基转化成肟，再对其进行醚化。本品化学稳定性好。口服吸收迅速，副作用小，抗菌活性是红霉素的 6 倍，在组织中分布较广，尤其是在肺组织中浓度较高
氟红霉素	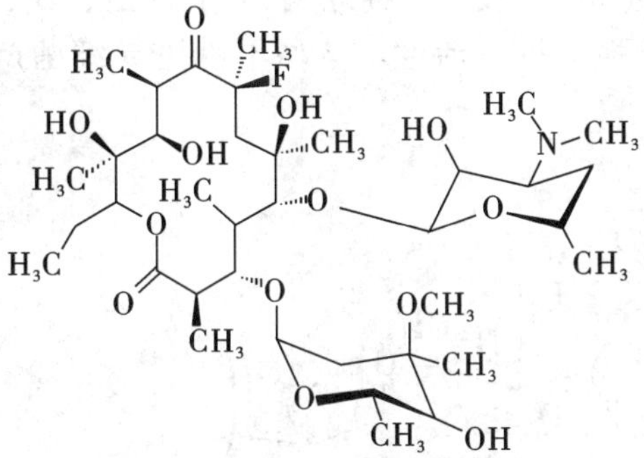	利用电子等排原理，在红霉素的 8 位上以氟原子代替氢。其对酸稳定，半衰期长，对肝无损害。与红霉素相比，其抗菌作用强、范围广，在血液、组织体液及细胞内药物浓度高且持久，半衰期长，克服了红霉素在酸存在下的不稳定性、药代动力学性能改善、口服生物利用度高、不良反应明显低于红霉素，患者耐受性良好

红霉素

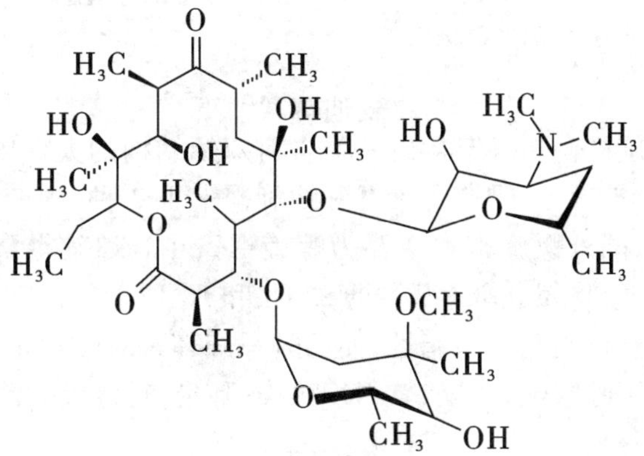

红霉素,为白色或类白色的结晶或粉末;无臭,味苦;微有引湿性。本品在甲醇、乙醇或丙酮中易溶,在水中极微溶解。在无水乙醇溶液(20 mg/mL)中比旋度为-71°~-78°。

红霉素是由红霉内酯与去氧氨基糖及红霉糖苷缩合而成。其中 C_3 位上的羟基与红霉糖相连,C_5 位上的羟基与去氧氨基糖连接。

本品饱和水溶液对石蕊试纸呈中性或弱碱性,能与酸成盐。

在酸性溶液中,红霉素 C_6 位上的羟基与 C_9 位上的酮基形成半缩酮的羟基,再与 C_8 位上的氢消去一分子水,形成脱水化合物,并进一步加成、环合、脱水并同时水解成红霉胺和红霉糖,使其失效。

本品加硫酸,即显红棕色;本品的丙酮溶液加入盐酸,即显橙黄色,逐渐变为紫红色,转入三氯甲烷中显蓝色。

红霉素对各种革兰氏阳性菌有很强的抗菌活性,对某些革兰氏阴性菌如百日咳杆菌、流感杆菌、淋球菌等也有效,对支原体亦有较强的作用,且与其他抗生素之间无交叉耐药性,它是治疗耐青霉素的金黄色葡萄球菌和溶血性链球菌引起感染的首选药物。

二、十六元大环内酯类抗生素

十六元大环内酯类抗生素主要有麦迪霉素类、螺旋霉素类。

麦迪霉素是碳霉胺糖和碳霉糖与十六元环内酯缩合而成的碱性苷。天然的麦迪霉素是麦迪霉素 A1、麦迪霉素 A2、麦迪霉素 A3、麦迪霉素 A4 的混合物,麦迪霉素 A1 因含量最高,为主要的抗菌活性成分。对大多数细菌的作用较红霉素略逊。对革兰氏阳性菌如金黄色葡萄球菌、肺炎球菌、溶血性链球菌、表皮葡萄球菌、炭疽杆菌、白喉杆菌等以及某些革兰氏阴性菌如奈瑟菌等具有较强的抗菌活性。本品不易诱导细菌产生耐药性。与红霉素有交叉耐药。

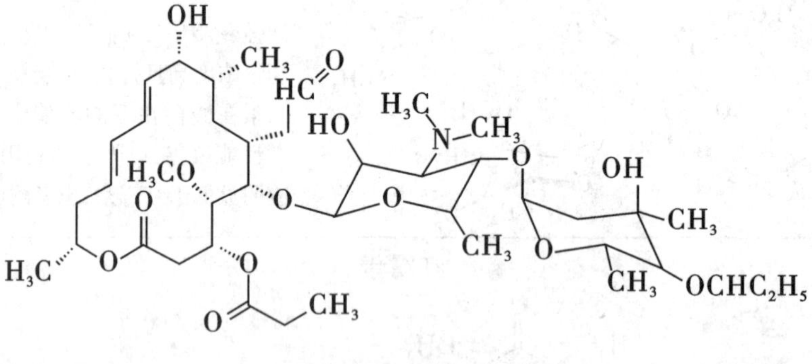

OH, CH_3, HC=O, H_3C, N, CH_3, HO, H_3CO, O, OH, CH_3, H_3C, O, CH_3, O, CH_3, $OCHC_2H_5$, O, CH_3

麦迪霉素

螺旋霉素是由螺旋杆菌新种产生的一类含有双烯结构的大环内酯类抗生素,为多组分抗生素,主要有螺旋霉素Ⅰ、螺旋霉素Ⅱ和螺旋霉素Ⅲ 3 种,国产螺旋霉素主要为螺旋霉素Ⅱ和螺旋霉素Ⅲ,国外螺旋霉素主要为螺旋霉素Ⅰ。螺旋霉素口服吸收差,体内易降解而导致活性较低,故将螺旋霉素碳霉糖的 C_3 和 C_4 位上的羟基进行乙酰化即得乙酰螺旋霉素,引入乙酰基后,提高了亲脂性,使乙酰螺旋霉素对酸稳定,口服吸收好,抗菌作用增强。临床主要用于呼吸道、皮肤、软组织感染,肺炎,丹毒等的治疗,见表 12-6。

表 12-6　乙酰螺旋霉素

基本结构	取代基	药物名称
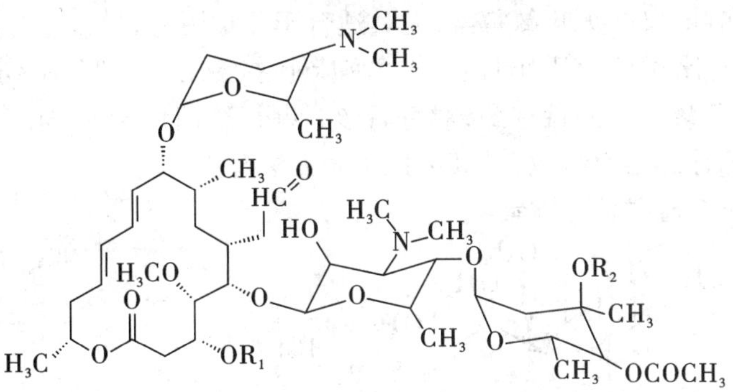	R_1 = —H R_2 = —CH_3CO	乙酰螺旋霉素Ⅰ
	R_1 = —CH_3CO R_2 = —CH_3CO	乙酰螺旋霉素Ⅱ
	R_1 = —CH_3CH_2CO R_2 = —CH_3CO	乙酰螺旋霉素Ⅲ

第五节　其他类抗生素

1. 简介　抗生素种类繁多，结构类型也十分复杂，除本章前面介绍的几大类别的抗生素外，目前应用的其他类别的抗生素还有氯霉素类、利福霉素类、磷霉素类、环孢菌素类、林可酰胺类等。

2. 典型药物

氯霉素

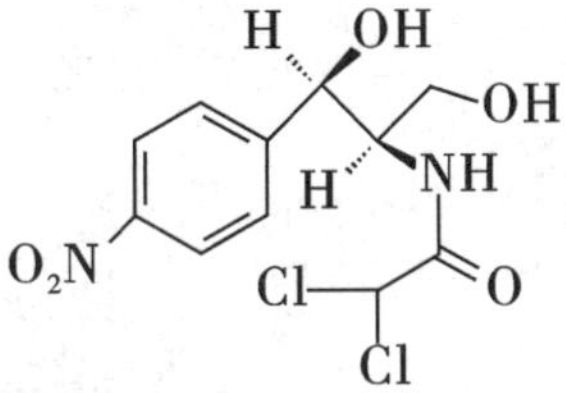

氯霉素，化学名为 D-苏式-(-)-N-[α-(羟基甲基)-β-羟基-对硝基苯乙基]-2,2-二氯乙酰胺。

本品为白色至微带黄绿色的针状、长片状结晶或结晶性粉末，味苦。本品在甲醇、乙醇及丙酮或丙二醇中易溶，在水中微溶。熔点为 149 ~ 153 ℃。在无水乙醇溶液(50 mg/mL)中比旋度为+18.5° ~ +21.5°。

本品分子结构中含有 2 个手性碳原子，有 4 个光学异构体。临床使用的仅为(1R,2R)(-)或称 D-(-)-苏阿糖型。

本品性质较稳定，尤其是对热稳定，固体在干燥条件下可保持抗菌活性 5 年以上，水溶液冷藏几个月，即使煮沸 5 h 亦不影响抗菌活性。

本品在中性或弱酸性溶液中(pH 值为 4.5 ~7.5)较稳定，但在强酸(pH<2)、强碱性(pH>9)的水溶液中，结构中的酰胺键和二氯键均可水解而失效。

本品分子结构中的硝基经锌粉和氯化钙还原成羟胺衍生物，在醋酸钠存在下和苯甲酰氯反应，生成的酰化物在弱酸性条件下与铁离子反应，生成紫红色配合物。

本品长期和多次应用可损坏骨髓的造血功能，引起再生障碍性贫血。为了克服氯霉素毒性大、水溶性不好、味苦等不足，对其进行了结构改造，合成了琥珀氯霉素和棕榈氯霉素，前者水溶性大，后者消除了苦味，又名无味氯霉素，尤其适合于儿童用药。

氯霉素对革兰氏阴性菌的活性比对革兰氏阳性菌强。临床上主要用于伤寒、副伤寒、斑疹伤寒的治疗，是控制伤寒、斑疹伤寒的首选药，对百日咳、沙眼、细菌性痢疾、尿道感染等有效。此外，对衣原体、支原体感染有特效，是其他抗生素无法替代的药物。

盐酸林可霉素

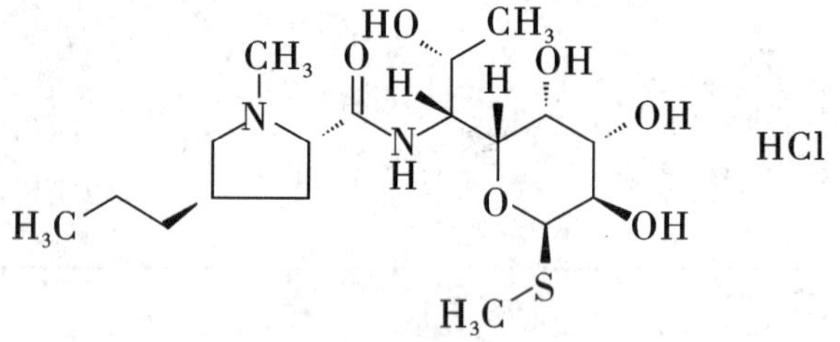

CH_3 O HO CH_3 OH H H N OH N H O OH HCl H_3C S H_3C

盐酸林可霉素，化学名为6-(1-甲基-反-4-丙基-L-2-吡咯烷甲酰氨基)-1-硫代-6,8-二脱氧-D-赤式-α-D-半乳辛吡喃糖甲苷盐酸盐一水合物，又名盐酸洁霉素。

本品为白色结晶性粉末；有微臭或特殊臭，味苦。本品在水或甲醇中易溶，在乙醇中略溶。

本品为林可酰胺类抗生素。其4-丙基-N-甲基吡咯烷酸与氨基辛硫代甲苷通过酰胺键相连，在酸、碱溶液中及氧化剂存在条件下，本品可发生降解反应。

本品临床上主要用于治疗败血症及呼吸道、五官等感染。制成口服制剂时，吸收较差，易受食物影响，可制成注射液。

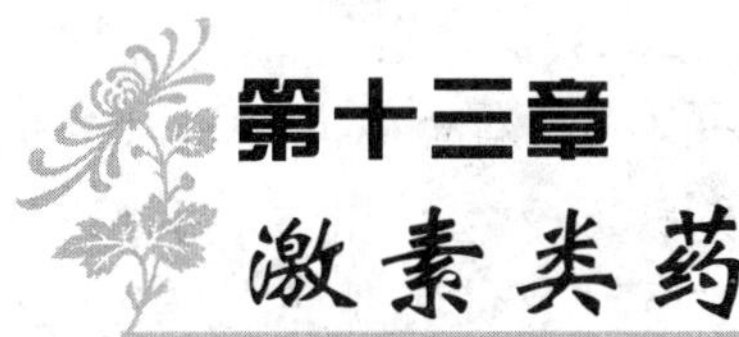

第十三章 激素类药

甾体激素是一类重要的内分泌激素，具有极其重要的医药价值，在保持机体内平衡和正常生理活动、促进性器官的发育、维持生殖系统功能、皮肤病治疗及生育控制等方面有着广泛作用，已经成为临床上必需的药物。

第一节　甾体激素药物概述

一、甾体激素药物的类型和基本结构

（一）类型

甾体激素药物按药理作用，可分为肾上腺皮质激素和性激素，后者包括雄激素、雌激素和孕激素及甾体避孕药。按化学结构可分为雄甾烷类、雌甾烷类和孕甾烷类，其中雄激素属于雄甾烷类，雌激素属于雌甾烷类，肾上腺皮质激素、孕激素及甾体避孕药均属于孕甾烷类。

（二）基本结构

甾体激素药物共同的基本骨架，即基本结构为环戊烷并多氢菲（即甾烷），由 A、B、C、D 4 个环组成。A、B、C 环为六元环，D 环为五元环。各类型甾体激素药物的基本母核共有 3 种：雄甾烷、雌甾烷和孕甾烷。

A B C D 1 2 3 4 5 6 7 8 9 10 11 12 13 14 15 16 17

环戊烷并多氢菲　　雄甾烷　　雌甾烷　　孕甾烷

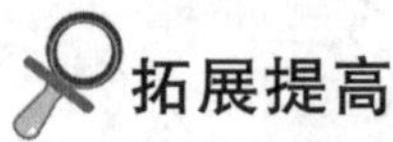

拓展提高

甾体激素药物的命名与构型的表示方法

命名时首先确定母核的名称，其次在母核名称前后分别加上取代基的名称、位次和构型。构型的表示方法是，与母核相连的基团若在环平面的前面以β表示，称β构型，用实线相连；反之称为α构型，用虚线相连；构型未定者，用ξ表示，用波纹线相连。双键可用“烯”或“Δ”表示，如5,6位双键可用$\Delta^{5(6)}$表示，而Δ^4-3-酮表示4位有双键，3位有酮基。命名实例详见书中典型药物的化学名。

二、甾体激素药物的一般性质

甾体激素药物一般含有多种类型的官能团，呈现不同的性质反应。

（一）显色反应

1. 与浓硫酸的显色反应　甾体激素药物溶于乙醇后，能与浓硫酸显色，可应用于该类药物的鉴别，见表13-1。

表13-1　甾体激素药物与浓硫酸的显色反应

药物	呈现颜色	荧光	加水稀释后的现象
炔诺酮	红褐	黄绿	黄褐色沉淀
炔雌醇	红	黄绿	玫瑰红絮状沉淀
地塞米松	淡橙至橙	无	黄色絮状沉淀
甲基睾丸素	淡黄	绿	暗黄，淡绿荧光
醋酸可的松	黄褐	无	颜色消失
氢化可的松	橙黄至红	绿	黄至橙黄，微带绿色荧光
氢化泼尼松	红	无	红色消失，灰色絮状沉淀

2. 不同官能团的显色反应

（1）17α-羟酮基（又名17α-醇酮基）的显色反应。肾上腺皮质激素分子结构中含17α-羟酮基，具有强还原性，能发生四氮唑盐反应，即在强碱性条件下可与2,3,5-三苯基氯化四氮唑反应，显深红色。

（2）酮（羰）基的显色反应。甾体激素分子结构中含3-酮基和21-酮基，能与羰基试剂如2,4-二硝基苯肼、硫酸苯肼、异烟肼等生成腙类化合物，显鲜艳颜色。11-酮基由于空间障碍，在一般条件下很难发生上述反应。

（3）甲基酮与次甲基酮的显色反应。即碱性硝普钠反应，在强碱性条件下与亚硝基铁氰化钠作用产生蓝紫色阴离子复合物。

此外有酯基可发生异羟肟酸铁反应，显紫红色，还有酚羟基、有机氟的显色反应等。

（二）沉淀反应

末端炔基（CH≡C—）的沉淀反应：某些雌激素或孕激素（如炔雌醇、炔诺酮等）含末端炔基，能与硝酸银生成白色金属炔化物沉淀。

第二节　雄激素和蛋白同化激素

一、雄激素

雄激素是以促进雄性动物性器官成熟及第二性征发育为主要功能。

1. 雄激素的结构特征　①基本母核是雄甾烷；②Δ^4-3-酮；③17β-羟基或羟基与羧酸成的酯。

2. 雄激素的稳定性及增加稳定性的结构改造方法　天然雄激素睾酮不稳定，易在消化道被破坏，故口服无效，注射给药作用时间短。为增加稳定性和延长作用时间，寻找口服有效且高效、低毒的药物，对睾酮进行了一系列的结构改造，主要是：①17β-OH 成酯，使稳定性增加，吸收缓慢，作用时间延长，如丙酸睾酮；②17α 位引入甲基，使其成为叔醇增加位阻，对酶稳定而难于氧化，稳定性增加，称甲睾酮，可以口服。

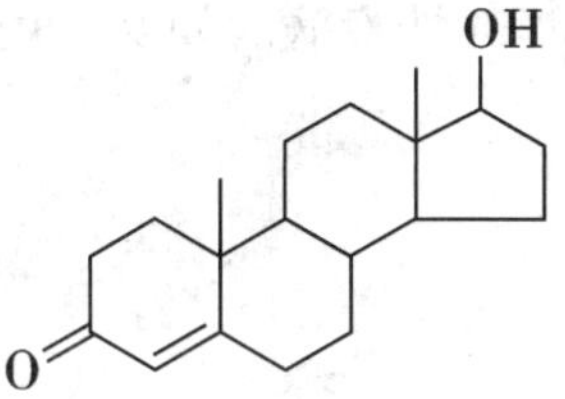

OH　O　CH_3

睾酮 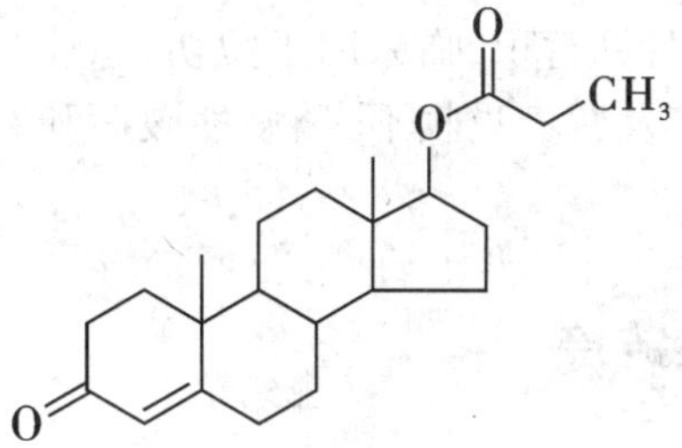　丙酸睾酮

3. 典型药物

甲睾酮

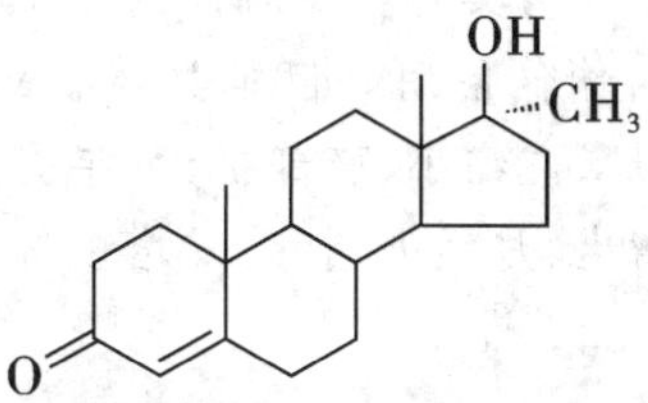

OH　CH_3　O

甲睾酮，化学名为 17α-甲基-17β-羟基-雄甾-4-烯-3-酮，又名甲基睾丸素。

甲睾酮，为白色或类白色结晶性粉末，无臭、无味，微有吸湿性，易溶于乙醇、丙酮和氯仿，不溶于水。遇光易变质。

本品溶于硫酸-乙醇（2∶1）溶液后，即显黄色，并带有黄绿色荧光，加水后变为淡琥珀色乳浊液。本品遇硫酸铁铵溶液呈橘红色，继而变为樱红色。

本品为雄激素类药物，主要用于男性缺乏睾丸素所致的各种疾病，亦可用于女性功能性子宫出血和迁移性乳腺癌、老年性骨质疏松等疾病的治疗。多制成片剂口服。

二、蛋白同化激素

蛋白同化激素是以促进蛋白质合成和抑制蛋白质分解为主，使雄性变得肌肉发达、骨骼粗壮。

1. 来源　对雄激素 A 环改造的同时发现了蛋白同化激素，如引入 C_4-卤素、去 19-甲基等使得雄激素作用减弱，而蛋白同化作用增强。

2. 典型药物

苯丙酸诺龙

苯丙酸诺龙，为白色或类白色结晶性粉末，有特殊臭味；溶于乙醇，几乎不溶于水。

本品为 C_{10} 去甲基(即无 19-甲基)的雄激素衍生物，由于失去甲基后雄激素活性降低，而蛋白同化激素活性相对增强，为较早使用的蛋白同化激素类药物。可促进体内蛋白质的合成及骨钙蓄积，临床用于烫伤、恶性肿瘤手术前后体质恢复、严重骨质疏松症、早产儿、侏儒症及营养吸收不良、慢性腹泻和某些消耗性疾病。妇女久用会有轻微男性化作用。

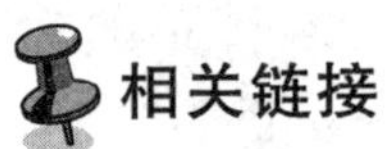

相关链接

甾体兴奋剂

在一些重大体育赛事(如奥运会)上兴奋剂事件迭出，其中甾体蛋白同化激素是使用频率最高、范围最广的一类兴奋剂。最常见的有达那唑、康力龙、苯丙酸诺龙、癸酸诺龙等。本类药物具有增长肌肉的作用，因而可提高比赛成绩，所以极少数运动员铤而走险，偷偷使用。但本类药物副作用也很严重，男人服用后会抑制雄激素分泌，出现睾丸缩小、胸部扩大、早秃等现象；女人服用后，会发生男性化作用，出现肌肉增生、月经失调、毛发增多等现象。有些作用还是不可逆转的。

第三节　雌激素

雌激素是最早被发现的甾体激素，天然的雌激素有雌酮、雌二醇、雌三醇，三者的生物活性强度比为 100∶10∶3。在体内，雌激素具有促进动物性器官的成熟和第二性征发育，与孕激素一起完成女性性周期、妊娠、授乳等方面的作用。

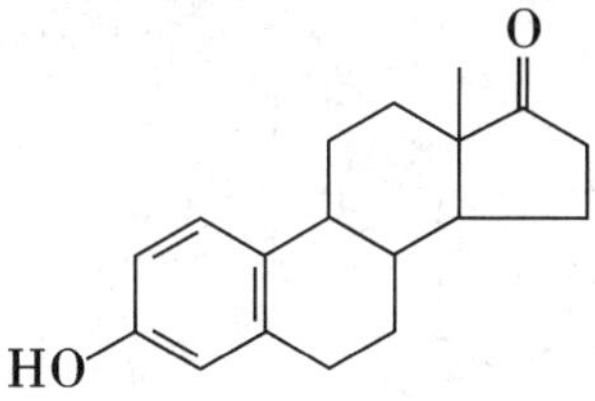

雌酮 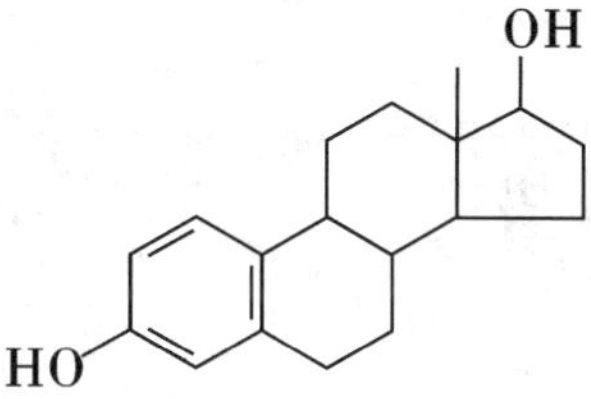　　雌二醇 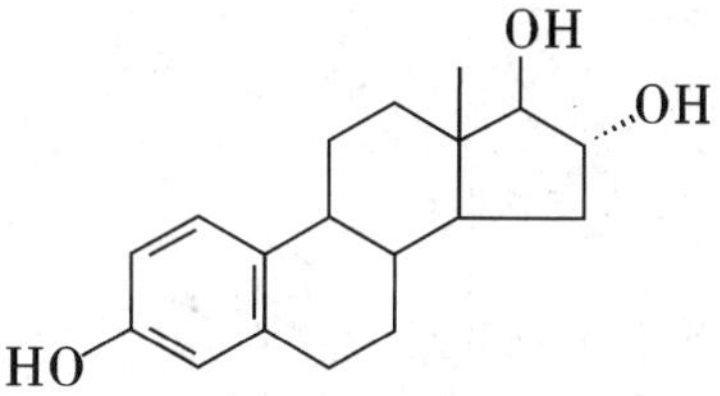　　雌三醇

一、雌激素的结构特征

①基本母核是雌甾烷；②A 环为苯环；③3-酚羟基，C_{10}无甲基；④17β-羟基或酮基，其中酚羟基或 17β-羟基常与羧酸形成酯。

二、雌激素的稳定性及增加稳定性的结构改造方法

天然的雌激素口服，易经肝脏内破坏，生物利用度低，作用时间短，故口服无效。因此，须对其结构进行修饰以增强其稳定性。主要方法有：①17β-羟基酯化可延长作用时间，减缓代谢，使之长效；②17α 位引入乙炔基，因增大空间位阻，阻碍酶对药物的作用，减慢代谢，口服有效，如炔雌醇可以口服；③C_3-OH 醚化后，亦使代谢稳定，为长效制剂。

三、典型药物

雌二醇

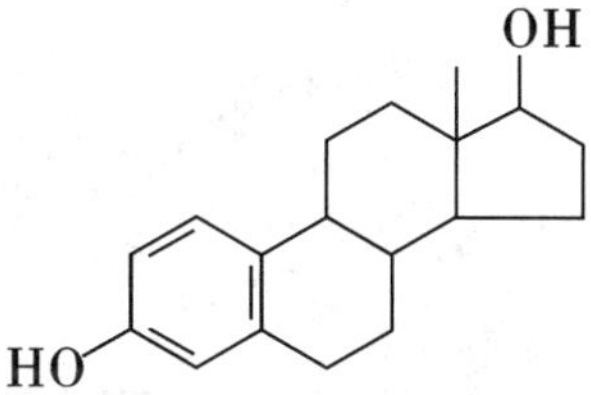

雌二醇，化学名为雌甾-1,3,5(10)-三烯-3,17β-二醇。

本品为白色或乳白色结晶性粉末，无臭。不溶于水，略溶于乙醇，溶于丙酮、乙醚和强碱性水溶液。

本品具酚羟基，见光易氧化变色，应遮光储存。

本品与硫酸反应，溶液显黄绿色，并有绿色荧光，加水稀释后，溶液转为淡橙红色。另本品能与三氯化铁显草绿色，再加水稀释，则变为红色。

本品为雌激素，临床上主要用于卵巢功能不全所引起的各种疾病，如功能性子宫出

血、绝经期综合征等。本品口服无效，因口服后经胃肠道微生物降解及肝脏代谢迅速失活，一般制成霜剂或栓剂使用。

雌二醇及其衍生物使用不方便且制备复杂，1939 年合成其代用品——乙烯雌酚。它虽非甾体化合物，但它的反式异构体的立体结构与雌二醇的立体结构极其相似，故其药理作用与雌二醇相同，且活性更强、制备方便，作为雌二醇的口服替代品在临床上已广泛应用。主要用于治疗闭经、更年期综合征、阴道炎及退乳，大剂量用于治疗前列腺癌。

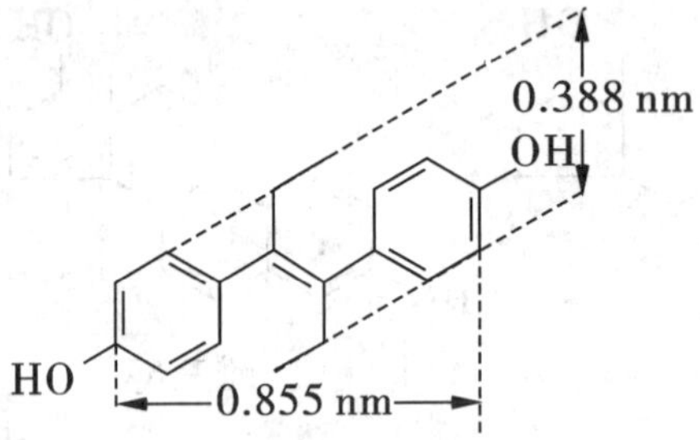

0.388 nm OH HO 0.855 nm

乙烯雌酚

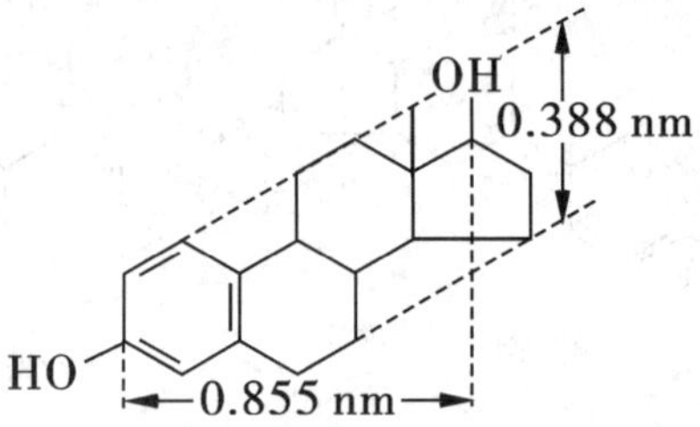

OH 0.388 nm HO 0.855 nm

雌二醇

第四节　孕激素

天然的孕激素是孕酮(黄体酮)，它是由雌性动物卵泡排卵后形成的黄体所分泌，妊娠后改由胎盘分泌。孕酮具有维持妊娠和正常月经的功能，同时还具有妊娠期间抑制排卵的作用，是天然的避孕药。目前临床应用的孕激素按化学结构可分为孕酮和睾酮两类。

一、孕激素的结构特征

孕激素类药物共同的结构特征为：①基本母核是孕甾烷；②Δ^4-3-酮；③17-甲基酮或17β-羟基、17α-炔基、17α-羟基。

二、典型药物

黄体酮

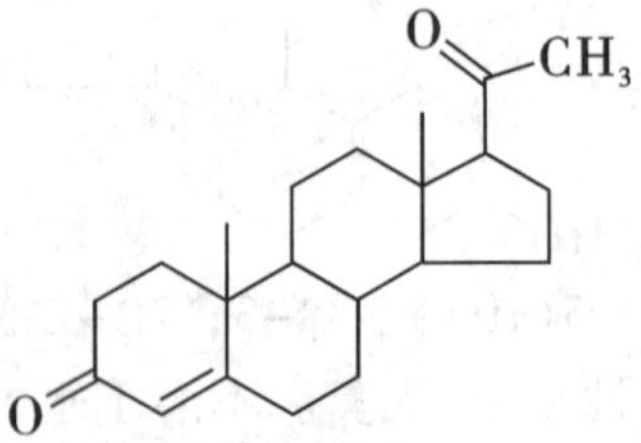

O CH_3 O

黄体酮，化学名为孕甾-4-烯-3,20-二酮。

本品为白色或类白色结晶性粉末，无臭、无味；极易溶于氯仿，溶于乙醇，不溶于水。

本品含 17-甲基酮，具碱性硝普钠反应显蓝紫色。黄体酮的合成中间体也呈类似的阳性反应，其他常用的甾体药物则均不显蓝紫色，而呈淡紫色或不显色。

本品为孕酮类孕激素，临床用于黄体功能不全引起的先兆性流产和习惯性流产、月经不调等症的治疗。本品口服无效，一般制备成油注射剂使用。

炔诺酮

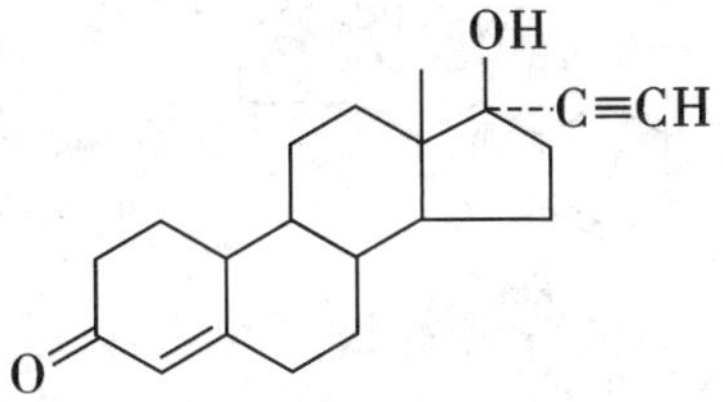

炔诺酮，为白色或类白色结晶性粉末，溶于氯仿，微溶于乙醇，不溶于水。

本品结构中存在炔基，乙醇溶液遇硝酸银试液可产生白色炔诺酮银盐沉淀。

本品为口服强效的去19-甲基睾酮衍生物，临床用于治疗功能性子宫出血、妇女不育症、子宫内膜异位等。

本类药物还有甲羟孕酮、甲地孕酮、左炔诺孕酮等。

第五节　肾上腺皮质激素

肾上腺皮质激素包括盐皮质激素和糖皮质激素两大类。盐皮质激素主要是调节水、盐代谢。糖皮质激素在生理剂量时主要调节糖、蛋白质、脂肪代谢，在超生理剂量时，产生强大的抗炎、抗风湿、抗病毒、抗休克等药理作用。所以糖皮质激素在临床上占有极为重要的地位，应用很广，如治疗自身免疫性疾病、严重感染性疾病、休克、器官移植排斥反应及预防炎症后遗症等。本节重点讨论糖皮质激素的有关内容。

一、肾上腺皮质激素的结构特征

肾上腺皮质激素的共同结构特征为：①基本母核是孕甾烷；②Δ^4-3-酮；③17β-羟酮基。

相关链接

糖皮质激素的结构改造

天然的糖皮质激素为氢化可的松和可的松，由于化学稳定性较差和副作用较多，人们不断对其结构进行改造，得到一系列新的药物。①将氢化可的松制成前药，如醋酸氢化可的松和氢化可的松磷酸钠，前者将21-OH酯化，增强其稳定性，后者制成磷酸酯钠盐，增强其水溶性，可静脉注射和肌内注射。②引入9α-F，使其活性增强，如氟氢化可的松。③引入Δ^1，使其抗炎和抗风湿作用增强而副作用减少，如泼尼松和泼尼松龙。④在16位引入甲基，不仅因保护了17β-羟酮基而增加了稳定性，且增强了抗炎活性，降低了钠的潴留，如地塞米松和倍他米松。⑤在6α位引入氟原子或甲基，生物半衰期延长，用于治疗皮肤病，如氟轻松。

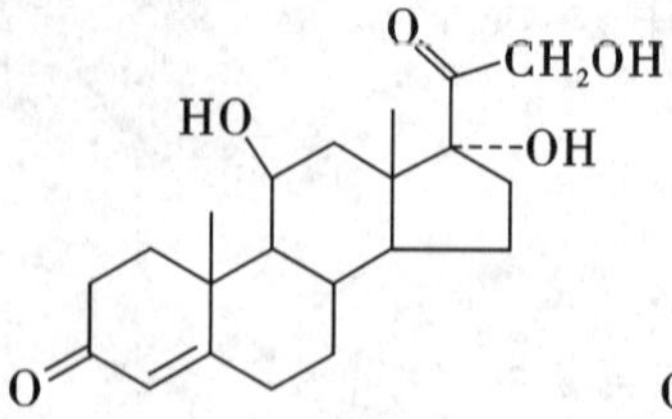

氢化可的松 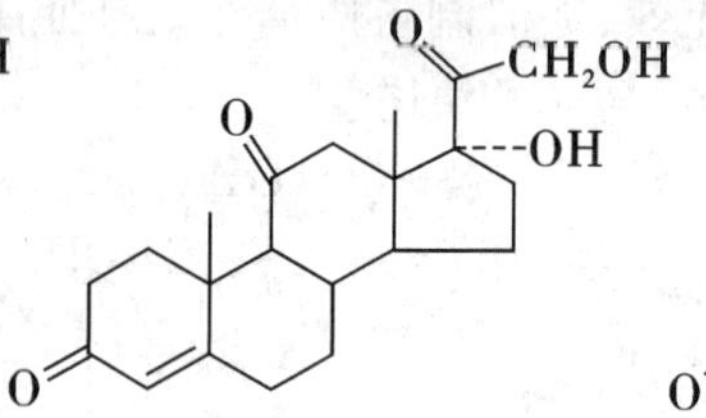　　可的松 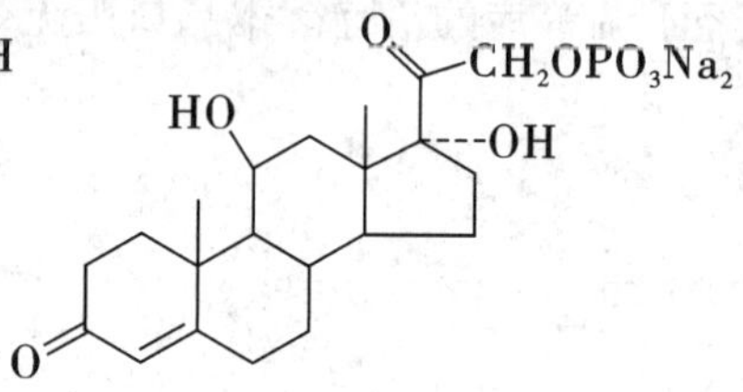　　氢化可的松磷酸钠

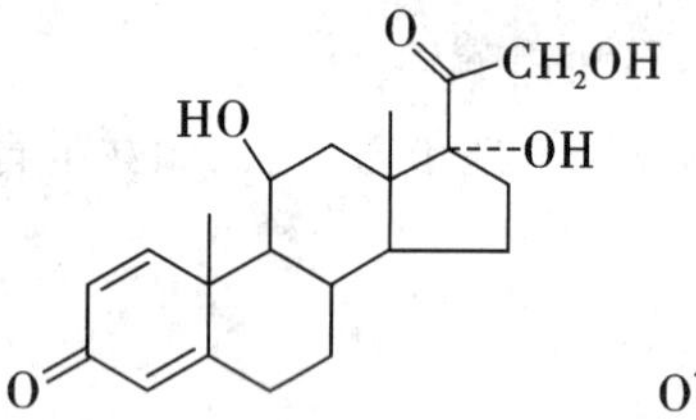

泼尼松龙 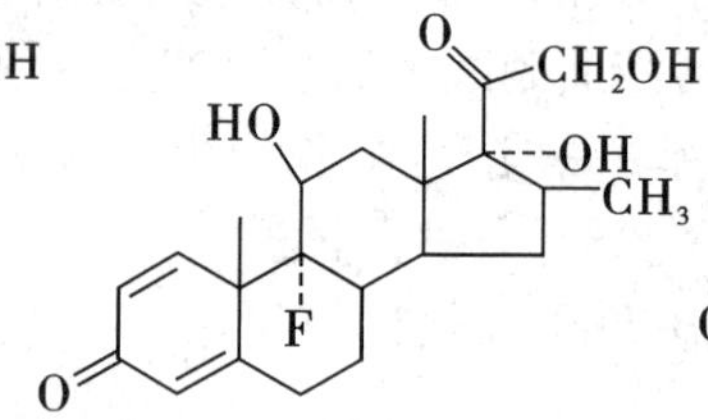　　倍他米松 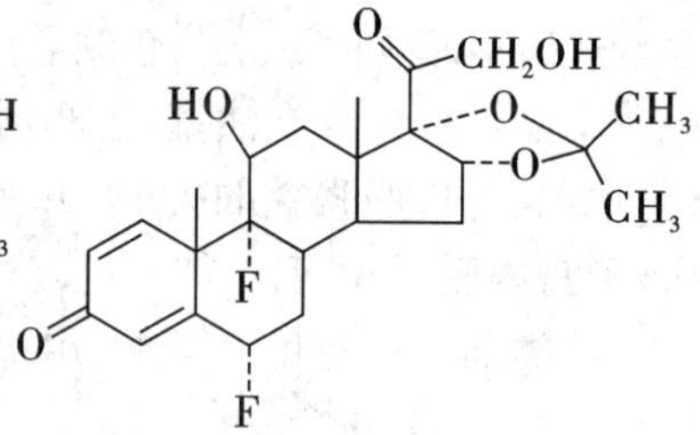　　氟轻松

二、典型药物

醋酸氢化可的松

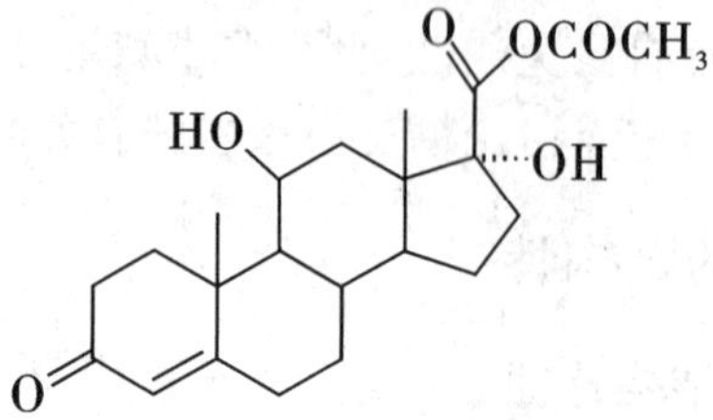

醋酸氢化可的松，化学名为11β，17α，21-三羟基-孕甾-4-烯-3，20-二酮-21-醋酸酯。

本品为白色或类白色结晶性粉末，不溶于水。

本品加硫酸-乙醇溶液溶解后，即显黄至棕黄色，有绿色荧光。

本品主要用于治疗风湿病、类风湿性关节炎和系统性红斑狼疮等，还用于抢救危重中毒性感染。

醋酸地塞米松

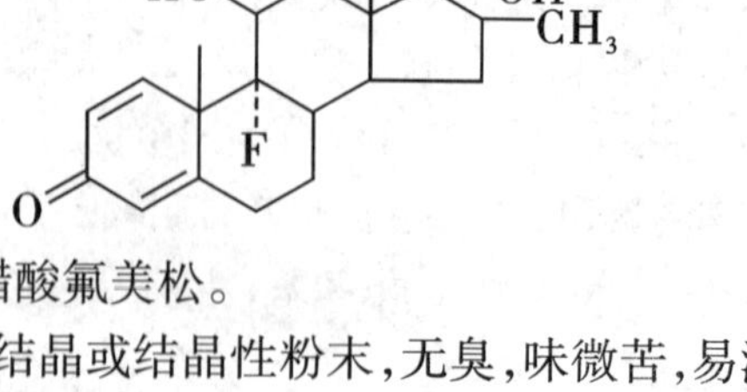

醋酸地塞米松，又名醋酸氟美松。

本品为白色或类白色结晶或结晶性粉末，无臭，味微苦，易溶于丙酮，不溶于水。

本品游离体含 17α-羟酮基，四氮唑盐反应显深红色；本品加醇制氢氧化钾试液，水浴加热，冷却加硫酸煮沸，即产生醋酸乙酯的香气。另本品加甲醇溶解，与碱性酒石酸铜试液作用，生成红色沉淀。本品还能发生“银镜反应”。

本品为糖皮质激素类药，临床用于皮质功能减退的替代疗法及类风湿性关节炎、系统性红斑狼疮、支气管哮喘和某些感染性疾病的综合治疗等。本品抗炎作用比可的松强 30 倍，糖代谢作用强 20～25 倍，基本上不引起水钠潴留。

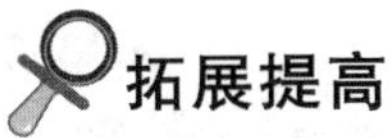

拓展提高

糖皮质激素的构效关系

(1) Δ^4-3-酮和 17β-羟酮基侧链是皮质激素的基本结构。

(2) 11β-OH（或羰基）和 17α-OH 是糖皮质激素的特性基团，两者缺一不可；11α-OH 则表现为钠潴留活性。

(3) Δ^1、9α-F、16-CH_3、16α、17α-OH 和 17α-CH_3 能增强皮质激素活性。

(4) 6α-CH_3、16α-OH 和 6α-F 能减弱钠的潴留，甚至促进钠的排泄。

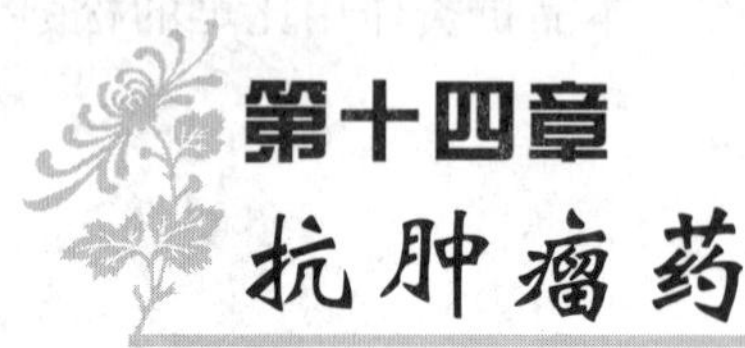

第十四章 抗肿瘤药

第一节 肿瘤概述

正常细胞的生长分化是受严密控制的，一旦细胞不按正常细胞的新陈代谢规律生长，变得不受约束和控制，并呈无规律的迅速生长，以至于可以破坏正常组织器官的结构并影响其功能，这就形成了肿瘤。

肿瘤是人体器官组织的细胞，在外来和内在有害因素的长期作用下所产生的一种以细胞过度增殖为主要特点的新生物。这种新生物与受累器官的生理需要无关，不按正常器官的规律生长，丧失正常细胞的功能，破坏了原来器官结构，有的可以转移到其他部位，危及生命。肿瘤可以分为良性肿瘤和恶性肿瘤两大类，良性肿瘤一般不发生转移，易于治疗，危害性相对较小，对人体健康影响较小，而癌症则是一类恶性肿瘤，恶性肿瘤能以浸润方式蔓延和扩散，难以治疗，危害性大。

癌的英文 cancer，汉译意为螃蟹。这就是说癌是一种无限制地向外周扩散、浸润。正常细胞变为癌细胞后，就像一匹脱缰的野马，人体无法约束它，产生所谓的“异常增生”。异常增生是相对于细胞的正常增生而言的。人体细胞有一个生长、繁殖、衰老、死亡的过程。老化的细胞死亡后就会有新生的细胞取代它，以维持机体组织和器官的正常功能。但是这种正常细胞的增生是有限度的，而癌细胞的增生则是无止境的。正是由于这种恶性增生，使人体大量营养物质被消耗。同时，癌细胞还能释放出多种毒素，使人体产生一系列症状。如果发现和治疗不及时，癌细胞还可转移到全身各处生长繁殖，最后导致人体消瘦、无力、贫血、食欲不振、发热及脏器功能受损甚至死亡，其后果极为严重。

恶性肿瘤已成为一种严重危害人类健康的重大疾病，其发病率受环境污染等诸多致癌因素的影响，呈上升趋势。致癌因素主要包括化学因素、物理因素、生物因素等三大因素。其中化学因素主要包括多环芳烃、亚硝胺类以及其他化学物质（染料、奶油、黄曲霉毒素等）。物理因素主要包括电离辐射、热辐射、机械刺激。生物因素主要包括病毒、细菌、霉菌。

恶性肿瘤的治疗方法主要有手术治疗、放射治疗、药物治疗（化学治疗）、免疫治疗和中医中药治疗等，临床上多采用综合治疗方案，但药物治疗仍是肿瘤治疗的重要手段之一。

抗肿瘤药物是指用于治疗恶性肿瘤的药物，又称抗癌药。自20世纪40年代氮芥用于治疗恶性淋巴瘤以来，肿瘤的化学治疗取得了很大进展：陆续开发了直接作用于DNA，破坏其结构和功能的抗肿瘤药；干扰DNA和核酸合成的抗肿瘤药物；干扰肿瘤细胞有丝分裂的药物。随着对肿瘤细胞生物学、分子生物学和基因组学研究的不断深入，为抗肿瘤药的研究提供了新的方向和新靶点。肿瘤分子靶向治疗因具有疗效高、毒副作用较少而备受瞩目，各类新型分子靶向治疗药物成为近年来的研究热点，一批分子靶向治疗药物被批准上市，为肿瘤患者带来了新的希望。然而，肿瘤的耐药、转移依旧是人类面临的难题，仍需要人们为此付出艰辛的努力，直至彻底攻克肿瘤。

抗肿瘤药按其作用原理和来源可分为生物烷化剂、抗代谢药物、抗肿瘤抗生素、抗肿瘤植物有效成分及其衍生物、分子靶向治疗药物等。

第二节　生物烷化剂

生物烷化剂也称烷化剂，属于细胞毒类药物，是抗肿瘤药物中使用最早也是较为重要的一类药物。这类药物具有高度的化学活性，在体内能够形成缺电子活泼中间体或其他具有活泼亲电性基团的化合物，进而与生物大分子（如DNA、RNA或某些重要的酶类）中含丰富电子的基团（如氨基、羟基、巯基、羧基、磷酸基等）发生共价结合，使DNA分子发生断裂或使其丧失活性，从而产生抗肿瘤作用。

生物烷化剂属于细胞毒性药物，抗肿瘤活性强，但选择性较差，毒副作用较大，在抑制和毒害增生活跃的肿瘤细胞的同时，对一些增殖较快的正常细胞（如骨髓细胞、肠上皮细胞、生殖细胞和毛发细胞等）也会产生抑制作用，会导致许多严重的副反应，如骨髓抑制、恶心、呕吐及脱发等。生物烷化剂按化学结构可分为氮芥类、乙撑亚胺类、磺酸酯及卤代多元醇类、亚硝基脲类等。

一、氮芥类

氮芥类抗肿瘤药的发现源于芥子气，芥子气实际上是一种烷化剂类毒剂，20世纪40年代人们发现其对淋巴瘤有一定的治疗作用，因对人体毒性太大，不能作为药用，但在此基础上发展了氮芥类抗肿瘤药。氮芥类抗肿瘤药是β-氯乙胺类化合物的总称，其结构由烷基化部分和载体部分组成。烷基化部分是抗肿瘤活性的功能基，载体部分旨在改善药物在体内的吸收、分布等药代动力学性质，以提高药物的选择性和抗肿瘤活性，并降低毒性。根据载体部分结构的不同，氮芥类药物又可分为脂肪氮芥、芳香氮芥、氨基酸氮芥、甾体氮芥和杂环氮芥等。

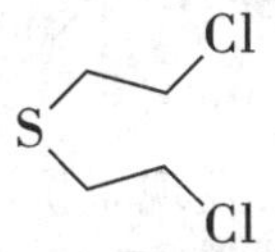

S(CH2CH2Cl)2　　R—N(CH2CH2Cl)2

芥子气 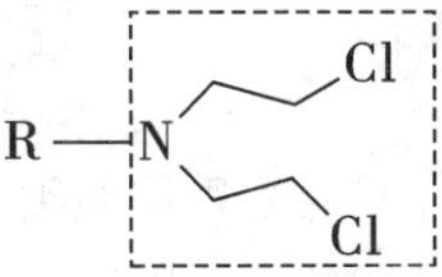　　载体部分　烷基化部分

(一)脂肪氮芥

当载体部分为脂肪烃基时为脂肪氮芥，脂肪氮芥中的氮原子碱性较强，在游离状态或生理 pH 值(7.4)条件下，氮原子可使烷基化部分的β-氯原子离去形成亲电性更强的乙撑亚胺离子，极易与细胞成分的亲核中心(X^-，Y^-)发生烷化反应，毒害细胞。脂肪氮芥的烷化历程一般认为是双分子亲核取代反应(S_N2)，反应速率取决于烷化剂和亲核中心的浓度，脂肪氮芥的烷化历程如下：

$$R-N(CH_2CH_2Cl)_2 \xrightarrow[\text{快}]{-Cl^-} \text{乙撑亚胺离子} \xrightarrow[\text{慢}]{X^-} R-N(CH_2CH_2X)(CH_2CH_2Cl) \xrightarrow[\text{快}]{-Cl^-} \text{乙撑亚胺离子} \xrightarrow[\text{慢}]{Y^-} R-N(CH_2CH_2X)(CH_2CH_2Y)$$

脂肪氮芥属于强烷化剂，对肿瘤细胞的杀伤能力较强，抗瘤谱广，但选择性较差，毒性也较大。盐酸氮芥是临床上使用最早的脂肪氮芥，主要用于淋巴瘤和霍奇金病的治疗，但选择性差，毒性大。为了改变脂肪氮芥的不足，人们以氮芥为先导化合物进行结构改造，通过减少氮原子上的电子云密度来降低氮芥的反应活性，达到降低毒性的目的。人们首先想到的是在氮芥的氮原子上引入一个氧原子以降低氮原子的电子云密度，得到了盐酸氧氮芥。氧氮芥在体内被还原成氮芥发挥作用，其抗肿瘤活性和毒性均比氮芥小。脂肪氮芥的结构改造在提高选择性、降低毒性的同时，也会降低脂肪氮芥的抗肿瘤活性。

$H_3C-N(CH_2CH_2Cl)_2 \cdot HCl$

盐酸氮芥

$H_3C-N(\rightarrow O)(CH_2CH_2Cl)_2 \cdot HCl$

盐酸氧氮芥

(二)芳香氮芥

以芳香环替代脂肪氮芥的脂肪烃基载体部分，就得到了芳香氮芥。芳香氮芥中氮原子上的孤对电子与芳环发生 p-π 共轭，降低了其电子云密度，减弱了其碱性，因此芳香氮芥不能像脂肪氮芥那样很快形成环状乙撑亚胺离子，而是失去氯原子形成碳正离子中间体，再与细胞成分的亲核中心(X^-，Y^-)发生烷化反应。芳香氮芥的烷化历程一般是单分子亲核取代反应(S_N1)，反应速率取决于烷化剂的浓度。与脂肪氮芥相比，芳香氮芥的氮原子碱性较弱，烷基化能力较低，因此其抗肿瘤活性较脂肪氮芥弱，毒性比脂肪氮芥低。芳香氮芥的烷化历程如下：

$$Ar-N(CH_2CH_2Cl)_2 \xrightarrow{-Cl^-} Ar-N(CH_2\overset{\oplus}{C}H_2)(CH_2CH_2Cl) \xrightarrow{X^-} Ar-N(CH_2CH_2X)(CH_2CH_2Cl) \xrightarrow{-Cl^-} Ar-N(CH_2CH_2X)(CH_2\overset{\oplus}{C}H_2) \xrightarrow{Y^-} Ar-N(CH_2CH_2X)(CH_2CH_2Y)$$

通过对一系列人工合成的芳香烷酸类氮芥的研究，发现了抗肿瘤药苯丁酸氮芥。苯丁酸氮芥主要用于治疗慢性淋巴细胞白血病，对淋巴肉瘤、霍奇金病、卵巢癌也有较好的疗效。其钠盐水溶性较好，易被胃肠道吸收，在体内迅速转变成游离的苯丁酸氮芥发挥作用。

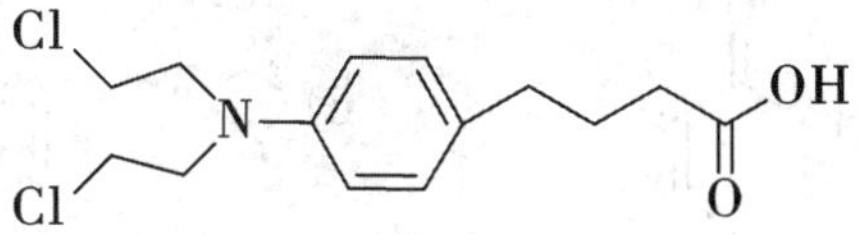

苯丁酸氮芥

（三）氨基酸氮芥

为了增加药物在肿瘤部位的浓度和亲和性，以提高疗效，人们以氨基酸作为载体部分，发现了一系列氨基酸氮芥。用于临床的主要有美法仑、氮甲（N-甲酰溶肉瘤素）、邻脂苯芥和硝卡芥等。美法仑对乳腺癌、卵巢癌、结肠癌、淋巴肉瘤和多发性骨髓瘤等具有较好的疗效。美法仑的载体部分为L-苯丙氨酸，L-苯丙氨酸属于人体必需氨基酸，是一个良好的载体，药效研究表明，美法仑与其对映体相比具有更高的活性。氮甲是我国学者对美法仑结构中的氨基进行甲酰化修饰获得的抗肿瘤药，临床上使用的为消旋体，化学名为(±)-N-甲酰-对[双-(β-氯乙基)-氨基]苯丙氨酸，其对精原细胞瘤的疗效显著，对多发性骨髓瘤、恶性淋巴瘤也有效。且毒性低于美法仑，可以口服给药。

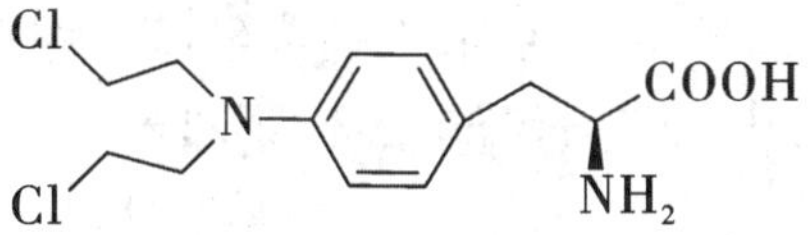

美法仑 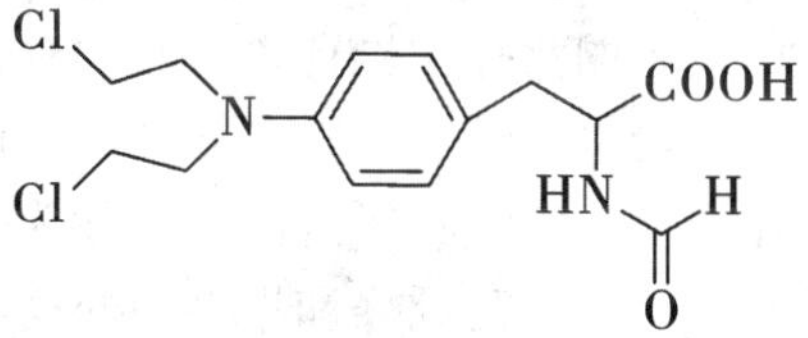　　氮甲

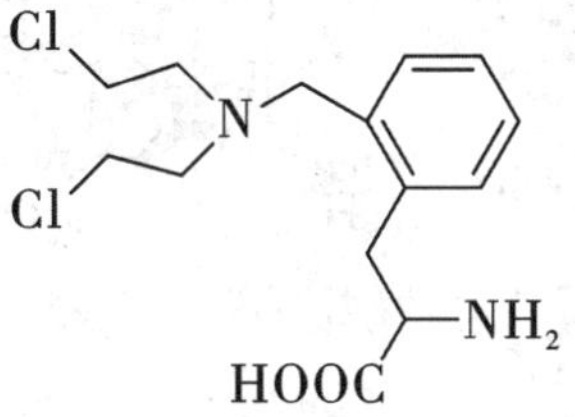

邻脂苯芥 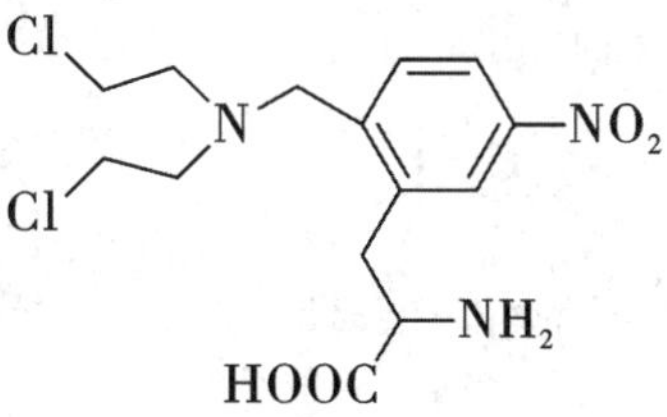　　硝卡芥

（四）杂环氮芥

1. 简介　人们以核酸合成中的一些杂环作为烷化剂的载体，开发出一些杂环氮芥类抗肿瘤药，如多潘、尿嘧啶氮芥和苯达莫司汀等。多潘和尿嘧啶氮芥对慢性粒细胞白血病、淋巴细胞白血病和恶性淋巴瘤等疗效较好。苯达莫司汀于20世纪70年代早期由德国开发上市，2008年美国FDA批准用于慢性淋巴细胞白血病的治疗。

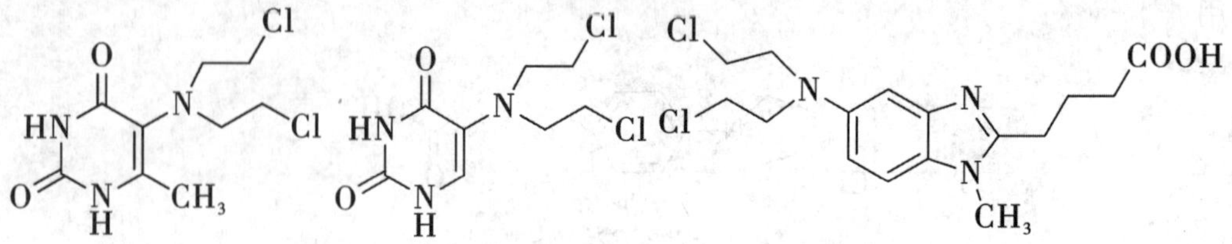

多潘　　尿嘧啶氮芥　　苯达莫司汀

有报道认为磷酰胺酶在肿瘤组织中的活性高于正常组织，人们以此为依据，运用前药原理将氮芥类功能基部分与含磷酰胺基的结构结合，得到前体药物，期望该前体药物优先在肿瘤组织中被磷酰胺酶催化裂解为去甲氮芥［$HN(CH_2CH_2Cl)_2$］发挥抗肿瘤作用，以提高选择性，降低毒副作用。此外，磷酰胺基作为吸电子基团，会使烷基化部分氮原子上的电子云密度降低，减弱其烷基化能力，使毒性下降。在合成含磷酰胺基结构的氮芥类化合物中，环磷酰胺和异环磷酰胺已成为优秀的氮芥类抗肿瘤药。环磷酰胺抗瘤谱广，用于恶性淋巴瘤、急性淋巴细胞白血病、多发性骨髓瘤、肺癌、神经母细胞瘤等的治疗，毒性比其他氮芥类抗肿瘤药低。异环磷酰胺是在环磷酰胺结构的基础上，将环外氮原子上的1个氯乙基移到环内氮原子上得到的抗肿瘤药，临床上用于卵巢癌、乳腺癌、骨及软组织肉瘤等的治疗。异环磷酰胺与环磷酰胺相比，其治疗指数高，毒性小，与其他烷化剂无交叉耐药性。环磷酰胺和异环磷酰胺均属于生物前药，在体内经酶代谢活化后发挥抗肿瘤作用。我国学者研制的甘磷酰芥结构中也具有磷酰胺基，其对恶性淋巴瘤、乳腺癌、小细胞肺癌、子宫颈癌和慢性白血病等有效。

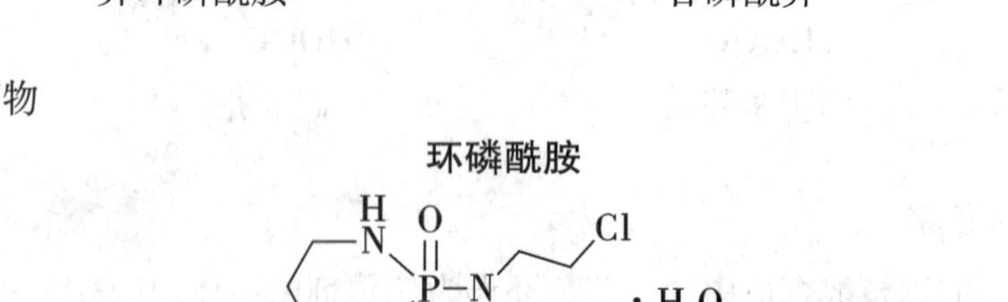

异环磷酰胺　　甘磷酰芥

2. 典型药物

环磷酰胺

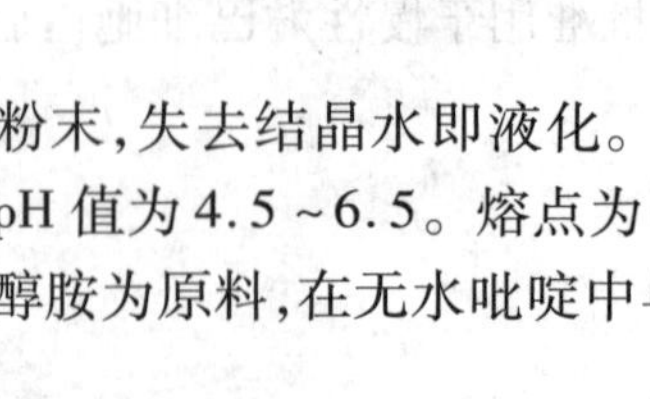

$\cdot H_2O$

环磷酰胺，化学名为P-［N，N-双(β-氯乙基)］-1-氧-3-氮-2-磷杂环己烷-P-氧化物一水合物。

本品为白色结晶或结晶性粉末，失去结晶水即液化。本品在水或丙酮中溶解，在乙醇中易溶。本品2%水溶液的pH值为4.5～6.5。熔点为48.5～52 ℃。

环磷酰胺的合成是以二乙醇胺为原料，在无水吡啶中与三氯氧磷同时进行氯化和磷酰化反应，合成氮芥磷酰二氯，再和3-氨基丙醇反应制得油状的无水环磷酰胺，然后在含水丙酮中重结晶得到环磷酰胺一水合物。

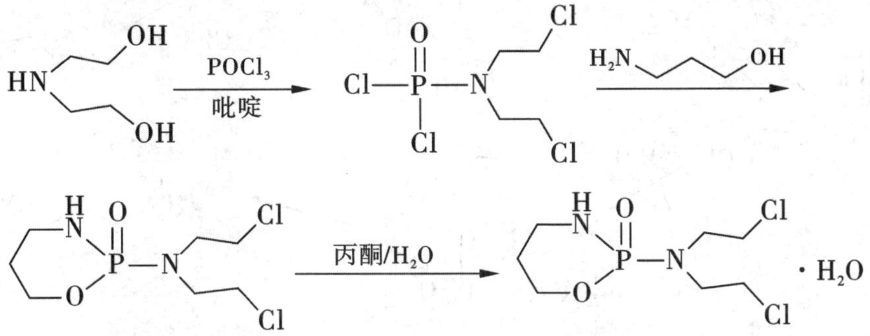

POCl$_3$
吡啶
H_2N OH
丙酮/H_2O
· H_2O

本品属于生物前药，体外对肿瘤细胞无效，只有进入体内，经过代谢活化后才能发挥作用。本品在肝脏中被细胞色素P450酶氧化生成4-羟基环磷酰胺，在正常组织中可进一步氧化为无毒的4-酮基环磷酰胺，也可经互变异构生成开环的醛基化合物，并在肝脏中进一步氧化成无毒的羧基化物。肿瘤组织因缺乏正常组织所具有的酶，不能进行上述代谢，只能经非酶促反应β-消除（逆Michael加成反应）生成丙烯醛和磷酰氮芥，磷酰氮芥可进一步水解为去甲氮芥，丙烯醛、磷酰氮芥、去甲氮芥都是较强的烷化剂。本品的毒性比其他氮芥小，但部分患者可观察到膀胱毒性，可能与代谢产物丙烯醛有关。环磷酰胺的代谢途径：

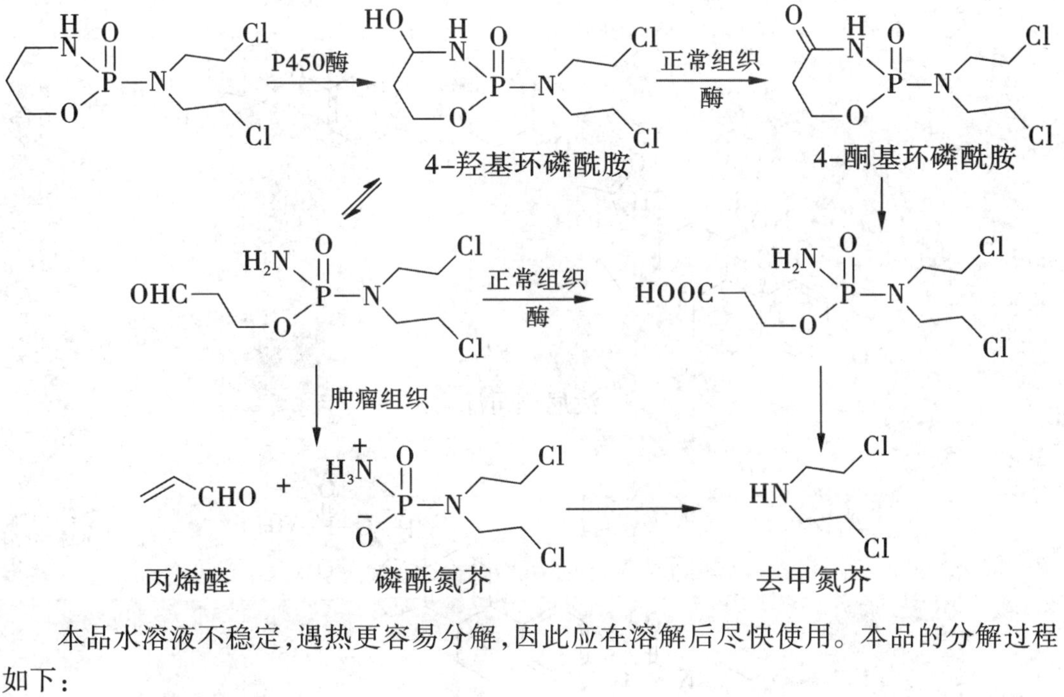

P450酶
4-羟基环磷酰胺
正常组织
酶
4-酮基环磷酰胺
正常组织
酶
肿瘤组织
丙烯醛
磷酰氮芥
去甲氮芥

本品水溶液不稳定，遇热更容易分解，因此应在溶解后尽快使用。本品的分解过程如下：

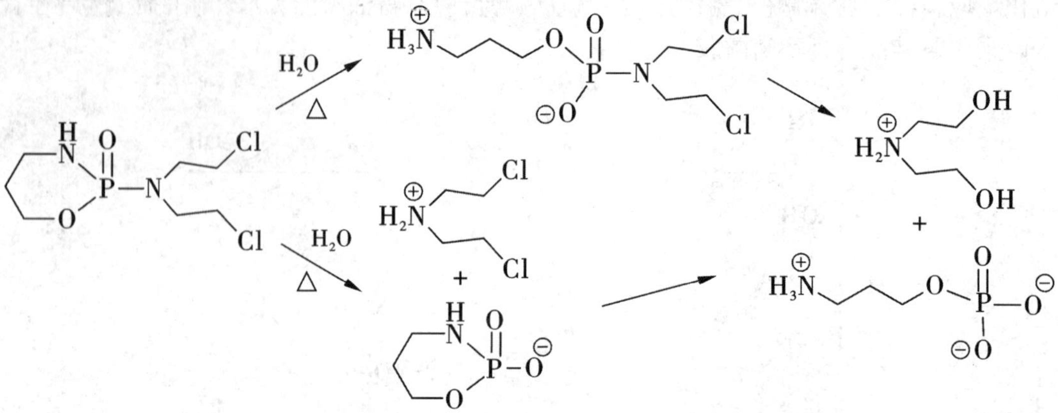

本品主要用于恶性淋巴瘤、急性淋巴细胞白血病、多发性骨髓瘤、肺癌、神经母细胞瘤等的治疗，对乳腺癌、卵巢癌、鼻咽癌也有效。

（五）甾体氮芥

甾体激素受体在肿瘤细胞中分布较多，甾体激素相对容易被肿瘤细胞选择性摄取，将甾体激素与烷化剂结合，能够提高药物的选择性，降低毒性。例如苯丁酸氮芥与氢化泼尼松 C_{21} 上的羟基经酯化反应得到泼尼莫司汀，在雌二醇结构中引入氮芥功能基部分得到了磷酸雌莫司汀，两者的选择性较好，泼尼莫司汀用于治疗恶性淋巴瘤和慢性淋巴细胞白血病，磷酸雌莫司汀主要用于前列腺癌的治疗。

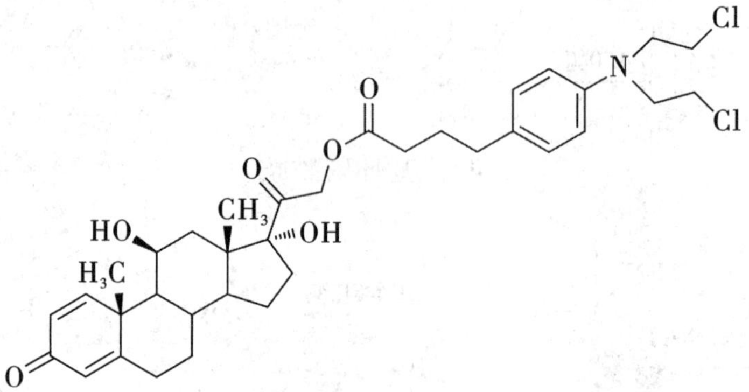

泼尼莫司汀

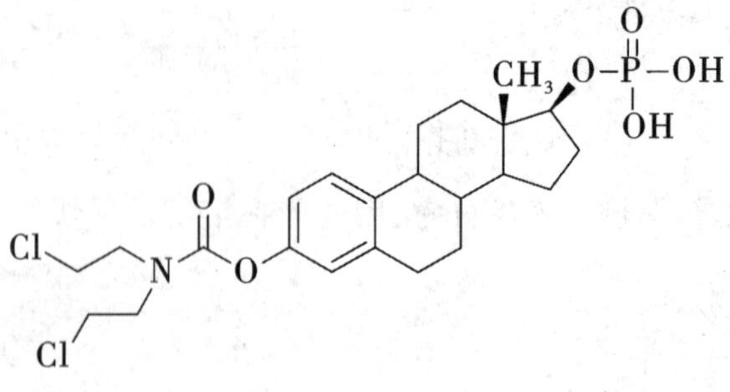

磷酸雌莫司汀

二、乙撑亚胺类

脂肪氮芥在体内是通过转化为乙撑亚胺活性中间体发挥烷基化作用，在此基础上人们合成了一些直接含有乙撑亚胺活性基团的化合物。为了降低乙撑亚胺基团的反应活性，借鉴氮芥类药物的研究经验，同样在氮原子上用吸电子基团取代，以达到降低毒性的目的。此类研究中最具代表性的药物是塞替派。塞替派为细胞非特异性烷化剂，具有较强的细胞毒作用，对增殖细胞的各个时期均有影响。塞替派结构中氮杂环丙基能对核苷酸中的腺嘌呤、鸟嘌呤的 N_3和 N_7进行烷基化，发生交联作用，干扰 DNA 的合成。塞替派对酸不稳定，不能口服，加之分子结构的脂溶性大，在胃肠道的吸收较差，须注射给药。其注射给药后能迅速分布到全身，在肝脏中很快被细胞色素 P450 酶系代谢成替派而继续发挥作用。塞替派临床上用于卵巢癌、乳腺癌、膀胱癌和消化道癌的治疗，是膀胱癌治疗的首选药物，采用直接注射入膀胱，疗效较好。

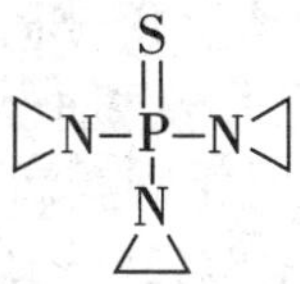

塞替派 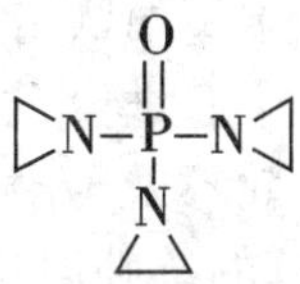　　　　替派

三、磺酸酯及卤代多元醇类

甲磺酸酯基(—OMs)和对甲苯磺酸酯基(—OTs)在有机化学反应中是很好的离去基团，它们使与之相连的 C—O 键变得活泼，极易受到亲核性试剂的进攻而断键离去，因此甲磺酸酯类烷化剂的研究备受关注，在系列研究中发现了抗肿瘤药白消安。

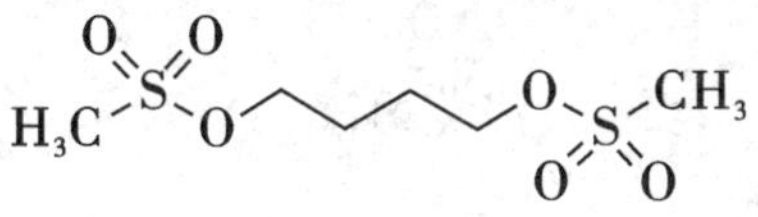

白消安

白消安也称马利兰，作为双功能基烷化剂在体内能和细胞内多种含丰富电子的亲核性成分反应，如能与 DNA 分子中鸟嘌呤 N_7进行烷基化交联。本品口服吸收良好，吸收后迅速分布到各组织中，半衰期为 2 ~ 3 h，几乎所有药物经代谢后均以甲烷磺酸形式自尿中缓慢排出，24 h 排出不到 50%，因此要注意反复用药引起的蓄积性毒性。本品主要用于治疗慢性粒细胞白血病，其疗效优于放射治疗。本品的主要不良反应为消化道反应、骨髓抑制、白细胞及血小板减少等。白消胺在氢氧化钠溶液中不稳定可水解生成丁二醇，再脱水能产生具有特殊臭味的四氢呋喃。

临床使用的卤代多元醇类抗肿瘤药有二溴甘露醇和二溴卫矛醇，前者主要用于慢性粒细胞白血病的治疗，后者对一些实体瘤如胃癌、肺癌、结肠癌、乳腺癌等有一定的疗效。通常认为卤代多元醇在体内通过脱卤化氢，形成环氧化物而产生烷基化作用。二溴卫矛醇脱溴化氢后生成的双脱水卫矛醇对白血病 L_{1210} 细胞的抑制作用比二溴卫矛醇强 3 倍。

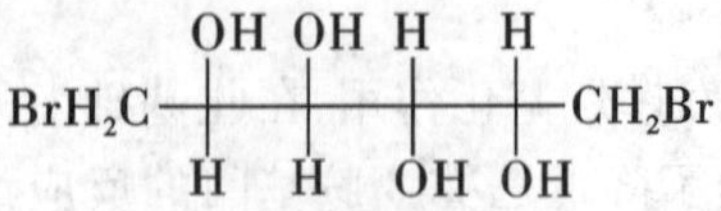

二溴甘露醇 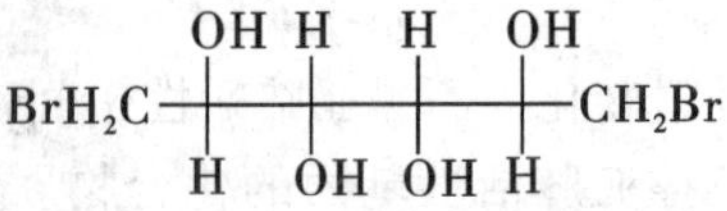　　二溴卫矛醇 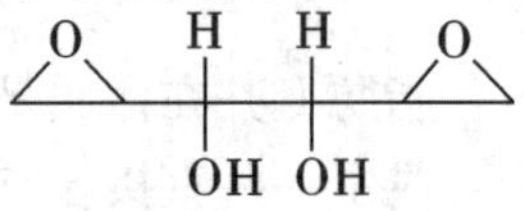　　双脱水卫矛醇

四、亚硝基脲类

(一)概述

亚硝基脲类是一类具有 β-氯乙基亚硝基脲结构的烷化剂,具有广谱的抗肿瘤活性。此类药物的脂溶性较大,易透过血-脑屏障,适用于脑瘤、转移性脑瘤及其他中枢神经系统肿瘤、恶性淋巴瘤等的治疗。临床上使用的亚硝基脲类抗肿瘤药有卡莫司汀、洛莫司汀、司莫司汀、尼莫司汀等。卡莫司汀结构中具有 2 个 β-氯乙基基团,洛莫司汀和司莫司汀是将卡莫司汀结构中的一个 β-氯乙基分别用环己基和 4-甲基环己基置换得到的抗肿瘤药。洛莫司汀对脑瘤的疗效不及卡莫司汀,但对霍奇金病、肺癌及若干转移性肿瘤的疗效优于卡莫司汀,司莫司汀的抗肿瘤疗效优于卡莫司汀和洛莫司汀,毒性较低,主要用于脑瘤、肺癌及胃肠道肿瘤的治疗。尼莫司汀临床上用其盐酸盐,是水溶性亚硝基脲类抗肿瘤药,用于脑瘤、消化道肿瘤、肺癌、恶性淋巴瘤和慢性白血病的治疗。福莫司汀是由法国施维雅公司开发,于 1989 年上市的亚硝基类抗肿瘤药,用于原发性脑内肿瘤和播散性黑色素瘤的治疗。福莫司汀分子结构中有 1 个手性碳原子,药用消旋体。

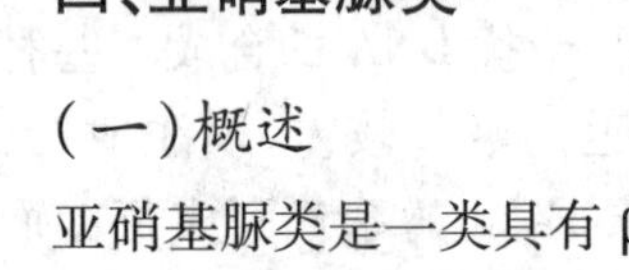

卡莫司汀 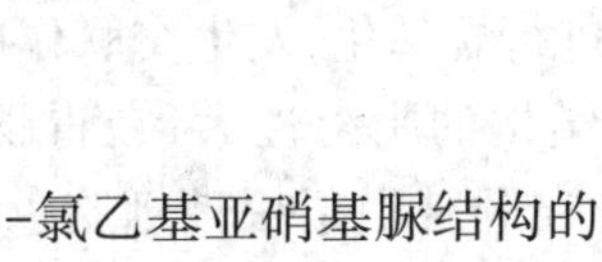　　洛莫司汀 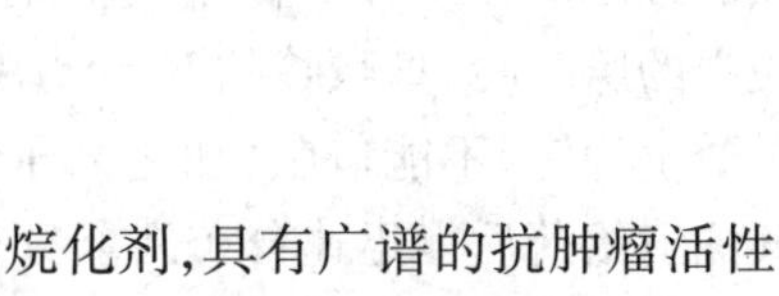　　司莫司汀

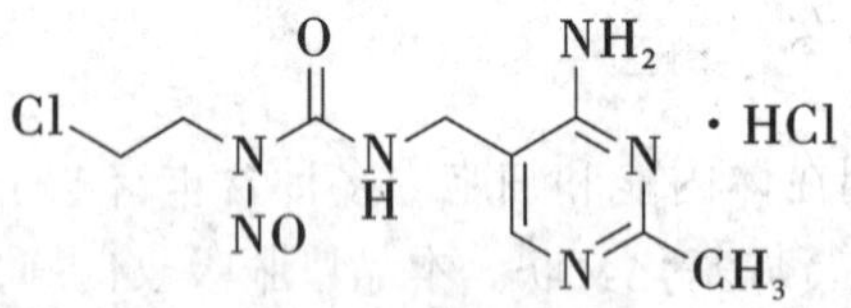

尼莫司汀 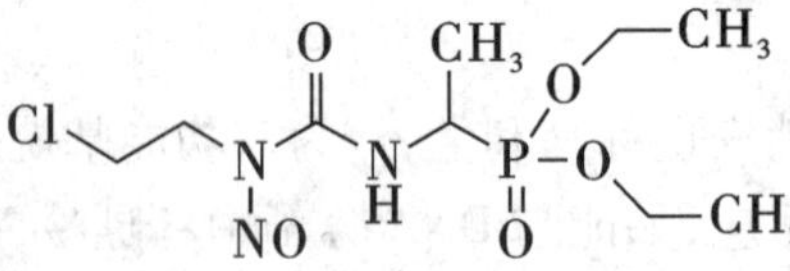　　福莫司汀

亚硝基脲类药物结构中由于 N-亚硝基的存在,使得连有亚硝基的氮原子与相邻羰基之间的键变得不稳定,在生理 pH 值环境下受 OH^- 离子的影响,分解成重氮氢氧化物中间体和异氰酸酯,异氰酸酯能够导致细胞内生物大分子发生氨甲酰化,使细胞受到损伤,重氮氢氧化物中间体则进一步快速分解,生成氯乙基正离子,氯乙基正离子与 DNA 的碱基发生烷基化产生抗肿瘤作用。亚硝基脲的结构特点决定了亚硝基脲类药物在酸性和碱性溶液中均不稳定,分解时放出氮气和二氧化碳。

（二）典型药物

卡莫司汀

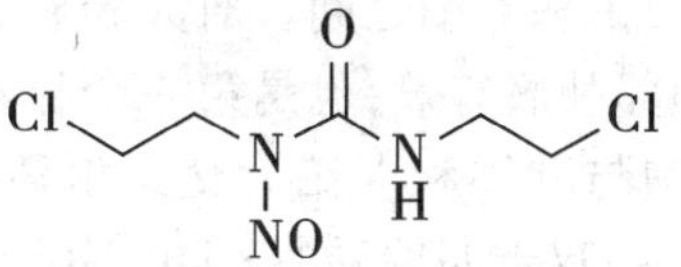

卡莫司汀，化学名为1,3-双（α-氯乙基）-1-亚硝基脲。

本品为无色至微黄或微黄绿色的结晶或结晶性粉末，无臭。在水中不溶，在甲醇或乙醇中溶解。熔点30～32 ℃，熔融时分解。

本品除在酸性和碱性溶液中均不稳定外，对热也极不稳定，在30～32 ℃会熔融分解，因此应置于冰箱中5 ℃以下保存。

本品不溶于水，其注射液为含卡莫司汀的聚乙二醇灭菌溶液。本品注射后分解迅速，化学半衰期为5 min，生物半衰期为15～30 min。本品由肝脏代谢，代谢物可在血浆中停留数日，造成延迟骨髓毒性，可能有肝-肠循环。96 h有60%～70%由肾排出（其中原型不到1%），1%由粪便排出，10%以二氧化碳形式由呼吸道排出。本品脂溶性好，可通过血-脑脊液屏障，脑脊液中的药物浓度为血浆中的50%或以上。

本品临床上主要用于脑瘤、转移性脑瘤及其他中枢神经系统肿瘤、恶性淋巴瘤的治疗，对恶性淋巴瘤、多发性骨髓瘤，以及与其他药物合用对恶性黑色素瘤有效。

本品的不良反应主要为消化道反应和迟发性骨髓抑制等。

五、金属配合物类

（一）概述

自1969年Rosenberg首次报道顺铂对动物肿瘤具有显著的抗肿瘤活性后，引起了人们对金属配合物抗肿瘤药物研究的重视，合成了大量金属配合物，先后证实了铂、金、锡、钌、铑、锗、铜等的配合物具有抗肿瘤活性，其中以铂类配合物的研究最为充分，目前进入临床使用的金属配合物类抗肿瘤几乎都是铂类配合物。

顺铂作为首个铂类抗肿瘤药于1979年在美国上市，是治疗睾丸癌、卵巢癌、膀胱癌、头颈部肿瘤、小细胞和非小细胞肺癌最广泛使用的抗癌药物之一，每年的销售额达5亿美元。

但顺铂缺乏对肿瘤组织的选择性，会导致一些严重的副作用，如肾功能损害、神经毒性、骨髓抑制、消化道反应等。此外，长期或大剂量使用顺铂治疗可能引起严重的贫血。为了获得更为高效、低毒的铂类抗肿瘤药物，人们选用不同的胺和羧酸作为配体与铂络合，合成了一系列铂配合物，从中获得了一些抗肿瘤活性好、毒副作用较低的药物，如卡铂、奈达铂、奥沙利铂、庚铂、乐铂、和米铂等。

卡铂是第二个进入临床的铂类抗肿瘤药，其结构以1,1-环丁烷二羧酸根代替顺铂结构中的两个氯离子，增加了药物的溶解度。卡铂的作用机制与顺铂相同，疗效与顺铂相似，但毒副作用较小，与顺铂相比，肾、耳、神经毒性明显降低。临床上主要用于小细胞及非小细胞肺癌、卵巢癌、头颈部肿瘤、膀胱癌、子宫内膜及子宫颈癌等的治疗。与非铂类抗肿瘤药无交叉耐药性，可与多种抗肿瘤药联合使用。奥沙利铂化学名为草酸根-(1R,2R-环己烷二胺)合铂，作为第一个手性铂配合物类抗肿瘤药于1996年上市。奥沙利铂性质稳定，在水中溶解度介于顺铂和卡铂之间。对大肠癌、卵巢癌的疗效较好，对非霍奇金淋巴瘤、非小细胞肺癌、头颈部肿瘤有效，也是第一个显示对结肠癌有效的铂类抗肿瘤药。体内外研究表明，奥沙利铂与顺铂和卡铂无交叉耐药性，可用于对顺铂和卡铂耐药的肿瘤株。米铂化学名为顺式-[双十四烷酸]-(1R,2R-环己烷二胺)合铂，是新开发的一种脂溶性的铂类抗肿瘤药，于2009年在日本上市，用于肝癌的治疗。

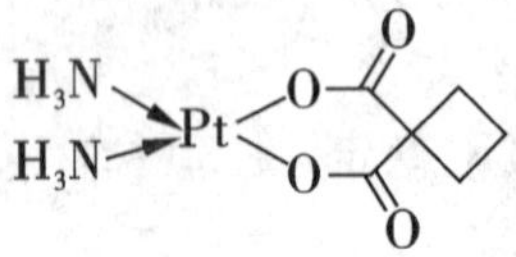

卡铂 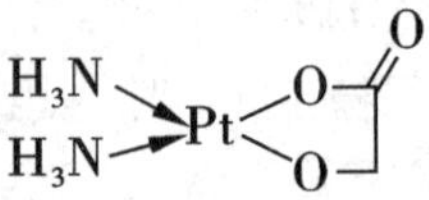　　奈达铂 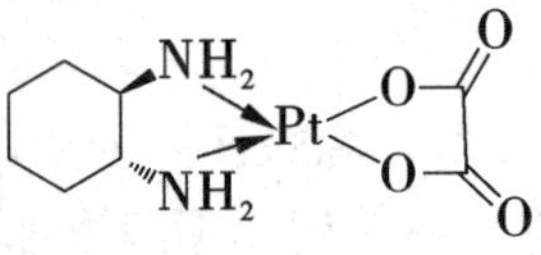　　奥沙利铂

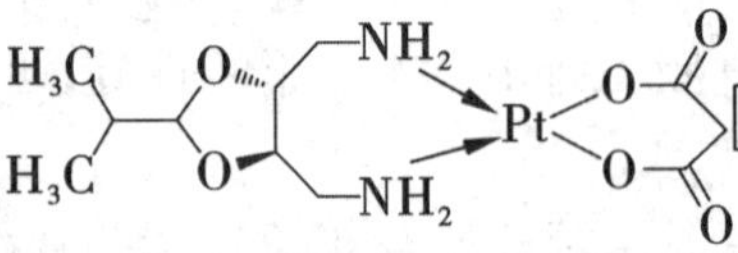

庚铂 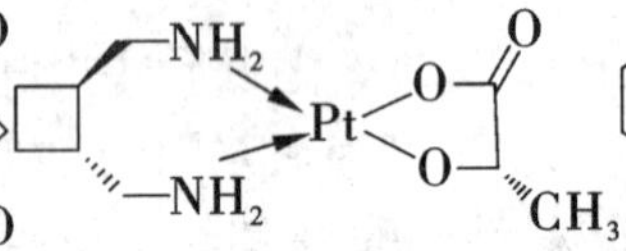　　乐铂 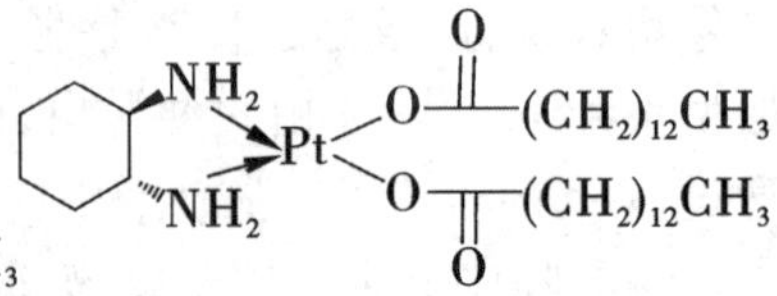　　米铂

铂类抗肿瘤药属于细胞周期非特异性药物，作用机制是使肿瘤细胞的DNA复制停止，阻碍细胞分裂。以顺铂为例，在体内低氯环境中顺铂结构中的氯易解离，形成水合阳离子，水合阳离子还可进一步去质子形成羟基化配合离子，这些活泼离子理论上可与DNA鸟嘌呤和腺嘌呤的N_7位2个结合位点结合，形成链内、链间、DNA-蛋白质交联，但研究表明，主要以链内交联为主。在体内，顺铂与DNA的两个鸟嘌呤碱基N_7位络合成一个封闭的五元螯合环，从而破坏了2条多核苷酸链上嘌呤和胞嘧啶之间的氢键，扰乱DNA的正常双螺旋结构，使其局部变性失活而丧失复制能力。反式铂配合物则无此作用。

在大量对铂类配合物抗肿瘤活性研究中，归纳和总结出此类配合物的基本构效关系：①中性铂配合物一般比离子型配合物具有更高的抗肿瘤活性；②烷基伯胺或环烷基伯胺取代顺铂中的氨，可明显提高治疗指数；③双齿配体代替2个单齿配体，一般可增强其抗肿瘤活性，因为双齿配体的化合物不像单齿配体化合物那样容易转变为反式配合物而失去活性；④取代的配位体要有适当的水解速率，它们的水解速率与药物活性呈现关系：$NO_3^- > H_2O > Cl^- > Br^- > I^- > N_3^+ > SCN^- > NH_3 > CN^-$。

为了寻找抗瘤谱广，能克服耐药性的铂类配合物，人们大胆创新，逐渐摆脱了上述构效关系的束缚，空间位阻较大的铂配合物、铂(Ⅳ)配合物、多核铂配合物，甚至反式铂配合物等许多结构新颖的铂类配合物被设计出来，相关研究正在进行之中，有望为此类药物增添新的品种。

（二）典型药物

顺铂

$$\begin{matrix} H_3N \searrow & & \nearrow Cl \\ & Pt & \\ H_3N \nearrow & & \searrow Cl \end{matrix}$$

顺铂，化学名为（Z）-二氨二氯合铂。

本品为亮黄色或橙黄色的结晶性粉末，无臭。不溶于乙醇，微溶于水，略溶于二甲基甲酰胺，易溶于二甲基亚砜。本品在室温条件下对光和空气稳定，可长期储存。加热至170 ℃时即转化为反式，溶解度降低，颜色发生改变，在270 ℃时熔融并分解成金属铂。

本品水溶液不稳定，能逐渐水解和转化为反式，生成水合物 Cisplatin Hydrate-1 和 Cisplatin Hydrate-2，它们能进一步水解生成无抗肿瘤活性却有剧毒的低聚物 Cisplatin Polymer-1 和 Cisplatin Polymer-2，但有毒低聚物在0.9%氯化钠溶液中极不稳定，可迅速完全转化为顺铂，因此本品供药用的是含有甘露醇和氯化钠的冻干粉针，用前用注射用水配成每毫升含1 mg顺铂、9 mg氯化钠和10 mg甘露醇的溶液，临床使用中不会导致低聚物中毒危险。

本品对多数实体肿瘤均有效，用于治疗睾丸癌、卵巢癌、膀胱癌、头颈部肿瘤、小细胞和非小细胞肺癌等肿瘤，为临床中联合化疗最常用的药物之一。

第三节　抗代谢药物

抗代谢抗肿瘤药简称抗代谢药物，其化学结构与基本代谢物很相似，大多数抗代谢药物正是以代谢物为先导化合物。主要是通过抑制肿瘤细胞生存和复制所必需的叶酸、嘌呤、嘧啶和嘧啶核苷的合成途径，导致肿瘤细胞死亡。由于它们的作用点不同，一般无交叉耐药性。到目前为止尚未发现肿瘤细胞有独特的代谢途径，由于正常细胞和肿瘤细胞之间的生长存在差别，理论上抗代谢药物能够杀伤肿瘤细胞而不至于影响正常细胞。抗代谢药物在肿瘤治疗中占有重要地位，是化疗常用药物之一，临床中常用有嘧啶类抗代谢物、嘌呤类抗代谢物和叶酸类抗代谢物等。

一、嘧啶类抗代谢物

（一）尿嘧啶类抗代谢物

1. 简介　尿嘧啶进入肿瘤组织速度最快，其中以氟尿嘧啶的抗肿瘤作用最好。氟原子的半径（r=0.133 nm）和氢原子的半径（r=0.120 nm）相近，氟尿嘧啶的体积与尿嘧啶几乎相当，加之C—F键的稳定性，在代谢过程中不易被解离，能在分子水平上代替正常代谢物，成为胸腺嘧啶合成酶抑制剂，使胸腺嘧啶脱氧核苷酸合成受阻，抑制DNA的合成，导致肿瘤细胞死亡，见图14-1。

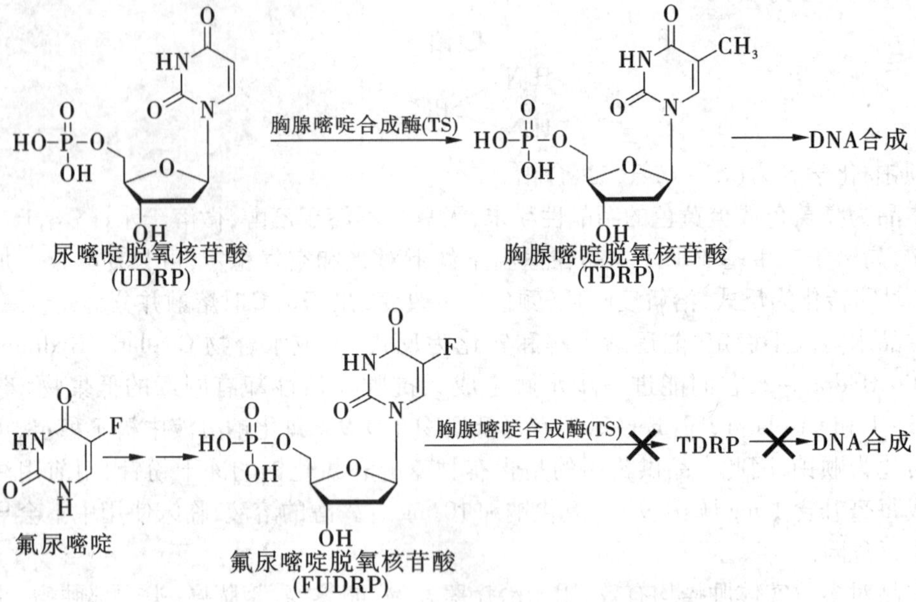

尿嘧啶脱氧核苷酸
(UDRP)

胸腺嘧啶合成酶(TS)

胸腺嘧啶脱氧核苷酸
(TDRP)

DNA合成

氟尿嘧啶

氟尿嘧啶脱氧核苷酸
(FUDRP)

胸腺嘧啶合成酶(TS)

TDRP

DNA合成

图 14-1 尿嘧啶生物代谢途径和氟尿嘧啶抗肿瘤机制

氟尿嘧啶是治疗实体肿瘤的首选药物,疗效虽好,但毒性较大。为了提高疗效、降低毒性,人们研发了一系列氟尿嘧啶的衍生物,其中毒性较小、疗效较好的抗肿瘤药有替加氟、双呋氟尿嘧啶、去氧氟尿苷和卡莫氟等。氟尿嘧啶衍生物需要在体内通过转化为氟尿嘧啶发挥药效作用。去氧氟尿苷在体内经嘧啶核苷酸磷酸化酶作用转化为氟尿嘧啶,这种酶的活性在肿瘤组织内比正常组织高,去氧氟尿苷在肿瘤细胞内转化为氟尿嘧啶的速度较快,所以对肿瘤细胞具有一定的选择性,治疗指数高于氟尿嘧啶,主要用于胃癌、结直肠癌、乳腺癌的治疗。卡莫氟系氟尿嘧啶前体药物,为口服抗代谢药物。口服后从肠道迅速吸收,在体内缓慢释出氟尿嘧啶而发挥抗肿瘤作用。口服后有效血药浓度较氟尿嘧啶静脉给药长久。抗瘤谱广,治疗指数高,对多种实验肿瘤有较好的抗肿瘤作用。临床上对胃癌、结直肠癌及乳腺癌有一定疗效,尤以结直肠癌的有效率较为突出。

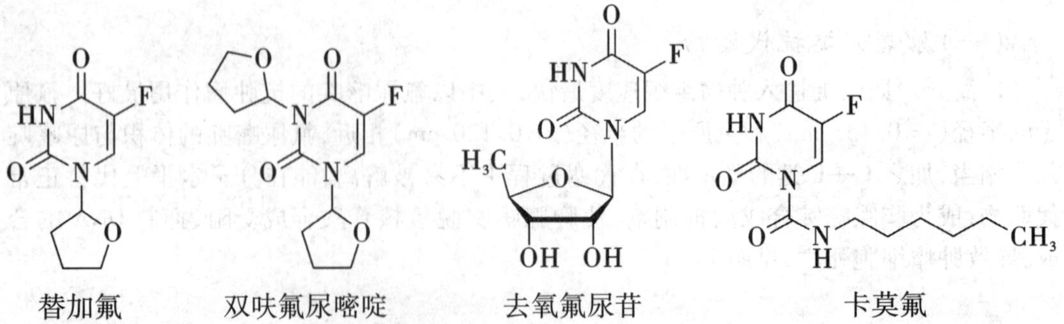

替加氟　　双呋氟尿嘧啶　　去氧氟尿苷　　卡莫氟

2. 典型药物

氟尿嘧啶

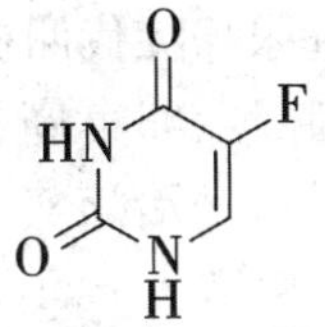

氟尿嘧啶，化学名为5-氟-2，4(1H，3H)-嘧啶二酮，简称5-FU。

本品为白色或类白色的结晶或结晶性粉末，熔点为281～284 ℃(分解)。在三氯甲烷中几乎不溶，在乙醇中微溶，在水中略溶，在稀盐酸或氢氧化钠中溶解。本品在空气和水溶液中都非常稳定。

氟尿嘧啶的合成是以氯乙酸乙酯为原料，在乙酰胺中与KF进行卤交换反应合成氟乙酸乙酯，然后与甲酸乙酯缩合得到氟代甲酰乙酸乙酯钠盐，再与甲基异脲缩合成环，稀盐酸水解即得。

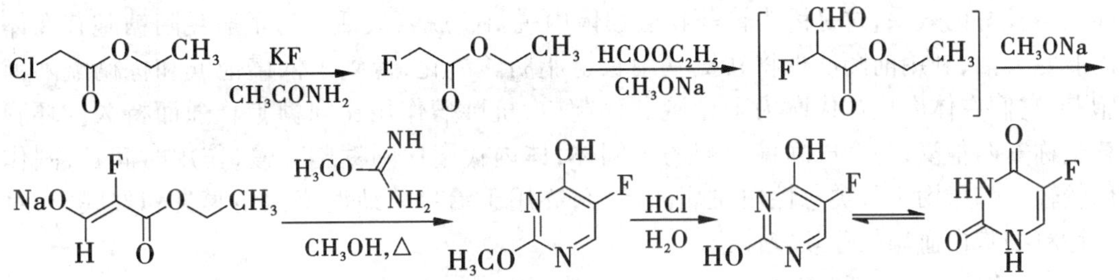

KF, CH_3CONH_2　$HCOOC_2H_5$, CH_3ONa　CH_3ONa

H_3CO-C(=NH)-NH_2, CH_3OH, △　HCl, H_2O

本品口服吸收不完全，须注射给药，注射液为本品加适量氢氧化钠制成的灭菌水溶液。由于本品在亚硫酸氢钠水溶液中较不稳定，因此，在注射液中不能添加亚硫酸氢钠作为抗氧剂。在亚硫酸氢钠水溶液中的分解过程为亚硫酸根与本品C_5-C_6位双键进行加成，形成不稳定的5-氟-5，6-二氢-6-磺酸尿嘧啶，接着消去SO_3H^-或F^-，分别生成氟尿嘧啶和6-磺酸基尿嘧啶。若在强碱中，则开环，最后生成2-氟-3-脲丙烯酸和氟丙醛酸。

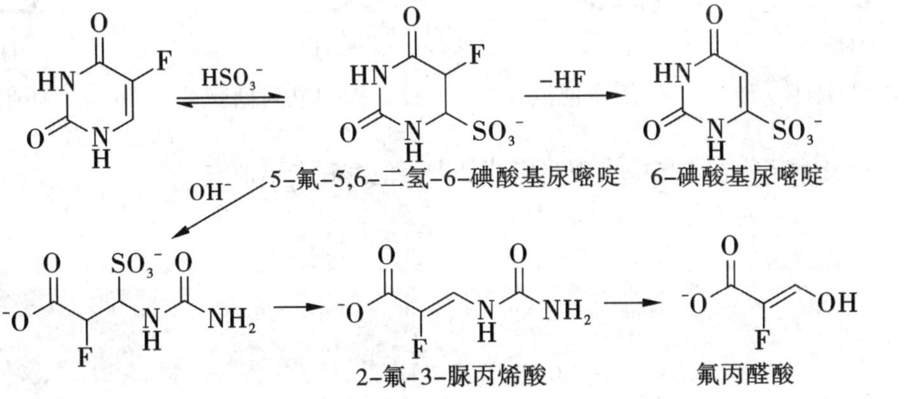

HSO_3^-　-HF　OH^-

5-氟-5,6-二氢-6-磺酸基尿嘧啶　6-磺酸基尿嘧啶

2-氟-3-脲丙烯酸　氟丙醛酸

氟尿嘧啶静脉给药后，广泛分布于体液中，并在 4 h 内从血中消失。它在被转换成核苷酸后，被增殖较快的组织及肿瘤所优先摄取，氟尿嘧啶容易进入脑脊液中。约 20% 以原型从尿排泄，其余大部分在肝脏通过尿嘧啶代谢机制代谢。

本品抗瘤谱广，对消化道肿瘤、乳腺癌、卵巢癌、绒毛膜上皮癌、子宫颈癌、肝癌、膀胱癌、皮肤癌（局部涂抹）等均有一定疗效，是治疗实体肿瘤的首选药物。不良反应主要为骨髓抑制、消化道反应等。

（二）胞嘧啶类抗代谢物

在研究尿嘧啶类抗代谢药物构效关系时发现，尿嘧啶 4 位的氧被氨基取代后得到的胞嘧啶衍生物也有较好的抗肿瘤活性。阿糖胞苷在体内先经脱氧胞苷酶催化磷酸化，转变为阿糖胞苷酸（Ara－CMP），再转化为二磷酸和三磷酸阿糖胞苷（Ara－CDP 和 Ara－CTP），三磷酸阿糖胞苷通过抑制 DNA 聚合酶及少量以伪代谢物形式掺入 DNA 分子，阻止 DNA 的合成，发挥抗肿瘤作用。主要用于急性粒细胞白血病的治疗，与其他抗肿瘤药合用可以提高疗效。盐酸阿糖胞苷的口服吸收较差，通常是通过连续静脉滴注给药，才能获得较好的效果，这是因为该药物会被体内脱氨酶脱氨失活。为了避免阿糖胞苷在体内脱氨失活，利用前药原理将其氨基用长链脂肪酸酰化，得到了依诺他滨和棕榈酰阿糖胞苷，它们在体内通过代谢为阿糖胞苷而起效，抗肿瘤作用比阿糖胞苷强而持久。环胞苷也称安西他滨，为合成阿糖胞苷的中间体，体内代谢比阿糖胞苷慢，作用时间长，副作用较轻。临床用于各类急性白血病的治疗，亦用于治疗单纯疱疹性角膜炎和虹膜炎，对急性粒细胞白血病的疗效较佳。

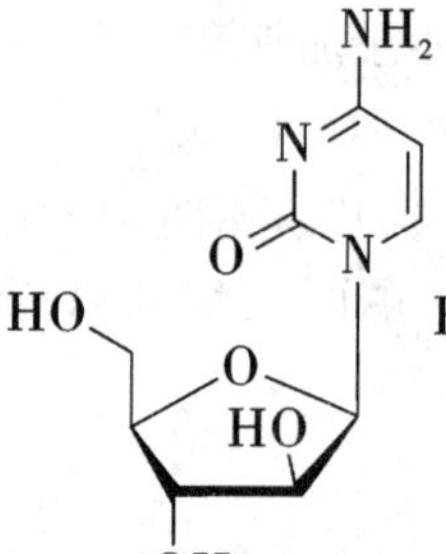

阿糖胞苷 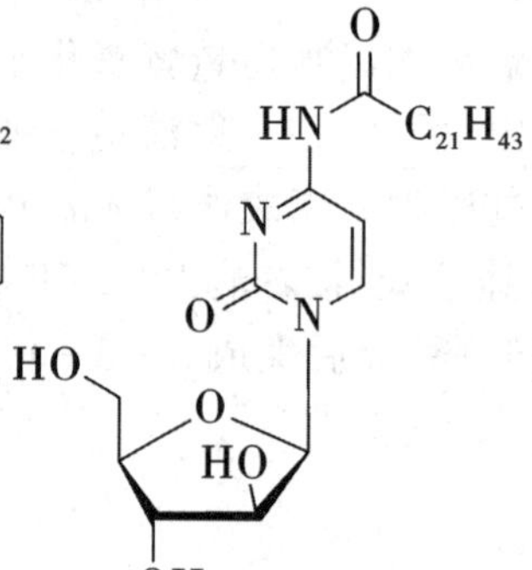　　依诺他滨 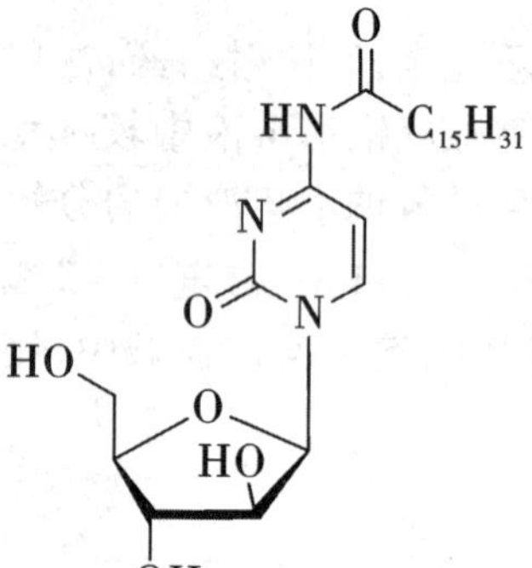　　棕榈酰阿糖胞苷 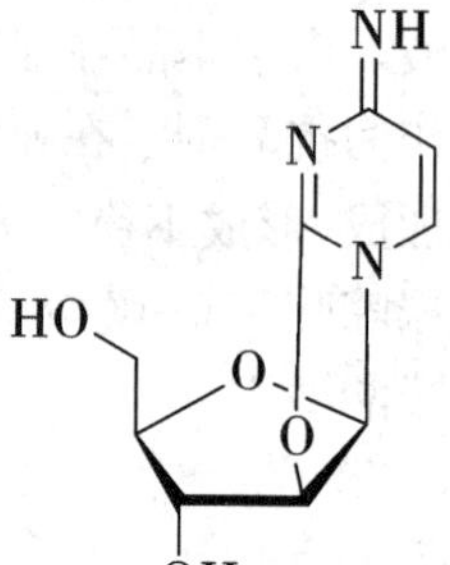　　环胞苷

目前此类药物在市场中表现突出的是吉西他滨和卡培他滨。

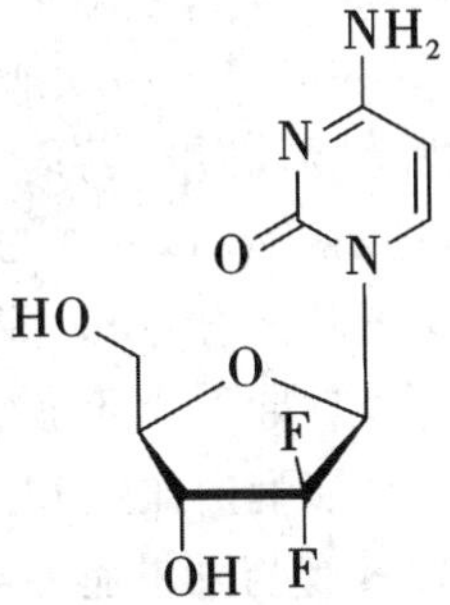

吉西他滨 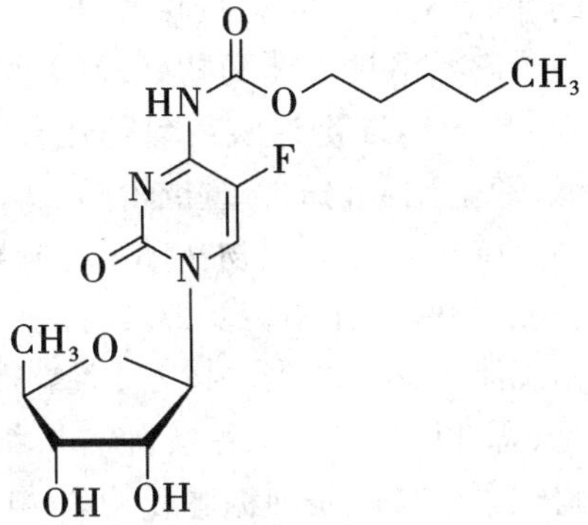　　卡培他滨

吉西他滨为双氟取代的胞嘧啶核苷衍生物，在体内经核苷激酶代谢为二磷酸吉西他滨（dFdCDP）和三磷酸吉西他滨（dFCTP）发挥作用，dFdCDP 可抑制核糖核苷还原酶，导致细胞内三磷酸脱氧核糖核苷酸减少，抑制 DNA 的合成，而自身磷酸化过程能被反馈性加速，具有自我增效作用；dFdCTP 可掺入 DNA，抑制 DNA 聚合酶造成链终止，使细胞周期停滞在 S 期，并阻断由 G_1 向 S 期过渡，属细胞周期特异性抗肿瘤药。临床上主要用于治疗胰腺癌和非小细胞肺癌，也可用于膀胱癌、乳腺癌及其他实体肿瘤的治疗。卡培他滨结构上虽属于胞嘧啶核苷衍生物，但实际上是 5-FU 的前体药物。卡培他滨进入人体后，先在肝脏中被羧酸酯酶转化为无活性的 5′-脱氧-5-氟胞嘧啶，后在肝脏和肿瘤组织胞苷脱氨酶的作用下转化为 5′-脱氧-5-氟尿嘧啶，最后在经胸苷磷酸化酶催化水解为 5-FU而起作用。胸苷磷酸化酶在实体瘤的分布量比周围正常组织高 10 倍以上，因此卡培他滨的释放具有靶向性，在维持高效抗肿瘤活性的同时减轻了耐受性，也降低了不良反应。临床中主要用于晚期乳腺癌、结肠癌、直肠癌的治疗，对紫杉醇和蒽醌类抗肿瘤药物耐药的恶性乳腺癌，也有较高活性。

二、嘌呤类抗代谢物

腺嘌呤和鸟嘌呤是构成 DNA 和 RNA 的重要组分，次黄嘌呤是腺嘌呤和鸟嘌呤生物合成的中间体。次黄嘌呤生物转化过程：

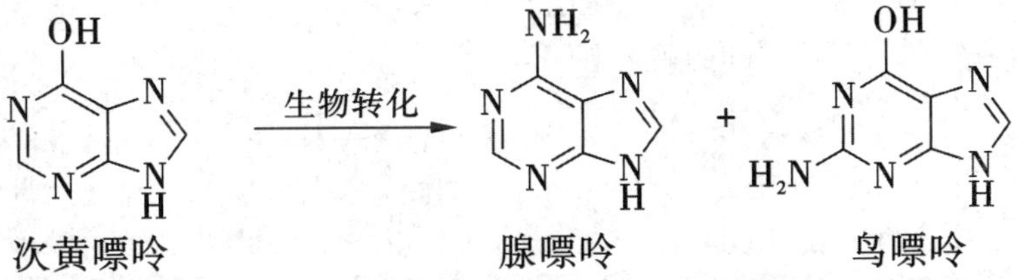

次黄嘌呤 —生物转化→ 腺嘌呤 + 鸟嘌呤

嘌呤类抗代谢物主要是次黄嘌呤和鸟嘌呤的衍生物。巯嘌呤（6-MP）为次黄嘌呤的类似物，在体内经酶促反应转变为有活性的 6-硫代次黄嘌呤核苷酸（硫代肌苷酸），抑制腺酰琥珀酸合成酶，阻止次黄嘌呤核苷酸（肌苷酸）转变为腺苷酸（AMP），还可抑制肌苷酸脱氢酶，阻止肌苷酸氧化为黄嘌呤核苷酸，从而抑制 DNA 和 RNA 的合成。临床用于各

种急性白血病的治疗，对绒毛膜上皮癌和恶性葡萄胎也有效。巯嘌呤水溶性差，我国科研人员开发了巯嘌呤水溶性前体药物磺巯嘌呤钠，临床用途与6-MP相同，显效比6-MP快，毒性较低。R-S-SO_3Na键遇酸或巯基化合物均可分解为6-MP，由于肿瘤组织的pH值比正常组织低，巯基化合物的含量也较高，所以磺巯嘌呤钠对肿瘤具有一定的选择性。奈拉滨为脱氧鸟嘌呤核苷酸类似物9-β-D-阿糖呋喃糖鸟嘌呤(ara-G)的水溶性前药。在体内依次经脱氨、磷酸化作用转变为具有活性的ara-G三磷酸盐(ara-GTP)，ara-GTP可在白血病原始细胞中逐渐积聚并掺入DNA，抑制DNA合成，导致细胞凋亡。临床用于治疗两种较少见、恶性度高的血液系统肿瘤T细胞急性淋巴细胞白血病和T细胞淋巴母细胞淋巴瘤。磷酸氟达拉滨是阿糖腺苷的2-氟代衍生物，具有与阿糖胞苷类似的抗肿瘤机制，但不被腺苷脱氨酶脱氨灭活。摄入后迅速经去磷酸化转化为氟达拉滨，氟达拉滨在细胞内经复磷酸化变成有抗肿瘤活性的氟达拉滨三磷酸酯，抑制DNA和RNA的合成。磷酸氟达拉滨临床上用于治疗B细胞慢性淋巴细胞白血病，对常规方案治疗失败的患者有效。克拉屈滨为2-氯脱氧腺苷，由于2位氯原子的存在，不能被腺苷脱氨酶代谢。所以，克拉屈滨在细胞内经脱氧胞苷激酶磷酸化途径进行代谢，形成具有抗肿瘤活性的克拉屈滨三磷酸酯活性代谢物，在淋巴细胞内积聚并引起细胞死亡。临床用于毛细胞白血病、慢性淋巴细胞白血病、小淋巴细胞白血病、套细胞淋巴瘤的治疗。氯法拉滨为嘌呤核苷类似物，作用机制与氟达拉滨和克拉屈滨类似。既抑制DNA聚合酶，又抑制核糖核酸还原酶，并可避免腺苷脱氨酶及蛋白酶的降解作用，它能更有效地被脱氧胞苷激酶磷酸化，在白血病细胞中消除更慢，因此具有更强的细胞毒性，对不同的肿瘤株和肿瘤模型都表现出了很强的抗癌活性。2004年美国FDA批准用于治疗儿童难治性或复发性急性淋巴细胞性白血病。此外，氯法拉滨还具有潜在的广谱抗肿瘤特性，对多种实体瘤的临床研究正在进行之中。

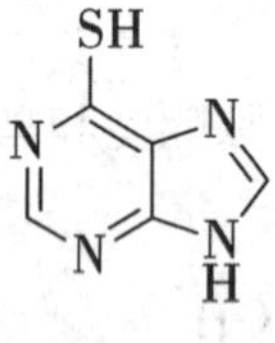

巯嘌呤 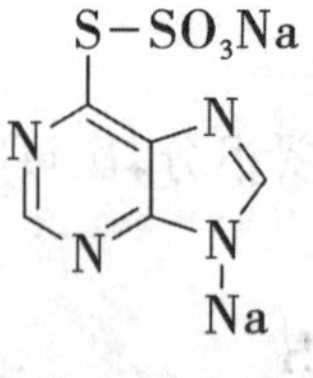　　磺巯嘌呤钠 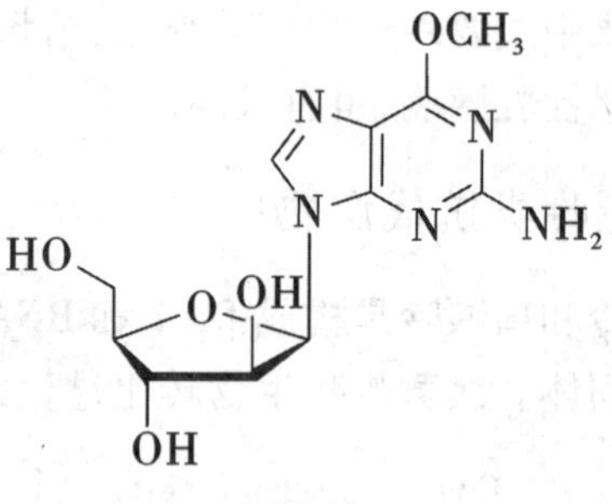　　奈拉滨

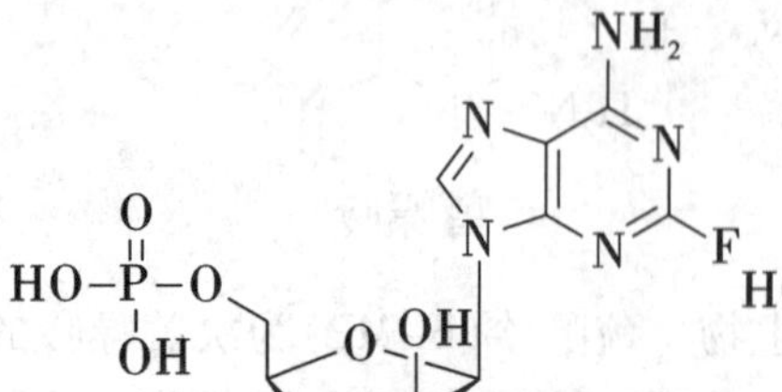

磷酸氟达拉滨 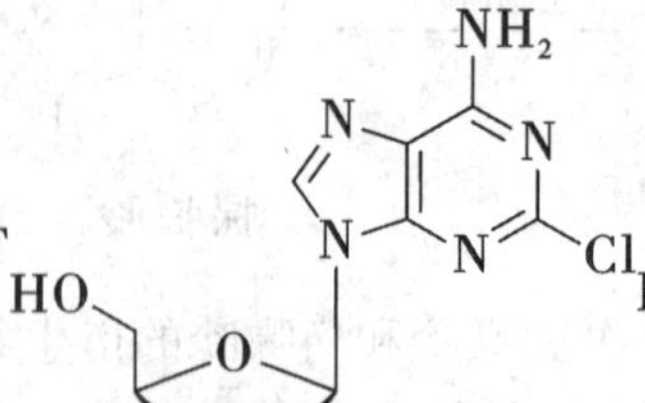　　克拉屈滨 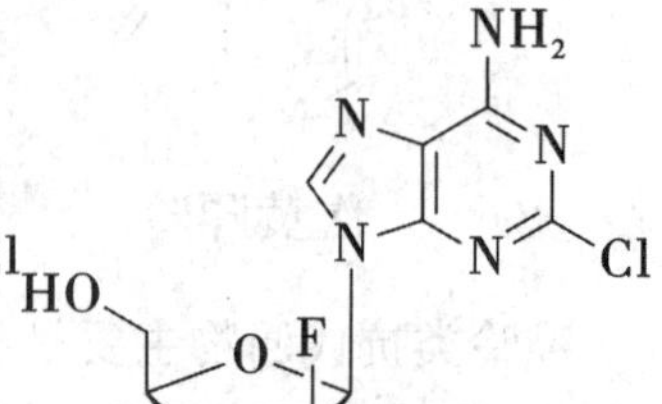　　氯法拉滨

三、叶酸类抗代谢物

1. 简介 叶酸是核酸生物合成的代谢物，也是红细胞发育生长的重要因子，临床用作抗贫血药。但叶酸缺乏时，白细胞减少，因此叶酸的拮抗剂可用于缓解急性白血病。

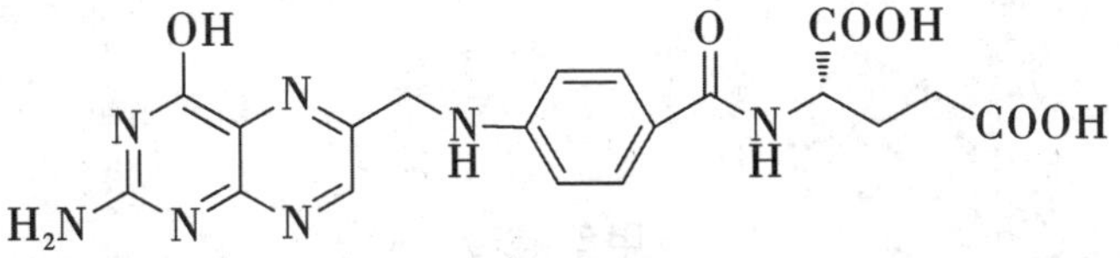

叶酸

叶酸在体内被二氢叶酸还原酶还原成二氢叶酸，再进一步还原成四氢叶酸，四氢叶酸经生物转化为辅酶 F 后参与核酸的合成。如果体内的叶酸代谢受到干扰，嘌呤核苷酸、胸腺嘧啶核苷酸的合成将受到影响，因而对 DNA 和 RNA 的合成产生抑制，阻碍肿瘤细胞的生长。叶酸抗代谢物按照作用的靶酶不同可分为：二氢叶酸还原酶（DHFR）抑制剂、胸苷合成酶（TS）抑制剂、氨基咪唑碳酰胺核糖核苷酸甲酰基转移酶（AICARTF）抑制剂、甘氨酰胺核糖核苷酸甲酰基转移酶（GARTF）抑制剂、多聚谷氨酸合成酶（FPGS）抑制剂、丝氨酸羟甲基转移酶（SHMT）抑制剂等。氨基蝶呤和甲氨蝶呤（MTX）的化学结构与叶酸相似，通过竞争性抑制 DHFR 发挥作用，属于经典的叶酸拮抗剂类抗肿瘤药。

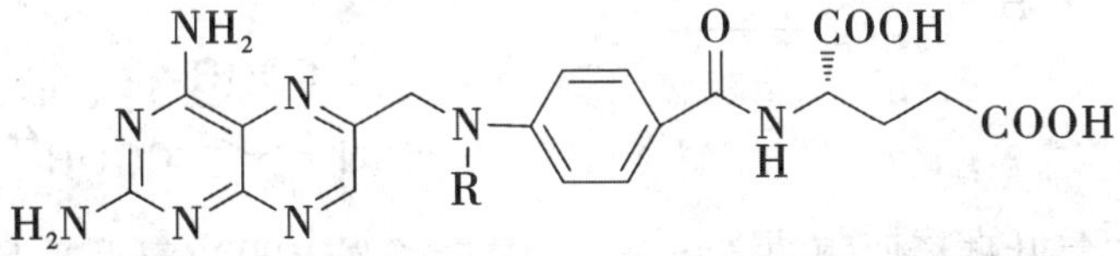

R=H 氨基蝶呤
$R=CH_3$ 甲氨蝶呤

氨基蝶呤主要用于治疗急性白血病、亚急性白血病及牛皮癣等皮肤病。甲氨蝶呤用于治疗急性白血病、绒毛膜上皮癌和恶性葡萄胎，对头颈部肿瘤、乳腺癌、子宫颈癌、消化道癌和恶性淋巴癌也有一定疗效。甲氨蝶呤的抗肿瘤作用强，但毒性大，肿瘤细胞极易产生耐药性。为了降低毒性和避免 MTX 耐药机制，人们开发了一些新的叶酸拮抗剂，如雷替曲塞和培美曲塞。雷替曲塞为新一代水溶性胸苷酸合成酶抑制剂，在体内被细胞主动摄入后迅速代谢为多谷氨酸类化合物抑制胸苷酸合成酶活性，从而抑制 DNA 的合成。雷替曲塞能在细胞内潴留，长时间发挥作用。临床用于晚期直肠癌、结肠癌的治疗，疗效优于氟尿嘧啶。培美曲塞是一种多靶点抗代谢类抗肿瘤药，作为叶酸拮抗剂进入细胞后经聚谷氨酸化转化为活性形式抑制胸苷酸合成酶、二氢叶酸合成酶、甘氨酰核苷酸甲酰转移酶、氨基咪唑甲酰胺核苷酸甲酰基转移酶等叶酸依赖性酶，通过干扰胸腺嘧啶核苷酸和嘌呤核苷酸的生物合成，达到抗肿瘤目的，临床用于非小细胞肺癌和耐药性间皮瘤的治疗。

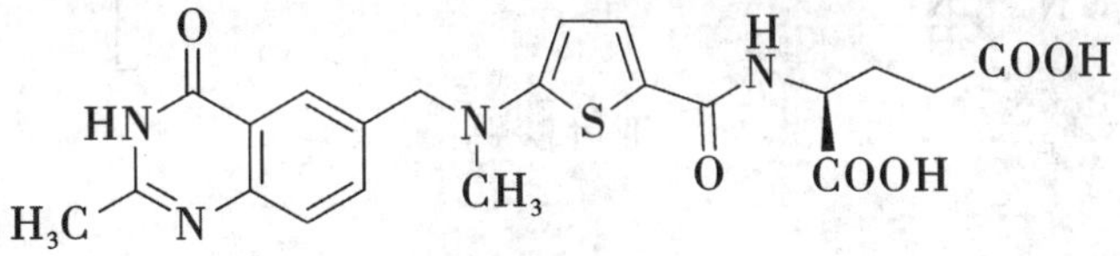

雷替曲塞

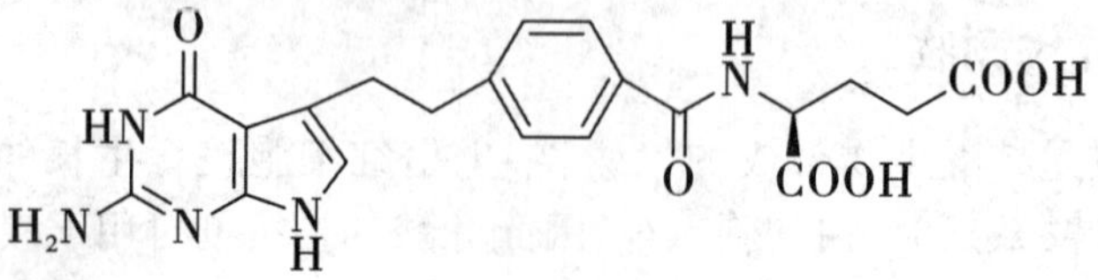

培美曲塞

2. 典型药物

甲氨蝶呤

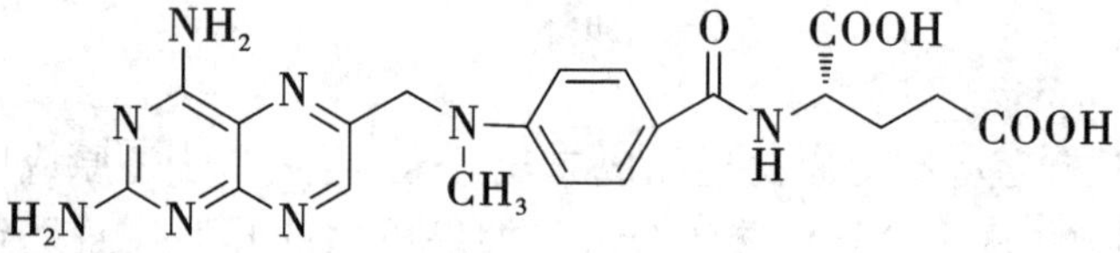

甲氨蝶呤，为橙黄色结晶性粉末，熔点为 185 ~ 204 ℃（分解）。在水、乙醇、三氯甲烷或乙醚中几乎不溶，在稀盐酸中溶解，在稀碱溶液中易溶。

本品在强酸性溶液中不稳定，酰胺基会水解，生成蝶呤酸和谷氨酸而失去活性。

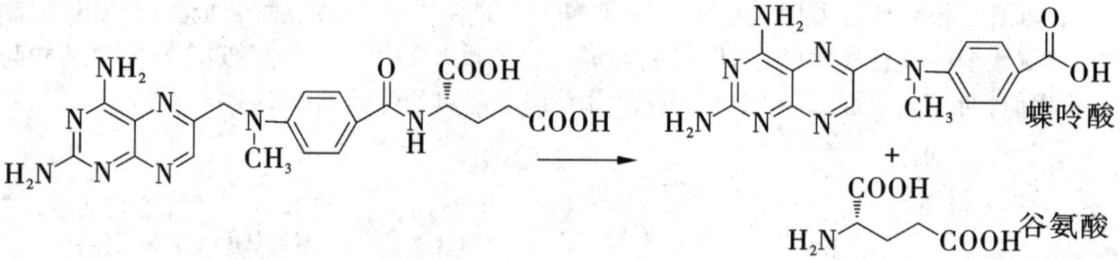

蝶呤酸

+

谷氨酸

本品为叶酸拮抗剂，与二氢叶酸还原酶的亲和力比二氢叶酸强 1 000 倍，几乎是不可逆地和二氢叶酸还原酶结合，使二氢叶酸不能转化为四氢叶酸，从而影响辅酶 F 的生成，干扰 DNA 和 RNA 的合成，阻碍肿瘤细胞的生长。本品临床用于治疗急性白血病、绒毛膜上皮癌和恶性葡萄胎，对头颈部肿瘤、乳腺癌、子宫颈癌、消化道癌和恶性淋巴癌也有一定疗效。

本品的不良反应主要为骨髓抑制、肝肾功能损伤、脱发等。大剂量使用引起中毒反应时，可用亚叶酸钙解救。亚叶酸钙在体内可转化为四氢叶酸，能有效对抗甲氨蝶呤引起的中毒反应，与甲氨蝶呤合用可降低毒性，但不降低抗肿瘤活性。

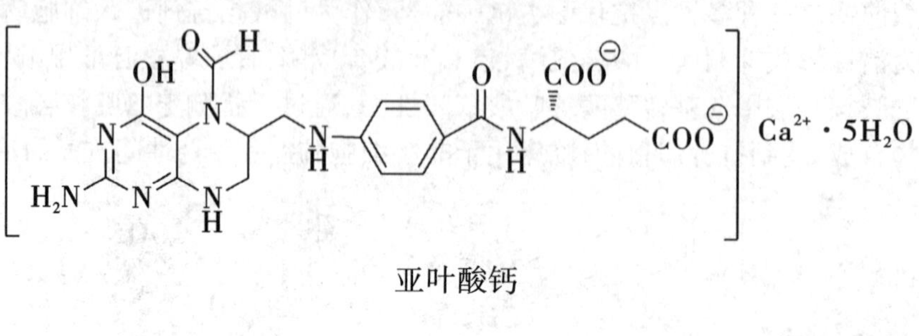

$Ca^{2+} \cdot 5H_2O$

亚叶酸钙

第四节　抗肿瘤抗生素

从抗生素首次发现至今几十年的研究发展中，人们逐渐发现部分抗生素具有抗肿瘤活性，这些抗生素被称为抗肿瘤抗生素。已发现的抗肿瘤抗生素大多直接作用于 DNA 或嵌入 DNA，干扰其模板功能，为细胞周期非特异性药物。目前在临床中使用的主要有多肽类抗生素和醌类抗生素两大类。

一、多肽类抗生素

（一）放线菌素 D

放线菌素 D 是从放线菌培养液中提取的一种多肽类抗生素。1957 年我国从放线菌（广西桂林土壤中分离出）培养液中得到的抗生素，与国外报道的放线菌素 D 结构相同，被命名为更生霉素。放线菌素 D 结构由 3-氨基-1，8-二甲基-2-吩噁嗪酮-4，5-二甲酸与 2 个多肽酯环（由 L-苏氨酸、D-缬氨酸、L-脯氨酸、N-甲基甘氨酸、L-N-甲基缬氨酸组成）通过羧基与环多肽侧链连接构成。

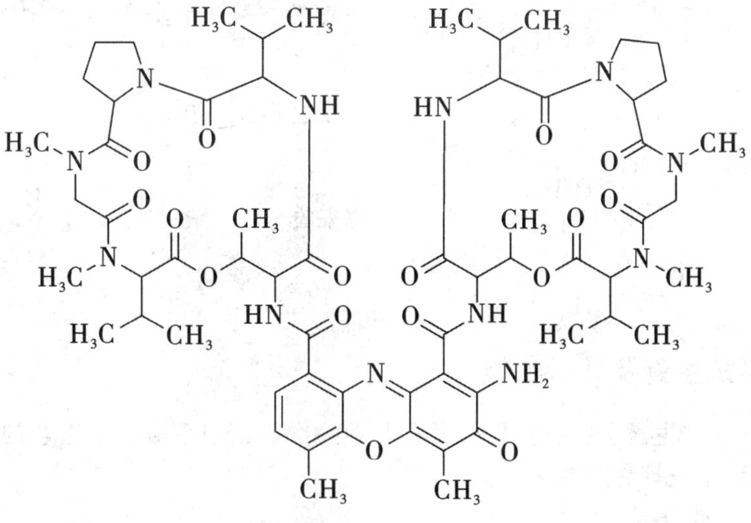

放线菌素 D

放线菌素 D 为鲜红色结晶或橙红色结晶性粉末，熔点为 243 ~248 ℃（分解）。无臭，有引湿性，遇光和热不稳定。几乎不溶于水，微溶于乙醇，略溶于甲醇，在丙酮、三氯甲烷或异丙醇中易溶。

放线菌素 D 与 DNA 结合能力较强，但结合方式是可逆的，抑制以 DNA 为模板的 RNA 多聚酶，从而抑制 RNA 的合成。本品与 DNA 的结合方式可能是通过其发色团（吩噁嗪酮部分）嵌入 DNA 的碱基对之间，而其肽链则位于 DNA 双螺旋的小沟内。本品为细胞周期非特异性药物，临床用于肾母细胞瘤、恶性葡萄胎、绒毛膜上皮癌、恶性淋巴瘤、横纹肌肉瘤等的治疗。与放射治疗合用，可以提高肿瘤对放射治疗的敏感性。不良反应主要为骨髓抑制和消化道反应等。

(二)博来霉素

博来霉素也称争光霉素,是从放线菌和72号放线菌培养液中提取的一组碱性糖肽类抗生素,主要包括博来霉素A_2、博来霉素B_2、博来霉素A_5等。用于临床的是以博来霉素A_2、博来霉素B_2为主要成分的混合物,国产平阳霉素则是博来霉素A_5的单一成分。博来霉素族抗生素的抗肿瘤作用机制是在体内与Fe^{2+}形成博来霉素-Fe^{2+}复合物,可以导致DNA裂解、断链,阻止DNA复制,影响肿瘤细胞DNA合成,达到治疗肿瘤的目的。博来霉素临床应用已40多年,抗癌活性强,对淋巴癌、鳞状细胞癌、肺癌和睾丸癌等具有良好的疗效,无明显骨髓抑制,不引起白细胞减少,不抑制机体的免疫功能,但能引起肺纤维化。

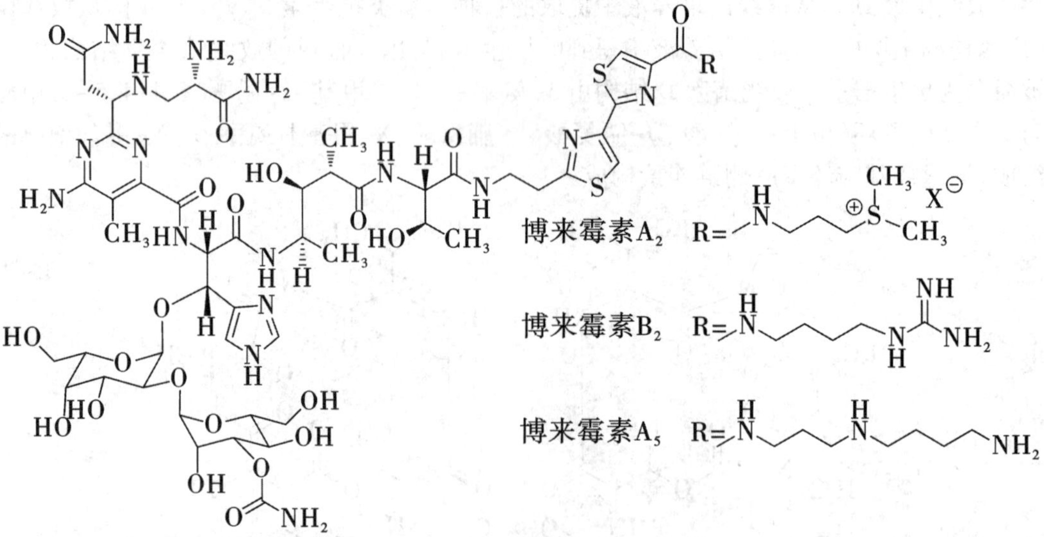

博来霉素A_2 R= $-NH-CH_2CH_2CH_2-S^{\oplus}(CH_3)_2\ X^{\ominus}$

博来霉素B_2 R= $-NH-CH_2CH_2CH_2CH_2-NH-C(=NH)-NH_2$

博来霉素A_5 R= $-NH-CH_2CH_2CH_2-NH-CH_2CH_2CH_2CH_2-NH_2$

二、醌类抗生素及其衍生物

醌类抗肿瘤抗生素主要有丝裂霉素C和蒽醌类。其中蒽醌类抗生素的抗瘤谱广,疗效较高,在临床中发挥着重要作用。

(一)丝裂霉素C

丝裂霉素C是一种从放线菌Streptomyces Caespitosus的培养液中分离得到的抗肿瘤抗生素。我国从放线菌H2760菌株培养液中得到的抗生素化学结构与文献报道的丝裂霉素C相同,称为自力霉素。丝裂霉素C结构中含有3个抗肿瘤活性基团:苯醌、亚乙基亚胺和氨基甲酸酯,在体内酶的作用下首先醌被还原成氢醌,再脱去一分子甲醇生成双功能基的烷化剂,与DNA的鸟嘌呤和胞嘧啶碱基结合,导致DNA交联,抑制DNA的合成和功能。

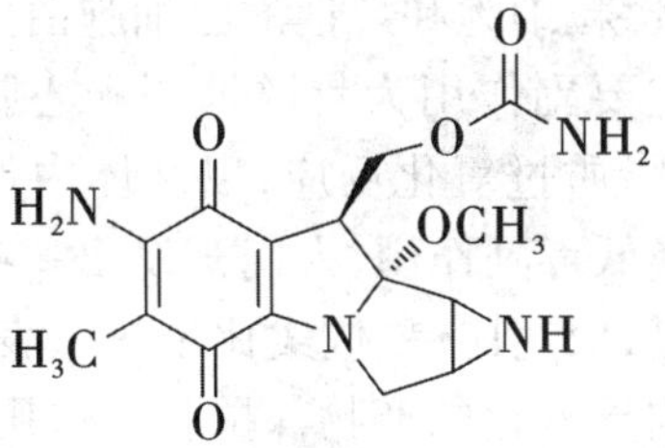

丝裂霉素 C

丝裂霉素 C 为细胞周期特异性抗肿瘤药，临床用于治疗消化道癌、肺癌、肝癌、乳腺癌、结肠直肠癌、胰腺癌等多种肿瘤。不良反应与其他烷化剂相近，主要有骨髓抑制、消化道反应等。

（二）蒽醌类抗生素及其衍生物

蒽醌类抗生素是20 世纪70 年代发展起来的，主要代表药物有多柔比星、柔红霉素及其类似物等。蒽醌类抗生素的作用机制主要是通过直接嵌入 DNA 的碱基对之间，干扰转录过程，阻止 mRNA 的形成而达到抗肿瘤目的。这类药物既抑制 DNA 的合成，又抑制 RNA 的合成，所以对细胞周期各个阶段均有作用，为细胞周期非特异性药物。

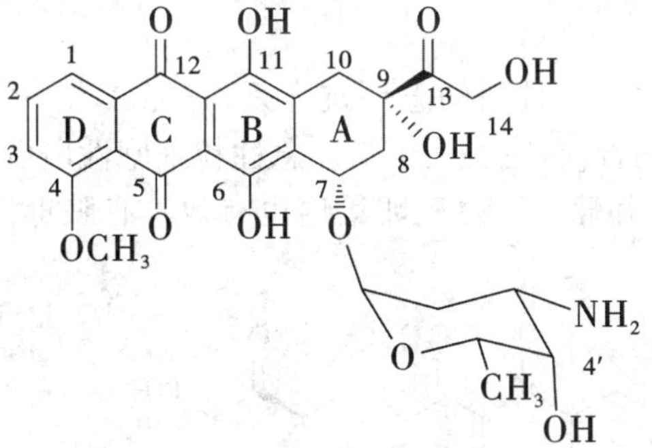

多柔比星 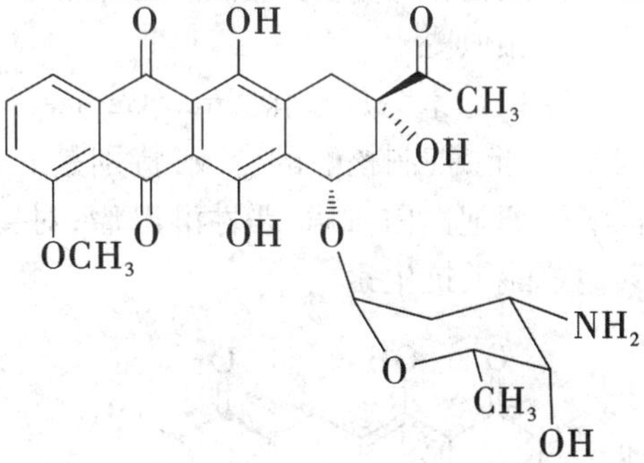　　　　柔红霉素

多柔比星又名阿霉素，是由 Streptomycs Peucetium Var. Caesius 培养液中分离得到的一种蒽环糖苷类抗生素，由于蒽醌共轭结构的存在，为橘红色针状结晶，熔点为 201 ~ 205 ℃。临床用其盐酸盐，盐酸多柔比星易溶于水，水溶液稳定，在碱性条件下不稳定，迅速分解。多柔比星结构由脂溶性蒽醌环部分和水溶性柔红糖胺组成，既有酸性酚羟基又有碱性氨基，整个分子易通过细胞膜进入肿瘤细胞，因此具有很强的抗肿瘤活性。多柔比星为广谱抗肿瘤药，临床用于急性白血病、乳腺癌、肺癌、淋巴瘤及多种其他实体瘤的治疗。

柔红霉素是由放线菌 Streptomycs Peucetins 培养液提取得到的抗生素，从我国河北省正定县土壤中亦获得同类放线菌株并分离出结构相同的抗生素，命名为正定霉素。柔红霉素与多柔比星的结构非常相似，差异仅在 C_9位侧链上（多柔比星 C_9位侧链为羟乙酰基，柔红霉素 C_9位侧链为乙酰基），两者的作用基本相同，但柔红霉素的抗瘤谱较多柔比星窄，临床上主要用于治疗急性粒细胞和急性淋巴细胞白血病。

多柔比星和柔红霉素的主要副作用为骨髓抑制和心脏毒性。其心脏毒性可能为醌环被还原成半醌自由基，引起脂质过氧化反应，以及体内代谢物刺激产生炎性因子等因素引起心肌损伤所致。为了降低毒副作用，人们开发出一些多柔比星和柔红霉素的结构衍生物，如表柔比星、吡柔比星、依达比星、佐柔比星等。表柔比星又名表阿霉素，是多柔比星在柔红糖胺4′位羟基差向异构化的产物。抗肿瘤作用与多柔比星相似，但骨髓抑制和心脏毒性比多柔比星低25%。吡柔比星是多柔比星柔红糖胺部分4′位羟基与四氢吡喃的醚化衍生物。抗肿瘤机制是通过直接嵌入DNA双螺旋链，抑制DNA聚合酶，阻止核酸合成，使肿瘤细胞终止于G_2期不能进入M期，导致肿瘤细胞死亡。临床主要用于治疗恶性淋巴瘤、急性白血病、乳腺癌、泌尿道上皮癌（膀胱癌及输尿管癌）、卵巢癌，也可用于子宫颈癌、头颈部癌和胃癌的治疗。不良反应主要为骨髓抑制，心脏毒性和胃肠道反应较多柔比星低。依达比星也称去甲氧柔红霉素，为柔红霉素类似物，因蒽环第4位缺少一个甲氧基，故比柔红霉素的脂溶性高，更易透过细胞膜。本品通过直接嵌入DNA双螺旋链，抑制DNA的复制和转录，以及抑制拓扑异构酶Ⅱ的活性，发挥抗肿瘤作用。用于成人未经治疗的急性髓性白血病的诱导缓解和成人复发和难治性急性髓性白血病的诱导缓解。用于成人和儿童急性淋巴细胞性白血病的二线治疗。佐柔比星为半合成的柔红霉素衍生物，临床用于急性淋巴细胞白血病和急性原始粒细胞白血病的治疗，疗效与多柔比星相似。

阿克拉霉素为放线菌Stre. Galilaeus产生的一种新的蒽环抗生素，它能嵌入肿瘤细胞的DNA上，抑制核酸的合成，特别是RNA的合成，主要用于治疗急性粒细胞性白血病、急性淋巴细胞性白血病、恶性淋巴瘤，对胃癌、肺癌、乳腺癌、卵巢癌也有效。心脏毒性低于其他蒽醌类抗生素。

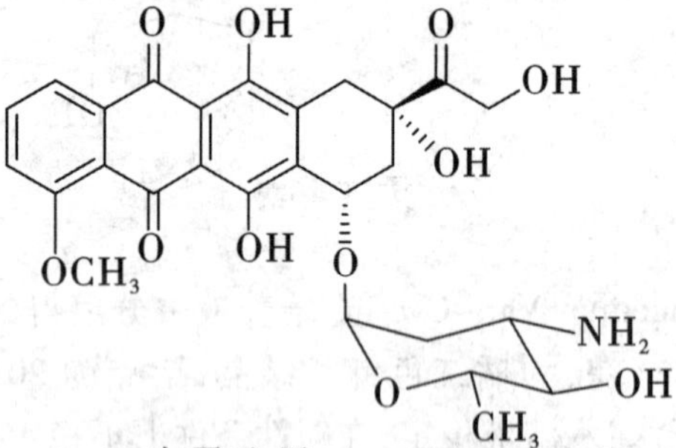

表柔比星

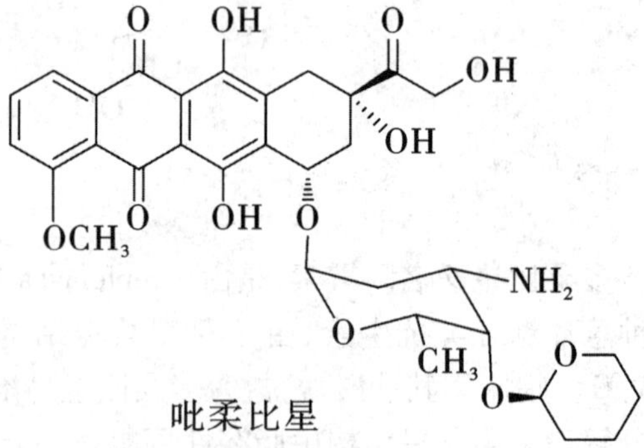

吡柔比星

依达比星

阿克拉霉素

佐柔比星

在广泛研究的基础上，归纳出蒽醌类抗肿瘤抗生素的主要构效关系：①A 环的几何结构和取代基对保持活性至关重要，C_{13}羰基和 C_9 羟基是与 DNA 碱基对产生氢键作用的关键药效基团；②C_9位和 C_7位的手性不能改变，否则将失去活性，若 C_9 位与 C_{10}位间脱水形成双键，则使 A 环结构发生改变而丧失活性；③若将 C_9 位的羟基替换成甲基，会导致蒽酮与 DNA 亲和力下降而丧失活性。

郑家骏等在研究某些天然和合成的抗肿瘤药物的构效关系时，提出了 N-O-O 三角环状结构药效团的设想（图 14-2），在此基础上人们设计合成了一系列蒽环类化合物，其中米托蒽醌具有较好的抗肿瘤活性，其结构及抗癌作用与多柔比星相近，明显强于环磷酰胺、氟尿嘧啶、甲氨蝶呤和阿糖胞苷，因其无氨基糖结构，不产生自由基，且有抑制脂质过氧化作用，故对心脏的毒性较低。临床用于治疗晚期乳腺癌、非霍奇金淋巴瘤和成人急性淋巴细胞白血病的复发。比生群是继米托蒽醌后的第二个用于临床的合成蒽环类抗肿瘤药，可以抑制 DNA 和 RNA 的合成，抗瘤谱与米托蒽醌相似，无明显的心脏毒性，对恶性淋巴瘤、肺癌、肾癌、卵巢癌、急性白血病和黑色素瘤有效。比生群的成功研究，说明 N-O-O三角环状结构并非产生抗肿瘤活性的必需药效团。

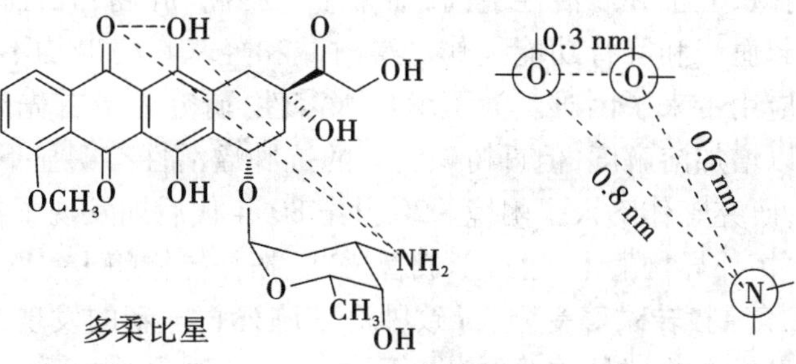

图 14-2　N-O-O 三角形药效团的设想

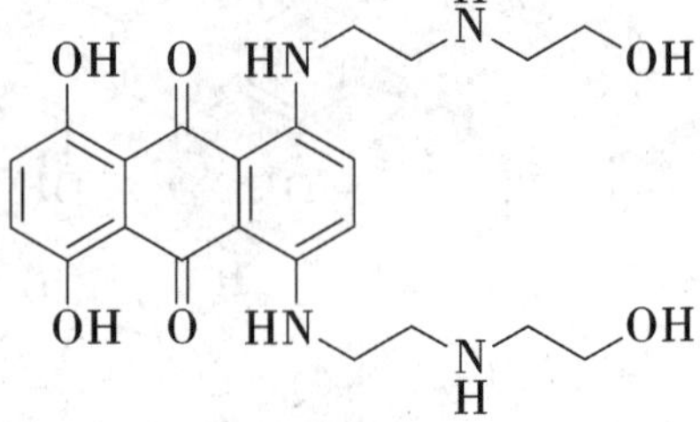

米托蒽醌 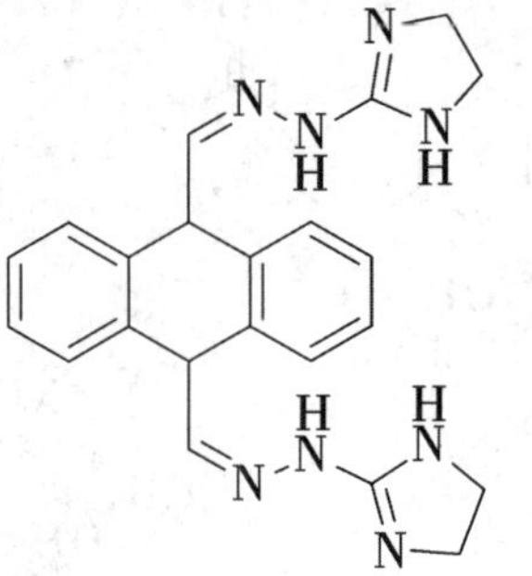　　　　比生群

第五节　抗肿瘤植物有效成分及其衍生物

天然产物结构丰富多样，生物活性广泛，是先导化合物的重要来源之一。从植物中寻找抗肿瘤药和以植物有效成分为先导化合物进行结构修饰和改造已成为国内外抗肿瘤药物研究的重要组成部分，成功开发了许多药物供临床使用，为肿瘤治疗发挥着重要作用。

一、喜树碱及其衍生物

喜树碱和羟基喜树碱是从中国特有的珙桐科植物喜树中分离得到的5个稠合环的内酯生物碱。

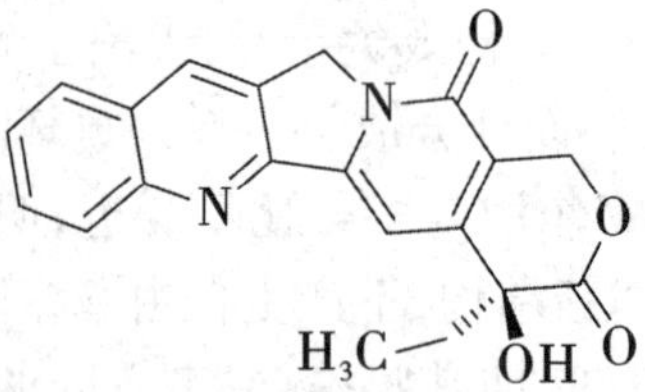

喜树碱 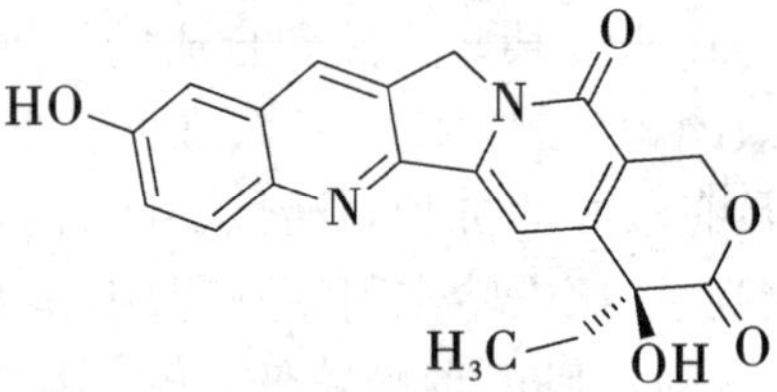　　　　羟基喜树碱

喜树碱有较强的细胞毒性，对胃癌、肝癌、膀胱癌及白血病等恶性肿瘤有较好疗效，但毒性较大。不良影响主要有骨髓抑制、消化道反应及泌尿系统毒性等。羟基喜树碱的天然含量低于喜树碱，但抗肿瘤活性更高，临床用于肠癌、肝癌和白血病的治疗，毒性低于喜树碱，很少引起血尿和肝肾功能损伤。喜树碱和羟基喜树碱均不溶于水，也难溶于有机溶剂，给临床应用带来了困难。为了增加水溶性，研究人员首先想到的是将内酯环解离形成羧酸钠，以增加溶解度，但喜树碱钠盐的抗肿瘤活性有明显下降，仅为喜树碱的1/10，而毒性明显，研究工作陷入了困境。20世纪80年代后期发现了喜树碱新的作用机制，即作用于DNA拓扑异构酶Ⅰ，通过形成喜树碱-拓扑异构酶Ⅰ-DNA三元稳定的可逆性复合物，使DNA复制、转录等受阻，导致肿瘤细胞死亡。新的发现又引起了人们的重视，构效关系研究显示内酯环是重要的药效团之一。在体内，内酯结构比例越高抗肿瘤

活性越强，通过在分子结构中引入脂肪胺类基团，然后成盐酸盐，既可增加溶解度，又可维持 pH 值的偏酸性，从而增加内酯环的稳定性。在陆续设计、合成的一些水溶性较大的衍生物中盐酸伊立替康和盐酸拓扑替康已成为上市药物。伊立替康属前体药物，在体内（主要是肝脏）经代谢生成 SN－38 而起作用。其盐酸盐溶于水，不溶于三氯甲烷等有机溶剂。盐酸伊立替康主要用于小细胞肺癌、非小细胞肺癌、结肠癌、卵巢癌、子宫癌、恶性淋巴癌等的治疗。盐酸拓扑替康是另一个半合成的水溶性喜树碱衍生物，主要用于治疗转移性卵巢癌，对小细胞肺癌、结肠癌、直肠癌的疗效也比较好。

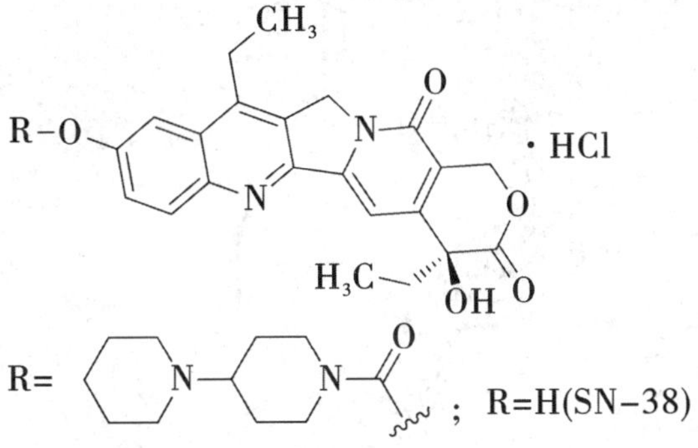

CH_3 R－O N O · HCl N O H_3C OH O

R= N N O ; R=H(SN－38)

盐酸伊立替康

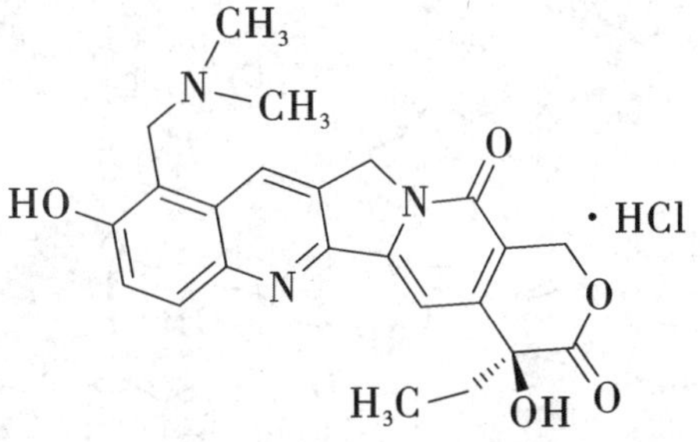

CH_3 N CH_3 O HO N · HCl N O H_3C OH O

盐酸拓扑替康

二、鬼臼毒素及其衍生物

鬼臼毒素是从喜马拉雅鬼臼和美鬼臼根茎中分离得到的木脂素类化合物，具有较强的细胞毒性，能够抑制细胞中期的有丝分裂，但毒性反应严重，不能用于临床。通过结构改造获得了抗肿瘤药依托泊苷和替尼泊苷。依托泊苷简称 VP－16，为细胞周期特异性抗肿瘤药，作用晚 S 期或 G_2期。与鬼臼毒素不同，其作用靶点为 DNA 拓扑异构酶Ⅱ，通过形成 VP－16－拓扑异构酶Ⅱ－DNA 三元稳定的可逆性复合物，阻碍 DNA 修复发挥抗肿瘤作用。依托泊苷的毒性明显低于鬼臼毒素，主要用于治疗小细胞肺癌、淋巴瘤、睾丸癌、急性粒细胞白血病，对卵巢癌、乳腺癌、神经母细胞瘤也有效。依托泊苷存在水溶性差的问题，为了增加溶解度，将依托泊苷 4′位酚羟基成磷酸酯就得到了依托泊苷磷酸酯，依托泊苷磷酸酯为 VP－16 的前体药物，给药后可迅速转化为依托泊苷发挥药效作用。替尼泊苷简称 VM－26，化学结构与依托泊苷类似，作用机制和临床用途也同依托泊苷基本相同。替尼泊苷和依托泊苷剂量相等时，替尼泊苷的活性大于依托泊苷，但依托泊苷的化疗指数较高。替尼泊苷的脂溶性较高，能透过血－脑屏障，为脑瘤治疗的首选药物。鬼臼毒素 4 位羟基差向异构化得到的表鬼臼毒素活性增强，而毒性低于鬼臼毒素，依托泊苷和替尼泊苷均为 4′－去甲基表鬼臼毒素的衍生物，且正在研究之中的鬼臼毒素衍生物也均为表鬼臼毒素结构。

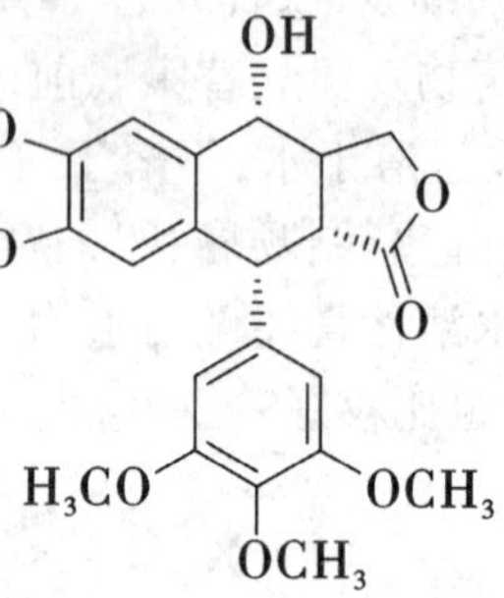

鬼臼毒素

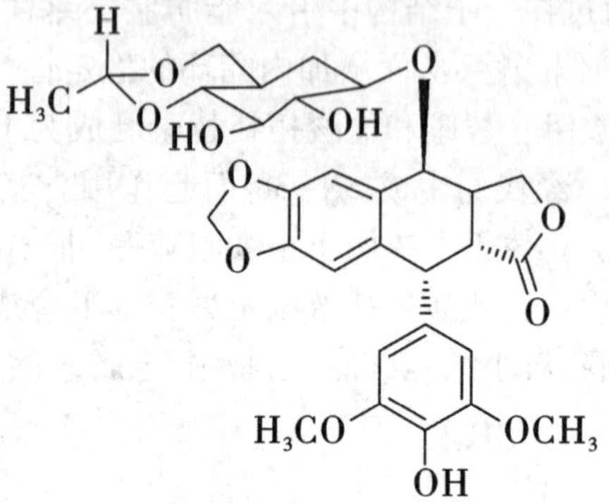

依托泊苷

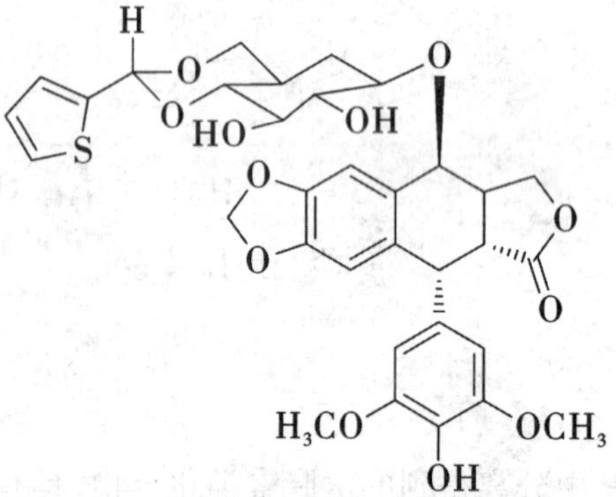

替尼泊苷

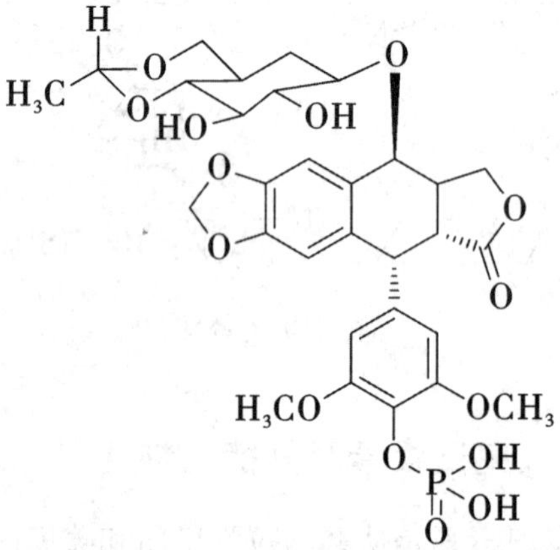

依托泊苷磷酸酯

三、紫杉烷类

紫杉醇最早是从太平洋红豆杉树皮中分离出的一种具有紫杉烯环的二萜类化合物，具有很强的抗肿瘤活性，临床主要用于治疗卵巢癌、乳腺癌及非小细胞肺癌。紫杉醇在红豆杉树皮中含量很低(最高约0.02%)，来源有限，后来在浆果紫杉树叶中提取得到了含量较高的10-去乙酰浆果赤霉素Ⅲ，以其为原料经半合成得到了另一个紫杉烷类抗肿瘤药多西他赛。与紫杉醇相比，多西他赛在细胞内药物浓度高，滞留时间长，活性更强，抗瘤谱更广。本品对顺铂、依托泊苷、氟尿嘧啶或紫杉醇耐药的肿瘤细胞株不产生交叉耐药，临床用于先期化疗失败(包括蒽环类抗肿瘤药)的晚期或转移性乳腺癌，以及对以顺铂为主的化疗失败的晚期或转移性非小细胞肺癌的治疗，对卵巢癌、胃癌、头颈部肿瘤、小细胞肺癌等也有效。卡巴他赛的化学结构与多西他赛类似，为2010年上市的半合成紫杉烷类抗肿瘤药，对已接受过多西他赛治疗的激素难治性、转移性前列腺癌(HRPC)有显著疗效。

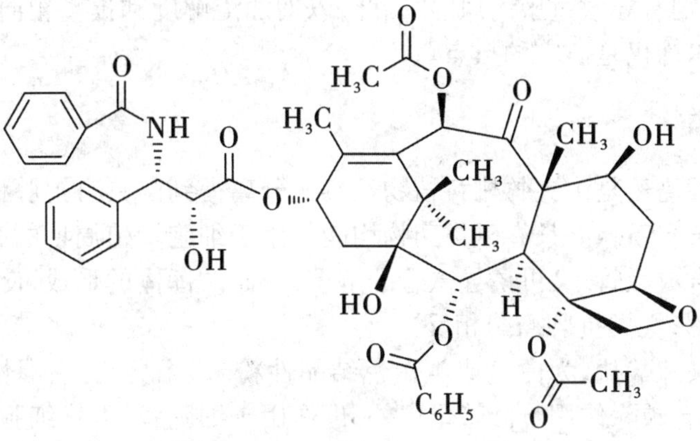

紫杉醇

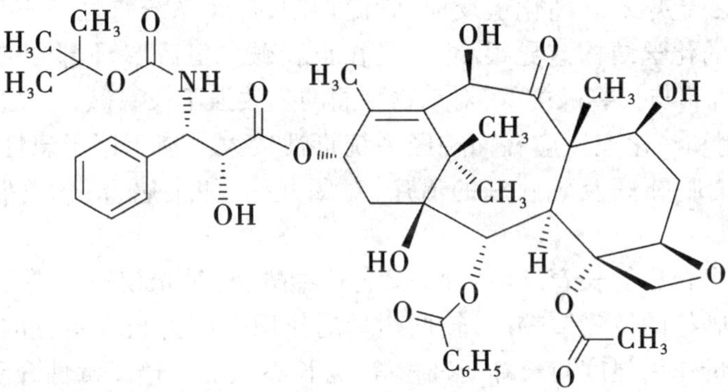

多西他赛

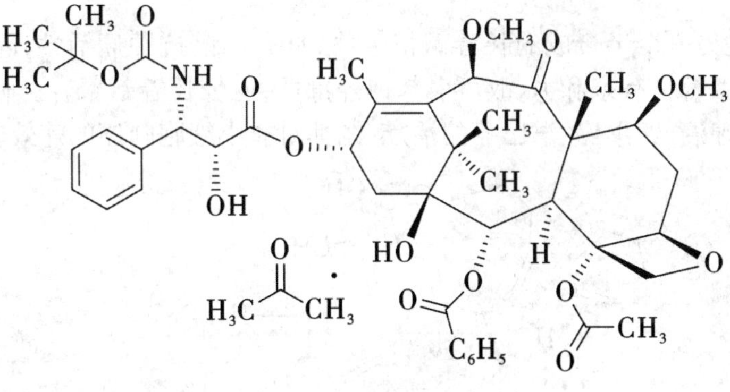

卡巴他赛

紫杉烷类抗肿瘤药的作用机制是通过诱导和促使微管蛋白聚合成微管，同时抑制所形成的微管解聚，产生稳定的微管束，使微管束的动态再生受阻，细胞在有丝分裂时不能形成正常的有丝分裂纺锤体，抑制了细胞分裂和增殖，从而发挥抗肿瘤作用。

紫杉烷类药物大多难溶于水，其注射剂通常须用乙氧基醚类（Polysorbate-80）和乙醇等助溶,一些助溶剂有导致过敏的风险,因此,以增加溶解度和提高靶向性的紫杉烷类药物新剂型和化学修饰仍是研究的热点。

四、长春碱类

长春碱类抗肿瘤药是由夹竹桃科植物长春花分离得到的具有抗肿瘤活性的生物碱,主要有长春碱和长春新碱。长春碱类药物均能作用于细胞增殖周期的有丝分裂期,通过抑制微管蛋白聚合成微管,又可诱导微管的解聚,妨碍纺锤体的形成,使核分裂停止于中期(作用机制与紫杉烷类抗肿瘤药相反)。

长春碱常用其硫酸盐,为白色或类白色结晶性粉末,无臭,有引湿性,遇光或热易变黄,易溶于水。长春碱除作用于微管蛋白外,也作用于细胞膜,干扰细胞膜对氨基酸的转运,使蛋白质的合成受抑制;还可通过抑制 RNA 多聚酶的活性而抑制 RNA 的合成,将细胞杀死于 G_1 期。对恶性淋巴瘤、绒毛膜癌及睾丸癌有效,对肺癌、乳腺癌、卵巢癌及单核细胞白血病也有一定疗效。消化道反应、骨髓抑制、神经系统毒性等不良反应明显。长春新碱与长春碱的化学结构差异很小,只是在长春碱二氢吲哚环部分的 $N-CH_3$ 换成了 N-CHO,其作用机制与长春碱类似,对动物肿瘤的疗效强于长春碱,毒性反应也与长春碱相似,但骨髓抑制和消化道反应轻而神经系统毒性较大。临床用于急性和慢性白血病、恶性淋巴瘤、小细胞肺癌及乳腺癌的治疗,对睾丸癌、卵巢癌、消化道瘤及黑色素瘤也有效。

长春地辛为半合成的长春碱衍生物,又名长春酰胺,对光较稳定,但遇热易分解。本品对移植物动物肿瘤的抗瘤谱较广,较低剂量的作用强度为长春新碱的 3 倍,为长春碱的 10 倍;在高剂量作用强度与长春新碱相等,为长春碱的 3 倍。毒性介于长春碱和长春新碱之间,骨髓抑制虽较长春碱轻,但较长春新碱强,神经毒性为长春新碱的 1/2。与长春碱和长春新碱无交叉耐药性,临床用于肺癌、恶性淋巴瘤、乳腺癌、食管癌、黑色素瘤等的治疗。

长春瑞宾是另一个半合成的长春碱衍生物,具有广谱抗肿瘤活性,除作用有丝分裂微管外,对轴突微管也有亲和力,故可引起神经毒性,但较长春新碱轻。临床主要用于非小细胞肺癌、乳腺癌、卵巢癌、淋巴瘤的治疗,尤其对非小细胞肺癌的疗效较好。

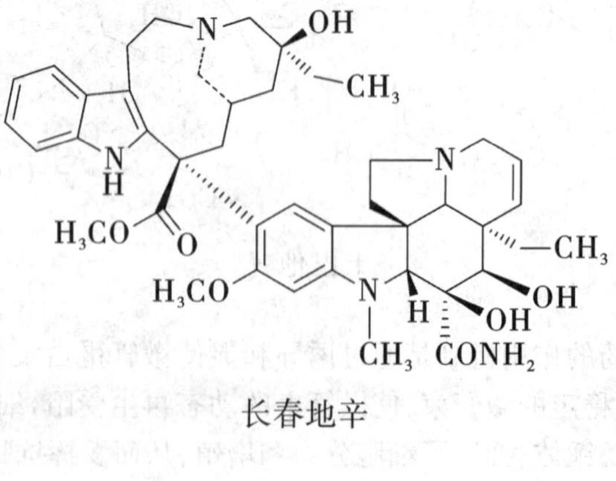

长春地辛

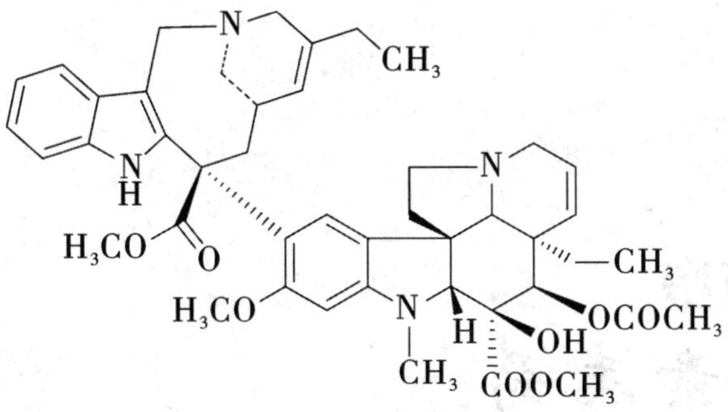

长春瑞宾

五、三尖杉碱类

高三尖杉酯碱为从三尖杉或同属植物中分离得到的生物碱，也可由三尖杉碱半合成制得。我国从20世纪70年代起，率先用于急性髓系白血病（AML）和慢性粒细胞白血病（CML）的治疗，疗效显著。2012年美国FDA批准Teva制药公司开发的Omacetaxine Mepesuccinate（商品名Synribo）用于治疗对2种以上酪氨酸激酶抑制剂（TKI）耐药或不能耐受的慢性粒细胞白血病（CML）患者。Omacetaxine Mepesuccinate与高三尖杉酯碱化学结构一致。其可通过阻断蛋白合成的初始延伸步骤而抑制蛋白质翻译，并可与核糖体A位点相互作用，阻断氨酰-tRNA氨基酸边链的特定位点，对细胞内DNA的合成也有抑制作用等作用机制发挥抗肿瘤作用。

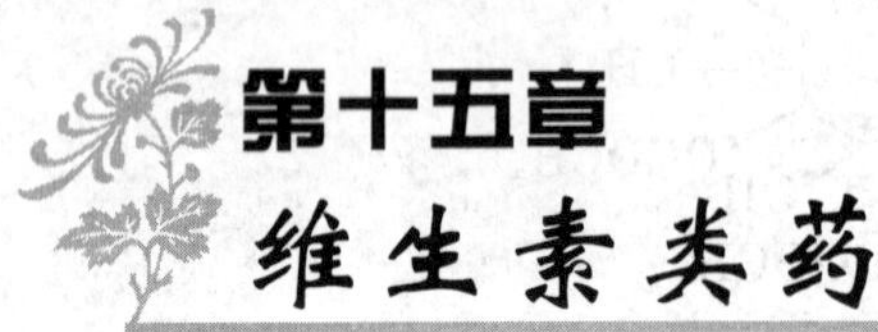

第十五章 维生素类药

维生素是一类参与机体多种代谢过程所必需的微量有机物。在体内，绝大多数维生素以辅酶或辅基的形式参与各种酶促反应。

维生素按溶解性分为脂溶性和水溶性两类。常用的脂溶性维生素包括维生素 A、维生素 D、维生素 E、维生素 K 等。水溶性维生素包括维生素 B 族（维生素 B_1、维生素 B_2、维生素 B_6、维生素 B_{12} 等）、维生素 C、烟酸、烟酰胺、肌醇、叶酸及生物素（维生素 H）等。

第一节　脂溶性维生素

脂溶性维生素在食物中与脂类共存，并随脂类物质一同被吸收。脂溶性维生素排泄较慢，故摄取过多易产生蓄积中毒。

一、维生素 A 类

1. 来源　维生素 A 存在于动物来源的食物如肝、奶、蛋黄中，尤以海洋鱼类肝油中含量最丰富，植物中仅含有维生素 A 原如 β-胡萝卜素、玉米黄色素等，它们在吸收入体内后能转化成维生素 A。维生素 A 是一类维生素的总称，主要包括有维生素 A_1、维生素 A_2 和新维生素 A 等。现在临床使用的维生素 A 主要是维生素 A_1，《中华人民共和国药典》中收载的维生素 A 是维生素 A_1 的醋酸酯的油溶液。所以通常就将维生素 A_1 代表维生素 A。

2. 典型药物

维生素 A 醋酸酯

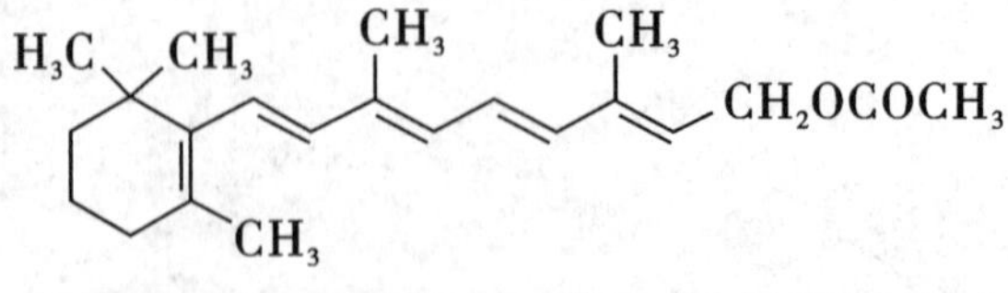

维生素 A 醋酸酯，为淡黄色油状液体。不溶于水，易溶于乙醇、氯仿和乙醚，可溶于植物油。

本品为酯类化合物，稳定性强于维生素 A 醇。维生素 A 醇对紫外线不稳定，且易被空气中的氧所氧化，生成环氧化物。在体内（或遇氧化剂）可被脱氢酶氧化，生成与维生素A活性相同的第一步代谢产物视黄醛，接着还可被脱氢酶氧化生成视黄酸（即维生素A酸，又称维甲酸）。

维生素A醇的无水氯仿液与三氯化锑的无水氯仿液作用显不稳定的蓝色，可用于鉴别。

本品用于防治维生素A缺乏症，如角膜软化症、眼干症、夜盲症、皮肤干燥及皮肤硬化症等。

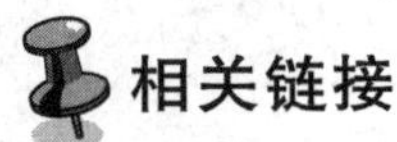

相关链接

维生素A醋酸酯在体内的代谢过程

维生素A醋酸酯 $\xrightarrow[\text{酶}]{H_2O}$ 维生素A $\xrightarrow{[O]}$

维生素A醛 $\xrightarrow{[O]}$ 维生素A酸

二、维生素D类

维生素D种类很多，目前约有10余种，均系类固醇衍生物，其中以维生素D_2和维生素D_3较为重要。

1. 来源　维生素D主要来源于鱼肝油，并常与维生素A共存，在牛乳、奶油、蛋黄中含量也较高。

2. 结构特征　都是甾醇的开环衍生物，含有1个醇羟基；有旋光性，右旋体有效；均含有不饱和键。

3. 典型药物

维生素D_2

维生素D_2，又名骨化醇、麦角骨化醇。

本品纯品为白色结晶性粉末，不溶于水，可溶于植物油，植物油对其有稳定作用。

本品遇光或空气均易氧化变质，须避光、密闭保存。

本品的无水氯仿液与三氯化锑的无水氯仿液作用显黄色。

本品能促进钙、磷的代谢，临床用于防治佝偻病和骨质软化病。

维生素 D_3

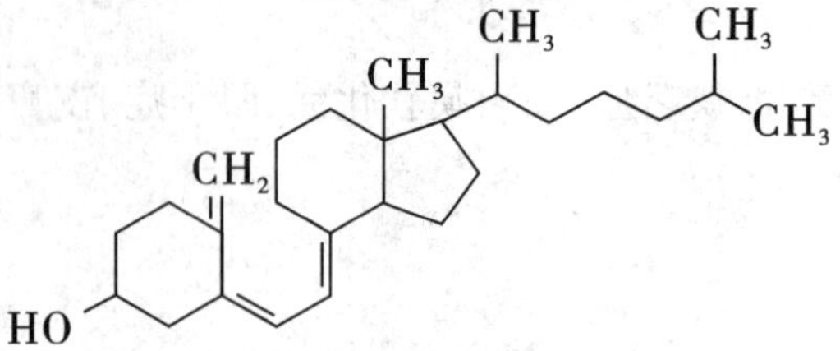

维生素 D_3，性状、稳定性与维生素 D_2 相似。但由于在结构上维生素 D_3 比维生素 D_2 少一个双键和甲基，所以化学稳定性高于维生素 D_2。

本品本身不具有生物活性，进入体内，先后被肝、肾代谢形成 1α，25-二羟基维生素 D_3，即活性维生素 D，才能发挥作用。维生素 D_2 亦如此。

本品主要维持血钙、血磷的平衡。临床主要用于抗佝偻病。

三、维生素 E 类

1. 来源　维生素 E 又称生育酚，是一类与动物生殖功能有关的维生素的总称。广泛存在于绿色蔬菜和植物油中，尤以小麦的胚芽中含量最丰富，药用品主要从小麦胚芽和大豆油中提取。

2. 结构特征　维生素 E 是一类有一个 16 碳侧链的苯并二氢吡喃的衍生物，均含有 1 个酚羟基，由于苯并二氢吡喃环上取代基数目和位置不同，16 碳侧链上的双键数目不同，维生素 E 被分为 α、β、γ、δ等 8 种，其中 α-生育酚的活性最强，天然的维生素 E 均为右旋体，人工合成品则为消旋体。《中国药典》收载的即为 α-生育酚的醋酸酯。

3. 典型药物

维生素 E 醋酸酯

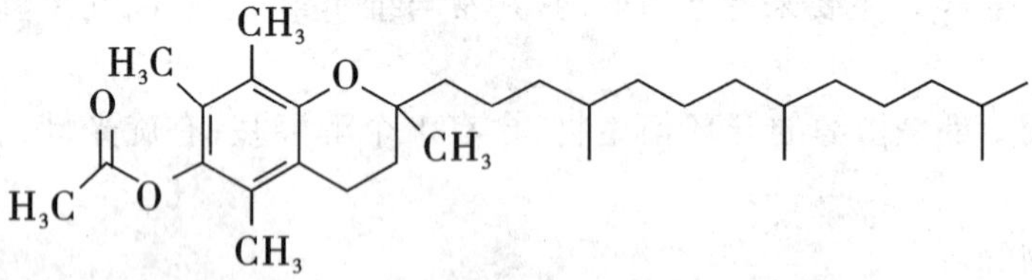

维生素 E 醋酸酯，为微黄色或黄色黏稠透明液体，几乎无臭。

本品游离体 α-生育酚遇光或空气均易变质，须避光、密闭保存。遇强氧化剂如硝酸，微热可被氧化成生育红，其溶液呈现鲜红色，渐变为橙红色。

本品临床主要用于习惯性流产、不育症、进行性肌营养不良等，对抗衰老亦有作用。

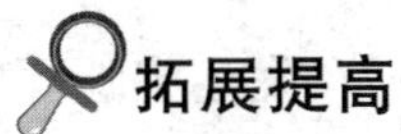

拓展提高

自由基清除剂——维生素 E

维生素 E 在体内外均有很强的抗氧化作用，能够清除 O_2^{2-}、OH^- 等自由基，保护免疫细胞免受自由基损伤，能阻滞不饱和脂肪酸的过氧化反应，减少过氧化脂质的生成；也有保护生物膜的作用；还能保护细胞内过氧化氢酶和过氧化物酶的活性，减少脑组织等细胞中脂褐素的形成，从而有助于延缓衰老过程；此外，研究结果还显示，维生素 E 可能还有预防白内障形成的作用。

四、维生素 K 类

1. 来源　维生素 K 是具有凝血作用的一类维生素的总称。维生素 K 在自然界分布广泛，主要存在于绿色植物中。常见的有维生素 K_1、维生素 K_2、维生素 K_3、维生素 K_4。维生素 K_1、维生素 K_2存在于自然界，维生素 K_3、维生素 K_4为化学合成品。

2. 典型药物

维生素 K_3

CH_3　$SO_3Na \cdot 3H_2O$

维生素 K_3，又名亚硫酸氢钠甲萘醌。

本品为白色结晶性粉末，易溶于水。其水溶液中存在着本品与甲萘醌和亚硫酸氢钠间的平衡。

本品的水溶液遇酸、碱、空气可产生沉淀。

本品临床主要用于防治因维生素 K 缺乏所致的出血症和新生儿出血症。

第二节　水溶性维生素

1. 简介　水溶性维生素主要有 B 族维生素和维生素 C 类。

2. 典型药物

维生素 B_1

H_3C　N　NH_2　S　OH　$Cl^- \cdot HCl$　N　N^+　CH_3

维生素 B_1，又名盐酸硫胺。

本品为白色细小结晶或结晶性粉末。有微弱的特异臭，味苦。易溶于水，略溶于乙醇。

本品遇光易变色。固体状态稳定，其水溶液在碱性条件很快分解，发生噻唑环的开环，生成硫醇型化合物，与空气长时间接触或遇氧化剂，可被氧化成具荧光的硫色素而失效。所以本品在临床上要避免与碱性药物配伍使用，本品不能用亚硫酸钠做抗氧剂。

本品与氢氧化钠、铁氰化钾作用产生硫色素，显蓝绿色荧光的反应称为硫色素反应，利用此反应可将本品与其他药物相区别。

本品与糖代谢关系密切，临床上可用于治疗脚气病和促进消化功能。

维生素 B_6

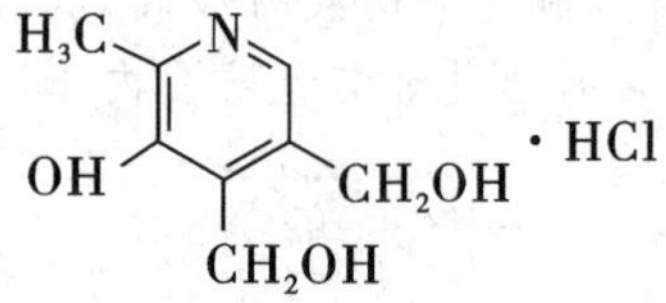

H_3C N OH CH_2OH CH_2OH · HCl

维生素 B_6，易溶于水，水溶液显酸性。加热能升华。

维生素 B_6是 3 种结构类似化合物的总称，即吡多醇、吡多醛和吡多胺，三者可以在体内相互转化。一般以吡多醇作为维生素 B_6的代表。

本品干燥品对空气和光稳定。水溶液可被空气氧化变色，但其酸性溶液较稳定，在中性或碱性溶液中遇光分解，氧化加速。在中性溶液中加热发生聚合，颜色变黄而失效。

本品与 2,6-二氯对苯醌氯亚胺试液作用，生成蓝色化合物，几分钟后蓝色消失，变为红色。本品与吡多醛和吡多胺区别时可采用先加硼酸，后加 2,6-二氯对苯醌氯亚胺试液，后两者仍变色的方法相区别。

本品临床用于治疗妊娠呕吐、脂溢性皮炎、糙皮病等。

维生素 C

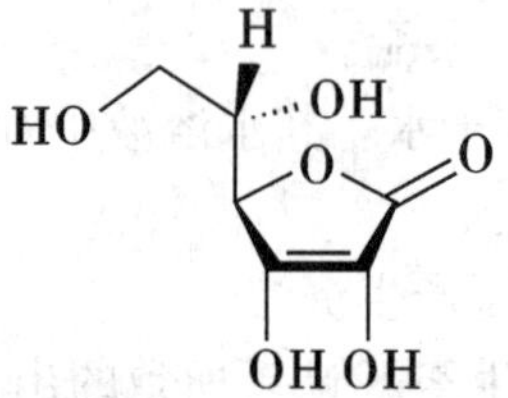

H HO OH O O OH OH

维生素 C，化学名为 L(+)-苏阿糖型-2,3,4,5,6-五羟基-2-己烯酸-4-内酯，又名抗坏血酸。

本品为白色或略带淡黄色的结晶性粉末；无臭，味酸；易溶于水，水溶液显酸性。在乙醇中略溶，在氯仿或乙醚中不溶。

本品分子中有 2 个手性碳原子，故有 4 个光学异构体，其中仅 L(+)-抗坏血酸效力最强。由于本品含有 2 个烯醇式羟基，显弱酸性。

本品分子结构中含有联二烯醇内酯的结构，具强还原性，极易被氧化剂所破坏，在空气中也易氧化失效。干燥品和水溶液久置色渐变微黄。氧化速度由 pH 值和氧的浓度所决定，且受金属离子催化。

本品临床用于防治坏血病，增加机体抵抗力，预防冠心病和感冒，大量静脉注射治疗克山病。

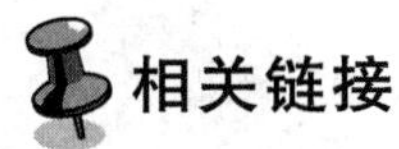

相关链接

维生素的合理应用

为了使人体能够更充分地吸收各种维生素,维生素类药物一般应在饭后服用。其原因是:如维生素 B_1、维生素 B_2、维生素 C 等,口服后主要经小肠吸收。若饭前空腹服,维生素较快通过胃肠道,造成人体组织未充分吸收利用。而饭后服,因胃肠道有食物,可使维生素伴随食物,较完全地被吸收而起到理想的治疗效果。再如维生素 A、维生素 D、维生素 E 等,油类食物有助于它们的吸收。此外,维生素与某些矿物质可相互促进吸收,配合吃一些含矿物质更丰富的食物,效果会更好。但维生素不是补品,人体每天所需要的维生素很有限,服用过多会导致疾病。如长期大量服用维生素 A、维生素 D 会引起慢性中毒反应,表现为饮食减少、体重下降等;维生素 B_1 用量过多会引起周围神经痛觉缺失;维生素 B_{12} 使用过多会引起红细胞过多;维生素 C 服用过多可引起贫血等。因此,在日常生活中应合理使用维生素。

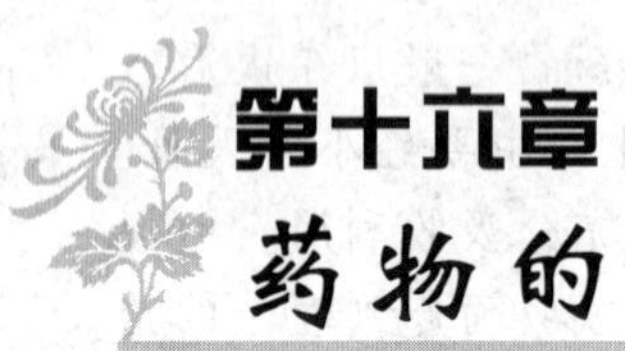

第十六章 药物的构效关系及药物的变质反应

第一节 药物的构效关系概述

一、构效关系的概念

构效关系是指药物的化学结构与生物活性(包括药理与毒理作用)之间的关系,是药物化学的中心内容之一,也是药物化学和分子药理学长期以来所共同探讨的问题。

二、结构特异性药物和结构非特异性药物

根据药物在体内分子水平上的作用方式,可分为结构非特异性药物和结构特异性药物两种类型。前者的生物活性(药理作用)主要受药物分子的各种理化性质影响,与化学结构关系不大:当结构有所改变时,对生物活性无明显影响;后者的生物活性除与药物分子的理化性质相关外,主要取决于药物的化学结构,即受药物分子和受体的相互作用影响,药物结构稍加改变,就会直接产生药效学变化。大多数药物属于后一种类型。

三、决定药效的主要因素

(一)药物发生药效的生物学基础

1.药物作用的体内靶点　与药物在体内发生相互作用的生物大分子被称为药物的作用靶点,即致病基因编码的蛋白质和其他生物大分子,如酶、受体、离子通道、核酸等。分子生物学和分子药理学等新兴学科的出现,为阐明许多生物大分子与疾病发生的关系做出了重要的贡献。合理化药物分子设计就是基于生命科学研究揭示的药物体内作用靶点的结构特征,设计药物新分子,以期发现选择性地作用于靶点的新药。

2.药物发生药效的体内过程　药物的体内过程是吸收、分布、代谢和排泄,这中间的每一个过程都影响药物的药效。药物发生药效的决定因素有 2 个:一是药物必须以一定

的浓度到达作用部位，药物的转运过程（吸收、分布、排泄）将影响药物在作用部位的浓度，而转运过程又受药物理化性质的影响，因此这一因素由药物的理化性质决定，也是结构非特异性药物生物活性的决定因素；二是药物和受体的相互作用，这一因素与结构特异性药物的生物活性有关。

（二）药物的基本结构对药效的影响

在药物构效关系研究中，将具有相同药理作用药物的化学结构中相同或相似的部分，称为相应类型药物的基本结构。如磺胺类药物的基本结构为对氨基苯磺酰胺。

—HN—　—SO_2NH—

磺胺类药物的基本结构

药物的基本结构决定结构特异性药物的生物活性，是结构特异性药物发生药效的必需结构部分。在药物的结构改造和新药设计中，基本结构不能改变，只能在非基本结构部分加以变化，以保证其衍生物既保持原有药物的作用，又具有各自特点。

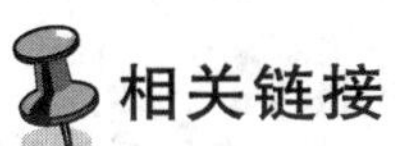

相关链接

药物在体内作用的生物学靶点

药物在体内作用的生物学靶点，主要有受体、酶、离子通道、核酸等。

(1) 以受体作为药物作用的靶点。受体是一种生物大分子，是存在于生物细胞并能与化学治疗剂专一性结合的结构，主要是蛋白质，部分为糖蛋白和脂蛋白，也有酶、核酸和膜聚合体等。

(2) 以酶作为药物的作用靶点。酶是一种维持“生命正常运转”的重要催化剂，酶的功能与许多疾病有关。现在已分离出许多酶，并能够测出它们的三维结构和活性部位。作为药物作用靶点，酶抑制剂意义更大。

(3) 以离子通道作为药物的作用靶点。最早发现的是钙离子通道，此后钾离子通道、钠离子通道、氯离子通道的研究也越来越多。

(4) 以核酸作为药物的作用靶点。核酸是人类基因的基本组成单位，是生命过程中重要的化学物质，提供产生蛋白质的信息模板和工具。以核酸为靶点的药物主要是抗肿瘤药和抗病毒药。

第二节　药物的理化性质对药效的影响

结构非特异性药物的生物活性主要受理化性质影响，结构特异性药物的生物活性主要受化学结构本身的影响，同时也受理化性质的影响。理化性质主要影响药物的转运和代谢，对药效影响较大的理化性质主要是溶解度、脂/水分配系数和解离度。

一、溶解度和脂/水分配系数对药效的影响

药物溶解度的大小可以用药物的脂/水分配系数 P 表示：

$$P = Co/Cw$$

P 是在有机相中的量浓度（Co）和水相中的量浓度（Cw）分配达到平衡时的量浓度之比。P 值可以表示化合物脂溶性的大小，P 值越大，脂溶性越高，常用 lg P 表示。药物在转运扩散至血液时，需要一定的亲水性，而通过脂质的生物膜时，需要有一定的脂溶性，因此，脂/水分配系数应在一定的范围才能显示最好的药效。

结构的改变对药物脂/水分配系数影响显著。引入烷基、卤素、芳环、酯基和硝基等可以增加药物的脂溶性。如要透过血-脑屏障，作用于中枢神经系统的药物，需要较强的亲脂性。药物分子中如引入亲水性的磺酸基、羧基、羟基、酰胺基、胺基等，一般导致水溶性增高。

二、解离度对药效的影响

多数药物具弱酸性或弱碱性，在体液中可部分解离。药物的解离度取决于解离常数 pKa 和介质的 pH 值。

$$CH_3COOH + H_2O \rightleftharpoons CH_3COO^- + H_3O^+ \qquad pKa = pH - lg\frac{[CH_3COO^-]}{[CH_3COOH]}$$

$$CH_3NH_2 + H_2O \rightleftharpoons CH_3NH_3^+ + OH^- \qquad pKa = pH - lg\frac{[CH_3NH_2]}{[CH_3NH_3^+]}$$

一般情况下，药物的离子型和分子型同时存在，药物以未解离的分子通过生物膜，在膜内的水相介质中解离成离子再起作用。药物在其解离度大的环境下很难跨膜吸收，一方面可以利用药物的解离度决定其吸收和作用部位，另一方面可以利用药物的解离度降低药物的毒副作用。如胃肠道各部位的 pH 值不同，不同 pKa 的药物在胃肠道各部分的吸收情况也有差异。在药物结构中引入季铵基团，增大解离度，使其难以通过血-脑屏障，可以达到降低药物对中枢神经系统副作用的目的。

第三节　药物的结构因素对药效的影响

结构特异性药物一般与受体结合，形成复合物才能产生特定的药理作用，其活性主要取决于药物与受体的结合力，即化学结构本身。影响药物与受体结合的因素有电子云密度、官能团、键合特性、分子大小及立体因素等。

一、药物的电子云密度对药效的影响

受体一般是蛋白质，电子云密度分布是不均匀的。药物的电子云密度分布也是不均匀的。如果药物的正负电荷正好和受体的负正电荷相适应，就会产生静电引力，利于相

互作用而结合,形成复合物。

如机体蛋白质的等电点多在 7 以下,在生理 pH 值条件下多以负离子形式存在,而多数药物分子常带有吸电子基团,形成正电中心,可以和受体的负电区域形成复合物而产生药理效应。

二、官能团对药效的影响

药物的药理作用主要依赖于分子整体,官能团可使分子结构和性质发生变化,影响药物与受体的结合而影响药效。一般药物分子结构中有多种活性功能基团,每种官能团对药物性质的影响不同,对药效亦产生不同的影响,药物结构中常见的官能团对药效的影响见表 16-1。

表 16-1　常见官能团对药效的影响

功能基	对药效的影响
烃基	增加疏水性,降低解离度,增加空间位阻,增加稳定性
卤素	强吸电子基,影响电荷分布,增加脂溶性,增加稳定性
羟基和巯基	增加水溶性,增加与受体结合力,改变化学反应活性
醚和硫醚	氧原子有亲水性,碳原子有亲脂性,有利于药物运转与定向分布
磺酸基、羧基	可成盐,增加水溶性,引入解离度小的羧基会导致生物活性增加
酰胺	易与生物大分子形成氢键,易与受体结合,参与机体或病原体的酰化反应
硝基	具有亲寄生生物的特性,水溶解度降低,脂溶性增加,pKa 降低等

三、键合特性对药效的影响

药物对机体的作用可以认为是药物和受体分子间的物理相互作用(缔合)和化学反应(成键)所引起,一般要通过共价键、氢键、范德华力、疏水键、离子键、电荷转移复合物、金属螯合作用、偶极作用等形式相互结合。因此键合特性对药效有一定的影响。药物和受体的结合有可逆和不可逆两种,除了共价键是不可逆外,其他键合都是可逆的,且多种键合形式共存。本节主要介绍共价键、氢键、电荷转移复合物和金属螯合作用对药效的影响。

(一)共价键

共价键键能最大,药物和受体以共价键结合时,形成不可逆复合物;除非被体内特异性地酶解可使共价键断裂外,很难恢复原型。因而这样的药物产生的作用比较强而持久,但如有毒性,也是不可逆的。如多数抗感染药物与微生物的酶以共价键结合,产生不可逆的抑制作用,从而发挥高效和持续的治疗作用。再有烷化剂类抗肿瘤药的作用机制亦是如此。

(二)氢键

氢键是药物与受体最普遍的结合方式。药物分子中的 O、S、N、F 等原子中的孤对电子,可以和受体上与 N、O、F 共价结合的 H 形成氢键。氢键的键能约为共价键的 1/10,但氢键的存在数量往往较多,对药物的活性产生的影响较大。

(三)电荷转移复合物

电荷转移复合物(CTC)又称电荷迁移络合物,是在电子相对丰富与电子相对缺乏的分子间发生键合形成的化合物。电荷转移复合物的键能较低,与氢键键能相似,复合物相对比较稳定。电荷转移复合物的形成可增加药物的稳定性及溶解度,增强药物与受体的结合作用。

(四)金属螯合作用

金属离子和提供电子的配位体可形成金属络合物,含有 2 个以上的配基(供电基)的配位体称螯合剂。螯合物是由 2 个或 2 个以上的配位体和一个金属离子通过离子键、共价键或配位键等形成的环状结构化合物。一般五元环以上较稳定。

金属螯合作用主要用于重金属中毒的解毒或形成杀菌剂。目前在抗肿瘤药物研究中也较为活跃,常见的为铂配合物。

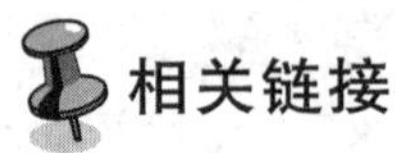

金属螯合作用应用临床的实例

(1)消旋青霉胺可与铜离子形成 2∶1 螯合物,含有 2 个可离解的羧基,水溶性很好。因此作为铜的解毒剂,用于治疗因铜排泄作用降低,产生铜蓄积引起的肝豆状核变性。

(2)8-羟基喹啉与高铁离子可形成 2∶1 螯合物,作用于细菌表面而呈现细胞毒作用,而 3∶1 螯合物却无效。其中羟基或喹啉氮原子被甲基化,都因失去螯合作用,无杀菌活性。

(3)丙亚胺与阿霉素都是抗肿瘤药,合用可降低由阿霉素引起的心肌毒性,原因是丙亚胺与 Fe^{3+} 螯合,减少了阿霉素与 Fe^{3+} 复合物的形成。

四、药物的分子容积和原子间距离对药效的影响

药物与受体是以三维结构形式结合的,其三维结构与受体是否匹配,对药物的作用影响较大。因此药物分子容积大小及原子间距离,特别是一些与受体作用部位相关的官能团间的距离,能影响药物-受体复合物的互补性。一般药物和受体之间有 2 个以上的结合点,而药物结构中结合点相互之间的距离与受体中结合点相互之间的距离相同或相近时,药物与受体才可以相互结合。

五、药物的立体异构对药效的影响

药物和受体形成复合物,需要空间结构上的互补,除了电子云密度、分子容积和原子间距离外,构型、构象和特定基团的改变,都将影响药物和受体的相互作用而影响药效。

（一）旋光异构

具有手性中心的药物称为手性药物。手性药物的光学异构体，除了旋光性不同之外，它们有着相同的物理性质和化学性质，少数手性药物的光学异构体的药理作用相同，但在更多的手性药物中，左旋体与右旋体的生物活性并不相同。药物光学异构体生理活性的差异，反映了药物与受体结合时的较高的立体要求，反映出受体对药物的立体选择性。光学异构对药理活性产生的影响、变化见表 16-2。

表 16-2　光学异构对药理活性的影响

药理活性的差异类型	具光学异构体的药物举例
光学异构体具有等同的药理活性和活性强度	抗组胺药异丙嗪
光学异构体具有相同的药理活性，但强弱不同	抗组胺药氯苯那敏，活性为右旋体>左旋体
光学异构体一个有活性，另一个没有活性	抗生素氯霉素，仅 1R，2R-(-)苏阿糖型有活性
光学异构体具有相反的活性（较少见）	利尿药依托唑啉：左旋体利尿，右旋体抗利尿
光学异构体具有不同类型的药理活性	S(+)氯胺酮有麻醉作用，R(-)氯胺酮为兴奋作用

（二）几何异构

几何异构是由于双键等刚性或半刚性结构的存在，导致分子内旋转受到限制而产生的。一般来说，几何异构体官能团间距离相差较大，引起理化性质，如 pKa、溶解度、脂/水分配系数等都不同，使药物的吸收、分布和排泄速率不同，因而药物活性有很大差异，例如顺式乙烯雌酚的雌激素活性很弱，而反式乙烯雌酚的雌激素活性则强。

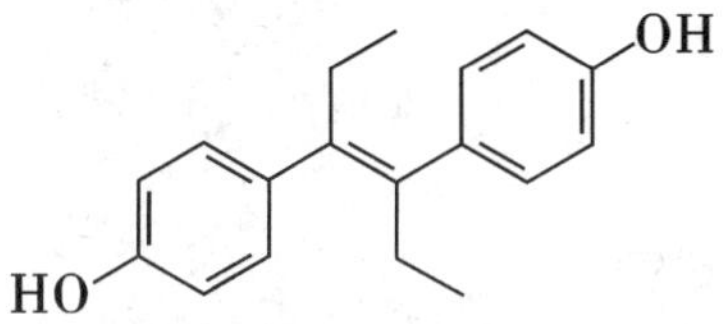

OH
HO
反式乙烯雌酚

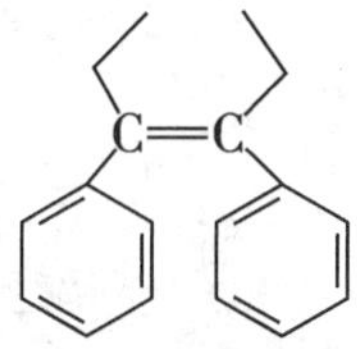

C=C
顺式乙烯雌酚

（三）构象异构

分子内各原子或基团的空间排列因单键旋转而发生动态立体异构现象，为构象异构。自由能低的构象由于稳定，出现概率高，为优势构象。药物与受体相互作用时，能为受体识别并与受体结构互补结合的药物的构象称为药效构象。药效构象并不一定是药物的优势构象。通过寻找药效构象可以确定与受体结合的情况，为新药设计提供信息。

第四节　药物的变质反应

研究药物的化学稳定性即变质反应对于安全用药是十分必要的。药物在生产、制剂、储存、调配以及使用过程中，由于自身结构或外界因素的影响而发生各种变质反应，导致疗效降低或失效，甚至产生毒副作用，进而影响用药的安全性、有效性和经济性。

药物的变质反应有水解、自动氧化、异构化、脱羧、脱水、聚合以及二氧化碳对药物的影响等多种类型，其中水解和自动氧化是最常见的。探讨药物变质反应的规律，采用适当措施，防止或延缓药物变质，可以保证药物质量和疗效。

一、药物的水解反应

(一)水解反应的类型与水解过程

水解反应是一类常见而重要的药物变质反应，范围很广，包括盐类、酯类、酰胺类及其衍生物、苷类、醚类、卤烃类以及其他结构类型药物的水解。

1. 盐类的水解　盐的水解是指盐和水作用产生酸和碱的反应。盐的水解反应一般可逆，若生成的酸或碱是难溶于水的沉淀，水解反应就向右进行，而几乎可以完全水解。

有机药物的强酸强碱盐在水中只电离而不水解。有机弱酸强碱盐、强酸弱碱盐、弱酸弱碱盐在水溶液中都会发生不同程度的水解反应。如磺胺嘧啶钠的水解。

$$H_2N-C_6H_4-SO_2N(Na)-C_4H_3N_2 \xrightleftharpoons{\text{水解}} H_2N-C_6H_4-SO_2N(H)-C_4H_3N_2 + NaOH$$

需要注意的是，单纯的盐类水解一般不改变有机药物的活性分子结构。虽然不会引起药物变质，但是水解产生的沉淀或浑浊会影响制剂的稳定性和使用。

2. 酯类的水解　酯类(RCOOR′)药物的水解最普遍。酯类药物包括无机酸酯、脂肪酸酯、芳酸酯、芳链烃酸酯、杂环羧酸酯及内酯等，均能发生水解反应，产生相应的酸和羟基化合物。无机酸酯还包括亚硝酸酯、硝酸酯、硫酸酯、磺酸酯及磷酸酯等。

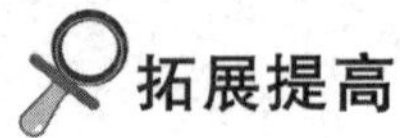

拓展提高

酯类药物的水解机制

酯类药物在酸、碱和亲核试剂催化下均易发生不同程度的水解。①酯在酸催化下的水解为可逆过程；②酯在碱催化下的水解最后一步为不可逆过程；③酯在亲核试剂催化下的水解与碱催化水解基本相似。下面仅简要介绍酯在碱催化下的水解机制。

首先氢氧根离子进攻带部分正电荷的羰基碳原子而形成负离子，负离子离去烷氧负离子，质子转移而形成羧酸盐和羟基化合物。由于(b)阶段是不可逆的，使水解速度更快，反应也更完全、彻底，故酯类药物在碱性条件下最不稳定。

$$R-\overset{\overset{\delta^-}{O}}{\overset{\|}{\underset{\delta^+}{C}}}-OR' \underset{OH^-\ (a)}{\overset{H_2O}{\rightleftharpoons}} R-\overset{O^-}{\underset{OH}{C}}-OR' \rightleftharpoons \left[R-\overset{O}{\overset{\|}{C}}-OH + {}^-OR'\right] \xrightarrow[\text{不可逆}\ (b)]{\text{质子交换}} R-\overset{O}{\overset{\|}{C}}-O^- + HOR'$$

3. 酰胺类及其衍生物的水解　酰胺类（RCONHR′）包括链酰胺、芳（杂）酰胺和内酰胺等均能在一定条件下水解，水解机制与酯类相似，产物为羧酸和胺基化合物。其衍生物酰肼类（$RCONHNH_2$）、酰脲类（RCONHCONHR′）也都易水解。如对乙酰氨基酚、异烟肼及巴比妥类的水解等。

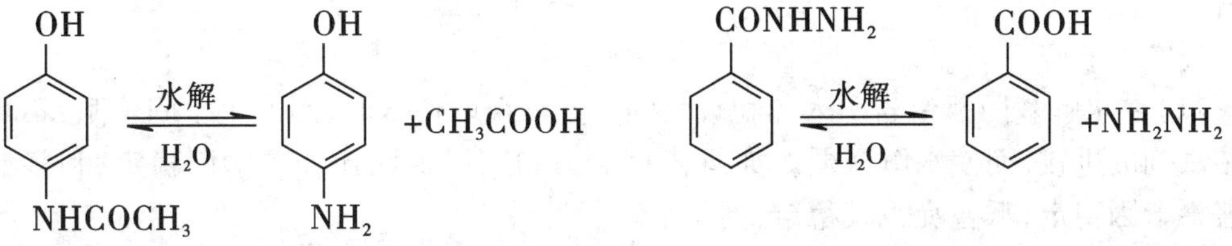

OH / NHCOCH$_3$ ⇌（水解 / H_2O）OH / NH_2 + CH_3COOH　　$CONHNH_2$ ⇌（水解 / H_2O）COOH + NH_2NH_2

4. 苷类、醚类的水解　苷类、醚类如氨基糖苷类、苯海拉明等含有类似的结构（R–O–R′）。其在酶或酸性条件下较易水解，一般是醚键受质子进攻形成烊盐，遇水分解为两分子含醇羟基的化合物。

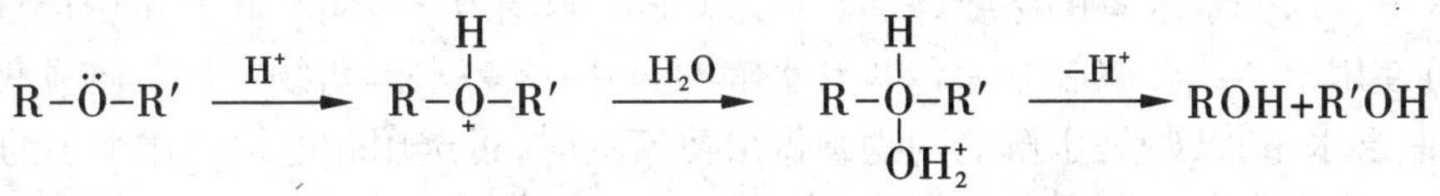

$$R-\ddot{O}-R' \xrightarrow{H^+} R-\overset{H}{\overset{|}{O^+}}-R' \xrightarrow{H_2O} R-\overset{H}{\overset{|}{O}}-R'\ (OH_2^+) \xrightarrow{-H^+} ROH+R'OH$$

5. 卤烃类的水解　药物结构中含有活性较大的卤素时亦可水解。如氯胺 T、氮芥类等，因易水解，多制成粉针剂。

6. 其他结构类型药物的水解　如肟类药物、腙类药物、脒型结构药物等也易水解。

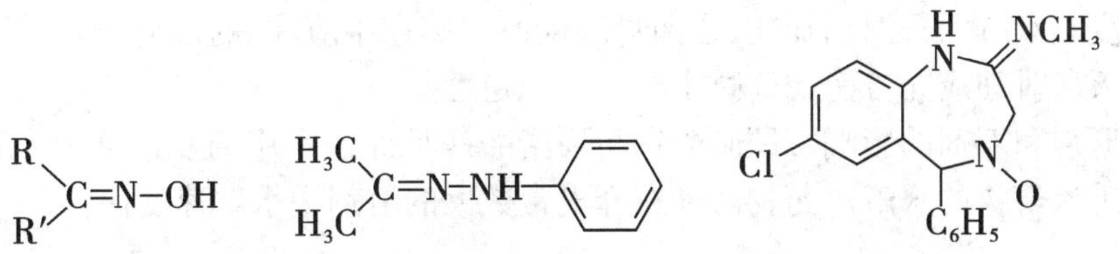

R(R′)C=N–OH　　$(H_3C)_2C$=N–NH–C_6H_5　　H, NCH_3, Cl, N, O, C_6H_5

肟类　　腙类　　脒类

（二）影响水解的结构因素

药物的水解性主要由化学结构决定。易水解基团的特性及其邻近取代基的电性效应和空间效应是影响药物水解性的内因。下面主要讨论结构因素对羧酸衍生物类药物水解的影响。

1. 电性效应　羧酸衍生物类药物（RCOX）的水解难易取决于酰基碳原子所带正电荷的大小，若 R 和 X 使酰基碳原子所带正电荷增大，则有利于亲核试剂进攻，水解速率加快；反之，则水解速率减慢。因此有：

（1）当 RCOX 的 R 相同，X 不同时，离去酸酸性越强，越易水解（C—X 键断裂，X 和质子形成 HX，称离去酸）。因为离去酸酸性大小是 HOAr>HOR′>$H_2NCONHR'$>H_2NNH_2>NH_3，所以羧酸衍生物类药物水解速率的快慢是酚酯>醇酯>酰脲>酰肼>酰胺。

（2）当 RCOX 的 R 不同，X 相同时，即不同羧酸与同一种化合物组成的羧酸衍生物，以羧酸的酸性强者易于水解。

(3)无机酸酯比羧酸酯易水解,是因为无机酸酯极性较大,易与水分子结合。

(4)环状结构都比相应的链状结构较易水解,即内酯和内酰胺类易水解;环数越小,环张力越大,越易水解;稠环比单环易水解。因为环状分子为刚性分子,键呈弯曲,酰基与所连接的原子不在同一平面,电子离域受限制,酰基碳原子的电子云密度较低,故易水解。

2. 空间效应

(1)在水解基团邻位若引入体积较大的非亲核性取代基时,因产生空间位阻,不利于亲核试剂的进攻,而使水解减弱。如氯普鲁卡因和三甲卡因比普鲁卡因稳定;利多卡因比普鲁卡因稳定;哌替啶也较稳定,不易水解。

(2)邻助作用加速水解。酰基邻近有亲核基团时,发生分子内亲核进攻,可起催化作用,使水解加速,称为邻助作用。

(三)影响水解的外界因素及预防水解的措施

1. 水分　水分是水解的必要条件。易水解的药物在生产、储存和使用中应注意防潮防水。可使用塑料或金属膜分片包装易水解的药片;极易水解药物的注射剂须做成粉针剂,并控制含水量;某些易水解的药物须做成溶液剂时,可选用介电常数比水小的溶剂。

2. 酸碱度　水解速度和溶液的 pH 值有关。一般来说,羧酸衍生物、卤烃类和多肽类等药物在强酸、碱性下易水解,而苷类、醚类和多糖类在酸性下易水解。因此,加缓冲剂将药液调节至水解速度最小时的 pH 值(称为最稳定的 pH 值),是延缓水解的有效方法。选用缓冲剂时应考虑其对药物的稳定性、溶解度和疗效等的影响。

3. 温度　水解因升温而加速,在药物的生产和储存中应注意控制温度。注射剂的灭菌温度和灭菌时间应充分考虑药物水溶液的稳定性。

4. 赋形剂和溶剂的影响　硬脂酸钙与硬脂酸镁是片剂常用的赋形剂,与某些药物共存时可促进该药物的水解。药物溶解在介电常数大的溶剂中水解速度快。

二、药物的自动氧化反应

很多有机药物具有还原性,能发生氧化反应。一般地,药物被氧化试剂氧化时发生化学氧化反应,其主要用于药物的制备和分析;而药物在储存过程中被空气中氧气缓慢氧化时则发生自动氧化反应,它是导致药物变质的主要原因之一。

(一)自动氧化的结构类型

药物发生自动氧化的结构类型包括酚类、芳胺类、巯基类、碳碳双键类、杂环类及其他类型。

1. 酚类与烯醇类　酚类(ArOH)包括一元酚和二元酚结构的药物均易发生自动氧化生成有色的醌类化合物。烯醇类(RCH═CH—OH)的自动氧化与酚类相似。如去甲肾上腺素在空气中易氧化为红色的去甲肾上腺素红,进一步聚合为棕色的多聚体。

HO, HO—C₆H₃—CH(OH)—CH_2—NH_2 —[氧化]→ O=, O=C₆H₃—CH(OH)—CH_2—NH_2 (红色) —[聚合]→ 棕色多聚体

2. 芳胺类　具芳伯氨基结构($ArNH_2$)的药物易自动氧化为有色的醌类、偶氮和氧化偶氮类化合物。如普鲁卡因、磺胺类药物等。

3. 巯基类　含巯基的药物(R-SH)都较易氧化为二硫化合物。如二巯丁二钠、卡托普利等。

4. 碳碳双键类　具有碳碳不饱和双键类型的药物易被氧化为环氧化物。如维生素A。

5. 杂环类　含呋喃环、吲哚环、噻吩环、噻唑环、咯嗪环以及吩噻嗪环等杂环结构的药物都能不同程度地被氧化。反应比较复杂,可生成开环化合物或醌型化合物或在杂原子上生成氧化物。

6. 其他类　醛类、仲醇类等易自动氧化为相应的酸和酮。

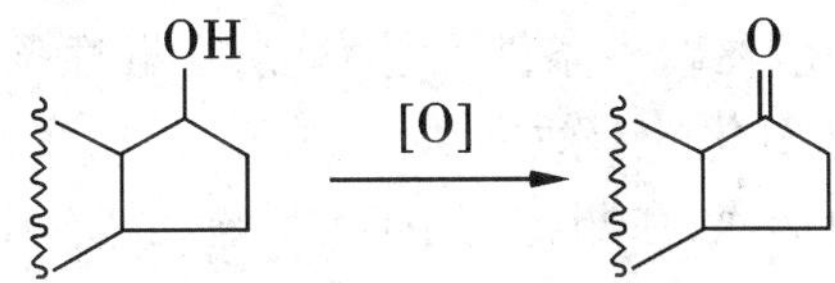

(二)影响自动氧化的结构因素

从自动氧化机制来看,如果药物结构有利于形成C—H键的均裂和O—H、N—H和S—H键的异裂,则自动氧化反应就容易发生。现分述如下。

1. C—H键的自动氧化　一般地,C—H键的离解能越小,越易均裂成自由基,越易自动氧化。

醛基的C—H键、苯环侧链烷基C—H键以及醚、醇、胺、烯烃的α位C—H键,因受邻近极性基团的吸电子诱导效应影响,C—H键电子云密度减少,致使键合能力减弱,离解能较小,故较易均裂氧化。其中含醛基的药物最易氧化。

2. O—H键的自动氧化

(1)酚类易被氧化。这是由于苯环和氧原子间存在p-π共轭,使电子云偏向苯环,O—H键易断裂,有利于形成苯氧负离子,故易发生异裂自动氧化。儿茶酚胺类拟肾上腺素药都是邻二酚结构,相当于增加了1个供电子的羟基,即羟基数越多,越易自动氧化反应。即苯环上若引入氨基、羟基、烷氧基及烷基等供电子基时,易发生自动氧化。如吗啡、维生素E等。若引入羧基、硝基、磺酸基及卤素原子等吸电子基则较难发生自动氧化。

(2)烯醇与酚类相似,易发生O—H键的异裂自动氧化。如维生素C有连二烯醇结构,相当于邻二酚类药物,易氧化变色。

(3)醇的氧化不是O—H键的异裂或均裂,而是先发生α位C—H键的均裂。叔醇无α位C—H键,难以氧化;仲醇比伯醇易氧化。

3. N—H键的自动氧化　胺类的N—H键可异裂自动氧化。

(1)芳胺比脂胺更容易自动氧化。因为芳胺的N原子上p电子与苯环发生p-π共轭,致使苯环上的电子云偏高,故易被氧化。

(2)与苯酚相似,苯环上的取代基类型对芳胺的氧化有重要影响。如磺胺类药物的芳伯氨基因对位磺酰胺基的吸电子效应,还原能力明显不如苯胺强。

4. S—H 键的自动氧化　巯基的 S—H 键比酚类或醇类的 O—H 键更易自动氧化，是由于硫原子半径比氧原子大，其原子核对核外电子约束力较弱，易给出电子。如半胱胺酸极易被氧化，常用作油溶性抗氧剂。

（二）影响自动氧化的外界因素及防氧化的措施

1. 氧气　氧气是发生自动氧化的必要条件，应尽量避免具还原性的药物与氧接触。可采取将药物密封，安瓿充惰性气体，注射用水预先煮沸排氧，加适当的抗氧剂等措施防止氧化。

2. 光线　日光中的紫外线能催化自由基的形成，从而加速药物的自动氧化；且光的热辐射导致药物温度升高亦可加速氧化。采取黑纸包裹或棕色容器盛放药品，是避光抑制氧化的有效措施。

3. 酸碱度　自动氧化一般在碱性条件下易发生，在酸性条件下较稳定。故应将药液调至最稳定的 pH 值，是延缓氧化的有效方法。

4. 温度　氧化因升温而加速，在药物的生产、制剂及储存中应注意控制温度条件。

5. 重金属离子　微量重金属离子如铁、铜、锌等可催化药物的自动氧化。可以在药液中添加 EDTA-2Na 等螯合剂来掩蔽重金属离子，以消除或减弱其催化作用。

三、药物的其他变质反应

1. 异构化反应　一些药物在光照、受热及溶液 pH 值改变时会发生顺反异构、旋光异构和差向异构等异构化反应，导致药物变质，使疗效降低，甚至产生副作用。

2. 脱羧、脱水反应　某些药物受酸、碱等因素影响会发生脱羧或脱水反应而变质。如对氨基水杨酸钠能发生脱羧反应，吗啡、红霉素遇酸可发生脱水反应。

3. 聚合反应　聚合反应也是引起药物变质的常见反应。如葡萄糖、维生素 C 等易发生聚合变色，氨苄青霉素易聚合产生大分子，能引发机体过敏反应。

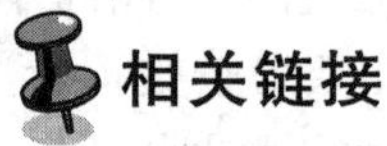

二氧化碳对有机药物质量的影响

某些药物溶液吸收二氧化碳后产生沉淀或浑浊，从而影响药物质量。这是因为二氧化碳溶于水后形成碳酸：一方面增强药物溶液的酸性，使酸性比碳酸还弱的有机弱酸强碱盐类析出游离弱酸（见盐类的水解）；另一方面 CO_3^{2-} 与含钙、镁等有机碱金属盐类反应生产碳酸钙、碳酸镁沉淀。

第十七章 新药研究概论

新药研究是一个涉及多种学科和领域的系统工程，构建化学结构是创制新药的起始点。这里新药是指新的化学实体。药物分子设计是新药研究的主要途径和手段。药物分子设计可分为两个阶段，即先导化合物的产生和先导化合物的优化。这两部分是有机地交互联系在一起的，属于药物化学研究范畴。

先导化合物又称原型物，简称先导物，是通过各种途径或方法得到的具有某种特定生物活性并且结构新颖的化合物。先导物虽具有确定的药理作用，但因其存在的某些缺陷，如药效不够高、选择性作用不够强、药代动力学性质不合理、生物利用度不好、化学稳定性差、或毒性较大等，并非都能直接药用，但可作为结构修饰和结构改造的模型，从而最终获得预期药理作用的药物。

第一节　先导化合物的产生途径和方法

1. 从天然生物活性物质中发现先导物　从天然的植物、微生物、动物和内源性活性物质中发现先导物占有重要位置，常能发现新的结构类型。临床上使用的多种药物，例如抗生素类、维生素类、生物碱类、甾体激素类等药物等都是从天然资源中提取、分离、鉴定出的活性成分。目前，从天然资源中更多是从植物中分离有效成分，仍是寻找新药的重要途径。

例如我国发现的抗疟新药青蒿素。20 世纪 50 年代，疟疾的化学治疗由于找到了氯喹等有效药物，使疟疾的传染得到了有效控制，但是 20 世纪 60 年代初，恶性疟原虫对氯喹产生了耐药性，寻找新型的抗疟药成为世界性的问题。我国学者在 20 世纪 70 年代从中草药黄花蒿（青蒿）中分离出青蒿素，与临床上正在使用的抗疟药结构类型不同，为倍半萜类化合物。青蒿素对耐氯喹的恶性疟原虫感染的鼠疟有效。青蒿素是从天然生物活性物质中发现的先导物，虽然可以作为新型抗疟药用于临床，但是存在生物利用度低和复发率高的缺点，对其进行结构优化，将青蒿素用硼氢化钠还原，得到的双氢青蒿素比青蒿素疗效高 1 倍，双氢青蒿素的甲基化产物蒿甲醚，鼠疟筛选表明其抗疟活性强于青蒿素10 ~ 20 倍。将双氢青蒿素制成的琥珀酸单酯钠盐称为青蒿琥酯，可制备注射剂，用于危重的脑型疟疾。青蒿素、蒿甲醚、青蒿琥酯均已收入《中国药典》，并已在国外注册，进入国际市场。上述以青蒿素为例，简要说明了先导化合物的产生和先导化合物的优化的过程。

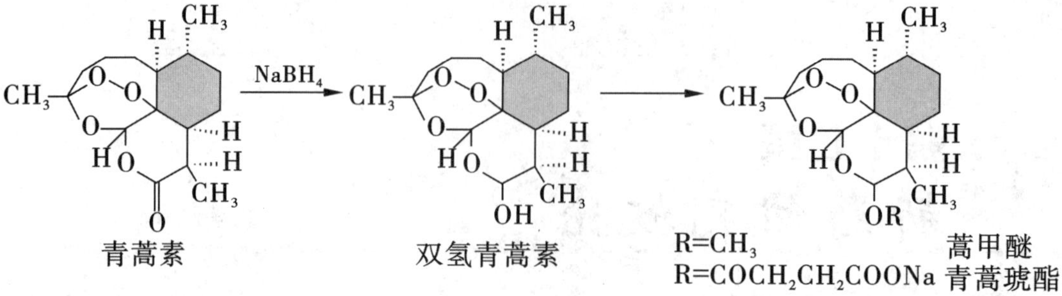

2. 以生物化学为基础发现先导物　药物以酶或受体为作用靶点，研究酶抑制剂及受体激动剂和拮抗剂，可以从中发现先导化合物。例如由血管紧张素转化酶的作用及其天然底物的结构研究出卡托普利等血管紧张素转化酶抑制剂（ACEI）类降血压药物；由组胺 H_2 受体的功能和组胺的结构，最终设计出西咪替丁等 H_2 受体拮抗剂类抗溃疡药物；其他例如乙酰胆碱酯酶抑制剂、单胺氧化酶抑制剂、碳酸酐酶抑制剂等都是临床使用的药物。说明以生物化学为基础发现先导物是一条重要途径。

3. 基于临床副作用的观察发现先导物　例如临床上注意到，用作抗菌药的磺胺类药物，对心力衰竭引起代偿失调而致水肿的病人有利尿作用，属磺胺类药物的副作用，这是由磺胺类药物抑制碳酸酐酶引起的。以磺胺类药物为先导物进行结构优化，发展了碳酸酐酶抑制剂类利尿药。

4. 基于生物转化发现先导物　例如研究地西泮的体内代谢，将其活性中间代谢物奥沙西泮、替马西泮发展为临床用药。对乙酰氨基酚（扑热息痛）是研究非那西丁的体内代谢发现的新药。

5. 药物合成中间体作为先导物　例如从合成五味子丙素的中间体，发现了治疗肝炎的降酶药联苯双酯。

6. 组合化学方法产生先导物　组合化学方法可在短期内生成数目巨大的化合物库，配合高通量筛选，为人们提供了发现和优化先导化合物的新途径。

7. 先导化合物的产生途径和方法　尚有随机筛选、基于生物大分子结构和作用机制设计先导物等。

第二节　先导化合物的优化

先导物一般可采用多种方法进行优化，常用的有剖裂物、类似物、引入双键、合环和开环、大基团的引入、去除或置换、改变基团的电性、生物电子等排、前体药物设计、软药等。其中生物电子等排和前体药物设计应用较普遍。

一、生物电子等排

1. 经典的电子等排体　最外层电子数相等的原子、离子或分子都可认为是电子等排体。见表 17-1。

表 17-1　经典的电子等排体

	一价等排体	二价等排体	三价等排体	环内等排体
F	—OH	—O—	—N	—O—
Cl	$—NH_2$	—S—	—P—	—S—
Br	$—CH_3$	—NH—	—CH	—NH—
I	—SH	$—CH_2—$	—CH═CH—	

例如：降血糖药氨磺丁脲、甲苯磺丁脲和氯磺丙脲是一价电子等排体$—NH_2$，$—CH_3$，—Cl间相互取代的结果。

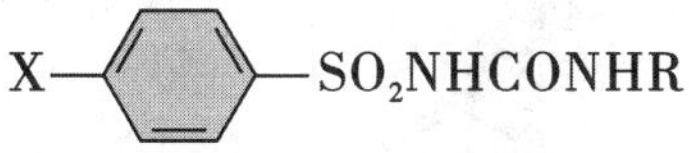

X—⟨苯环⟩—$SO_2NHCONHR$

X	R	
NH_2	C_4H_9	氨磺丁脲
CH_3	C_4H_9	甲苯磺丁脲
Cl	C_3H_7	氯磺丙脲

2. 生物电子等排体（非经典的电子等排体）　分子或基团的外电子层相似，或电子密度有相似分布，而且分子的形状或大小相似时，都可以认为是生物电子等排体，或称为非经典的电子等排体。例如：氟尿嘧啶是用 F 原子取代正常代谢物尿嘧啶结构中 5 位上的 H 原子，得到的抗代谢抗肿瘤药。F 与 H 外层电子数不同，但原子半径相近，为非经典的电子等排体。

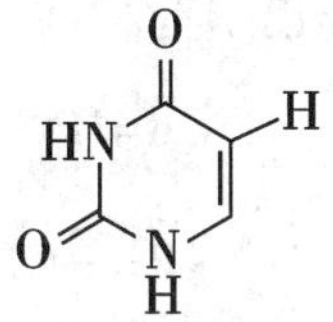

尿嘧啶 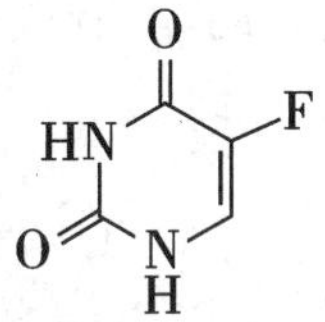　　氟尿嘧啶

抗溃疡药西咪替丁和雷尼替丁是生物电子等排体 —NHCNH—（‖NCH）与 —NHCNH—（‖$HCNO_2$）相互取代的结果。

二、前体药物

1. 前体药物的概念　前体药物（简称前药）是一类体外活性较小或无活性，在体内经酶或非酶作用释放出活性物质（即原药，又称母药）以发挥药理作用的化合物。

例：抗精神病药氟奋乃静（6 ~ 8 h 给药 1 次）制成其前药庚酸酯（2 周 1 次）、癸酸酯（4 周 1 次）。氟奋乃静癸酸酯称为癸氟奋乃静，在体外无活性，在体内经代谢将酯键水解释放出原药氟奋乃静发挥药效，延长了药物的作用时间，改进了原药作用时间短的缺点。

2. 前药修饰的方法　进行前药修饰一般是根据修饰的目的进行设计，将药物（原药）与暂时转运基团（某种无毒的化合物）以共价键相连接形成前药。前药在体内到达作用部位后，在酶或非酶（化学因素）作用下，暂时转运基团可逆地断裂下来，释放出有活性的原药，发挥药理作用，前药修饰改进了原药的某些缺点。前药设计通常是利用原药分子中的醇或酚性羟基、羧基、氨基、羰基等与暂时转运基团形成酯、酰胺、亚胺等可被水解的共价键。

3. 前药修饰的目的

（1）部位特异性。部位特异性即提高药物对靶部位的选择性。通常是利用靶组织存在特异酶或某种酶水平较高的生化特点，使前药在特定部位释放，提高药物的选择性，增强药效并降低毒性。例如：利用肿瘤组织中磷酸酯酶含量高的特点设计乙烯雌酚的前药——乙烯雌酚二磷酸酯，对前列腺癌疗效好。

乙烯雌酚　　乙烯雌酚二磷酸酯

（2）前药增加脂溶性以提高吸收性能。多数药物在体内通过被动转运被吸收，因此需要具有一定的亲脂性，具有合适的 lg P。氨苄西林口服吸收差，生物利用度为 20%。为改善药物吸收，即提高生物利用度，制成前药巴卡西林、匹氨西林，体内几乎定量吸收。

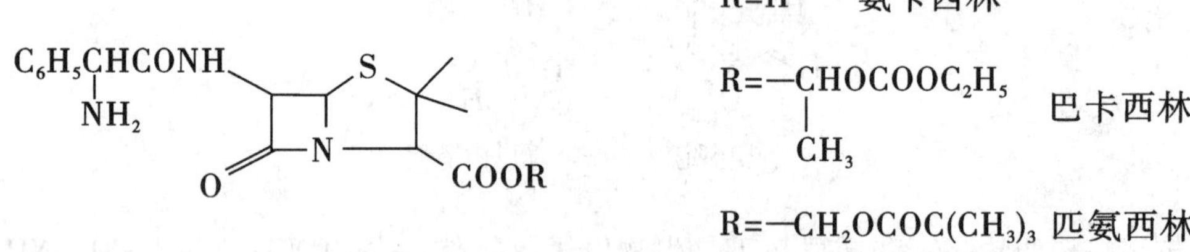

（3）增加药物的化学稳定性。将羧苄青霉素制成其前药羧苄青霉素茚满酯，对胃酸稳定，可以口服，改善了羧苄青霉素不耐酸、口服吸收差的缺点。

羧苄青霉素　　羧苄青霉素茚满酯

（4）增加水溶性。双氢青蒿素水溶性低，不适宜制备注射剂，将双青青蒿素制成琥珀酸单酯钠盐为其前药，称为青蒿琥酯，可制备注射剂，用于危重的脑型疟疾。

(5)延长作用时间。制成前药,增加了药物亲脂性,注射给药后储存于局部脂肪组织中,缓缓释放出原药,使作用时间延长。例:睾酮每日给药 1～2 次,制成前药睾酮 17-丙酸酯,即丙酸睾酮,每周注射 2～3 次。制成前药睾酮 17-环戊丙酸酯,每月注射 1 次。

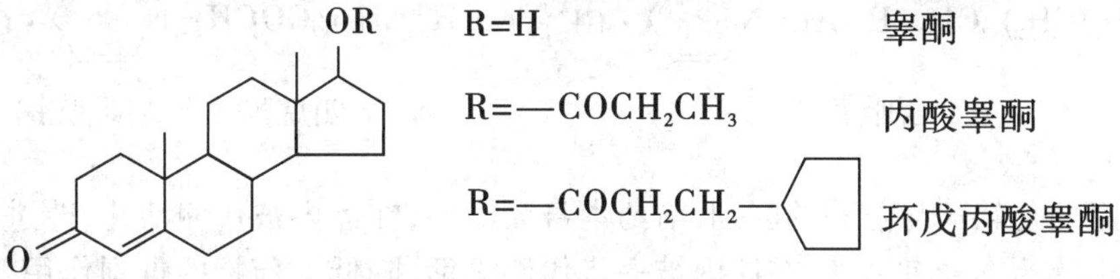

R=H　睾酮

R=—$COCH_2CH_3$　丙酸睾酮

R=—$COCH_2CH_2$—(环戊基)　环戊丙酸睾酮

抗精神病药氟奋乃静(6～8 h 给药 1 次)制成其前药庚酸酯(2 周 1 次)、癸酸酯(4 周 1 次),延长了药物的作用时间。

(6)掩盖药物的苦味(制成水溶性极小的前药)。例如红霉素味苦,制成其前药红霉素丙酸酯,称为依托红霉素,在水中几乎不溶,为红霉素的无味口服制剂,更适合小儿服用。

制备前药,减轻注射部位疼痛刺激。药物水溶性小,在注射部位沉积致痛,例如氯洁霉素,水溶度 3 mg/mL,制成前药氯洁霉素-2-磷酸酯,水溶度≥150 mg/mL,注射后无疼痛刺激。

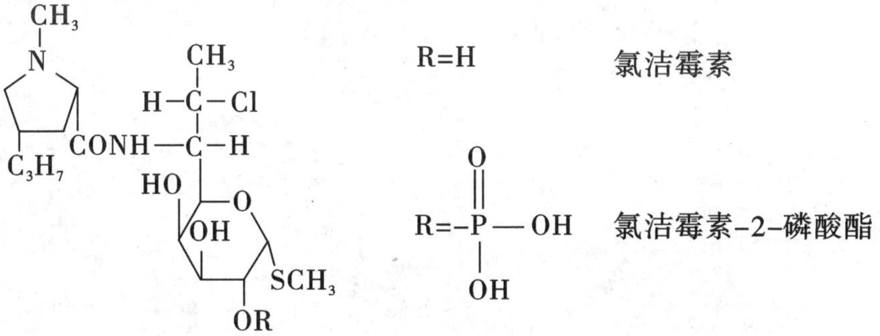

R=H　氯洁霉素

R=—P(=O)(OH)—OH　氯洁霉素-2-磷酸酯

三、软药

软药本身有活性,是具有治疗作用的药物,在体内产生药理作用后,经预期方式和可控速率一步代谢转变为无活性、无毒代谢物,提高了药物的安全性和治疗指数。软药在体内容易被代谢失活,半衰期短。与软药相对应的是硬药,硬药是指不能被机体代谢或不易被代谢,或要经过多步氧化或其他反应而失活的药物,硬药不被代谢,消除半衰期长。

一般认为,药物的毒性是在代谢过程中形成有毒的活性代谢物所致,软药设计是在药物分子中有意引入一个特定的代谢敏感点(一般为易被水解的酯键),在体内呈现药理作用后,迅速经一步代谢成无活性的代谢物,避免了产生有毒的活性代谢物,因此提高了药物的安全性和治疗指数。

例如消毒防腐药西吡氯铵(氯化十六烷基吡啶鎓),它的软药是 N-十四烷酰氧甲基吡啶鎓,侧链组成均为 16 个原子,只是软类似物结构中以酯基代替了西吡氯胺侧链中的

2 个亚甲基碳原子，两者结构类似，均具有良好的杀菌作用。实验证明软药 N-十四烷酰氧甲基吡啶鎓的毒性比西吡氯胺低 40 倍。

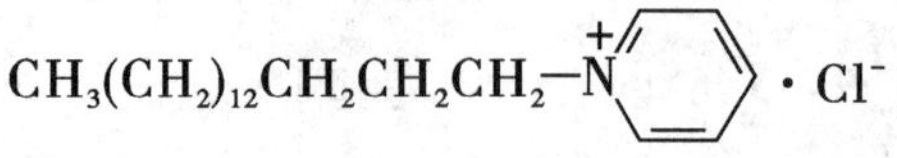

$$CH_3(CH_2)_{12}CH_2CH_2CH_2-\overset{+}{N}C_5H_5 \cdot Cl^- \qquad CH_3(CH_2)_{12}\overset{O}{\overset{\|}{C}}OCH_2-\overset{+}{N}C_5H_5 \cdot Cl^-$$

西吡氯铵 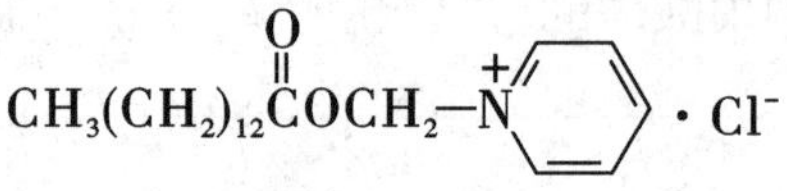　　　　N-十四烷酰甲氧基吡啶鎓

应注意的是软药与前药的区别，前药本身无活性，在体内被代谢活化，改进了原药的某些缺点。软药本身有活性，在体内被一步代谢失活，降低了药物的毒副作用，提高了安全性和治疗指数。

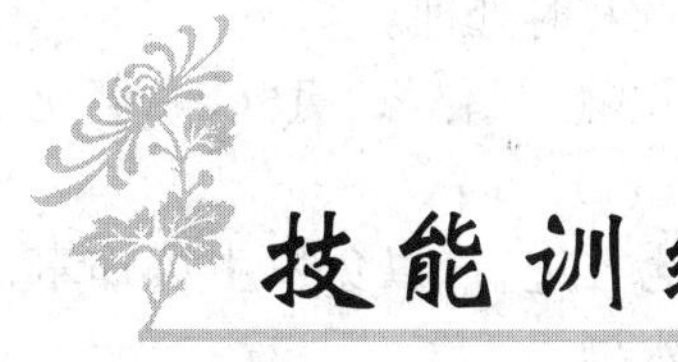

技能训练

实验室规则

一、实验工作规则

实验工作规则是从长期的实验室工作的经验和教训中总结出来的,它可以保证良好的实验环境和工作秩序,防止意外事故发生,遵守实验工作规则是顺利进行实验学习和研究的前提。

(1)遵守纪律,保持肃静,不大声喧哗。

(2)集中精神,认真操作,仔细观察,积极思考,详细做好实验记录并如实地记录在实验报告中。现象与数据记录要实事求是,严禁弄虚作假、随意涂改数据或拼凑结果。

(3)实验中产生的废纸、火柴梗和碎玻璃等应倒入垃圾箱内。酸性废液、碱性废液须倒入不同废液缸内。

(4)爱护国家财产,小心使用仪器和实验室设备,注意节约使用水、电和煤气。

(5)实验中使用自己的仪器,不得随意动用他人的仪器;公用仪器使用完毕后应洗净,放回原处。如有损坏,必须及时登记补领。

(6)实验仪器应整齐地放在实验台上,保持台面的整洁。

(7)按规定用量取用药品,注意节约。公用试剂应放在指定位置,不得擅自拿走。

(8)使用精密仪器时,必须严格按照操作规程进行操作,操作中细心谨慎,避免粗心大意损坏仪器。如发现仪器有故障,应立即停止使用,报告指导教师,及时排除故障。

(9)完成实验后,应将自己所用仪器洗净并整齐摆放在实验柜内,并将实验台和试剂架擦净。

(10)实验结束后,值日生负责打扫和整理实验室(包括实验台面、地面卫生和通风橱),关闭窗户,检查水、电和煤气开关是否关好,得到指导教师许可后,方能离开实验室。

二、实验室安全规则

化学实验中用到的药品,有些是易燃、易爆品,有的具有腐蚀性和毒性。因此,实验中要特别注意安全。发生事故不仅损害个人的身体健康，而且有可能危及他人安全，甚至可能导致国家的财产受损失，影响工作的正常进行。首先，需要从思想上重视实验安全，决不能麻痹大意。其次，在实验前要详细了解仪器的性能、药品的性质以及实验中应注意的安全事项。在实验过程中，应集中精力，严格遵守实验安全守则，防止意外事故的发生。最后，掌握必要的救护措施。一旦发生意外事故，可进行及时处理。

(1)一切涉及有毒的、有刺激性或有恶臭气味物质(如硫化氢、氟化氢、氯气、一氧化碳、二氧化硫、二氧化氮等)的实验，必须在通风橱中进行。

(2)一切易挥发和易燃物质的实验，必须在远离火源的地方进行，以免发生爆炸事故。点燃的火柴用后应立即熄灭，不得随地乱扔，更不能扔在水槽内。

(3)加热试管时，不得将管口对着自己，也不可指向别人，避免溅出的液体烫伤人。

(4)稀释浓硫酸时，应将浓硫酸慢慢倒入水中，并不断搅拌，切不可将水倒入硫酸中，以免产生局部过热使硫酸溅出，引起灼伤。

(5)倾注或加热有腐蚀性的液体时，液体容易溅出，不要俯视容器，不要将试管口向着自己或别人。

(6)不要俯向容器直接去嗅容器中溶液或气体的气味，应使面部远离容器，用手把逸出容器的气流慢慢地煽向自己的鼻孔。

(7)取用在空气中易燃烧的钾、钠和白磷等物质时，要用镊子，不要用手去接触。

(8)氢气(或其他易燃、易爆气体)与空气或氧气混合后，遇火易发生爆炸，操作时严禁接近明火。

(9)不得将化学药品随意混合，以免发生意外事故。强氧化剂(如氯酸钾、硝酸钾、高锰酸钾等)或强氧化剂混合物不能研磨，否则将引起爆炸。

(10)有毒药品(如重铬酸钾、钡盐、铅盐、砷的化合物、汞的化合物、氰化物)不得进入口内或接触伤口。剩余的废液也不能随便倒入下水道，应倒入废液缸或由教师指定的容器里。金属汞易挥发，并通过呼吸道而进入人体，逐渐积累会引起慢性中毒。所以做金属汞的实验时应特别小心，不得把金属汞洒落在桌上或地上。若不小心洒落，必须尽可能收集起来，并用硫磺粉撒在洒落汞的地方，让金属汞转变成不挥发的硫化汞。

(11)洗涤的仪器应放在烘箱或气流干燥器上去干燥，严禁用手甩。

(12)不要用湿的手、物接触电源，以免发生触电事故。

(13)水、电、煤气一经使用完毕，就应立即关闭开关。

(14)不得将实验室的化学药品带出实验室。

(15)实验室严禁饮食、吸烟，且勿以实验容器代水杯、餐具使用，防止化学试剂入口。每次实验后，应把手洗干净。

三、实验室意外事故的处理

实验室事故应当以预防为主，对于可能发生的事故要增强防范意识，避免和杜绝事故的发生。如果在实验过程中发生了意外事故，应正确、迅速、果断处置。实验室常见事故的处理措施如下。

1. 割伤　伤口处不能用手抚摸。若是玻璃创伤，应先把碎玻璃从伤处挑出。轻伤可涂以紫药水（或碘酒）或敷以创可贴，必要时撒些消炎粉或敷些消炎膏，再用绷带包扎。伤口较大时，应立即送医院。

2. 烫伤　不要用冷水洗涤伤处。伤口处皮肤未破时，可涂擦饱和碳酸氢钠溶液或用碳酸氢钠粉调成糊状敷于伤处，也可抹獾油或烫伤膏，如果伤处皮肤已破，可涂些紫药水或高锰酸钾溶液。

3. 化学品灼伤　酸腐蚀致伤，先用大量水冲洗，再用饱和碳酸氢钠溶液（或稀氨水、肥皂水）洗，最后再用水冲洗。如果酸液溅入眼睛内，用大量水冲洗后送医院处理。

碱腐蚀致伤，先用大量水冲洗，再用2%醋酸溶液或饱和硼酸溶液洗，最后用水冲洗。如果是碱液溅入眼中，用硼酸溶液冲洗。

溴腐蚀致伤，用乙酸乙酯或甘油洗伤口，再用水洗。

磷灼伤，用1%硝酸银、5%硫酸铜或浓高锰酸钾溶液洗伤口，然后用浸有硫酸铜溶液的绷带包扎。

4. 吸入刺激性或有毒气体　吸入氯气、氯化氢气体时，可吸入少量酒精和乙醚的混合蒸气使之解毒。吸入硫化氢或一氧化碳气体而感到不适时，应立即到室外呼吸新鲜空气。

值得指出的是，氯气、溴中毒不可进行人工呼吸，一氧化碳中毒不可用兴奋剂。

毒物进入口内：将5～20 mL稀硫酸铜溶液加入一杯温水中，内服后，用手指伸入咽喉部，促使呕吐，吐出毒物，然后立即送医院。

5. 火灾　发生火灾后，不要惊慌，要立即一面灭火，一面防止火势蔓延，可采取切断电源、移走易燃药品等措施。灭火要根据起火原因选用合适的方法。一般的小火可用湿布、石棉布或沙子覆盖燃烧物。火势大时可使用泡沫灭火器。但电器设备所引起的火灾，只能使用二氧化碳或四氯化碳灭火器灭火，不能使用泡沫灭火器，以免触电。实验人员衣服着火时，切勿惊慌乱跑，赶快脱下衣服，用水浇灭或用石棉布覆盖着火处。

6. 触电　首先切断电源，然后进行人工呼吸。

基本知识

一、玻璃仪器的洗涤

养成“用后即洗”的习惯，是我们每个人都应该做到的。有些留在烧瓶里的残渣随着时间的推移会侵蚀玻璃表面，洗涤工作拖延愈久，残渣和玻璃的这种相互作用就愈深入。因此，用完的仪器应及时清洗，否则就会给洗涤工作带来很多困难。

一般性清洗，先用自来水冲洗，然后用去污粉或洗衣粉进行洗涤；当瓶内留有碱性残渣或酸性残渣时，可用酸液或碱液来处理；若残渣可能溶于某种有机溶剂，则应选用适当的有机溶剂（如丙酮等）将残渣溶解；对于不易清洗的残渣及粘在玻璃壁上的污垢，可先用纸擦去，再使用洗液来洗涤，最后将洗净的仪器用自来水清洗2～3次，即可用于合成实验。

用于精制产品或有机分析实验的玻璃仪器，洗涤干净后，还须用蒸馏水淋洗2～

3 次。洗净的玻璃仪器应清洁透明,内壁能完全被水湿润,不挂水珠。

洗净后的玻璃仪器,可让其自然晾干,或使用电吹风、气流烘干器、烘箱等将仪器干燥。

二、药品的取用和称量

在称取药品和试剂前,首先应注意对照和验证标签上的品名与规格,然后根据药品(试剂)的性状,选用合适的称取方法。

在常量制备实验中,可用一般的托盘台称(精度 0.1 g)。半微量制备时,台称的灵敏度达不到要求,这时可使用电子天平(精度 0.01 g),进行有机定量分析实验时,要用分析天平进行称重(精度 0.001 g)。

1. 固体药品(试剂)的取用和称量　固体药品(试剂)称重时,可以用玻璃容器或称量纸进行。易吸潮的药品(试剂)可选用干燥的称量瓶(带盖)迅速称取。

2. 液体药品(试剂)的取用和称量　一般的液体试剂可用量筒量取或采用称重的方法称取。当需要少量取用时,可用移液管或滴定管量取。具有刺激性气味或易挥发的液体,须在通风橱(毒气柜)中量取。

三、常用装置

搅拌装置如图 1 所示。反应过程中进行搅拌,可避免容器内局部过浓过热而导致其他副反应的发生或有机化合物的分解,并可缩短反应时间,提高产率。(a)装置可以同时进行搅拌、回流、加料。(b)装置还可同时测反应液的温度。

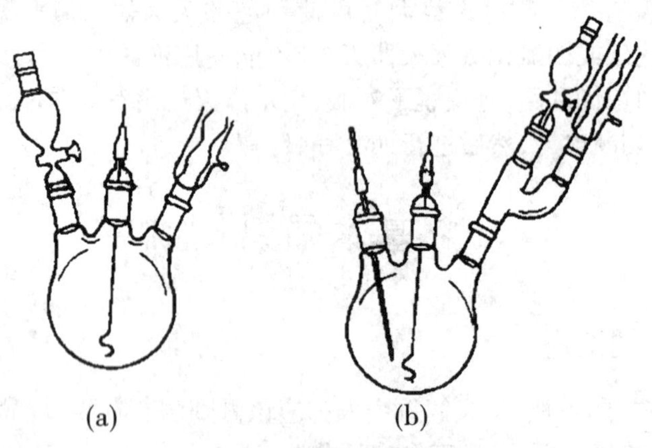

图 1　搅拌装置

过滤多采用水泵进行减压抽气过滤(简称抽滤)。为了使过滤操作进行得快,常选用布氏漏斗进行抽滤。使用布氏漏斗时,要注意在漏斗的平底上铺一张没有折痕的圆滤纸,滤纸应全部盖住漏斗底部所有的孔,并比漏斗的内径略小。在进行抽滤操作时,先用适量的溶剂将滤纸湿润,以借助于抽吸使其紧贴于漏斗的底板上。过滤时,将溶液从布氏漏斗的中心先慢后快地倒入,以防溶液将滤纸冲起。趁热抽滤时,为了避免在过滤时溶液冷却、结晶析出,造成操作困难和产品损失,可将布氏漏斗进行预热,必要时将抽滤瓶置热水浴中进行操作。每次抽滤时,都应尽可能地把滤饼(结晶或杂质)内的滤液抽干,结晶(或杂质)量大时可用玻塞压干。需要时,用适量溶剂(恰能浸润所有晶体)洗涤1次或数次。

为防止水倒吸入抽滤瓶内,可在抽滤瓶与水泵之间加装一安全瓶。抽滤完毕后,先缓慢打开安全瓶上的活塞,使与大气相通,再关闭水泵(或打开安全瓶的活塞)。

四、实验产率的计算

在药物制备实验中,产物的实际产率是以百分产率来计算的。如下式:

$$产率(\%)=\frac{实际产量(g)}{理论产量(g)}\times 100\%$$

理论产量是指根据反应方程式将原料全部转化为产物时计算所得的量。在进行一个制备实验时,通常并不是完全按照反应方程式所要求的比例投入各原料,有时为了提高产率,常须增加某一反应物的用量。究竟过量使用哪一种原料,则要根据该药物的合成反应特点、试剂的相对价格、反应完成后是否易于除去或回收以及能否引起副反应等因素来决定。此时理论产量应按投入量最少的原料计算。

实际产量是指实验中实际得到的产物的量,实际产量通常低于理论产量。这是由于有机化学反应多不能定量完成,原料不可能全部转化成产物;另有一部分原料可能消耗在副反应中;生成的产物中也有一些可能转化成其他物质,或在分离纯化操作时被带走而损失等。

实验一　阿司匹林的合成

1. 实验目的

(1)学习以水杨酸和乙酸酐为原料合成阿司匹林。

(2)学习以熔点测定和化学法检测阿司匹林的纯度。

2. 实验原理

阿司匹林为白色针状或板状结晶,熔点为135～136 ℃,易溶于乙醇,可溶于氯仿、乙醚,微溶于水。醋酐形成乙酰正离子,进攻酚羟基氧。

$$\text{(OH, COOH 取代苯)} + (CH_3CO)_2O \xrightarrow{H_2SO_4} \text{(OCOCH}_3\text{, COOH 取代苯)} + CH_3COOH$$

副反应：

$$2\ \text{水杨酸} \xrightarrow{\triangle} \text{水杨酰水杨酸} + H_2O$$

$$\text{乙酰水杨酸} + \text{水杨酸} \xrightarrow{\triangle} \text{乙酰水杨酰水杨酸}$$

3. 仪器与试药

(1)仪器：电子天平、三颈瓶、电子搅拌机、搅拌棒、冷凝管、恒温油浴箱、量筒、烧杯、吸滤瓶、布氏漏斗、滤纸、刮刀、锥形瓶、恒温水浴锅、鼓风干燥箱、红外光谱仪、冰箱、纳氏比色管、锥形瓶、双头循环水泵。

(2)试药：水杨酸、醋酐、浓硫酸、无水乙醇、乙醇、冰醋酸、盐酸(1 mol/L)、硫酸铁铵、硫酸铁铵指示液、稀硫酸铁铵溶液。

4. 操作步骤

(1)乙酰水杨酸的制备：在装有搅拌棒及球形冷凝器的100 mL三颈瓶中，依次加入水杨酸10 g，醋酐14 mL，浓硫酸5滴。开动搅拌机，置油浴加热，待浴温升至70 ℃时，维持在此温度反应30 min。停止搅拌，稍冷，将反应液倾入装有150 mL冷水的烧杯中，并将烧杯放入冰浴中冷却，继续搅拌，至阿司匹林全部析出。抽滤，滤饼用蒸馏水15 mL分3次快速洗涤，洗涤时先停止减压，用刮刀轻轻将滤饼拨松，以5 mL水浸润结晶，打开减压阀抽滤，用刮刀压结晶，抽干，得粗品。

(2)精制：将所得粗品置于150 mL锥形瓶中，加入无水乙醇30 mL，于水浴上加热至阿司匹林全部溶解，另取75 mL蒸馏水于150 mL锥形瓶中预热至60 ℃，将乙醇溶液倒入热蒸馏水中，这时如有固体析出则加热至澄清，放置，冷却，慢慢析出针状结晶，过滤，用1∶1醇水液5～10 mL洗涤，抽干，50 ℃干燥1 h，测熔点，计算收率。

(3)水杨酸限量检查：取阿司匹林0.1 g，加1 mL乙醇溶解后，加冷水适量，制成50 mL溶液。立即加入1 mL新配制的稀硫酸铁铵溶液，摇匀；30 s内显色，与对照液比较，不得更深(0.1%)。

1)对照液的制备：精密称取水杨酸0.1 g，加少量水溶解后，加入1 mL冰醋酸，摇匀；加冷水适量，制成1 000 mL溶液，摇匀。精密吸取1 mL，加入1 mL乙醇、48 mL水及1 mL新配制的稀硫酸铁铵溶液，摇匀。

2)稀硫酸铁铵溶液的制备：取盐酸(1 mol / L)1 mL，硫酸铁铵指示液2 mL，加冷水适量，制成100 mL溶液，摇匀。

3)硫酸铁铵指示液：取硫酸铁铵8 g，加水100 mL使溶解，即得。

(4)利用红外光谱法对合成产物进行表征：取0.2～0.4 g KBr，在玛瑙研钵中充分研细，然后取 2～4 mg 阿司匹林，即样品的量约为 KBr 的 1%（此操作在红外灯下进行）。

5. 注意事项

(1) 乙酸酐有毒并有较强烈的刺激性，取用时应注意不要与皮肤直接接触，防止吸入大量蒸气。加料时最好于通风橱内操作，物料加入烧瓶后，应尽快安装冷凝管，冷凝管内事先接通冷却水。

(2) 乙酰化反应所用仪器、量具必须干燥。

(3) 乙酰化反应温度不宜过高，否则将增加副产物（水杨酰水杨酸酯、乙酰水杨酰水杨酸酯）的生成。

(4) 阿司匹林受热易分解，可生成复杂物质使熔点下降。因此，须将传温液预热至 130 ℃立即放入样品，迅速测定熔点。

(5) 由于阿司匹林微溶于水，所以洗涤结晶时，用水量要少些，温度要低些，以减少产品损失。

(6) 浓硫酸具有强腐蚀性，应避免触及皮肤或衣物。

6. 复习思考

(1) 本实验中乙酰化反应仪器为什么须干燥？

(2) 本反应可能发生哪些副反应？产生哪些副产物？

实验二　对乙酰氨基酚的制备

对乙酰氨基酚，化学名 N-(4-羟基苯基)-乙酰胺，又称醋氨酚。

化学结构式：

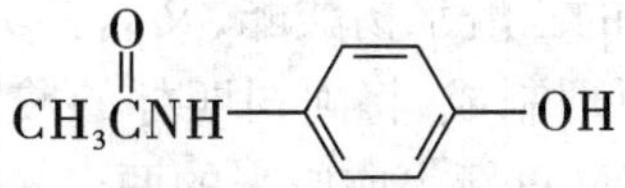

$$CH_3\overset{O}{\overset{\|}{C}}NH-C_6H_4-OH$$

本品为白色结晶或结晶性粉末，无臭，味微苦。易溶于热水或乙醇，溶于丙酮，略溶于水。熔点为 168～172 ℃。

1. 实验目的

(1) 掌握对乙酰氨基酚合成的原理和方法。

(2) 掌握易被氧化产品的重结晶精制方法。

2. 实验原理

对氨基酚与醋酸酐直接发生酰化反应合成对乙酰氨基酚。

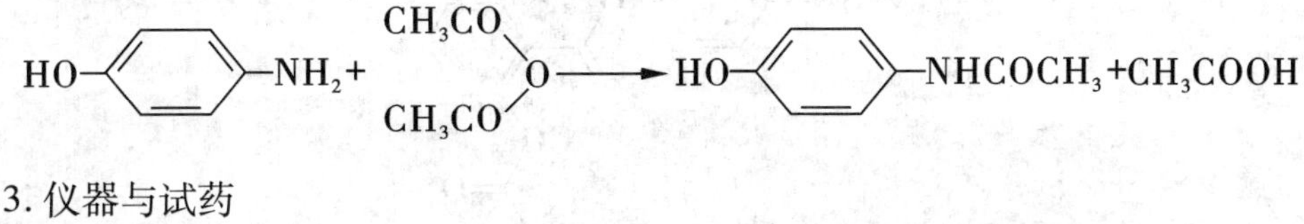

$$HO-C_6H_4-NH_2 + (CH_3CO)_2O \longrightarrow HO-C_6H_4-NHCOCH_3 + CH_3COOH$$

3. 仪器与试药

(1) 仪器：锥形瓶、布氏漏斗、吸滤瓶、滤纸、量筒、磁力加热搅拌器、电子天平、双头循环水泵、电炉、干燥箱、熔点测定仪、毛细管、研钵。

(2) 试药：对氨基苯酚、醋酐、活性炭、亚硫酸氢钠、0.5% 亚硫酸氢钠溶液。

4. 操作步骤

(1)对乙酰氨基酚的制备：在干燥的 100 mL 锥形瓶中加入对氨基苯酚 10.6 g，水 30 mL，醋酐 12 mL，在磁力加热搅拌器上控制温度 70 ~ 80 ℃，搅拌 30 min，冷却，析晶，过滤，滤饼以 10 mL 蒸馏水洗涤 2 次，抽干，干燥，得白色结晶性对乙酰氨基酚粗品。

(2)精制：于 100 mL 锥形瓶中加入对乙酰氨基酚粗品，每克用水 5 mL，加热使溶解，稍冷后加入活性炭 1 g，煮沸 10 min 后，在吸滤瓶中加入亚硫酸氢钠 0.5 g，趁热过滤，滤液放冷，析出结晶，过滤，滤饼以 0.5% 亚硫酸氢钠溶液 5 mL 分 2 次洗涤，抽干，干燥，得白色对乙酰氨基酚纯品，称重，计算产率。将产品研细后测定熔点。

5. 注意事项

(1)对氨基苯酚的质量是影响对乙酰氨基酚产量、质量的关键，购得的对氨基苯酚应是白色或淡黄色颗粒状结晶。

(2)酰化反应中，加水 30 mL，有水存在，醋酐可选择性地酰化氨基而不与酚羟基作用。若以醋酸代替醋酐，则难以控制氧化副反应，反应时间长，产品质量差。

(3)加亚硫酸氢钠可防止对乙酰氨基酚被空气氧化，但亚硫酸氢钠浓度不宜过高，否则会影响产品质量（亚硫酸氢钠限制在《中国药典》允许量内）。

6. 复习思考

(1)酰化反应为何选用醋酐而不用醋酸作为酰化剂？

(2)加亚硫酸氢钠的目的何在？

实验三　贝诺酯的制备

贝诺酯为4-羟基乙酰苯胺的乙酰水杨酸酯，又名扑炎痛。由扑热息痛（对乙酰氨基酚）和阿司匹林采用前药拼合原理制成，将阿司匹林的羧基和对乙酰氨基酚的羟基进行缩合。口服无刺激，在体内分解又重新生成原来的两个药物，共同发挥解热镇痛作用，副作用减少。适用于急慢性风湿性关节炎、风湿痛、感冒发烧、头痛及神经痛。特别适合老人和儿童使用。

本品为白色结晶粉末，无臭无味。熔点 174 ~ 178 ℃，溶于丙酮和三氯甲烷，微溶于乙醇，不溶于水。

化学结构式：

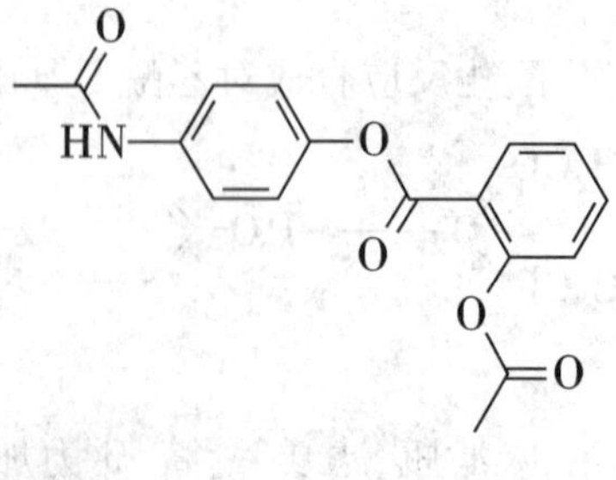

O
HN
O
O
O
O

分子式：$C_{17}H_{15}NO_5$，相对分子质量：313.33。

1. 实验目的

(1) 通过乙酰水杨酰氯的制备，了解氯化试剂的选择及操作中的注意事项。

(2) 通过本实验了解拼合原理在药物结构修饰方面的作用。

(3) 了解 Schotten–Baumann 酰基化反应原理。

2. 实验原理

阿司匹林(2–乙酰氧基苯甲酸)与二氯亚砜在少量吡啶催化下进行羧羟基的卤置换反应，生成 2–乙酰氧基苯甲酰氯。

扑热息痛(对乙酰氨基酚)在氢氧化钠作用下生成钠盐，再与 2–乙酰氧基苯甲酰氯进行 Schotten–Baumann 酰基化反应，生成 2–乙酰氧基苯甲酸–4–乙酰氨基苯酯(贝诺酯)。

$$(COOH)(OCOCH_3)C_6H_4 + SOCl_2 \xrightarrow{\text{吡啶 (N)}} (COCl)(OCOCH_3)C_6H_4$$

$$HO\text{–}C_6H_4\text{–}NHCOCH_3 + NaOH \longrightarrow NaO\text{–}C_6H_4\text{–}NHCOCH_3$$

$$(COCl)(OCOCH_3)C_6H_4 + NaO\text{–}C_6H_4\text{–}NHCOCH_3 \longrightarrow (OCOCH_3)C_6H_4\text{–}COO\text{–}C_6H_4\text{–}NHCOCH_3$$

3. 仪器与试药

(1)仪器：三颈瓶、球形冷凝器、圆底烧瓶、滴液漏斗、导气管、抽滤瓶、布氏漏斗、锥形瓶、电动搅拌器、油浴锅、水浴锅、加热套管、调压器、循环水真空泵、鼓风干燥箱、熔点仪等。

(2)试药：阿司匹林、二氯亚砜、丙酮、吡啶、扑热息痛、氢氧化钠、乙醇、活性炭。

(3)实验前准备：干燥所用玻璃仪器。阿司匹林原料在 60 ℃干燥 4 h。

4. 实验步骤

(1)乙酰水杨酰氯的制备：在装有搅拌及温度计并干燥的 100 mL 三颈瓶中，依次加入吡啶 2 滴，阿司匹林 10 g，二氯亚砜 5.5 mL。迅速盖上胶塞和球形冷凝器(顶端附有氯化钙干燥管，干燥管连有一导气管，可将导气管另一端通到水池下口)。搅拌并置油浴上慢慢加热至 70 ℃(约 20 min)，维持浴温在(70±2) ℃，反应 1.5～2 h，冷却，倾入干燥的 50 mL 锥形瓶中，加无水丙酮 10 mL 混匀，密封备用。

(2) 贝诺酯的制备：在装有搅拌及温度计的 100 mL 三颈瓶中，加扑热息痛 5 g，水

25 mL。用冰水浴冷至 10 ℃左右，在搅拌下用滴管滴加 20% 氢氧化钠溶液，调 pH 值 10 ~ 11，加毕，在 8 ~ 12 ℃之间，在强烈搅拌下慢慢滴加上次实验制得的 1/2 乙酰水杨酰氯丙酮溶液（在 30 min 左右滴加完）。用 20% 氢氧化钠溶液调 pH ≥ 10。控制温度在 8 ~ 12 ℃，反应 60 ~ 90 min。然后抽滤，水洗至中性，得粗品。

（3）贝诺酯的精制：将粗品的 2/3（约 8 g）加入装有冷凝器的 100 mL 圆底瓶中，加入 6 ~ 8 倍量的乙醇（质量体积比，约 50 mL，如粗品量少，可按实际量加入 6 ~ 8 倍乙醇），在水浴上加热溶解，稍冷后，加活性炭脱色（活性炭用量视粗品颜色而定），加热回流 30 min，趁热抽滤（布氏漏斗、抽滤瓶应预热），待溶液自然放冷，结晶完全析出，抽滤，压干，用少量乙醇洗涤 2 次（母液回收）。干燥，测熔点，计算收率。本品的熔点为 177 ~ 181 ℃。

5. 注意事项

（1）本反应是无水操作，所用仪器必须事先干燥，装置安装好后再取试剂，加热时不能用水浴。这是关系到本实验能否成功的关键。在酰氯化反应中，氯化亚砜作用后，放出氯化氢和二氧化硫气体，有刺激性，腐蚀性较强，若不吸收则会污染空气，损害健康，应用碱液吸收。

（2）吡啶用作催化剂，用量应适当。制得的酰氯不能久置。

（3）在贝诺酯的制备中，反应体系 pH ≥ 10。

（4）扑炎痛制备采用 Schotten-Baumann 方法酯化，即乙酰水杨酰氯与对乙酰氨基酚钠缩合酯化。由于扑热息痛酚羟基与苯环共轭，加之苯环上又有吸电子的乙酰胺基，因此酚羟基上电子云密度较低，亲核反应性较弱；成盐后酚羟基氧原子电子云密度增高，有利于亲核反应；此外，酚钠成酯，还可避免生成氯化氢，使生成的酯键水解。

6. 思考题

（1）乙酰水杨酰氯的制备，操作上应注意哪些事项？为什么？

（2）贝诺酯的制备为什么先采用制备对乙酰氨基酚钠，再与乙酰水杨酰氯进行酯化而不直接酯化？

（3）通过本实验说明酯化反应在结构修饰上的意义。

实验四　磺胺醋酰钠的制备

磺胺醋酰钠，又名磺胺乙酰钠、磺醋酰胺钠，化学名 N-[（4-氨基苯基）-磺酰基]-乙酰胺钠水合物。化学结构式：

$$H_2N-C_6H_4-SO_2N(Na)COCH_3 \cdot H_2O$$

本品为白色结晶性粉末，无臭味，微苦，易溶于水，微溶于乙醇、丙酮。磺胺药是一种广谱抑菌剂，用于治疗感染。磺胺药与对氨基苯甲酸（PABA）结构相似，二者竞争抑制了细菌酶——二氢叶酸合成酶。对酶抑制的结果阻碍了二氢叶酸的合成，减少了四氢叶酸的代谢活动，使嘌呤、嘧啶核苷及脱氧核糖核酸合成辅助因子减少，从而抑制细菌的生成和繁殖。

1. 实验目的

(1)通过磺胺醋酰钠的合成,了解用控制 pH 值、温度等反应条件纯化产品的方法。

(2)掌握利用理化性质的差异来分离纯化产品的方法。

2. 实验原理

磺胺醋酰钠用于治疗结膜炎、沙眼及其他眼部感染,为白色结晶性粉末;无臭味,微苦。易溶于水,微溶于乙醇、丙酮。

磺胺的 N_1 和 N_4 均可被乙酰化,当 N_1 成单钠盐离子型时:反应活性增强,可主要乙酰化于 N_1 上,故可在氢氧化钠和醋酐交替加料,控制 pH 值在 12 ~ 13,保持 N_1 为钠盐时,来制取磺胺醋酰钠。

$$H_2N-C_6H_4-SO_2NH_2 + (CH_3CO)_2O \xrightarrow[pH12-13]{NaOH} H_2N-C_6H_4-SO_2N(Na)COCH_3 \xrightarrow[pH4-5]{HCl}$$

$$H_2N-C_6H_4-SO_2NHCOCH_3 \xrightarrow[pH7-8]{NaOH} H_2N-C_6H_4-SO_2N(Na)COCH_3$$

3. 仪器与试药

(1)仪器:电子搅拌机、搅拌棒、恒温水浴锅、三颈瓶、冷凝管、温度计、量筒、烧杯、吸滤瓶、布氏漏斗、滤纸、双头循环水泵、滴管、电子天平、鼓风干燥箱。

(2)试药:磺胺、22.5% 氢氧化钠溶液、77% 氢氧化钠溶液、醋酐、盐酸、活性炭、精密 pH 试纸、10% 盐酸、40% 氢氧化钠溶液、20% 氢氧化钠溶液。

4. 操作步骤

(1)磺胺醋酰的制备:在装有搅拌棒及温度计的 250 mL 三颈瓶中,加入磺胺 26 g、22.5% 氢氧化钠溶液 33 mL,搅拌,于水浴上加热至 50 ~ 55 ℃。待磺胺溶解后,滴加醋酐 7.5 mL,5 min 后滴加 77% 氢氧化钠溶液 4.5 mL,并维持反应液 pH 值在 12 ~ 13,随后每隔 5 min 交替滴加剩余 13 mL 醋酐与 14.5 mL 77% 氢氧化钠溶液,每次各 2 mL,加料期间反应温度维持在 50 ~ 55 ℃及 pH 值 12 ~ 13。加料完毕继续保持此温度反应 30 min。反应完毕,停止搅拌,将反应液倾入 250 mL 烧杯中,加水 30 mL 稀释,于冷水浴中用盐酸调 pH 值至 7,析出未反应原料磺胺,并不时搅拌析出固体,抽滤除去。滤液用盐酸调 pH 值至 4 ~ 5,有固体析出,抽滤,得白色粉末。用 3 倍量 10% 盐酸溶解得到的白色粉末,不时搅拌，尽量使单乙酰物成盐酸盐溶解，过滤除不溶物。滤液加少量活性炭，室温脱色10 min，抽滤。滤液用40%氢氧化钠溶液调至 pH = 5，析出磺胺醋酰粗品，过滤，滤饼以10倍量的水加热，使产品溶解，趁热过滤，滤液放冷，慢慢析出结晶。过滤，抽干，干燥，得磺胺醋酰精品。

(2)磺胺醋酰钠的制备：将所得的磺胺醋酰精品置于100 mL烧杯中，以少量水(<0.5 mL)浸润后，于水浴上加热至90 ℃，用滴管滴加20%氢氧化钠溶液至固体恰好溶解，pH值在7～8，趁热过滤，滤液移至烧杯中，放冷析晶，滤取晶体，干燥，得磺胺醋酰钠纯品。计算收率。

5. 注意事项

(1)乙酰化反应时，需要各种不同浓度的氢氧化钠溶液，22.5%的氢氧化钠溶液是作为溶剂使用，而77%的氢氧化钠溶液则是作为缩合剂而起作用。

(2)在反应过程中77%的氢氧化钠溶液与醋酐交替加料很重要，先氢氧化钠后醋酐，切勿反加，以使反应液始终保持一定的pH值(为12～13)。若碱性过强，其结果是磺胺较多，磺胺醋酰次之，磺胺双醋酰较少；碱性过弱，其结果是磺胺双醋酰较多，磺胺醋酰次之，磺胺较少。

(3)调pH值时应控制酸或碱的用量，切勿调来调去。

(4)在碱性条件下磺胺与醋酐发生乙酰化反应，生成主要产物磺胺醋酰钠盐，副产物磺胺钠盐和双乙酰磺胺钠盐，根据三者酸性的强弱差别，通过调pH值而达到分离、提纯，最后得到产品。所以要按实验步骤严格控制每步反应的pH值，以利于除去杂质。

(5)本实验中须全部用精密pH试纸调测pH值。

(6)最后须趁热过滤，漏斗应先预热。若滤液放置后较难析出结晶，可置电炉上略加热，使其挥发去一些水分，再冷却析晶。

(7)将磺胺醋酰制成钠盐时，应严格控制20% NaOH溶液的用量，按计算量滴加。

6. 复习思考

(1)酰化液处理的过程中，pH = 7时析出的固体是什么？pH = 5时析出的固体是什么？10%盐酸中的不溶物是什么？

(2)由磺胺乙酰化制成磺胺醋酰，结构修饰的目的是什么？

参考文献

[1]刘抚梅. 药物化学[M]. 北京:中国医药科技出版社,2003:376-378.

[2]王文静,吕玮,卢泽. 贝诺酯的合成[J]. 河南大学学报:医学版,2006,25(1):39.

[3]韦正友,郭荷民,黄勤安. 医学有机化学实验教程[M]. 合肥:安徽科学技术出版社,2007:101.

[4]张明玉,张培兴. 水杨酸衍生物——贝诺酯的合成[J]. 中国药学杂志,1989,24(9):544.

[5]计志忠. 化学制药工艺学[M]. 北京:中国医药科技出版社,2003:88-89.

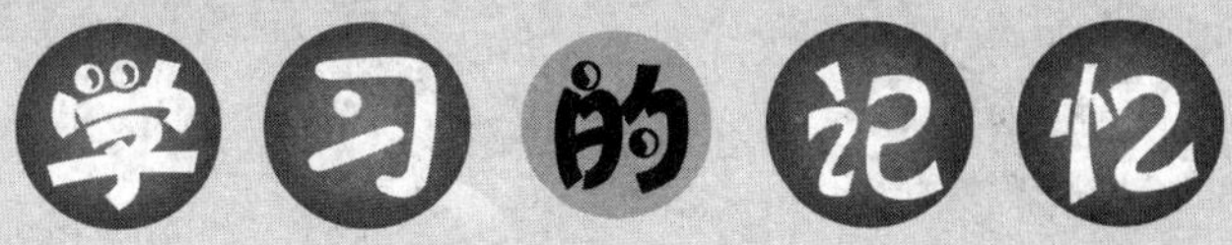

小事拾遗：

学习感想：

学习的过程是知识积累的过程，也是提升能力、稳步成长的阶梯，大家的注释、理解汇集成无限的缘分、友情和牵挂，请简单手记这一过程中的某些“小事”，再回首时定会有所发现、有所感悟！

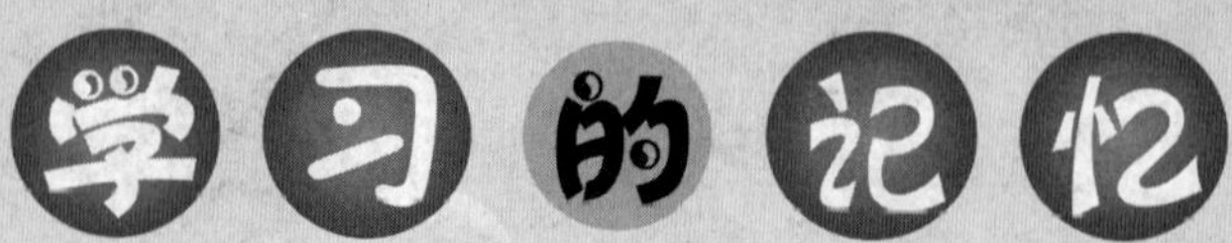

姓名：________________

本人于20____年____月至20____年____月参加了本课程的学习

此处粘贴照片

任课老师：__________ __________ 班主任：______________

班长或学生干部：____________ ____________ ____________

我的教室（请手写同学的名字，标记我的座位以及前后左右相邻同学的座位）